AF329893

PUBLIÉ SOUS LA DIRECTION DE

Paul BERGER
Professeur à la Faculté de Médecine
Membre de l'Académie de Médecine
Chirurgien de l'Hôpital Beaujon

Henri HARTMANN
Professeur agrégé à la Faculté
Membre de la Société de Chirurgie
Chirurgien de l'Hôpital Lariboisière

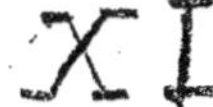

CHIRURGIE DE L'OEIL

ET DE SES

ANNEXES

PAR

Le Dr FÉLIX TERRIEN

Ancien chef de Clinique Ophtalmologique à la Faculté de Paris

AVEC 311 FIGURES DANS LE TEXTE

PARIS

G. STEINHEIL, ÉDITEUR

2, RUE CASIMIR-DELAVIGNE, 2

1902

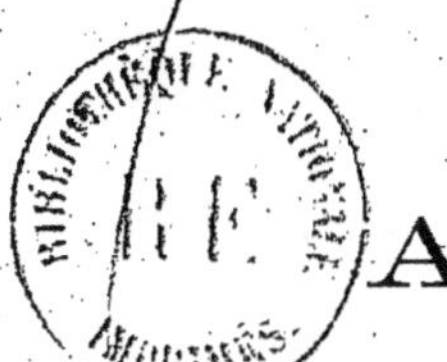

CHIRURGIE DE L'ŒIL

ET DE SES

ANNEXES

TRAITÉ DE MÉDECINE OPÉRATOIRE ET DE THÉRAPEUTIQUE CHIRURGICALE

PUBLIÉ SOUS LA DIRECTION DE

Paul BERGER

Professeur à la Faculté de Médecine
Membre de l'Académie de Médecine
Chirurgien de l'Hôpital Beaujon

Henri HARTMANN

Professeur agrégé à la Faculté
Membre de la Société de Chirurgie
Chirurgien de l'Hôpital Lariboisière

CHIRURGIE DE L'OEIL

ET DE SES

ANNEXES

PAR

Le Dr FÉLIX TERRIEN

Ancien chef de Clinique Ophtalmologique à la Faculté de Paris

AVEC 311 FIGURES DANS LE TEXTE

HOMMAGE
DE L'ÉDITEUR

PARIS

G. STEINHEIL, ÉDITEUR

2, RUE CASIMIR-DELAVIGNE, 2

1902

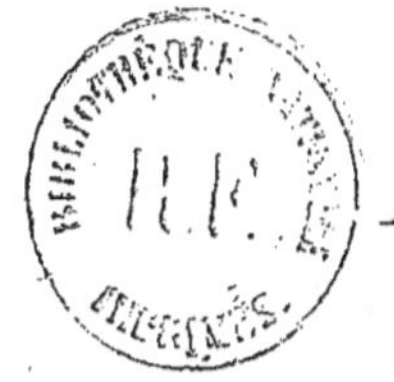

PRÉFACE

L'ouvrage que nous présentons aujourd'hui est le résumé de l'enseignement pratiqué par nous depuis plusieurs années à la Clinique ophtalmologique de l'Hôtel-Dieu.

Faire voir et bien voir, tel est le but de ce livre. Pensant que l'idéal d'un livre de médecine opératoire, comme d'un livre d'anatomie, est d'enseigner par les figures plutôt que par le texte, nous nous sommes attaché à représenter dans tous leurs détails les différents temps opératoires en même temps que la situation des mains de l'opérateur, un des points qui embarrassent le plus l'élève.

Mais l'acte opératoire ne constitue pas toute l'intervention. La connaissance des indications et des soins à donner à l'opéré entre pour une large part dans le résultat final ; aussi leur étude et celle des complications n'ont pas été négligées.

Un court exposé de la thérapeutique applicable aux affections des différentes parties de l'œil, cornée, sclérotique, iris, conjonctive, paupières, fait suite à la description des opérations portant sur chacun de ces organes.

Afin de faciliter la lecture de l'ouvrage, nous avons décrit seulement les opérations courantes avec le procédé qui nous a paru le plus simple et le plus pratique, renvoyant pour les opérations peu employées et les procédés spéciaux à l'appendice annexé à la fin du chapitre correspondant.

Le plan du livre est naturellement réglé par les dispositions anatomiques. Après avoir rappelé les précautions à prendre avant toute intervention et les points essentiels de l'anatomie chirurgicale de l'œil, nous avons exposé successivement les opérations pratiquées sur le globe, puis sur les annexes. Mais nous conseillons à l'élève peu familiarisé avec la chirurgie spéciale de commencer, aussitôt les notions préliminaires, la lecture de l'ouvrage par l'opération de cataracte. C'est l'intervention la plus importante et la plus délicate et il y trouvera exposées dans tous leurs détails les règles à suivre pour la situation de l'opérateur et de ses aides, la tenue du couteau, la fixation de l'œil, la technique des incisions, les précautions à prendre, etc... Nous lui conseillons également, avant d'opérer sur le vivant, de répéter longtemps toutes ces opérations sur l'œil du porc ou, mieux, sur l'œil de cadavre auquel on rendra sa tonicité par l'injection dans le corps vitré, à l'aide d'une seringue de Pravaz, d'eau mélangée de glycérine ou simplement d'eau pure.

La chirurgie de l'œil est à la fois très précise et très délicate et l'émotion du début, longue à disparaître, vient encore augmenter les difficultés de l'opération. On ne saurait donc trop se familiariser avec la technique chirurgicale.

F. Terrien.

NOTIONS PRÉLIMINAIRES

§ 1. — Technique pré-opératoire.

Une intervention chirurgicale, quelle qu'en soit la nature (opération sur le globe ou sur les paupières), exige toujours les mêmes précautions : asepsie des instruments et objets de pansement, du champ opératoire, des mains de l'opérateur et de ses aides.

C'est là une question de propreté chirurgicale au sens étroit du mot. Doit être considéré comme souillé tout objet n'ayant pas été stérilisé ou qui, l'ayant été, a été mis en contact avec un objet non stérile.

L'argument tiré de la bénignité de l'intervention (petites opérations sur les paupières, chalazion, etc.) ou du peu de tendance de l'œil à suppurer est mauvais [1]. La panophtalmie, même en l'absence de toute infection lacrymale, s'observe encore après l'extraction de cataracte et les résultats d'une opération sont quelquefois compromis par des complications septiques qu'une asepsie rigoureuse aurait suffi à éviter.

Celle-ci concourt à la perfection de l'acte opératoire et ne peut être négligée ; c'est pourquoi nous croyons utile de résumer les précautions à prendre avant toute intervention.

Les unes se rapportent aux instruments et objets de pansement : tampons, rondelles de gaze, collyres, etc. Ils seront privés de tout germe par la chaleur sèche ou humide et rendus absolument stériles : c'est l'*asepsie*, qu'il est facile de réaliser.

Les autres ont trait à l'opéré, à l'opérateur et à ses aides, et il ne peut plus être question ici d'asepsie. La désinfection sera toujours relative, l'épiderme n'étant pas susceptible d'une désinfection absolue. En dépit du brossage et de l'immersion dans les liquides antiseptiques, il persiste toujours dans les replis cutanés, dans les conduits glandulaires, dans le cul-de-sac conjonctival en particulier, des microorganismes divers, hôtes normaux de la peau et des muqueuses, qui rendent nécessaire l'emploi des antiseptiques.

De là deux méthodes bien différentes, suivant qu'il s'agit de la préparation des instruments et objets de pansement ou de la préparation de l'opéré, de l'opérateur et de ses aides. Nous les décrirons successivement.

A. — **Préparation des instruments et objets de pansement. Asepsie.**

— Instruments. — a) *Stérilisation par la chaleur sèche.* — Les instruments, qui tous doivent être à manches métalliques, sont placés et immobilisés dans une boîte métallique en nickel, puis mis dans une étuve sèche (modèle Poupinel) chauffée à 150°.

Une précaution importante, si l'air extérieur est humide ou la température basse, est de laisser s'échauffer un peu dans l'étuve la boîte avec les instruments avant de la fermer pour la stériliser. Sinon, la vapeur d'eau se condensant sur les instruments froids déterminerait l'oxydation des tranchants.

b) *Stérilisation par l'eau bouillante.* — Ce procédé, très simple, peut être employé à défaut du précédent. Les instruments sont plongés dix minutes environ dans l'eau bouillante qu'on peut additionner de carbonate de soude ou de borax (2 p. 100) afin d'élever le degré d'ébullition et de diminuer l'action oxydante. Mais l'altération des tranchants, qui survient très rapidement après l'immersion, rend cette méthode inférieure à la stérilisation sèche.

c) *Stérilisation par les antiseptiques.* — A côté de ces agents physiques

---

[1] Le sac conjonctival, mieux protégé que la peau et baigné constamment par les larmes, qui auraient, dit-on, une action bactéricide, est peu exposé à la contamination. En outre, dans la plupart des interventions, les doigts ne se mettent presque jamais en contact avec la plaie. Ceci explique les résultats satisfaisants qu'ont pu obtenir certains opérateurs, même en l'absence des précautions antiseptiques les plus élémentaires.

(chaleur sèche et eau bouillante), certains auteurs préconisent les agents chimiques *(solutions antiseptiques)*, procédé défectueux et entièrement à rejeter. L'instrument doit rester plongé plus d'un quart d'heure dans le liquide, condition rarement réalisée. De plus, si quelque particule de substance graisseuse ou albuminoïde est demeurée adhérente à l'instrument, la surface métallique ne se trouve pas en contact avec le liquide en ce point et la stérilisation est inefficace.

Parmi les substances employées, l'eau phéniquée, le formol et le chloroforme doivent être rejetés comme trop irritants pour la conjonctive.

Chibret, de Clermont-Ferrand, après s'être servi de l'oxy-cyanure de mercure à 1 p. 100, emploie maintenant le cyanure de mercure à 1 p. 100. Ce procédé est insuffisant.

Objets de pansement. — Tous ces objets sont placés dans l'autoclave et stérilisés par la chaleur humide.

a) *Tampons et compresses.* — Ceux-ci, préalablement humectés, sont enfermés dans des boîtes en métal nickelé munies de petits trous sur les parties latérales par où la vapeur peut s'échapper. Un léger mouvement de rotation imprimé au couvercle suffit à oblitérer la boîte quand celle-ci est enlevée de l'autoclave (fig. 1).

Les objets conservés dans ces boîtes restent indéfiniment stériles, à condition de n'ouvrir la boîte qu'au moment de l'opération.

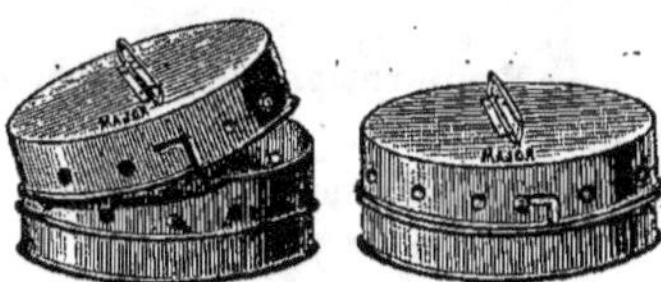

FIG. 1. — *Boîtes métalliques pour stérilisation à l'autoclave des tampons et objets de pansement.*

On peut, comme cela se pratique à la clinique de l'Hôtel-Dieu, avoir plusieurs boîtes, l'une pour les compresses humides, l'autre pour les tampons et rondelles, une troisième contenant les pansements secs : rondelles de gaze et rondelles de coton hydrophile superposées. Ces dernières seront stérilisées par la chaleur sèche (étuve Poupinel), mais on peut obtenir aussi des pansements secs par la stérilisation à l'autoclave en adoptant le dispositif employé par M. Terrier [1].

On se sert, pour le globe de l'œil, de petits tampons roulés en forme de cigarette. Ils se composent d'un petit fuseau d'ouate hydrophile mouillée, étirée, puis enveloppée d'une mince feuille d'ouate hydrophile mouillée et bien serrée.

b) Les *liquides destinés au lavage*, les soies, les crins de Florence et tous autres objets seront stérilisés par le même procédé.

c) *Collyres.* — Il en est de même des collyres qui peuvent être employés en solution aqueuse ou en solution huileuse (Panas, Scrini).

[1] F. Terrier et G. Latham. *Revue de chirurgie*, 1896.

Nous donnons la préférence à ces derniers qui s'altèrent moins rapidement, ont une action plus énergique et avec lesquels on peut employer les bases mêmes des alcaloïdes au lieu des sels.

De plus, on n'a pas à craindre le spasme qui suit l'introduction du collyre aqueux, ni la desquamation épithéliale qui survient après l'instillation de la cocaïne en solution aqueuse.

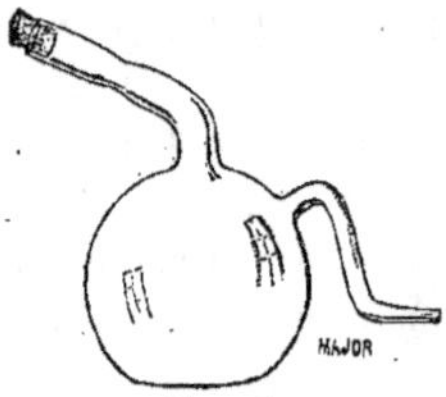

Ces collyres sont introduits dans des flacons compte-gouttes rappelant ceux de Morax (fig. 2). Le petit ballon compte-gouttes de Morax ne peut être utilisé, car l'huile s'amasse à l'extrémité terminale de la tubulure inférieure et les poussières de l'air peuvent s'y déposer. Dans les ballons employés à la clinique de l'Hôtel-Dieu, la tubulure inférieure

FIG. 2.

convexe est recourbée en forme d'*S* italique et plus rapprochée du col du ballon, ce qui facilite l'écoulement du liquide. Les collyres aqueux peuvent être stérilisés à l'autoclave ; il n'en est pas de même pour les collyres huileux[1].

B. — **Préparation de l'opéré, de l'opérateur et de ses aides. Antisepsie.** — Opérateur et ses aides. — Peu de choses à dire : les mains seront soigneusement désinfectées. Elles sont savonnées et brossées à l'eau chaude, passées à l'eau bouillie tiède et, enfin, dans la solution de biiodure (v. page 9) ou de sublimé à 1 p. 1000. L'humidité de la peau pouvant enlever de la précision si nécessaire pour les opérations portant sur le globe, surtout si on emploie la solution de biiodure qui laisse après elle une sensation savonneuse, il est préférable de les essuyer ensuite avec une compresse stérilisée.

Opéré. — 1° Avant l'opération : *Préparation générale.* — Si l'opération est quelque peu importante, si surtout elle doit porter sur le globe, on s'assurera, au préalable, de l'intégrité des différents appareils (poumon, tube digestif, rein). La toux, des troubles digestifs ou la présence d'albumine ou de sucre dans l'urine devront faire ajourner l'opération. Un purgatif léger donné la

---

[1] Le véhicule employé sera l'huile d'olives ou l'huile d'arachides, ces deux substances ayant l'avantage de ne pas être irritantes et jouissant de la propriété de dissoudre les alcaloïdes basiques. L'huile est lavée à l'alcool et stérilisée suivant le procédé habituel. Afin d'éviter toute irritation consécutive à l'emploi du collyre, il sera utile d'insister sur la nécessité de faire usage d'une huile parfaitement pure, et on formulera ainsi :

Huile d'olives fraîche bien lavée à l'alcool et stérilisée............   10 c. c.
Cocaïne..   0,20 centigr.

Les collyres à l'huile ne peuvent être stérilisés à l'autoclave ; l'huile d'olives ou d'arachides est d'abord portée à 120° pendant un quart d'heure, puis on laisse refroidir à 60° et on ajoute l'alcaloïde. On ne dépassera pas cette température de 60° parce que les alcaloïdes sont peu stables dans l'huile et se décomposent facilement par la chaleur ; on chauffe à 60°, à dissolution complète.

La cocaïne est soluble jusqu'à 2 p. 100 ; les autres alcaloïdes (atropine, ésérine), à 1 p. 100.

veille, sans être indispensable, est une sage précaution. On peut en dire autant du bain de propreté précédant l'intervention.

Les annexes du globe oculaire, la conjonctive, les voies lacrymales surtout, seront soigneusement examinées et la moindre trace de suppuration de ce côté devra faire retarder l'opération jusqu'à complète guérison. Enfin, une précaution importante est d'habituer le malade à regarder en bas, à fermer doucement les yeux sans serrer les paupières, et à porter un pansement.

Préparation locale. — Surtout indiquée avant l'extraction de cataracte et toutes les opérations sur le cristallin, le sac capsulaire et le corps vitré ; elle est inutile pour les petites opérations.

Certains se contentent d'un simple pansement aseptique appliqué la veille ; d'autres y ajoutent un lavage antiseptique ; quelques-uns vont même jusqu'à l'épilation des cils [1], procédé barbare et inutile. Nous décrirons la technique journellement suivie à l'Hôtel-Dieu et qui donne toute sécurité. Elle repose sur ce principe que le bord ciliaire est recouvert, à l'état normal, de cocci pyogènes (Panas et A. Terson), d'où nécessité d'antiseptiser ce dernier au préalable si on veut éviter une source d'infection résultant de son intermédiaire.

La veille au soir, après avoir instillé quelques gouttes de cocaïne en solution, on lave les sourcils et les paupières bien fermées avec de l'eau savonneuse et du biiodure tiédi. Puis, on essuie avec un tampon de coton hydrophile stérilisé et les culs-de-sac sont irrigués avec la solution de biiodure. On se servira d'un bock irrigateur, ou du vide-bouteilles, ou enfin, à leur défaut, on fera de larges affusions sur les paupières retournées.

Attirant à soi la paupière inférieure que l'on presse et que l'on malaxe légèrement (expression des glandes sébacées), on passe, avec un petit tampon effilé apporté en tube stérilisé, quelques gouttes d'une solution tiède de carbonate de soude à 2 p. 100 sur le bord ciliaire. On essuie au coton sec et on passe ensuite une mince couche d'huile biiodurée qui adhère totalement au bord ciliaire dégraissé (Panas). La même manœuvre est répétée à la paupière supérieure ; on enlève l'excès d'huile avec un coton sec, et un pansement à la gaze stérilisée est appliqué et enlevé seulement au moment de l'opération [2].

Table d'opération. — Toute intervention (à l'exception du cathétérisme) sera faite, le malade étant couché. La table d'opération sera étroite, à plan

---

[1] H. SCHIŒTZ. Le traitement de l'œil avant et après l'opération de la cataracte. *XIIIe Congrès internat. de méd., section d'ophtalmol.*, 2-9 août 1900.

[2] L'action de l'huile est des plus réelles. Alors que tout bord ciliaire normal donne des cultures plus ou moins virulentes, pouvant même déterminer la panophtalmie chez le lapin, les bords ciliaires ainsi préparés sont stérilisés après vingt-quatre heures dans la proportion de 4/10. Ceux qui donnent encore des cultures ne produisent que des colonies de peu de développement (PANAS, *Arch. d'ophtalm.*, 1893). L'irritation conjonctivale qui suit quelquefois ces manœuvres sera évitée en employant une solution plus faible (deux milligrammes de biiodure par centimètre cube au lieu de quatre, titre habituel de la solution). La préparation de l'huile biiodurée suivant la méthode de J. Delacour (*Rev. gén. de clinique et de thérapeutique*, juin 1893) est reproduite dans notre petit opuscule de *Thérapeutique oculaire.*

incliné et mobile au niveau de la tête de l'opéré ; celle-ci est placée à hauteur convenable suivant la taille de l'opérateur.

La table d'opération peut être remplacée par un lit de fer suffisamment étroit ou une porte sortie de ses gonds, placée sur deux tréteaux et recouverte d'un matelas et d'une alèze.

Éclairage. — La table est placée en face de la fenêtre ou parallèlement, à la distance d'un mètre environ. Le jour venant d'en haut ou de plusieurs fenêtres situées en face l'une de l'autre est mauvais en raison des reflets qui se produisent sur la cornée et gênent l'opérateur. Les autres fenêtres seraient fermées à l'aide de rideaux. On évitera aussi la lumière directe du soleil ; la meilleure orientation est le nord ou le nord-est. On n'hésitera pas, si l'éclai-

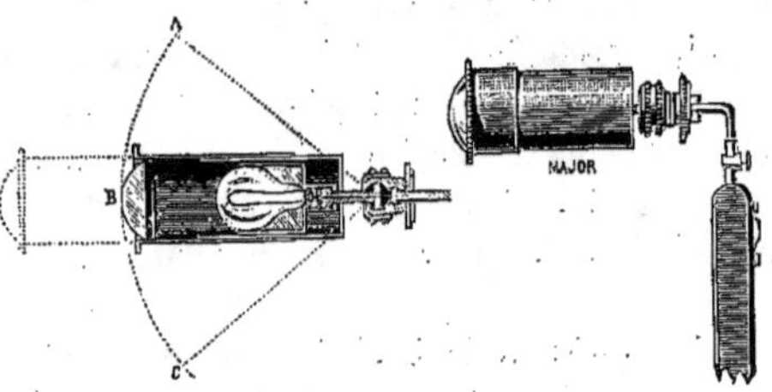

Fig. 3. — Photophore de Priestley Smith.

rage est insuffisant et l'opération délicate (extraction de membranule par exemple), à faire l'obscurité et à se servir de l'éclairage électrique, photophores, etc. (fig. 3).

A côté de la table d'opération seront placées une ou plusieurs petites tables pour les tampons, les compresses, les liquides antiseptiques et les instruments. Ceux-ci, bien à portée de l'opérateur et de l'aide, auront été vérifiés au préalable et les *tranchants essayés*. Le rôle principal, presque unique, de l'assistant dans la plupart des opérations sur le globe, est de placer les instruments dans la main même de l'opérateur au fur et à mesure de ses besoins, celui-ci ne devant jamais quitter des yeux le champ opératoire.

2° AU MOMENT DE L'OPÉRATION. — Le pansement de la veille, s'il existe, est enlevé et déjà ce *pansement témoin*, suivant la présence ou l'absence de sécrétion conjonctivale, nous renseigne sur l'état infectieux des culs-de-sac et la sensibilité de la muqueuse. Certaines conjonctives normales réagissent très vite sous la seule influence du bandeau. On pourrait même enlever le pansement quelques heures avant l'opération, car le nombre des bactéries dans le sac conjonctival augmente énormément sous le bandage (Schiœtz).

Anesthésie générale. — Le malade est couché et anesthésié. L'anesthésie générale sera réservée aux opérations sur les paupières, sur le sac, l'orbite, à l'énucléation ou à l'ablation du segment antérieur, etc., l'anesthésie locale aux opérations sur le globe.

Le chloroforme, à condition qu'il soit bien pur, reste le meilleur et le plus commode des anesthésiques généraux ; il offre peu de dangers s'il est bien manié.

Anesthésie locale. — On emploiera pour l'anesthésie locale le chlorhydrate de cocaïne, que les autres anesthésiques comme la tropa-cocaïne, l'eucaïne et même l'holocaïne n'ont pas encore remplacé.

Instillations. — Elles sont faites quelques minutes avant l'opération et répétées deux ou trois fois, soit qu'on emploie la solution aqueuse à 5 p. 100 ou la solution huileuse à 2 p. 100, dont l'action est plus rapide. Après quelques minutes, l'anesthésie de la cornée est complète, à condition que l'œil ne soit pas enflammé (glaucome aigu, irido-cyclite, iritis, etc.). La cocaïne sur ces yeux n'a aucune action.

On a essayé en pareil cas les instillations préalables d'extrait de capsules surrénales dont l'action vaso-constrictive et hémostatique est très réelle (Darier, Dor). Au bout de quelques minutes, la rougeur de l'œil diminue ou disparaît et rend plus efficace l'action de la cocaïne instillée ensuite [1]. Mais l'anesthésie est toujours incomplète, la douleur persiste et mieux vaut recourir alors à l'anesthésie générale.

Injections. — Les injections sous-cutanées ou sous-conjonctivales seront faites avec la solution à 1 p. 100. On suivra pour les injections sous-cutanées (paupières, etc.) la technique indiquée par M. Reclus. La région étant lavée au préalable, l'aiguille de la seringue de Pravaz est enfoncée dans le derme et pousse devant elle une petite quantité de liquide. Le tissu devient blanc en ce point, l'aiguille est alors retirée, enfoncée de nouveau en plein tissu anesthésié, et on injecte une nouvelle quantité de liquide. On répète ainsi l'opération autant de fois que le réclame la grandeur de la ligne d'incision ; seule la première piqûre est douloureuse, puisque, pour les autres, l'aiguille est chaque fois enfoncée dans un tissu déjà anesthésié.

Pour les injections sous-conjonctivales, après avoir instillé au préalable la solution forte, on saisit un repli de la muqueuse avec la pince et on pénètre avec la pointe de l'aiguille, enfoncée d'un petit coup sec et tangentiellement au globe oculaire, au niveau de la région à anesthésier. Il en résulte une boule d'œdème qui soulève la conjonctive bulbaire et cet œdème gêne quelquefois beaucoup l'opérateur en masquant les différents plans.

Préparation du champ opératoire. — De même que les mains de l'opérateur, le globe oculaire et ses annexes, en particulier les culs-de-sac conjonctivaux, seront soigneusement désinfectés avec la région avoisinante : paupières, sourcil et région frontale[2]. Mais, en raison de la délicatesse de l'organe, on

---

[1] On trouvera le mode de préparation de l'extrait de capsules surrénales dans la thèse de M. G. HALLOT (Th. de Paris, 1897).

[2] S'il existe une affection des voies lacrymales ou toute autre complication infectieuse, celle-ci, nous le répétons, devrait être traitée au préalable.

ne peut se servir des antiseptiques habituels, sublimé ou acide phénique, trop irritants pour la cornée et la muqueuse conjonctivale. Certains auteurs

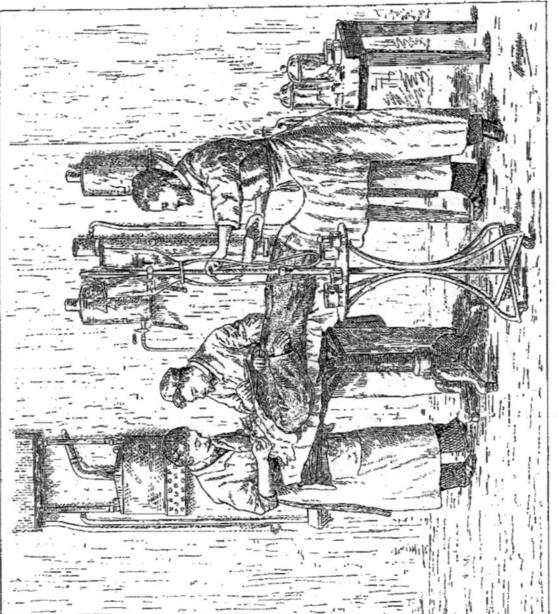

FIG. 4. — *Opération de cataracte. O. D.*
L'opérateur se tient derrière la tête du malade. Le lit est placé parallèlement à la fenêtre et la lumière vient de droite.

emploient le sublimé au 1/4000 ; ce sel peut avoir des inconvénients et nous lui préférons le biiodure de mercure, adopté par M. Panas et uniquement employé à la clinique de l'Hôtel-Dieu. On formulera avec lui :

Biiodure de mercure...................... 0,05 centigr.
Alcool à 90°............................. 16 gr.
Eau distillée............................ 1.000 gr.

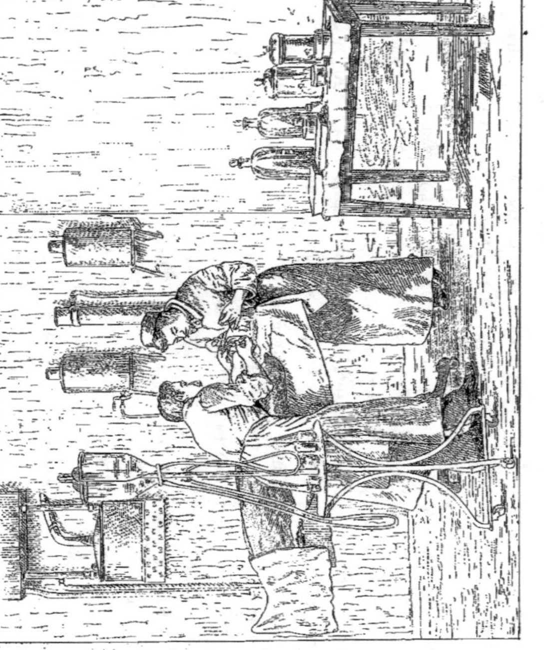

FIG. 5. — *Opération de cataracte. O. G.*

L'opérateur, placé à la gauche du sujet, reçoit la lumière de droite. L'aide se tient en face du chirurgien, derrière la tête du malade.

L'alcool contenu dans la solution est en trop faible quantité pour irriter la conjonctive.

L'œil qui n'est pas à opérer étant recouvert d'une rondelle de coton hydrophile stérilisé, toute la région péri-oculaire du côté opposé est savonnée en évitant la pénétration du liquide dans le sac conjonctival. Puis, le savon est enlevé et toute la région lavée avec la solution de biiodure en ayant soin de bien frotter le bord ciliaire de la paupière [1].

L'écarteur est mis en place et les culs-de-sac conjonctivaux sont irrigués, tandis qu'on recommande au malade de diriger le regard en bas, puis en haut, afin d'atteindre toute l'étendue de la conjonctive. Le lavage des culs-de-sac est fait à l'aide d'une canule stérilisée effilée qui glisse sous le cul-de-sac et est reliée à un bock par un tube de caoutchouc. A défaut d'irrigateur, on se servirait d'un entonnoir en verre auquel on adapte le tube et la canule, ou simplement de tampons stérilisés trempés dans la solution antiseptique et bien exprimés au-dessus du cul-de-sac.

Situation de l'opérateur et de ses aides. — En général, l'opérateur se place derrière la tête du malade s'il s'agit de l'œil droit, et à gauche du sujet s'il s'agit de l'œil gauche. Le malade est prié de regarder en bas si l'intervention porte sur le globe, presque toutes ces opérations nécessitant le regard en bas, et l'opérateur l'engage à respirer tranquillement en ouvrant la bouche, afin d'éviter la contraction de l'orbiculaire. Le globe est fixé avec la pince fixatrice tenue de la main gauche, à l'opposé du point où doit pénétrer l'instrument et tout près du limbe, de manière à rendre la fixation et l'immobilité du globe aussi complète que possible et à diminuer la rotation qui se produit toujours.

L'aide se place en face de l'opérateur et du même côté. Le chloroformisateur au contraire, si son assistance est nécessaire, se place en face du malade du côté opposé au chirurgien, à la gauche du sujet si l'opération porte à droite, ou à droite dans le cas contraire, afin de ne pas gêner.

La situation varie d'ailleurs avec la nature de l'intervention. C'est ainsi que dans les opérations sur le sac ou dans l'opération de strabisme l'opérateur se place sur le côté ; à droite de la tête du sujet, s'il s'agit d'une ténotomie du droit interne de l'œil droit ou d'un avancement du droit externe de l'œil gauche, à gauche, au contraire, lors de ténotomie du droit interne de l'œil gauche ou d'avancement du droit externe de l'œil droit.

Nécessité pour la main de prendre point d'appui. — Enfin une précaution très importante dans toutes les opérations portant sur le globe ou sur les annexes, en raison de la précision extrême exigée par l'acte opératoire, est de prendre point d'appui sur les surfaces osseuses environnantes avant de commencer l'intervention. *Les mains du chirurgien doivent être appuyées* et reposer sur les saillies voisines (front, sourcil, os malaire, racine du nez, joue, etc.). Le point d'appui varie avec l'intervention, mais c'est là un précepte de chirurgie générale qui prend ici une importance capitale. C'est seulement

---

[1] Un savon propre ordinaire suffit ; le lavage sera fait, même si l'œil a été préparé la veille suivant le procédé indiqué plus haut.

à cette condition qu'on évitera le tremblement si fréquent en chirurgie oculaire et qu'on acquerra la sûreté requise pour l'intervention.

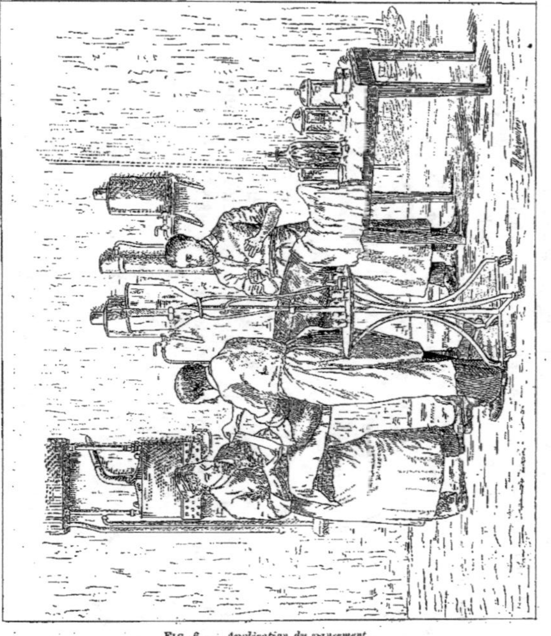

FIG. 6. — *Application du pansement.*
L'aide soutient la tête du sujet qui ne doit faire aucun effort, tandis que le chirurgien applique le pansement.

Fixation du globe. — La fixation est très importante et il serait puéril de vouloir y renoncer. Elle doit être faite, toutes les fois que cela est possible, à *l'opposé du point de pénétration* de l'instrument; en dedans, si le couteau doit pénétrer en dehors, en bas si la section est faite en haut. L'œil en effet est un organe essentiellement mobile qui roule et fuit sous le couteau. Seule la fixation, exactement à l'opposé du point de ponction, donne au globe une certaine fixité. En même temps elle contrebalance la pression exercée sur lui au niveau du point de ponction par l'instrument tranchant et empêche l'œil de rouler sur lui-même.

3º Après l'opération. — *Pansement.* — Il se compose d'une double rondelle de gaze stérilisée appliquée sur les paupières doucement fermées. Au-dessus d'elle on place d'abord en dedans une petite masse d'ouate pour remplir et égaliser l'angle interne, *pansement plat* (Panas), puis des rondelles de coton hydrophile et, enfin, une plaque de coton plus large passant sur le dos du nez et rejoignant celles de l'autre côté si le pansement est binoculaire. Ce dernier convient surtout aux opérations portant sur le cristallin et le corps vitré, ou même sur les muscles lorsqu'on veut obtenir l'immobilité des deux yeux.

La bande, large de 4 centim. environ et longue de 3 à 5 mètres, est en flanelle, en crêpe Velpeau ou mieux en coton, ce tissu étant moins élastique et, partant, moins compressif.

Tandis qu'un aide soulève la tête du malade et lui recommande d'éviter tout effort, on commence par faire un tour de bande autour de la tête et à la hauteur du front; puis la bande, à son retour de l'occiput, est conduite sous le lobule de l'oreille droite, passe obliquement sur l'œil droit, gagne la région frontale gauche (fig. 6), glisse au-dessus de l'oreille gauche, revient au-dessus de la droite après avoir contourné l'occiput, recouvre l'œil gauche qu'elle traverse en sautoir, passe sous l'oreille gauche et ainsi de suite, en évitant de trop serrer, car le pansement doit être seulement *contentif* et non *compressif*. Cinq à six épingles, en laiton de préférence, retiennent les différents tours de bande. Les épingles en acier, en se rouillant, adhèrent fortement au pansement et peuvent déterminer au moment de leur ablation des secousses dangereuses; elles seront rejetées de même que les épingles dites de nourrice.

Le pansement mis en place, le malade est soulevé et assis sans aucune secousse; puis, on le fait descendre de la table d'opération. Il est conduit dans son lit qu'il peut regagner à pied et dans lequel il se couche après s'y être d'abord assis à reculons et en évitant tout effort. Ces dernières précautions sont de rigueur lors de l'opération de cataracte : le malade restera couché trois jours au moins, sur le dos de préférence ou sur le côté non opéré, à moins qu'il ne surgisse ou qu'on ne craigne des complications pulmonaires ou autres qui feront permettre au sujet de s'asseoir.

Se fondant sur certains inconvénients du pansement occlusif (irritation et sécrétion conjonctivale pouvant survenir après quelques jours et qui doivent alors le faire supprimer), on a cherché à le modifier. Fuchs emploie une sorte de treillage métallique reposant sur l'arcade sourcilière, la base du nez, la saillie de l'os malaire et maintenue au moyen d'attaches (fig. 7). Snellen se sert d'une coque métallique du même genre.

Enfin Hjort et d'autres, se basant sur ce fait que la paupière supérieure, en recouvrant le lambeau cornéen, en assure la coaptation et fournit un premier pansement naturel, suppriment tout pansement après l'opération de cataracte et la plupart des opérations sur le globe [1]. Ce *traitement ouvert* de la plaie aurait en outre l'avantage, d'après Schiœtz, de rendre l'infection secondaire beaucoup plus rare. Les résultats rapportés par ce dernier au Congrès de 1900

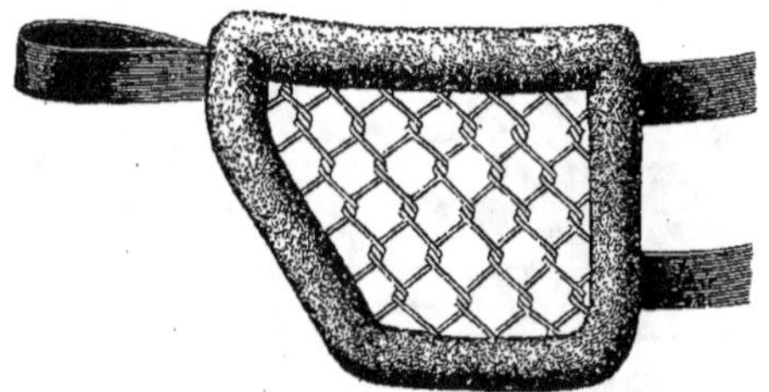

FIG. 7. — *Masque de Fuchs.*

ne nous semblent pas suffisamment encourageants pour adopter cette manière de faire [2]. Mieux vaut, à l'heure actuelle, s'en tenir au pansement occlusif, tel que nous l'avons décrit. Il est suffisamment protecteur, assure l'immobilité, condition première de guérison et, malgré les quelques inconvénients inhérents à l'occlusion, il doit être appliqué après toutes les opérations importantes.

Régime des opérés. — Il varie avec les différentes opérations et ne présente d'ordinaire rien de spécial, excepté pour les opérations portant sur le globe de l'œil, lorsque l'organe a été largement ouvert (extraction de cataracte). Il sera donc étudié avec cette dernière intervention.

Si le chloroforme a été employé, on recommandera la diète pendant les premières vingt-quatre heures en se contentant de faire prendre au malade quelques boissons glacées ou un peu de bouillon, afin d'éviter les vomissements qui suivent souvent l'anesthésie chloroformique.

§ 2. — Anatomie chirurgicale spéciale.

A.— **Globe oculaire.** — 1° ENVELOPPES. — On peut comparer l'œil à un kyste sensiblement sphérique et composé de trois membranes concentriques qui en

---

[1] HJORT. 100 extractions de cataracte sans pansement. *Cent. Bl. für prakt. Augenheil.*, 1898.

[2] H. SCHIŒTZ. *Loco citato.*

forment les parois. Ce sont, en allant de dehors en dedans : la sclérotique et la cornée, la choroïde et la rétine (fig. 8).

a) La paroi externe (*sclérotique et cornée*, c. sc.,), inextensible chez l'adulte, constitue l'enveloppe fibreuse, le squelette de l'œil.

La sclérotique, de couleur blanche, se continue en avant avec la cornée qui ne s'en distingue que par sa convexité plus grande et sa transparence parfaite due à l'agencement des fibres conjonctives disposées ici parallèlement alors qu'elles s'enchevêtrent dans la sclérotique.

Le limbe scléro-cornéen, situé à la périphérie de la cornée, délimite les

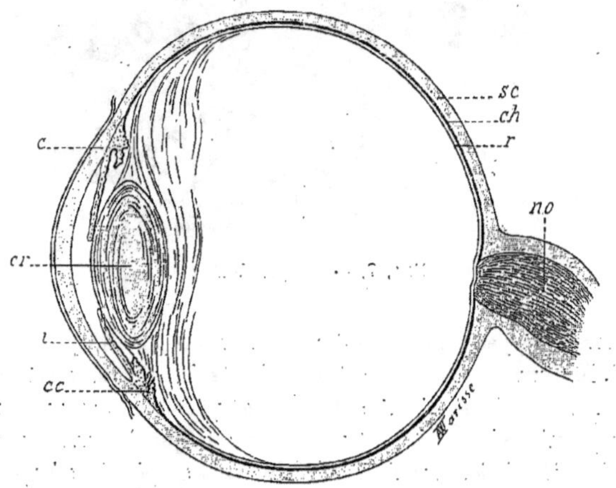

FIG. 8. — *Œil normal. — Sujet adulte. — Coupe verticale.* Gross. : 3 D.

Les trois enveloppes de l'œil et les espaces qu'elles délimitent. — *c.* Cornée et *sc*, sclérotique — *ch.* Choroïde ; *cc,* corps ciliaire ; *i,* iris, — *r.* Rétine avec *no,* nerf optique et papille. — *cr.* Cristallin. On s'est contenté d'esquisser les contours de l'œil pour en montrer les parties principales, mais le dessin a été fait à la chambre claire et les rapports sont rigoureusement exacts. [1] On voit que la forme du globe ne reproduit pas une courbe régulière comme on le décrit généralement ; ici il est légèrement aplati du côté temporal (moitié supérieure de la papille).

deux membranes (fig. 8). Cette limite, artificielle au point de vue anatomique (le tissu scléral se continuant sans transition avec le tissu propre de la cornée), est très importante au point de vue chirurgical. Le limbe sert de point de repère et c'est à son niveau ou tout près de lui que porteront les incisions.

La cornée est protégée en avant par un épithélium pavimenteux stratifié. Les blessures ou ulcères intéressant seulement l'épithélium guérissent sans laisser de trace, en l'absence de toute infection. Si la lésion est plus profonde

---

[1] Toutes les préparations anatomiques figurées dans ce traité ont été dessinées à la chambre claire de manière à assurer l'exactitude des rapports anatomiques.

et le tissu propre de la membrane intéressé, le tissu conjonctif de nouvelle formation qui vient combler la perte de substance n'ayant plus la même disposition formera une tache opaque *(taie)*.

La cornée n'est pas régulièrement circulaire mais légèrement aplatie de haut en bas ; son diamètre vertical mesure un millimètre de moins que le diamètre horizontal. Il faut ajouter à ces deux diamètres principaux, qui serviront souvent de point de repère pour les opérations sur le globe, les grands diamètres obliques, désignés respectivement par les rayons supéro-externe *(s e)* et inféro-interne *(i i)* pour l'un, supéro-interne *(s i)* et inféro-externe *(i e)* pour l'autre (fig. 9).

L'épaisseur de cette paroi externe est d'un millimètre environ, un peu moins au niveau de la région avoisinant le limbe. On s'en souviendra lors d'extraction de corps étrangers profondément implantés dans la cornée ou dans l'opération du strabisme (avancement), lorsque l'aiguille pénètre dans les couches superficielles de la sclérotique.

b) L'enveloppe moyenne est formée par *la choroïde (c)* et constitue la membrane vasculaire ou nourricière du globe. Partie de la papille, elle s'applique à la face interne de la sclérotique jusqu'en avant de l'équateur puis s'épaissit pour former la *région ciliaire (cc)* et enfin, à deux millimètres du limbe elle change de direction, s'écarte de la face postérieure de la cornée avec laquelle elle forme un angle aigu et se termine au bord pupillaire, constituant dans cette dernière partie de son trajet la *membrane irienne (i)*.

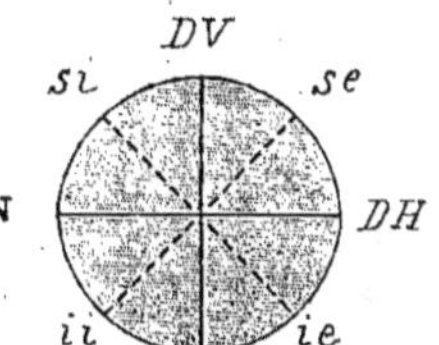

FIG. 9. — *Diamètres principaux de la cornée.*

D. V. Diamètre vertical. — D. H. Diamètre horizontal. — *se.* Rayon supéro-externe. — *ii.* Rayon inféro-interne. — *si.* Rayon supéro-interne. — *ie.* Rayon inféro-externe. N. Côté nasal.

Donc trois parties à considérer dans cette membrane, *la choroïde proprement dite, la région ciliaire et l'iris.*

Des deux premières peu de chose à dire au point de vue chirurgical. La *région ciliaire* est comprise entre le limbe et une ligne concentrique à lui et distante de 8 millimètres environ. Toute ponction du globe oculaire portera donc toujours à 8 millimètres au moins en arrière du limbe, si on ne veut pas risquer d'intéresser le corps ciliaire [1]. La région ciliaire est accessible à la palpation à travers la paupière supérieure et peut être interrogée par la pression digitale.

L'iris, obliquement dirigé en avant, est sous-tendu par le cristallin qui lui donne sa fixité ; il ferme avec lui la chambre antérieure en arrière (v. plus

---

[1] Cette distance est très variable et mesure en moyenne, d'après nos recherches, 7^{mm},5 en dehors et 6^{mm},5 en dedans. Mieux vaut donc ponctionner en dedans, afin d'éviter plus sûrement le corps ciliaire. TERRIEN. *Recherches sur la structure de la rétine ciliaire.* Th. de Paris, 1898.

loin). Si la lentille disparaît (opération de cataracte, luxation du cristallin), la chambre antérieure est rendue plus profonde, la membrane irienne devenant verticale, et celle-ci tremble sous l'influence des mouvements de l'œil (iridodonésis).

c) La *couche interne* (rétine, *r)*, formée par l'épanouissement du nerf optique au niveau de la papille, tapisse la choroïde sur toute son étendue et ne nous intéresse pas. Notons que la papille, située un peu en dedans de l'axe antéro-postérieur de l'œil, est, par conséquent, plus rapprochée du limbe du côté nasal et plus accessible de ce côté. L'axe antéro-postérieur du globe oculaire mesure 24 millim. en moyenne [1].

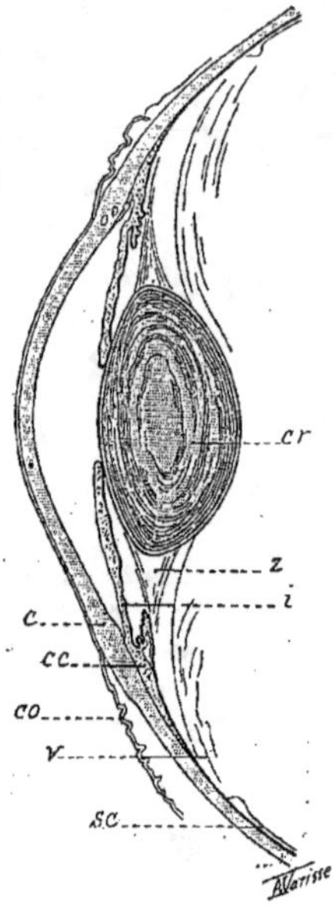

2° CONTENU. — Ce contenu est presque entièrement liquide, à l'exception du cristallin qui, avec le diaphragme irien, délimite plusieurs espaces qu'il nous faut maintenant étudier.

a) *Cristallin et zonule.* — Le cristallin *(cr)*, situé derrière l'iris et maintenu en place verticalement par les fibres de la zonule *(z)*, concourt avec celle-ci à séparer l'œil en deux régions bien distinctes, l'*antérieure* plus petite et la *postérieure* plus grande.

Le *cristallin* est une lentille biconvexe formée de fibres intimement accolées et contenues dans un sac, le sac capsulaire. Lors de l'opération de cataracte, on extrait seulement le contenu du sac capsulaire après ouverture de celui-ci (discission), et le sac est laissé en place.

Chez l'enfant, toutes les parties du cristallin sont molles et la lentille est parfaitement élastique. A partir de vingt-cinq ans, on constate au centre la présence d'un noyau dû à la sclérose des fibres à ce niveau. Cette sclérose, en s'accentuant avec l'âge, s'étend jusqu'à la périphérie. A ce moment, l'accommodation n'existe plus, le cristallin ayant perdu toute élasticité. Il en résulte aussi que la résorption totale du cristallin, après la cataracte traumatique, ne peut être espérée que jusqu'à l'âge de vingt-cinq ans au maximum.

FIG. 10. — *Segment antérieur de l'œil. — Sujet adulte. — Coupe verticale.* — Gross. : 6 D.

La figure montre nettement les espaces limités par la cornée *(c)*, l'iris *(i)* et le cristallin *(cr)* suspendu par les fibres de la zonule *(z)* : chambre antérieure, chambre postérieure et vitré *(v)* séparé de la chambre postérieure par la membrane hyaloïde. — *sc.* Sclérotique; *co.,* conjonctive. — *c. c.* Corps ciliaire coupé en bas au niveau d'un procès, en haut au niveau d'une vallée ciliaire.

[1] Sur la figure 8, il ne mesurait que 21 millim., l'œil appartenant à un sujet probablement très hypermétrope.

La zonule (*z*) est constituée par un ensemble de fibrilles très délicates étendues de la région ciliaire aux deux faces antérieure et postérieure du cristallin (fig. 11). Ces fibrilles, très fragiles, peuvent se rompre, soit à l'occasion d'une discission trop profonde (voy. opération de cataracte, complications du 2ᵉ temps), ou sous l'influence d'un traumatisme, chez les myopes en parti-

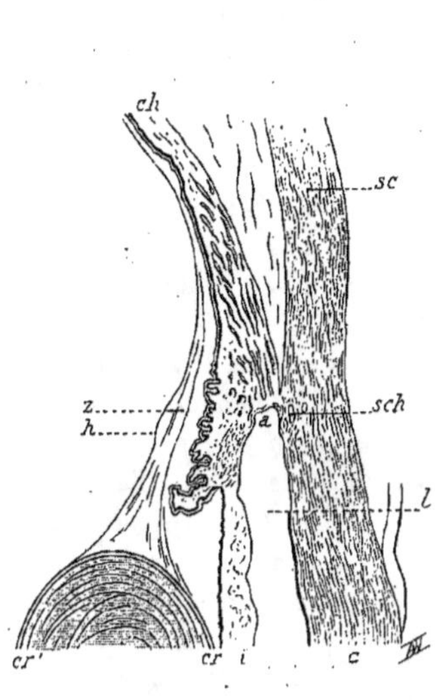

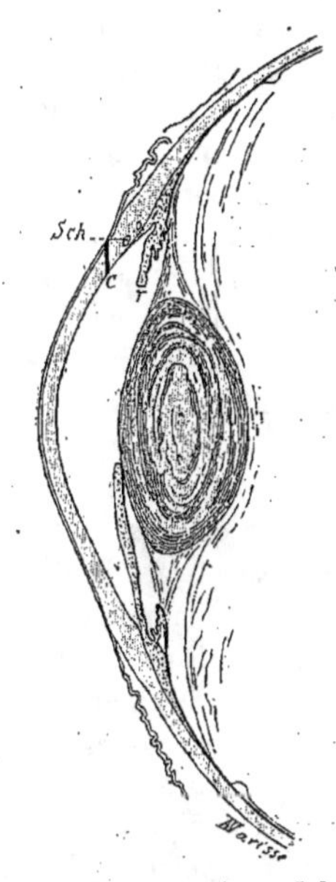

FIG. 11. — *Segment antérieur de l'œil.* — *Sujet adulte.* — *Coupe verticale.* Gross. : 14 D.

On voit que le limbe scléro-cornéen (*l*), qui coïncide anatomiquement avec la membrane de Descemet figurée ici par une ligne noire à la face postérieure de la cornée (*c*), ne correspond pas du tout à la racine de l'iris (*a*) mais est situé à deux millim. en avant d'elle. — *sc*. Sclérotique avec (*sch*) canal de Schlemm. — *ch*. Choroïde, épaissie à ce niveau pour former le corps ciliaire, et plus bas l'iris (*i*). — *z*. Zonule, suspendant le cristallin et le sac capsulaire (*cr cr'*) et séparée du vitré en arrière par la membrane hyaloïde (*h*).

FIG. 12. — *Segment antérieur de l'œil.* — *Coupe verticale.* Gross. : 6 D.

La ligne noire *c* représente le trajet de l'incision faite au niveau du limbe. Elle est située, on le voit, non pas au niveau de la racine de l'iris mais à deux millim. plus bas ; — *sch*. Canal de Schlemm. — *r*. Racine de l'iris demeurée en place après l'iridectomie. La section de la membrane irienne est forcément incomplète avec une telle incision cornéenne faite au niveau du limbe (voy. Iridectomie).

culier, en raison des altérations choroïdiennes existant alors au niveau de leur insertion.

La subluxation du cristallin qui en résulte rend l'extraction très difficile. On ne peut songer à disciser le sac qui n'est plus maintenu en place et il faut recourir à l'extraction dans la capsule.

b) *Espaces intra-oculaires.* — Ces trois parties, iris, cristallin et zonule, délimitent plusieurs espaces. Ce sont, en allant d'avant en arrière : la chambre antérieure, la chambre postérieure et le corps vitré.

1° *Chambres antérieure et postérieure.* — Là chambre antérieure est limitée en avant par la face postérieure de la cornée, en arrière par la face antérieure de l'iris doublé du cristallin au niveau de la pupille, et à la périphérie par la soudure de la racine de l'iris à la cornée (fig. 10). La réunion des deux membranes constitue l'angle irien. On se rappellera que la racine de l'iris ne correspond pas au limbe scléro-cornéen, mais est située en *arrière de lui*, à deux millim. en moyenne, au niveau de l'extrémité supérieure du méridien vertical [1], siège habituel des incisions (fig. 11). Il en résulte qu'une incision, pour porter tout à fait sur la périphérie de la chambre antérieure, devra être faite non pas au niveau du limbe, mais à deux millim. en arrière ; nous reviendrons sur ce point à propos de l'iridectomie dans le glaucome. Faite au niveau du limbe, elle siège à deux millim. en avant de la racine de l'iris (fig. 12).

La *chambre postérieure* est limitée en avant par la face postérieure de l'iris et des procès ciliaires, en arrière par le cristallin doublé de la membrane hyaloïde qui le sépare du corps vitré, et à la périphérie par la réunion de la membrane hyaloïde et des fibres zonulaires avec la rétine ciliaire. Cette réunion se fait un peu en avant de l'ora serrata (v. fig. 11), et l'espace est virtuel à ce niveau ; il peut devenir réel dans les cas pathologiques (hypertonie).

Les deux chambres sont remplies par l'humeur aqueuse. Celle-ci, sécrétée au niveau de la région ciliaire, passe librement de la chambre postérieure dans la chambre antérieure par la fente capillaire séparant le bord pupillaire du sac capsulaire ; de là, elle est reprise par le canal de Schlemm, lumière vasculaire veineuse (Rochon-Duvigneaud) *située en arrière du limbe*, entre celui-ci et la racine de l'iris (fig. 12 *sch.*), puis emportée dans la circulation générale. Cette humeur aqueuse, sans cesse renouvelée, représente l'élément variable du contenu de l'œil et assure le réglage de la tension intra-oculaire. On peut donc ponctionner sans inconvénient la chambre antérieure (paracentèse) ; l'humeur aqueuse se reproduit aussitôt.

Le *corps vitré (v)*, enveloppé de la membrane hyaloïde, remplit le troisième espace (fig. 10). C'est un liquide de consistance glaireuse, analogue à l'albumine de l'œuf, sorte de tissu conjonctif muqueux demeuré à l'état embryonnaire. Il a pour caractère essentiel, comme le cristallin et la cornée, d'être entièrement invasculaire, condition nécessaire de sa transparence. Cette absence de vaisseaux le rend, comme le cristallin, très vulnérable à l'infection, d'où nécessité d'une antisepsie rigoureuse dans toutes les opérations intéressant ces deux organes [2].

---

[1] Rochon-Duvigneaud. *Recherches sur l'angle de la chambre antérieure et le canal de Schlemm.* Th. de Paris, 1892.

[2] La cornée, bien que privée de vaisseaux, ne peut leur être comparée, car elle possède une circulation lymphatique et leucocytaire très active, accrue encore par un réseau vascu-

Le vitré ne se reproduit pas ; aussi toute perte de vitré au cours de l'opération de cataracte constitue une complication sérieuse. L'humeur aqueuse y supplée, si la perte est minime ; dans le cas contraire, elle peut être suivie de phtisie du globe.

Vaisseaux et nerfs du globe. — Ils viennent des vaisseaux et nerfs ciliaires postérieurs, les premiers fournis par les artères et veines lacrymales, les seconds par le ganglion ophtalmique (émanation du trijumeau). Ils pénètrent par la partie postérieure du globe tout autour du nerf optique.

Les uns, vaisseaux ciliaires courts, s'épuisent aussitôt dans le nerf optique, la choroïde et la rétine ; les autres (vaisseaux et nerfs ciliaires longs), après avoir cheminé entre la choroïde et la sclérotique, ressortent à quelques millimètres du limbe et s'anastomosent (vaisseaux ciliaires) avec les artères ciliaires antérieures ; les nerfs se terminent dans l'épaisseur de la cornée et de l'iris en formant de nombreux plexus qui donnent à ces deux membranes leur sensibilité exquise. Cette situation des nerfs ciliaires, entre la choroïde et la sclérotique, explique les douleurs atroces du glaucome lorsque les nerfs sont comprimés sous l'influence de la pression intra-oculaire.

B. — Annexes. — Le globe est logé dans la cavité de l'orbite où il est maintenu par six muscles (quatre droits et deux obliques) et matelassé par le tissu cellulo-graisseux de l'orbite qui remplit toute la cavité et contient les vaisseaux et nerfs du globe et de ses annexes.

En avant il est protégé par les paupières et le septum orbitale et se trouve relié à la face profonde de celles-ci par la muqueuse conjonctivale. Nous étudierons cette dernière avec l'appareil lacrymal.

1° ORBITE. — L'orbite peut être comparée par sa forme à une pyramide à quatre parois, à sommet postérieur et à base ouverte en avant, beaucoup plus accessible en dehors (voir, pour la direction et l'épaisseur des parois : Opérations pratiquées sur l'orbite).

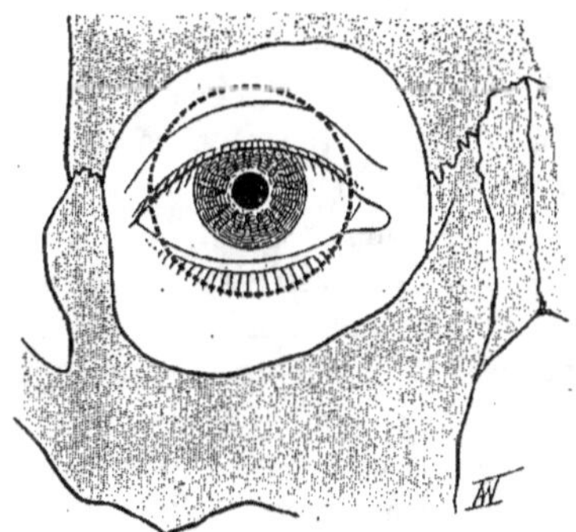

FIG. 13. — *Situation du globe dans l'orbite* (d'après MERKEL).

La ligne pointillée indique la limite de l'œil vue par transparence à travers les paupières.

Comme le montre la figure 13, le globe oculaire occupe, par rapport au

laire de nouvelle formation si une infiltration vient à se produire (lors de kératite parenchymateuse par exemple).

centre de l'orbite, une situation un peu excentrique; il est déplacé en haut et en dehors, plus rapproché des parois supérieure et externe que des deux autres. On devra en tenir compte dans les interventions sur cette cavité et faire porter les incisions de préférence en bas et en dedans. Cette situation, jointe au peu de saillie formée par le rebord orbitaire inféro-externe, le rend plus accessible à la palpation en bas et en dehors dans les tumeurs de l'orbite ou dans les collections de cette cavité.

Les quatre parois s'épaississent en avant pour former le *pourtour orbitaire,* tranchant, excepté à la partie supéro-interne qui est mousse. Il présente en haut, à 25 millimètres de la ligne médiane, l'*échancrure* et le *trou* sus-orbitaires qui livrent passage aux nerfs et vaisseaux de même nom. La perpendiculaire abaissée de l'échancrure sus-orbitaire au rebord inférieur se trouve exactement en regard de l'insertion du petit oblique (fig. 14, E, O).

En avant et en dehors on trouve la *fossette lacrymale* où est logée la glande orbitaire du même nom.

Le trou optique, situé à l'extrémité postérieure des parois supérieure et interne, est tout entier creusé dans le sphénoïde. Il laisse passer le nerf optique (*n. o.*, fig. 16) de l'orbite dans la cavité crânienne. Le périoste, au niveau du trou optique, est très adhérent d'une part à la gaine du nerf et de l'autre à la paroi osseuse, de sorte que cet orifice postérieur se trouve très exactement fermé et une collection purulente peut difficilement se propager de l'orbite dans la cavité crânienne.

Il en est de même au niveau des fentes sphénoïdale et sphéno-maxillaire. La première est située en dehors et en bas du trou optique, entre les parois supérieure et externe, et laisse passer tous les vaisseaux et nerfs de l'orbite (*f. sph.*, fig. 21); la seconde, entre les parois externe et inférieure, est traversée par des anastomoses veineuses reliant le système veineux de l'orbite au plexus ptérygoïdien et masséterin (*f. sph. m.*, fig. 21). Ce ne sont d'ailleurs pas les seules et les nombreuses voies dérivatives du système veineux de l'orbite expliquent la possibilité de phlébite orbitaire et de sinusite à la suite de foyers infectieux des fosses nasales, de l'amygdale, dans le domaine des veines faciales antérieure et postérieure et même des sinus maxillaires, sphénoïdaux et frontaux.

Le périoste, qui tapisse l'orbite dans toute son étendue, est assez mince et l'adhérence à l'os est assez faible, excepté au niveau des sutures ; aussi il peut être décollé par des collections purulentes ou hématiques développées entre l'os et le périoste.

Muscles. — Six muscles président à la motilité du globe : les quatre droits et les deux obliques; le releveur agit sur la paupière et sera étudié avec celle-ci.

Les quatre droits partent en divergeant du fond de l'orbite et vont s'attacher respectivement sur le globe, en haut, en bas, en dehors et en dedans, à quelque distance de la cornée.

Seule leur terminaison antérieure nous intéresse au point de vue chirur-

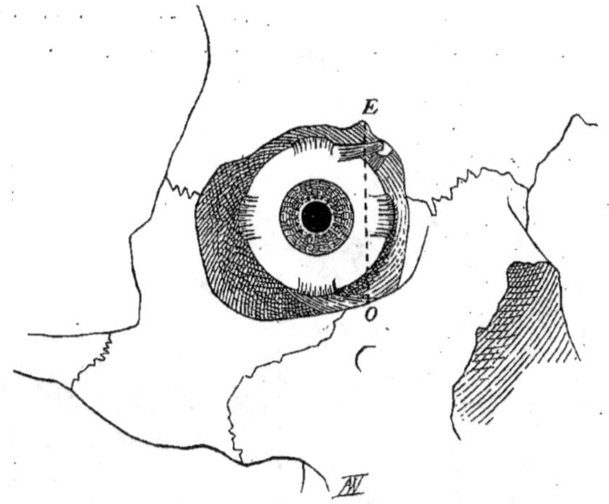

FIG. 14. — *Insertion antérieure des muscles sur le globe.*

On voit en haut la terminaison de la portion réfléchie du muscle grand oblique et en bas le muscle petit oblique dont l'insertion osseuse correspond à la perpendiculaire E, O abaissée de l'échancrure sus-orbitaire sur le rebord orbitaire inférieur.

gical. Chaque muscle, avant son insertion sclérale, est enveloppé d'une capsule, dépendance de l'aponévrose de Tenon, beaucoup plus épaisse au niveau du tendon du muscle qu'au niveau du corps charnu et qui se confond en avant avec la capsule qui enveloppe la sclérotique. A quelque distance de celle-ci, la gaine du muscle envoie une expansion aponévrotique qui la relie au bord orbitaire correspondant et limite le mouvement de retrait du muscle après la section du tendon. La capsule du muscle sera donc respectée dans la ténotomie, à moins de cas exceptionnels, lorsque, par exemple, on veut obtenir un effet considérable.

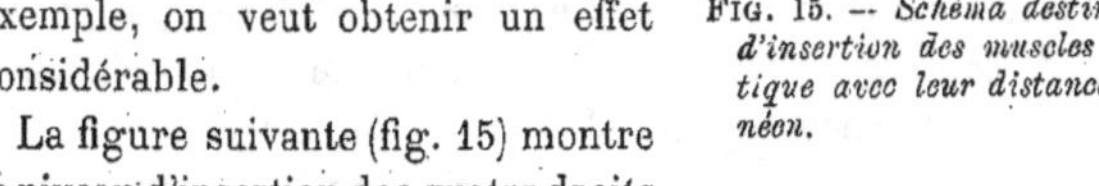
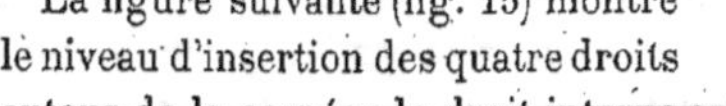

FIG. 15. — *Schéma destiné à montrer la ligne d'insertion des muscles droits sur la sclérotique avec leur distance du limbe scléro-cornéen.*

La figure suivante (fig. 15) montre le niveau d'insertion des quatre droits autour de la cornée : le droit interne est le plus rapproché du limbe et s'attache à 5 millim. 5, soit en moyenne à 6 millim., et le droit externe à 7 ; le droit supé-

rieur est le plus éloigné. On a, d'ailleurs, rarement à intervenir sur ce dernier
ou sur le droit inférieur.

Comme le montre la figure 15, empruntée au Manuel de Fuchs, la ligne
d'insertion sclérale de chacun des muscles droits, n'est pas rigoureusement

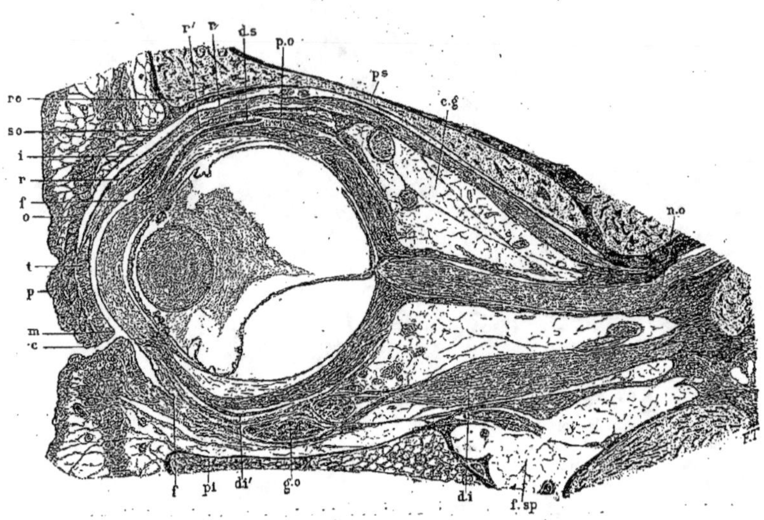

FIG. 16. — *Coupe verticale et antéro-postérieure de l'orbite montrant les rapports du globe
avec la cavité et les annexes.* (Préparation de M. ROCHON-DUVIGNEAUD.) — Œil d'enfant.

La cavité de l'orbite est limitée en haut par la paroi supérieure *(p.s.)*, en bas par la paroi inférieure *(p. i.)*, laissant voir la fente sphéno-maxillaire *(f. sp.)*. Elle est remplie par le globe
oculaire, les muscles et par du tissu cellulo-graisseux *(c. g.)* renfermant des vaisseaux et
des nerfs. En arrière, elle est fermée par le trou optique traversé par le nerf optique *(n.o.)*,
en avant par les paupières et le septum orbitale *(s.o.)*. De la face antérieure partent de nombreux faisceaux qui cloisonnent la paupière et renferment le muscle orbiculaire *(o.)*.
— *p.* Peau de la paupière doublée de l'orbiculaire. — *t.* Tarse avec les glandes de Meibomius.
— *m.* Lèvre meibomienne de la paupière. — *c.* Lèvre ciliaire. — *r.* Releveur de la paupière, enveloppé de sa capsule, très épaissie à la partie inférieure du muscle *(r')*. — Les fibres de cette
capsule vont s'insérer en avant sur le cul-de-sac conjonctival *(f)* qu'elles maintiennent
dans sa position. — *i.* Interstice séparant le septum orbitale de l'aponévrose du releveur et
qui n'est, en somme, qu'un prolongement virtuel de la cavité de l'orbite. — *d. s.* Droit
supérieur dont on ne voit que l'insertion à la sclérotique et qui, si on le voyait en totalité,
passerait au-dessus du muscle petit oblique coupé en travers *(p.o.)*. — *di.* Droit inférieur
avec son insertion antérieure *di'*. — *go.* Muscle grand oblique.

parallèle au limbe scléro-cornéen. Elle est plus ou moins oblique, par rapport
à ce dernier, et on le constate nettement après la ténotomie du tendon. Cela
n'a d'ailleurs aucune importance pratique. Il suffit, nous le verrons à propos
de la ténotomie, de sectionner le tendon au ras de la sclérotique, sans s'inquiéter de la direction suivant laquelle s'insère le tendon sur la paroi.

. Le grand et le petit obliques partis, le premier de la partie supéro-interne du rebord orbitaire, le second de la partie inféro-interne, enserrent le globe et viennent s'attacher respectivement, le grand oblique sur le segment postéro-externe de la sclérotique et le petit oblique sur le segment inféro-externe, au-dessous du précédent. Ce dernier est facilement accessible et nous donnons

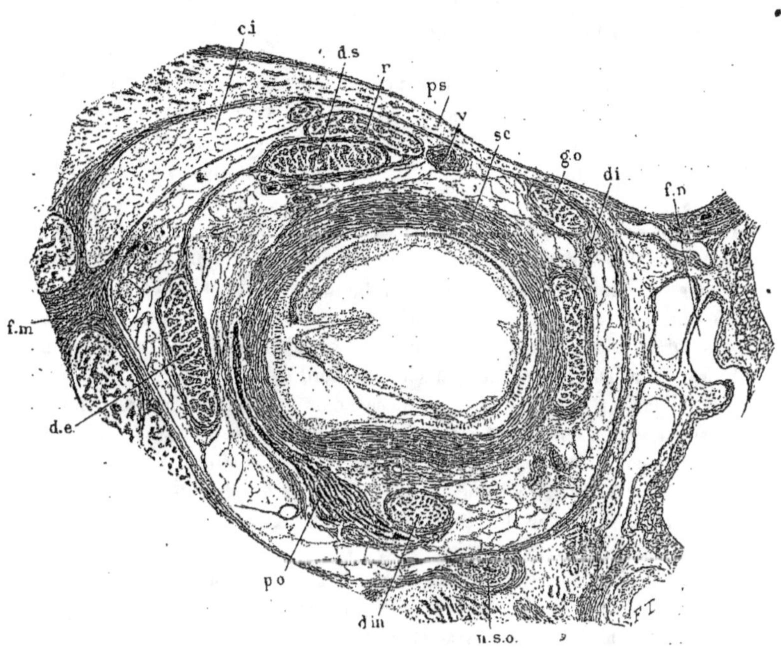

FIG. 17. — *Coupe transversale de l'orbite (sujet adulte)*. (Préparation de M. ROCHON-DUVI-GNEAUD.) — Œil droit. - Gross. : 3 D.

La coupe passe un peu en arrière de la glande lacrymale orbitaire. On voit les quatre parois de l'orbite : la supérieure (*p. s.*) mince, en rapport avec la cavité crânienne, l'interne en rapport avec la cavité des fosses nasales (*f. n.*), l'inférieure, interrompue à ce niveau par la fente sphéno-maxillaire, l'externe en rapport avec la suture fronto-malaire (*f. m.*) et en dedans avec la cavité innominée (*o. i.*). — *so*. Sclérotique doublée de la choroïde et de la rétine. — *r*. Muscle releveur et (*d. s.*) muscle droit supérieur. — *g. o.* Muscle grand oblique (faisceau direct). — *d. i.* Muscle droit interne. — *p. o.* Petit oblique passant à la manière d'une sangle au-dessous du droit inférieur (*d. in*). — *d. e.* Muscle droit externe. — *u. so.* Vaisseaux et nerfs sous-orbitaires.

plus loin les points de repère et la ligne d'incision pour le découvrir (chap. VII).

2° PAUPIÈRES ET SEPTUM ORBITALE. — Les paupières, qui ferment, avec le septum orbitale, la cavité de l'orbite en avant, peuvent être regardées, au point de vue chirurgical, comme formées de deux couches : *l'une antérieure, mus-culo-cutanée*, constituée par la peau en avant et le muscle orbiculaire en arrière ; *l'autre postérieure, fibro-muqueuse*, constituée par le tarse doublé

de la conjonctive (fig. 16, *p. t.*). Ces deux feuillets, séparés par un tissu cellulaire
lâche, se laissent facilement séparer par la dissection. Au niveau du bord libre,
le feuillet antérieur donne insertion aux cils et forme là la lèvre ciliaire *(c)*;
le feuillet postérieur, qui se termine à angle droit, forme la lèvre meibomienne *(m)*, ainsi appelée parce qu'à ce niveau viennent déboucher les glandes
de Meibomius contenues dans l'épaisseur du cartilage tarse.

Le septum orbitale concourt avec le tarse à former le squelette de la paupière : il s'étend du rebord orbitaire à la partie supérieure du tarse et se confond
avec les fibres du releveur. De sa face antérieure s'échappent de nombreux
faisceaux qui cloisonnent la paupière dans toute son épaisseur pour s'attacher à la face profonde du derme; ils enveloppent les fibres de l'orbiculaire
(fig. 16 *s. o.*).

Le muscle orbiculaire (fig. 16, *o.*) disposé en faisceaux concentriques autour de
la fente palpébrale, détermine par sa contraction la fermeture des paupières.
Il a pour antagoniste le muscle releveur (*r.*), qui, parti du fond de l'orbite, glisse
le long de la paroi supérieure de l'orbite, puis à la face profonde du septum
orbitale dont il est séparé comme de la paroi supérieure de l'orbite par un
tissu cellulaire lâche, et vient s'attacher au bord supérieur et à la face antérieure du tarse. La cavité de l'orbite se poursuit donc en réalité jusqu'au
bord supérieur du tarse et, bien que virtuelle, elle est représentée à ce niveau
par le tissu cellulaire lâche séparant le septum orbitale du releveur (*i.*). Quelquefois même on voit le tissu cellulo-graisseux de l'orbite se prolonger
jusqu'au bord supérieur du tarse, entre le septum orbitale en avant et le
muscle releveur en arrière.

3° CONJONCTIVE. — La muqueuse conjonctivale isole complètement le globe
et la cavité de l'orbite de l'extérieur. Partie de la lèvre meibomienne, elle
tapisse la face postérieure du tarse et de la paupière (*conjonctive palpébrale*),
se réfléchit en haut à huit ou dix millimètres du limbe après avoir formé plusieurs replis (*culs-de-sac supérieur et inférieur ou fornix*) sur la sclérotique et vient se terminer au niveau du limbe scléro-cornéen où elle se confond
avec l'épithélium antérieur de la cornée. Celui-ci doit être regardé comme la
continuation directe de la conjonctive. Ainsi envisagée, et cette conception
est exacte au point de vue embryologique, la conjonctive est un cul-de-sac
ouvert en avant. Elle est maintenue, au niveau du cul-de-sac supérieur par des
expansions fibreuses, dépendance de l'aponévrose d'enveloppe du releveur de
la paupière supérieure, qui maintiennent le cul-de-sac suspendu en quelque
sorte et empêchent l'inversion de la muqueuse (fig. 16, *r'*).

4° APPAREIL LACRYMAL. — Il se compose de deux parties : l'une *sécrétante*,
l'autre *excrétante*.

1° *Appareil sécréteur.* — Représenté par les glandes acineuses et leurs
conduits; on peut considérer à la glande lacrymale trois portions : portion
orbitaire, portion *palpébrale* et *glandes sous-conjonctivales* de Krause.

α) La *portion orbitaire* occupe la fossette de même nom, située à la partie supéro-externe de l'orbite, au niveau de l'apophyse externe du frontal. Aplatie et ovalaire, elle répond au globe oculaire en dedans, au périoste en dehors, auquel elle est rattachée par quelques tractus fibreux (ligament suspenseur de Sœmmering).

β) La *portion palpébrale (glande de Rosenmüller)*, aplatie et allongée transversalement, est logée sous la conjonctive du cul-de-sac supérieur. En dehors, elle est en rapport avec le ligament palpébral externe qui la recouvre et, en dedans, avec le tendon du releveur. Il suffit, pour la faire saillir, de soulever

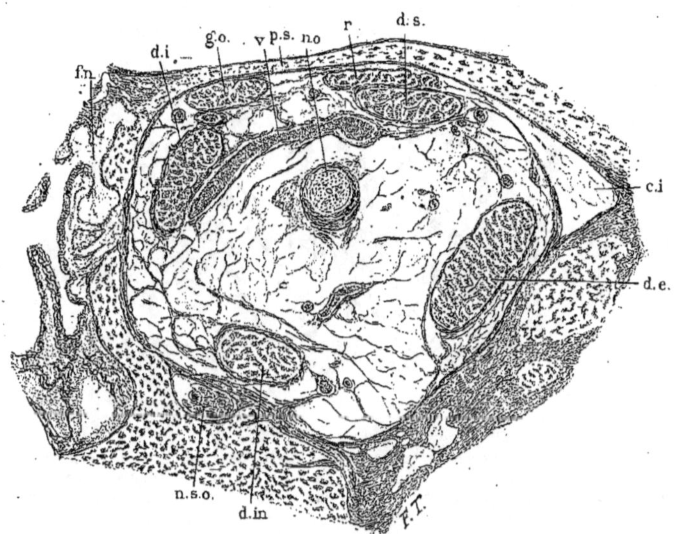

Fig. 18. — *Coupe transversale de l'orbite (sujet adulte) passant très en arrière de la précédente.* — Œil gauche. (Préparation de M. ROCHON-DUVIGNEAUD.)

La coupe passe en arrière du globe et la cavité de l'orbite n'est plus remplie que par les muscles, le nerf optique (*n.o.*), le tissu cellulo-graisseux et des vaisseaux. — On voit en *v.* une veine très volumineuse remplie de sang. La paroi inférieure n'est plus interrompue par la fente sphéno-maxillaire, la coupe passant en arrière de celle-ci. — Se reporter, pour la signification des autres lettres, à la figure précédente.

fortement la paupière supérieure en haut et en dehors tandis qu'on recommande au malade de regarder en bas. Ses conduits excréteurs viennent déboucher à la partie supéro-externe du fornix. Une incision suivant le bord supérieur du tarse en haut et en dehors la met à découvert (voy. Ablation de la glande palpébrale).

γ) *Glandes du cul-de-sac.* — En outre de ces deux glandes, on trouve disséminées sous la conjonctive, entre le bord adhérent du tarse et le fornix, de nombreuses petites glandes acino-tubuleuses décrites pour la première fois par

Krause et étudiées de nouveau par M. A. Terson. Elles sont disposées parallèlement au cul-de-sac conjonctival en séries horizontales (glandes lacrymales accessoires); on en trouve aussi souvent dans l'épaisseur même du tarse, au-dessus des glandes de Meibomius.

En nombre variable, plus nombreuses à la paupière supérieure qu'à la paupière inférieure, elles sont toujours suffisantes pour assurer la lubrification de la cornée après l'ablation de l'une ou des deux glandes principales (portion orbitaire et palpébrale).

2° *Appareil excréteur.* — α) *Points lacrymaux.* — Ils débouchent au sommet de la papille lacrymale, saillie conique située à la partie interne du bord libre des paupières vers le repli semi-lunaire. Leur sommet est légèrement

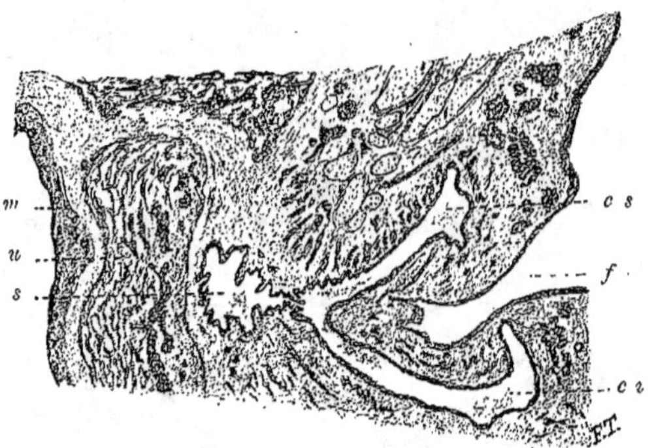

FIG. 19. — *Canalicules lacrymaux et sac lacrymal.* — Gross. : 6 à 7 D.

La coupe, verticale et transversale, intéresse à la fois les deux canalicules lacrymaux, le supérieur (c. s.) et l'inférieur (c. i.), au moment où ils viennent s'ouvrir dans le sac (s.) par un orifice commun. Le sac est en rapport en dedans avec la paroi osseuse de l'unguis (u.), qui le sépare de la muqueuse des fosses nasales (m.). — f. Fente palpébrale.

dirigé en arrière et le diamètre de leur orifice est d'un quart de millim. pour le supérieur, un peu plus pour l'inférieur.

β) *Canalicules lacrymaux.* — Font suite aux points lacrymaux; ils présentent une première portion sensiblement verticale de deux millim. et demi de haut, qui se continue presque à angle droit avec une deuxième portion obliquement dirigée de bas en haut pour la paupière inférieure, de haut en bas pour la supérieure. Les deux canalicules débouchent par un orifice commun dans le sac lacrymal (fig. 19, s).

γ) *Sac lacrymal.* — Le sac, aplati latéralement comme le canal lacrymal dont il n'est, en somme, que la partie supérieure prolongée, est logé dans la gouttière lacrymale de l'unguis et de l'apophyse montante du maxillaire supérieur (fig. 20). Ses rapports sont intéressants à connaître; en dedans il répond : en haut aux cellules ethmoïdales antérieures, plus bas au méat moyen des fosses nasales. D'où cette déduction opératoire de s'adresser à la partie inférieure de la paroi interne du sac, et non pas à sa partie supérieure, si on veut établir une

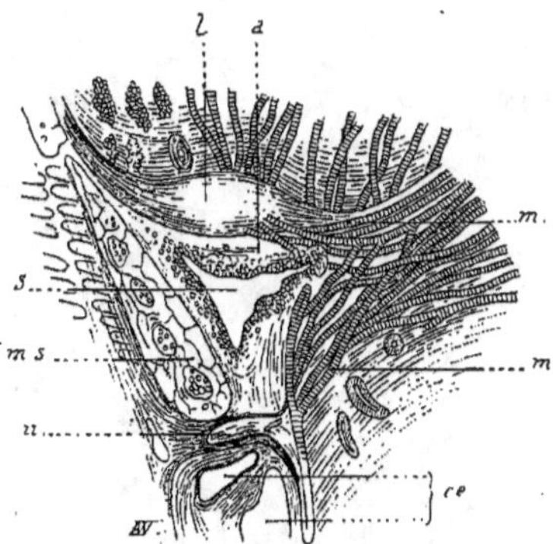

FIG. 20. — *Rapports du sac lacrymal.* — *Coupe transversale schématique au niveau du ligament palpébral interne.*

Le sac (*s.*) est en rapport en dedans avec la gouttière lacrymale formée par la branche montante du maxillaire supérieur (*m. s.*) et la crête de l'unguis (*u.*) ; en avant avec le ligament palpébral interne (*l.*) qui lui adhère au niveau de sa face antérieure (*a*) ; en arrière avec les fibres du muscle lacrymal postérieur (*m'*). — *m.* Fibres du muscle lacrymal antérieur. — *e. e.* Cellules ethmoïdales.

communication artificielle entre le sac et les fosses nasales. En avant, il est en rapport avec le ligament palpébral interne (*l.*) qui le croise horizontalement

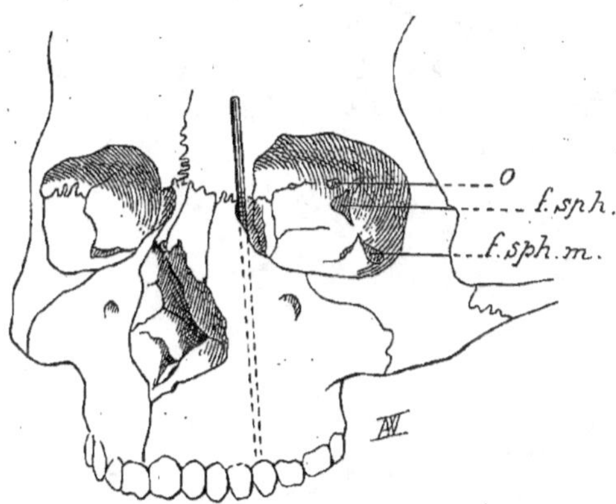

FIG. 21. — *Direction du canal lacrymo-nasal.*

Elle est représentée par une sonde introduite dans la gouttière lacrymale. — *o.* Trou optique. — *f. sph.* Fente sphénoïdale. — *f. sph. m.* Fente sphéno-maxillaire.

à la jonction du tiers supérieur et des deux tiers inférieurs. Il lui adhère à ce niveau et divise ainsi le sac en deux régions, l'une sus-ligamenteuse plus

petite, l'autre sous-ligamenteuse plus grande. Lors de dacryocystite, cette
dernière seule se distend et constitue la tumeur lacrymale. En arrière, il répond

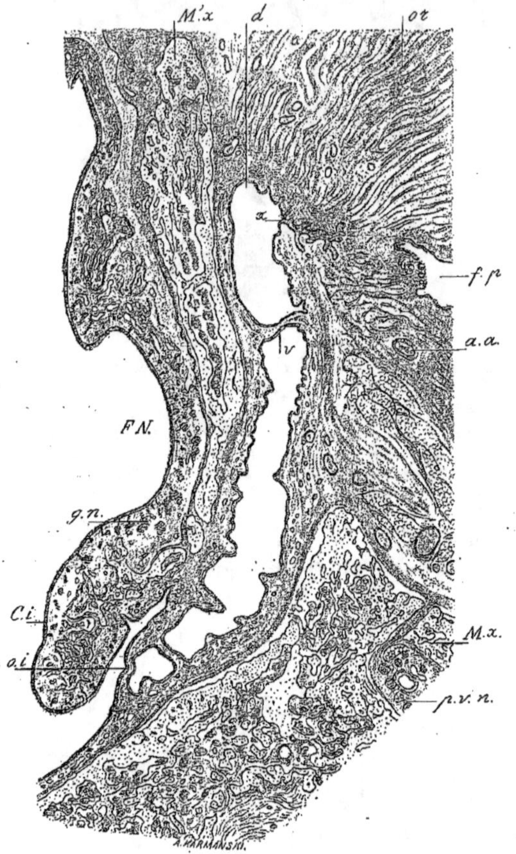

Fig. 22. — *Coupe longitudinale du canal lacrymo-nasal d'un enfant de quatre mois.* (ROCHON-
DUVIGNEAUD.)

On voit tout à fait à la partie supérieure du canal le sommet du sac lacrymal (*d.*) avec l'orifice
commun d'abouchement des deux canalicules dans le sac (*x*). — *f. p.* Fente palpébrale. —
M. x. Corps du maxillaire avec le paquet vasculo-nerveux sous-orbitaire (*p. v. n.*). — *M'x.*
Apophyse montante du maxillaire. — *F. n.* Fosses nasales (méat moyen). — *C. i.* Cornet inférieur. — L'orifice inférieur du canal est encore oblitéré (*v. i.*) — *g. n.* Glandes de la muqueuse
nasale. — *or.* Muscle orbiculaire.

au muscle de Horner ; mais celui-ci, entièrement appliqué contre les canalicules, véritable muscle canaliculaire, n'a aucun rapport direct avec le sac
(Gerlach, Rochon-Duvigneaud).

δ) *Canal lacrymo-nasal.* — Étendu du rebord orbitaire au méat inférieur

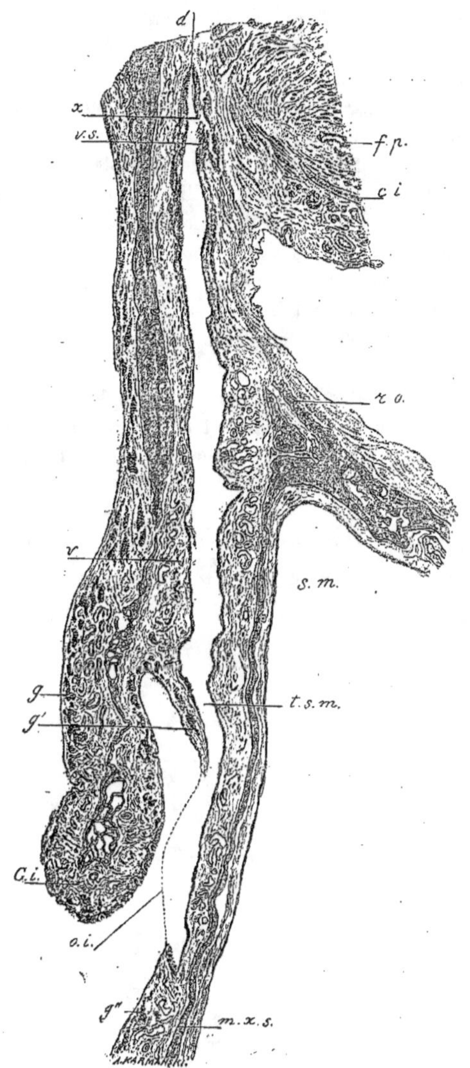

FIG. 23. — *Canal lacrymo-nasal. Coupe longitudinale. Homme adulte.* (ROCHON-DUVIGNEAUD.)

C. i. Canalicule lacrymal inférieur. — *r. o.* Rebord orbitaire inférieur. — *s. m.* Sinus maxillaire. — *g.g'.g''* Glandes de la muqueuse nasale. La muqueuse lacrymale en est toujours dépourvue. — *v.* Veines. — La signification des autres lettres est la même que dans la fig. 22.

des fosses nasales dans lequel il vient déboucher, il est obliquement dirigé de haut en bas, de dedans en dehors et d'avant en arrière, présentant ainsi une double inclinaison, l'une transversale, l'autre antéro-postérieure. Son axe prolongé en haut du côté du front, en bas vers l'arcade dentaire supérieure, passe à 2 centim. en dehors de la ligne inter-sourcilière médiane et au niveau de la séparation de la première avec la seconde molaire (fig. 21).

Son orifice inférieur est séparé de l'extrémité postérieure de la narine par une distance de 27 millim. environ. Ses dimensions sont très variables : il mesure en moyenne 1 millim. et demi à 2 millim. de diamètre et 22 à 25 millim. de longueur.

Il répond en avant à l'apophyse montante du maxillaire supérieur, en dehors au sinus maxillaire, dont il n'est séparé que par une mince lamelle osseuse facile à traverser, en dedans au méat moyen et plus bas au cornet inférieur (fig. 23).

La muqueuse du canal offre de nombreux replis pouvant aller même jusqu'à former des valvules ; mais celles-ci, constantes chez l'enfant, ont généralement disparu chez l'adulte et ne méritent pas l'attention qu'on leur a accordée [1].

---

[1] Pour tout ce qui a trait à l'anatomie des voies lacrymales, nous nous sommes reporté à l'excellent travail de M. Rochon-Duvigneaud et lui avons emprunté les figures 22 et 23. (ROCHON-DUVIGNEAUD. Recherches sur l'anatomie et la pathologie des voies lacrymales chez l'adulte et chez le nouveau-né. *Archives d'ophtalmologie,* mai 1900.)

PREMIÈRE PARTIE

OPÉRATIONS SUR LE GLOBE OCULAIRE

CHAPITRE PREMIER

CORNÉE ET SCLÉROTIQUE

SOMMAIRE

§ 1. — **Opérations sur la cornée.** — I. EXTRACTION DES CORPS ÉTRANGERS. La technique est différente suivant que le corps étranger est très superficiel, profondément implanté ou même a perforé la membrane et siège dans la chambre antérieure. — II. PARACENTÈSE. *Indications :* L'évacuation de l'humeur aqueuse peut remplir un triple but : diminuer le tonus, permettre l'extraction du corps étranger ou donner issue à des exsudats (hypopyon, hypohema, etc.), accélérer la résorption de certains exsudats. — *Manuel opératoire.* Ponction au niveau du limbe en se gardant de blesser le cristallin, complication particulièrement à redouter. — Les autres : ponction blanche, blessure ou prolapsus de l'iris, subluxation du cristallin sont moins à craindre. — III. KÉRATOTOMIE OU OPÉRATION DE SŒMISCH. *Indications :* Ulcère serpigineux de la cornée étendu. — *Technique. Complications et soins consécutifs.* — IV. CAUTÉRISATION IGNÉE. Elle est indiquée dans les ulcères de la cornée ayant peu de tendance à la cicatrisation, le pannus de la cornée, le prolapsus de l'iris, les fistules de la cornée, le kératocone, etc. — V. TATOUAGE. Remplit un double but, esthétique et optique, mais ne doit pas être tenté lors de leucomes adhérents. — *Technique. Résultats :* Le tatouage s'affaiblit et même disparaît à la longue.

§ 2. — **Opérations sur la sclérotique.** — I. SCLÉROTOMIE ANTÉRIEURE. *Manuel opératoire.* Trois temps : Ponction et contre-ponction ; section incomplète de la sclérotique ; débridement de l'angle iridien. — *Indications :* Glaucome chronique simple. Sclérotomie réduite. — II. SCLÉROTOMIE POSTÉRIEURE. *Manuel opératoire.* Ponction entre le droit inférieur et le droit externe. — *Indications :* Glaucome absolu, glaucome aigu, décollement de la rétine, staphylomes.

§ 3. — **Traitement des affections de la cornée et de la sclérotique en général.** — I. TRAITEMENT DES KÉRATITES. Infiltration ; ulcères de la cornée ; taies de la cornée ; kératocone. — II. AFFECTIONS DE LA SCLÉROTIQUE. Diagnostic ; sclérite et épisclérite ; traitement. — III. PLAIES DU GLOBE OCULAIRE. Ne pas se hâter d'énucléer. Antisepsie et suture précoce si la sclérotique est intéressée.

§ 1. — Opérations sur la cornée.

1° EXTRACTION DES CORPS ÉTRANGERS

Les corps étrangers de la cornée, suivant leur force de pénétration, peuvent siéger à la surface de la membrane ou s'implanter profondément dans son épaisseur.

a) Si le corps étranger est *très superficiel*, l'extraction est des plus simples.

Le sujet est assis et l'œil anesthésié. Après s'être assuré, au besoin à l'aide de l'éclairage oblique, du siège exact du corps étranger, l'opérateur se place en face du patient s'il s'agit de l'œil gauche ou derrière lui s'il s'agit de l'œil droit. Puis, appuyant dans ce dernier cas la tête du malade contre sa poitrine, il écarte les paupières entre le pouce et l'index gauches, et, tenant de la main droite une aiguille dite « aiguille à corps étrangers » ou simplement une aiguille de Bowman dont il fait glisser la pointe derrière le fragment, il énuclée ce dernier de la petite loge qu'il s'était creusée à la surface de la cornée (fig. 24).

Il est souvent nécessaire de répéter l'opération lorsque le fragment s'émiette et ne peut être extrait d'un seul coup. S'il s'agit d'un éclat métallique, la zone brune limitrophe de tissu cornéen résultant de l'oxydation du fragment sera également enlevée.

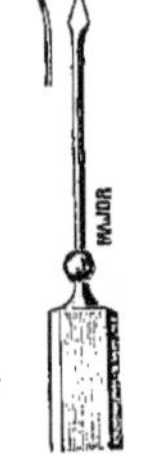

Fig. 24.

b) Le fragment est-il *profondément implanté* dans la membrane, il est prudent de faire coucher le malade et de fixer le globe après avoir mis l'écarteur.

On tenterait de l'extraire, comme précédemment, à l'aide de l'aiguille de Bowman introduite derrière le corps étranger en évitant, par une manœuvre maladroite ou par des tentatives trop multipliées, de le faire pénétrer dans la chambre antérieure [1].

c) S'il *fait saillie* dans l'intérieur de cette dernière ou menace de perforer la membrane de Descemet, abandonnant l'aiguille de Bowman, trop dangereuse en pareil cas, on suivra le conseil de Desmarres père. L'œil étant fixé par un aide, l'opérateur pénètre avec la pique tout près du corps étranger, perpendiculairement à la surface de la cornée, faisant à ce niveau une paracentèse très étroite (voir plus loin cette opération) ; puis, abaissant le manche de l'instrument dès que la pointe apparaît dans la chambre antérieure, de manière à appliquer le plat de la lance contre le fragment, il fait saillir ce dernier en avant, en évitant de perdre l'humeur aqueuse. De la main

---

[1] Pour peu qu'on ait quelques raisons de craindre la pénétration du corps étranger dans la chambre antérieure, on instillera des myotiques avant toute intervention. Le rétrécissement de la pupille diminue les chances de migration du corps étranger de la chambre antérieure dans la chambre postérieure à l'occasion du moindre effort de la part du malade.

demeurée libre, il extrait alors le corps étranger, soit à l'aide d'un couteau de de Græfe, soit avec l'aiguille de Bowman ou avec une petite pince courbe.

Si le fragment n'a pas perforé la membrane de Descemet, on se contenterait de faire glisser la pique au-dessous de lui sans pénétrer dans la chambre antérieure. Mais il est rare qu'on puisse éviter la perforation de la cornée, et c'est là le danger du procédé, un faux mouvement pouvant alors entraîner la blessure du cristallin. Pour remédier à cet inconvénient, Arlt conseille d'introduire, après la paracentèse, la curette mousse de Daviel dans la chambre antérieure et de refouler en avant le corps étranger qui serait enlevé comme précédemment [1].

d) Le fragment a *pénétré dans la chambre antérieure*, conséquence fréquente de manœuvres maladroites ou trop prolongées.

α) *Si l'accident est récent*, après avoir instillé un collyre à l'ésérine, on fait avec le couteau lancéolaire ou le couteau de de Græfe une incision de 4 à 5 millim. au niveau du limbe, vers l'extrémité inférieure du diamètre vertical. L'instrument retiré, l'humeur aqueuse s'échappe brusquement et entraîne avec elle le corps étranger (voy. Paracentèse).

En cas d'insuccès, on tenterait avec une spatule introduite dans la chambre antérieure de le faire glisser au dehors. S'il est profondément implanté dans la membrane irienne, on exciserait en même temps une portion de l'iris avec le fragment y attenant [2].

β) *L'accident est ancien.* — Si le fragment est bien toléré et ne détermine aucune douleur, on s'abstiendra de toute intervention. L'extraction ne serait tentée que si des phénomènes réactionnels se produisaient ; elle serait conduite de la même manière.

[1] Lorsqu'il s'agit de corps étrangers siégeant à la face postérieure de la cornée et faisant saillie dans la chambre antérieure (éclats de pierre, piquants de châtaigne), M. le professeur Gayet, de Lyon, a préconisé la kératotomie avec renversement temporaire du lambeau (GAYET. Sur le renversement temporaire de la cornée. *Comptes rendus de la Soc. française d'ophtal.*, XV, 1897).

Une antisepsie rigoureuse est nécessaire et on a recours à l'anesthésie locale ou générale, suivant la docilité plus ou moins grande du sujet.

1° Le premier temps de l'opération consiste dans la taille d'un lambeau cornéen périphérique, analogue à celui de l'opération de cataracte mais plus elliptique (voir cette opération), et dont le siège est réglé par le siège même du corps étranger.

2° Saisissant alors avec une pince spéciale ou simplement à l'aide d'une pince fixatrice le milieu du lambeau, celui-ci est renversé sur lui-même. La pince est confiée à un aide ; la face postérieure de la cornée se présente à l'opérateur et le corps étranger est extrait facilement.

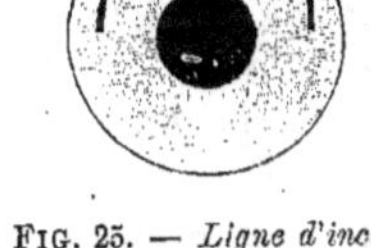

FIG. 25. — *Ligne d'incision pour le renversement temporaire du lambeau.*

3° Le troisième temps de l'opération consiste dans la réapplication du lambeau, après que la pince a été enlevée.

Ce procédé, fort ingénieux, peut donner de bons résultats, mais il a l'inconvénient d'ouvrir largement la chambre antérieure et le contenu du globe peut être expulsé à l'occasion d'un effort ou d'une contraction de la part du malade.

[2] L'aimantation préalable de l'instrument à introduire (spatule ou pince à iris) simplifiera beaucoup l'opération lors de corps étranger magnétique. En règle générale, si le corps étranger est bien toléré, mieux vaut ne pas intervenir.

Dans tous ces cas, après l'opération, on introduit dans le cul-de-sac conjonctival un peu de pommade iodoformée et on applique un pansement occlusif
maintenu seulement vingt-quatre heures ou renouvelé les jours suivants. L'occlusion, en favorisant la réparation épithéliale, concourt à empêcher l'infection
de la plaie, si fréquente dans la classe ouvrière. Beaucoup d'ulcères à hypopyon
et de panophtalmies n'ont d'autre origine qu'une érosion épithéliale d'origine
traumatique.

2° PARACENTÈSE DE LA CORNÉE

Objet de l'opération. — Permettre, par une section linéaire faite au niveau
du limbe scléro-cornéen, à l'humeur aqueuse ou à des exsudats contenus dans
la chambre antérieure de s'échapper au dehors.

Indications. — A. — DIMINUER LA TENSION INTRA-OCULAIRE. — L'issue de
l'humeur aqueuse ayant pour résultat immédiat l'abaissement du tonus, la
ponction est indiquée dans tous les cas où il est nécessaire de diminuer la
tension intra-oculaire.

a) *Glaucome inflammatoire.* — L'intervention de choix est l'iridectomie;
mais diverses circonstances peuvent la rendre impraticable (refus ou résistance
du malade, douleur et chémosis considérables, absence totale de chambre antérieure, hésitation du chirurgien en présence d'une acuité visuelle très diminuée). La paracentèse, plus facilement acceptée comme opération d'attente,
d'une exécution facile et d'une innocuité absolue, aura pour résultat, en
diminuant le tonus, de calmer les douleurs et pourra quelquefois permettre,
la chambre antérieure étant devenue plus profonde, de pratiquer l'iridectomie
quelques jours après.

b) *Glaucome chronique simple.* — Le traitement médical suffit en général
(myotiques, etc.). Cependant, si la tension intra-oculaire s'élève et s'accompagne d'une diminution de l'acuité visuelle, le tout sans inflammation, on
peut avoir recours à la paracentèse. Elle est sans danger ici et peut amener
une amélioration tout au moins passagère. De Græfe l'employait comme
moyen de diagnostic : si l'intervention amenait un abaissement marqué du
tonus, il portait un pronostic moins sévère et concluait en faveur de l'iridectomie qui devait alors donner un résultat durable [1].

c) *Glaucome infantile.* — La règle est de recourir aux opérations minimes :
une iridectomie pratiquée sur un œil buphtalme, distendu et profondément
désorganisé, peut amener un désastre. La paracentèse, comme opération pal-
liative, faite avec prudence et plusieurs fois répétée sera, après la sclérotomie
réduite (voir plus loin), l'intervention de choix. Plus tard, la tension intra-

---

V. GRÆFE. Beiträge zur Patholog. und Ther. des Glaucoms. *Archiv f. Opht.*, XV, 3.

oculaire étant diminuée et le globe accoutumé au changement de pression, une iridectomie peut être tentée [1].

d) *Iritis et irido-cyclite avec hypertonie.* — L'affection s'accompagne en général d'une diminution du tonus et ne réclame qu'un traitement médical (mydriatiques, compresses chaudes, sangsues, etc.).

Si la tension s'élève, et le cas est fréquent, les douleurs sont atroces ; le sphincter résiste à l'action du mydriatique qui demeure sans effet. De Græfe appliquait alors plusieurs sangsues à la tempe : la déplétion sanguine, par la détente intra-oculaire qu'elle entraîne, facilite souvent l'action du mydriatique.

Si ce moyen se montre inefficace, la paracentèse est indiquée : une fois la chambre antérieure reformée, la pupille se dilate rapidement sous l'influence de l'atropine [2].

e) *Cataracte traumatique.* — Un des principaux dangers de la blessure de la cristalloïde, lorsqu'elle est d'une certaine étendue, est l'élévation rapide du tonus, déterminée par l'intumescence des masses cristalliniennes opacifiées. Pareille complication peut survenir aussi après une discission trop profonde, lors de cataractes congénitales par exemple. Si l'ésérine combinée au traitement médical reste impuissante, il importe d'intervenir rapidement, car cette éléva-tion brusque de la tension est capable d'entraîner la perte du globe en quelques jours. Le mieux est de recourir à l'extraction linéaire ; dans le cas où elle se trouverait contre-indiquée ou d'une exécution difficile, la paracentèse, comme la sclérotomie, peut suffire à enrayer la marche des accidents.

Elle agira tout au moins d'une façon temporaire et calmera momentanément les douleurs intolérables supportées par le malade.

f) *Menace de perforation de la cornée.* — Dans les ulcères à marche pro-gressive et creusant profondément le tissu cornéen, dans les cas de kératocèle en particulier, bien que la pression intra-oculaire soit en général inférieure à la normale, il est urgent de recourir à la paracentèse qui, faite en temps utile et répétée même à plusieurs reprises, peut empêcher la perforation [3].

B. — ÉPANCHEMENTS (EXSUDATS, HYPOPYON, HYPOHÉMA) OU CORPS ÉTRANGERS DANS LA CHAMBRE ANTÉRIEURE. — a) Tout épanchement de la chambre anté-rieure ne doit pas nécessairement être enlevé. Le sang qui peut s'y amasser, spontanément ou à la suite de blessure, se résorbe rapidement. S'il y a éléva-tion du tonus, la résorption tarde à se faire ; mais une ponction pourrait exposer à une nouvelle hémorrhagie et il est inutile d'y recourir.

De même, l'*hypopyon* peut disparaître sans intervention et souvent, après l'opération, le pus se forme de nouveau. Il ne faut donc pas la pratiquer

---

[1] Dans ces trois cas, la sclérotomie antérieure, qui a la même action et risque moins de déterminer l'enclavement de l'iris, devra être préférée.

[2] PUECH. De quelques indications de la paracentèse dans le traitement de l'iritis aiguë. *Rec. d'opht.*, 1891.

[3] La ponction de la cornée a encore été pratiquée sans résultat dans l'embolie de l'artère centrale de la rétine dans le but, en diminuant le tonus, de permettre au courant sanguin d'entraîner l'embolus en un point plus éloigné ou de le fragmenter.

d'emblée. Mais si l'épanchement est abondant, la tension élevée ou les douleurs péri-orbitaires violentes ; si surtout il s'accompagne d'un ulcère cornéen profond et menaçant de se perforer, l'opération devient nécessaire et la détente qu'elle détermine peut avoir une heureuse influence sur la marche de l'ulcère cornéen en modifiant les conditions de circulation lymphatique entre les lames cornéennes.

Le pus, toujours très consistant et emprisonné dans des mailles de fibrine, ne sort pas en général aussitôt la ponction. Le globe étant maintenu par la pince fixatrice, on ira alors avec une pince à caillot, introduite fermée entre les lèvres de la plaie, saisir le petit caillot fibrineux. L'introduction de la pince dans la chambre antérieure suffit le plus souvent et le caillot s'échappe avec l'humeur aqueuse plus ou moins trouble ; il est rare qu'on soit obligé de le saisir avec la pince.

b) Corps étrangers (voir chap. VI, appendice).

‹ C. — Accélérer la résorption de certains exsudats. — La vaso-dilatation qui suit la ponction rend la circulation et la sécrétion plus actives. L'humeur aqueuse se reproduit très vite (quelques minutes après l'opération) ; mais elle est alors très riche en fibrine et en albumine, tandis que l'humeur aqueuse normale en contient à peine.

Cette propriété a fait pratiquer la paracentèse dans nombre d'affections où elle n'a guère donné de résultats : choroïdites, rétinites, troubles du vitré, iritis torpides, chorio-rétinites, rétinites pigmentaires, etc. [1]. Elle demeure indiquée cependant après la discission chez les enfants et après la cataracte traumatique lorsque la résorption tarde à se faire [2].

Manuel opératoire. — Instruments : Écarteur, pince fixatrice, couteau lancéolaire coudé, spatule et, en cas de besoin, une pince à iris et une pince-ciseaux pour l'iridectomie [3].

Technique. — Le malade étant couché, la cornée anesthésiée et l'écarteur mis en place, l'opérateur s'apprête à faire la ponction qui doit siéger exactement au niveau du limbe cornéo-scléral et mesurer trois, quatre, six millim. d'étendue, suivant le but poursuivi (issue de l'humeur aqueuse seule ou extraction de corps étrangers et d'exsudats purulents). Le lieu d'élection est l'extrémité inférieure du diamètre vertical, c'est-à-dire le point le plus déclive de la chambre antérieure.

---

[1] Sperino. *Étude clinique sur l'évacuation répétée de l'humeur aqueuse dans les maladies de l'œil.* Turin, 1862.

[2] De Wecker l'a conseillée aussi dans les infiltrations de la cornée chez les enfants. *Chirurgie oculaire*, 1879, p. 167.

[3] Le choix du blépharostat et de la pince n'a pas ici la même importance que pour l'opération de la cataracte. Nous renvoyons donc à cette opération pour tout ce qui a trait au détail des instruments et nous conseillons au débutant, peu familiarisé avec la chirurgie oculaire, de commencer la lecture de l'ouvrage par ce chapitre. L'opération de la cataracte est la plus importante et aussi la plus délicate de toutes les opérations oculaires ; aussi avons-nous insisté sur tous les détails de l'opération : choix des instruments, tenue du couteau, fixation du globe, etc... C'est donc par elle que l'élève devra débuter.

La pointe de la lance, dirigée perpendiculairement au limbe, pénètre exactement en ce point, à moins de contre-indications spéciales [1], tandis que la pince fixatrice appliquée tout contre le limbe, à l'extrémité supérieure du méridien vertical, à l'opposé du point de pénétration, immobilise le globe et assure la contre-pression (fig. 26). Dès que la pointe apparaît dans la chambre antérieure, l'opérateur, abaissant le manche de l'instrument, continue à pousser lentement celui-ci, sans *jamais revenir en arrière* et maintient la lance bien parallèle à la face antérieure de l'iris (fig. 27).

Le moindre mouvement de retrait aurait pour résultat l'issue de l'humeur

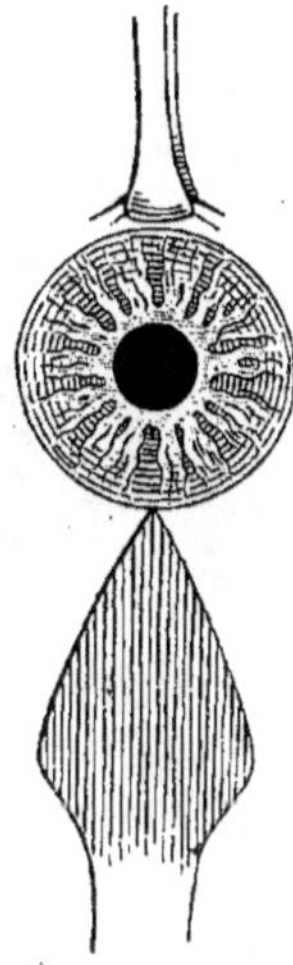

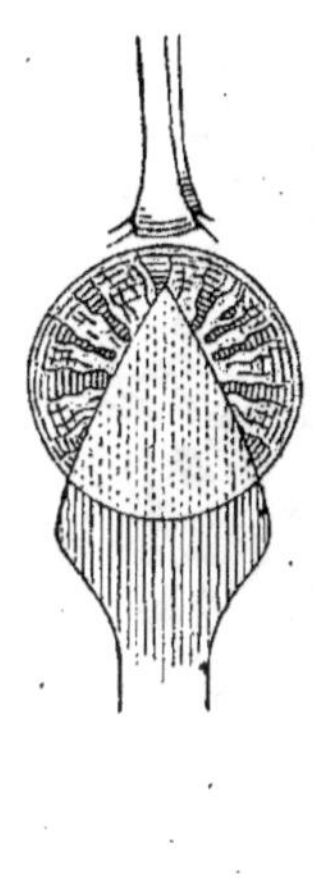

FIG. 26. — La pointe de la lance, perpendiculaire au limbe, va pénétrer, tandis que la pince appliquée en haut à l'opposé du point de ponction maintient le globe.

FIG. 27. — La lance a pénétré lentement sans effectuer aucun mouvement de retrait et la lame, oblitérant l'orifice de section, s'oppose à l'issue de l'humeur aqueuse.

aqueuse, la disparition de la chambre antérieure et la projection en avant du cristallin qui pourrait être intéressé si la pointe a franchi l'orifice pupillaire. L'étendue de la section étant jugée suffisante, l'opérateur retire lentement l'instrument en maintenant la lame toujours parallèle à la surface antérieure de l'iris.

Si la pointe a été enfoncée profondément, au delà du bord pupillaire, on imprimera au manche de la pique, avant de retirer l'instrument, un mouvement de latéralité qui amènera la pointe en dedans ou en dehors de la pupille. Cette petite manœuvre permet d'éviter sûrement la blessure de la

[1] Si la ponction de la cornée n'est que le premier temps d'une opération plus complète (iridectomie optique par exemple), il est clair que le siège de la ponction est réglé par l'emplacement de l'iridectomie.

cristalloïde par la pointe de la lance au moment de l'issue de l'humeur aqueuse, puisque, pendant tout le temps de son retrait, la pointe demeure séparée de la lentille par toute l'épaisseur de la membrane irienne (voy. fig. 28). Elle permet, en outre, d'agrandir l'une des extrémités de l'incision avec le tranchant latéral de la pique, si on le juge nécessaire.

Puis, l'opérateur retire l'instrument en déprimant légèrement la lèvre postérieure de l'incision pour entre-bâiller les lèvres de la plaie et permettre l'écoulement de l'humeur aqueuse. Jusque-là celle-ci reste retenue dans la chambre antérieure, grâce à l'obliquité de l'incision, à condition que l'opérateur n'ait imprimé au manche de la pique au cours de la section aucun mouvement

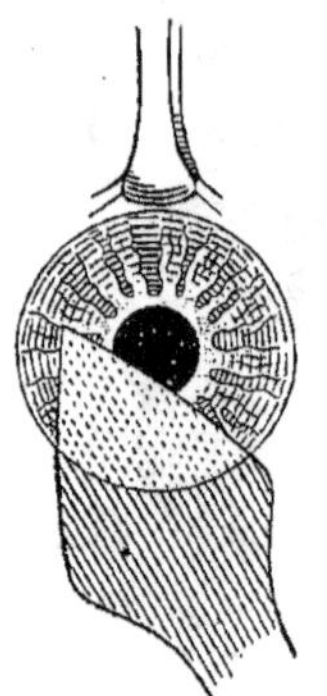

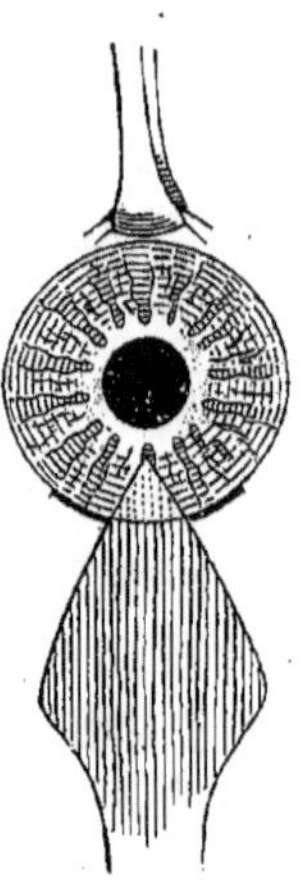

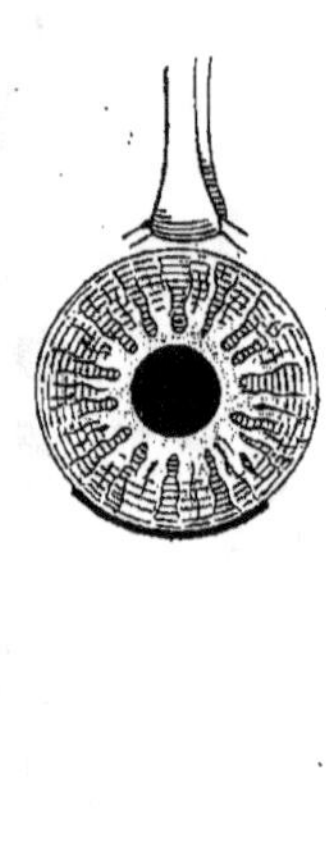

Fig. 28. — Avant de la retirer, l'opérateur a imprimé à celle-ci un mouvement d'inclinaison latérale pour éviter la blessure du cristallin au moment de la disparition de la chambre antérieure.

Fig. 29. — La lance est retirée lentement pour éviter l'écoulement brusque de l'humeur aqueuse.

Fig. 30. — Étendue et siège de la section.

de rotation sur son axe. L'écoulement se fera lentement et en plusieurs fois. Il est important de ne pas évacuer d'un seul coup le liquide retenu dans la chambre antérieure. La détente brusque qui en résulterait, outre qu'elle favorise le prolapsus de l'iris entre les lèvres de la plaie, prédispose sur un œil hypertone aux hémorrhagies ; de la même manière qu'une thoracentèse trop complète peut amener l'expectoration albumineuse (1).

---

1 La pique doit être employée de préférence ; elle donne une plaie oblique dont les lèvres, très bien coaptées, se cicatrisent rapidement et prédispose moins que toute autre au prolapsus irien.

Si la chambre antérieure n'existait pas, on se servirait alors d'un couteau de de Græfe très étroit : la ponction et la contre-ponction seraient faites au niveau du limbe et la partie intermédiaire sectionnée également au niveau du limbe. Cette section au couteau est rarement employée en tant que paracentèse, car le but principal de l'opération (écoulement de l'humeur

Complications. — a) *Ponction entre les lames cornéennes et blessure de l'iris* (voy. *Iridectomie*).

b) La *blessure de la cristalloïde* sera facilement évitée si on a soin de ne pas faire exécuter de mouvement de retrait à la lame et grâce à la petite manœuvre signalée plus haut effectuée avant de retirer l'instrument. Une cataracte traumatique en serait la conséquence.

c) *Prolapsus de l'iris.* — Les dimensions restreintes d'une telle plaie faite à la pique prédisposent peu à l'enclavement. Néanmoins, sur un œil hypertone, surtout si l'humeur aqueuse est sortie rapidement, on peut voir cet accident survenir. On tenterait de réduire l'iris à l'aide d'une spatule introduite entre les lèvres de la plaie, mais si le prolapsus se reproduit, il doit être excisé aussitôt car un enclavement dans ces conditions entraîne toujours par la suite un glaucome consécutif.

d) *Subluxation du cristallin* (voy. *Iridectomie*).

e) Les *complications infectieuses*, en dehors de toute infection concomitante, sont exceptionnelles et ne sont pas à craindre.

Soins consécutifs. — L'opération faite, de l'ésérine en solution huileuse est instillée s'il y a menace d'enclavement [1]. Un pansement occlusif sec ou humide est appliqué suivant qu'il s'agit d'une ponction simple ou d'une infection du globe et le malade reste au repos pendant vingt-quatre heures. Le lendemain la chambre antérieure est reformée et le pansement est remplacé par un bandeau flottant s'il n'y a aucune affection surajoutée [2].

3° KÉRATOTOMIE OU OPÉRATION DE SŒMISCH

Il est de notion courante qu'un ulcère à marche progressive s'arrête ou même régresse une fois la perforation de la cornée effectuée. Aussi Sœmisch, en 1869, eut l'idée, dans le cas d'ulcère serpigineux de la cornée, de fendre transversalement toute l'épaisseur de la membrane au niveau de l'ulcération, opération qui semble d'ailleurs avoir été déjà pratiquée bien avant lui [3].

Indications. — L'opération peut être faite dans les ulcères serpigineux de la cornée à marche progressive, à bords blanchâtres, soulevés, ayant envahi

---

aqueuse) n'est pas obtenu puisque l'humeur aqueuse fait défaut. Elle n'est le plus souvent que le premier temps d'une opération plus complète (iridectomie, etc.), et nous en parlerons plus loin.

[1] On instillerait au contraire de l'atropine si l'opération est dirigée contre une iritis ou une irido-cyclite avec hypertonie.

[2] On a conseillé, dans les cas d'hypertonie ou d'hypopyon de rouvrir chaque jour l'incision à l'aide d'une spatule introduite entre les lèvres de la plaie, mais cette pratique donne peu de résultats et doit être abandonnée, car l'œil risque de s'infecter.

[3] GORDON-NORRIE. Georg Heuermann, seine deutsche Beschreibung der Star-Ausziehung (1756) und der Operation von Sœmisch. Geschichtliche Notizen. *Cent. Bl. f. prak. Augenheil.*, 1890, p. 261.

une grande partie de la membrane et menaçant de se terminer par perforation ou dans les abcès étendus de la cornée [1].

Manuel opératoire. — INSTRUMENTS : Écarteur, pince fixatrice et couteau de de Graefe à lame étroite.

TECHNIQUE. — A moins d'indocilité très grande de la part du malade,

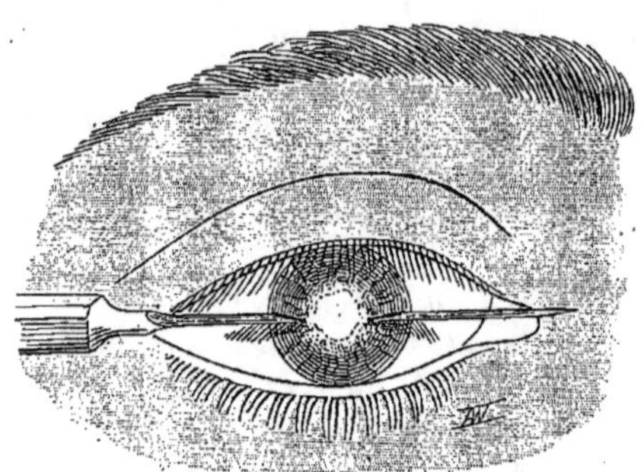

FIG. 31. — *Opération de Sœmisch.*

Le couteau, tenu le tranchant en avant, pénètre en dehors de l'ulcère, en plein tissu sain, glisse en arrière de lui dans la chambre antérieure et ressort également en plein tissu sain.

l'anesthésie locale suffit, la majeure partie des fibres nerveuses de la cornée étant détruite par le processus ulcératif.

Le sujet couché et l'écarteur mis en place, l'œil est fixé tout contre le

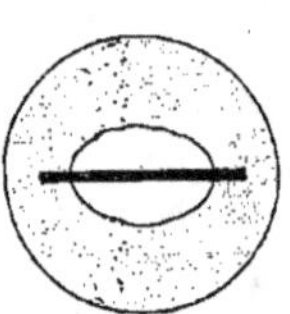

FIG. 32. — *Opération de Sœmisch.* Schéma montrant l'étendue à donner à l'incision.

limbe, à l'extrémité interne du diamètre horizontal, à l'opposé du point de ponction. Le couteau, tenu le tranchant en avant, perpendiculairement à la face antérieure de la cornée, pénètre un peu en dehors du bord externe de l'ulcère, à un millim. environ, en plein tissu sain. L'instrument, après avoir franchi la chambre antérieure, ressort à l'opposé du point de ponction, un peu en dedans du bord interne de l'ulcère, à un millim. de lui, également en plein tissu sain (fig. 31). *La section est faite de telle sorte que la ponction et la contre-ponction se trouvent situées dans le tissu sain, en dehors de l'ulcère* (fig. 32).

Une fois la contre-ponction faite, la section est achevée très lentement

---

[1] De Wecker ne conseille pas l'opération si l'ulcère réclame une section comprenant plus de la moitié du diamètre de la cornée (DE WECKER. *Chirurgie oculaire*, 1879, p. 170). — Il nous paraît cependant difficile de limiter l'opération aux ulcères peu étendus, bien que serpigineux, car en pareil cas la cautérisation ignée suffit le plus souvent. Elle crée moins de délabrements et donne les meilleurs résultats. C'est donc par elle que l'on devra commencer et l'opération de Sœmisch ne sera tentée que si la cautérisation a échoué (v. plus loin).

d'arrière en avant, sans imprimer au couteau aucun mouvement de rotation autour de son axe, afin d'éviter la projection brusque de l'iris et du contenu de la chambre antérieure au dehors.

La pince fixatrice est enlevée avec précaution. Si le contenu purulent reste entre les lèvres de la plaie, il serait retiré avec une petite pince courbe, de même que tout le tissu nécrosé qui peut se trouver à la surface de l'ulcère. On se gardera de chercher à évacuer, par des manœuvres répétées, les dernières traces de pus qui peuvent rester sans inconvénient, des tentatives d'extraction trop prolongées pouvant contribuer à la généralisation de l'infection.

Traitement consécutif. — Après l'opération, un pansement humide est appliqué et renouvelé les jours suivants et même plusieurs fois par jour. On y ajoutera les collyres et topiques habituellement employés dans les ulcères de la cornée (violet de méthyle, pommade iodoformée, etc.) [1], et le traitement médical de l'affection ne sera pas négligé.

Sœmisch conseille de rouvrir les lèvres de la plaie à l'aide d'un stylet le lendemain et les jours qui suivent l'opération, si le pus s'est reformé, mais il faut prendre garde de déterminer des dilacérations trop profondes. Le mieux est de n'intervenir à nouveau que dans le cas de nécessité absolue.

Complications. — a) L'accident le plus fréquent est le *prolapsus de l'iris* et l'enclavement de la membrane entre les lèvres de la plaie, que celui-ci se montre aussitôt l'opération ou à la suite de nouvelles réouvertures de l'incision. L'excision immédiate du prolapsus est impossible et les synéchies antérieures qu'il entraîne peuvent être le point de départ d'hypertonie du globe avec ses dangereuses conséquences. C'est donc là un des gros reproches qu'on peut faire à l'opération; il est vrai que celle-ci étant réservée aux ulcères profonds de la cornée à marche serpigineuse et aboutissant le plus souvent à la perforation de la membrane, l'objection a peu de valeur [2].

b) L'*issue du cristallin et du vitré*, qui peut suivre la section, survient très rarement. Elle reconnaît pour cause une indocilité très grande de la part du malade qui contracte fortement l'orbiculaire au moment de l'intervention et peut être évitée par la narcose chloroformique. La panophtalmie est de règle en pareil cas, le vitré ayant été contaminé au contact des lèvres de la plaie.

4° CAUTÉRISATION IGNÉE

Manuel opératoire. — Cette méthode, que M. le professeur Gayet a eu le

---

[1] Voyez, pour la formule de ces deux agents, page 57.

[2] On a conseillé, dans le cas de distension du prolapsus irien, de le ponctionner à l'aide du couteau de de Græfe, et de l'exciser ensuite après l'évacuation de l'humeur aqueuse. Mais le prolapsus se reproduit le plus souvent, malgré le pansement compressif qui doit être appliqué aussitôt l'excision, et l'iridectomie, qui serait alors la seule intervention possible, est généralement impraticable sur un œil aussi profondément désorganisé.

mérite de généraliser, est simple, inoffensive et peut rendre les plus grands services[1].

INSTRUMENTS. — La cautérisation est faite à l'aide du thermo-cautère ou du galvano-cautère. Ce dernier a l'avantage de rougir sur place et de ne pas effrayer le malade; il donne moins de chaleur irradiée et permet une limitation plus précise du foyer à détruire. Le thermo-cautère, d'un usage plus courant et moins sujet à se déranger, rend les mêmes services, à condition de se servir de pointes très fines, droites ou courbes, suivant le besoin (PANAS) (fig. 33). Enfin, un simple crochet à strabisme, chauffé dans la flamme d'une lampe à alcool, remplit parfaitement le but. Il est nécessaire de s'y prendre à plusieurs reprises pour peu que le foyer nécrosé soit assez considérable, car le refroidissement survient très vite, mais c'est là un inconvénient minime et on n'a pas à craindre de provoquer une destruction trop profonde comme avec les instruments précédents.

Un écarteur et une pince fixatrice complètent l'instrumentation.

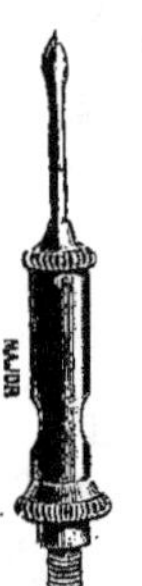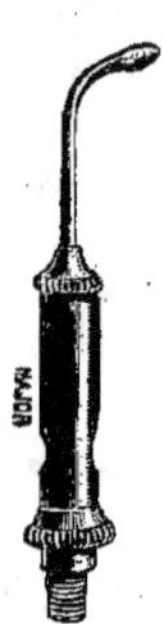

FIG. 33. — *Pointes de thermo-cautère droite et courbe pour cautérisation ignée.*

TECHNIQUE. — Après avoir instillé le collyre à la cocaïne, bien que l'opération soit peu douloureuse, le malade est couché de préférence et l'écarteur mis en place. L'œil est immobilisé à l'aide de la pince fixatrice et toute la surface et les bords de l'ulcère sont détruits par le feu[2]. Il est prudent de ne pas dépasser le rouge sombre si on emploie le thermo-cautère et de procéder très lentement : le tissu malade ne doit pas être détruit d'un seul coup. On fera plusieurs cautérisations successives très superficielles, en se rendant compte après chacune d'elles du résultat obtenu.

[1] GAYET. Cautérisation ignée de la cornée. *Soc. de chirurgie de Paris*, janvier 1877.

[2] Pour mettre les lésions en évidence et ne pas risquer de faire trop ou trop peu, Nieden conseille d'instiller au préalable quelques gouttes d'une solution de fluorescéine à 2 p. 100. Toutes les parties malades au niveau desquelles l'épithélium fait défaut se laissent pénétrer et prennent au bout de quelques secondes une coloration verdâtre caractéristique qui tranche sur le tissu sain. (NIEDEN. Ueber den Werth der Fluoresceïnfärbung für die galvanocaustiche Behandlung. *Cent. Bl. für praktische Augenheilk.*, 1891, p. 129.

Le seul danger possible est la perforation de la membrane, d'où résulterait un enclavement irien avec ses dangereuses conséquences et quelquefois même une panophalmie. Il est facile d'éviter cette complication à condition de ne pas aller trop profondément. La réaction post-opératoire est insignifiante.

Indications. — *a) Ulcères de la cornée.* — Toute ulcération tardant à se cicatriser et revêtant un certain caractère de gravité est justiciable de cette méthode : les ulcères étendus à hypopyon, surtout ceux d'origine lacrymale, l'ulcère rongeant, l'ulcère serpigineux ou consécutif à la conjonctivite blennorrhagique, doivent être détruits par le feu qui constitue le moyen antiseptique le plus puissant dont nous disposions contre l'infection. Tout le tissu nécrosé sera largement cautérisé avec les foyers purulents s'ils existent : on s'attachera surtout à détruire le bord de l'ulcère et la cautérisation peut être répétée après quelques jours si les lésions continuent à évoluer.

L'effet obtenu est très réel : on voit l'ulcère régresser après une ou plusieurs cautérisations. Sans doute toute la partie détruite est remplacée par un tissu de cicatrice opaque, mais ce processus de sclérose est la terminaison habituelle de tout ulcère arrivé à la période de cicatrisation, et la cautérisation ignée ne fait que hâter la réparation.

Elle est encore indiquée dans les petits ulcères de la cornée consécutifs à une kérato-conjonctivite phycténulaire ou à un corps étranger de cette membrane et dont la réparation tarde à se faire. Il n'est pas rare de voir certains ulcères asthéniques n'ayant aucune tendance à se cicatriser se combler en quelques jours après une seule cautérisation.

b) Pannus de la cornée. — Le pannus disparaît le plus souvent avec l'affection qui lui a donné naissance ; il est donc nécessaire de s'adresser à l'élément causal (conjonctivite granuleuse, par exemple). On a conseillé comme moyen éclaircissant, l'abrasion de tout le tissu conjonctival péricornéen (Furnari). La cautérisation de tout le pourtour du limbe sur une profondeur d'un demi-millimètre environ remplira la même indication, mais ce traitement est généralement insuffisant.

c) Prolapsus irien. — Le prolapsus qui suit la perforation traumatique de la cornée est rarement justiciable de la cautérisation. On peut y recourir si la hernie survient à la suite d'un ulcère infectieux ou après l'opération de cataracte (enclavement) ; mais la cautérisation, surtout les premières fois, sera toujours très légère et très superficielle (voy. *Cataracte*, chap. IV).

d) Dans les *petits staphylomes* de la sclérotique consécutifs à une sclérite ou à une blessure de cette membrane, l'iridectomie est préférable à la cautérisation. Elle diminue le tonus et entraîne la régression du staphylome.

e) Fistules de la cornée. — Si la fistule est étroite, on peut tenter la cautérisation qui doit être ici très superficielle, la cristalloïde antérieure se trouvant immédiatement derrière la cornée et pouvant être intéressée.

f) Kératocone. — La cautérisation ne sera pratiquée que dans les périodes avancées de l'affection, alors que l'acuité visuelle est très fortement diminuée et qu'on ne peut plus rien espérer du traitement médical.

Elle doit être faite au sommet du kératocone, très superficiellement, et peut être combinée ou non avec la perforation de la cornée.

Dans ce dernier cas, on se contente de détruire avec le thermo-cautère à boule olivaire les couches superficielles de la membrane au point le plus saillant de l'ectasie.

Si on y ajoute la perforation, après avoir cautérisé le sommet du kératocone sur une surface de 2 millim. environ, avec la pointe fine du thermo-cautère tenue perpendiculairement à la surface de la membrane au niveau du point le plus saillant on perfore la cornée dans toute son épaisseur. Il est bon de s'y prendre à plusieurs reprises et de redoubler de prudence au fur et à mesure qu'on s'approche des couches profondes, de manière à éviter la blessure du cristallin au moment où celui-ci viendra se projeter contre la face postérieure de la cornée après la disparition de la chambre antérieure.

Si on se propose de perforer la membrane, et c'est là, croyons-nous, la meilleure conduite à tenir, il est nécessaire d'instiller de l'atropine au préalable. La saillie conique fait place à une cicatrice plate, opaque, et l'acuité visuelle est très améliorée. Elle était remontée à 1/2 chez une de nos malades qui avait 1/10 avant l'intervention [1].

Le traitement consécutif est très simple : un pansement occlusif est appliqué et le collyre à l'atropine est instillé jusqu'à la formation de la chambre antérieure (deuxième ou troisième jour); puis, on revient aux myotiques.

Plus tard le tatouage de la taie, auquel on ajoutera une iridectomie optique si la tache empiète sur le champ pupillaire et gêne la vision, complèteront l'opération.

g) A la suite d'ablations de petites tumeurs (dermoïde, épithéliome, etc.), de ptérygions, la cautérisation superficielle de toute la surface d'implantation préviendra les récidives.

h) Ajoutons que dans cette variété de kératite qu'il nous a été donné deux fois d'observer, caractérisée par une altération symétrique de la périphérie de la cornée et entraînant un astigmatisme considérable, la cautérisation prudente et en plusieurs séances de toute la partie malade a pu rendre une acuité visuelle suffisante à un œil amblyope depuis plus de dix ans [2].

---

[1] Il est indispensable, croyons-nous, de faire toujours la perforation ; la cautérisation superficielle de la membrane, au point le plus saillant, employée seule ne nous a jamais donné de résultats satisfaisants.

[2] F. TERRIEN. Dystrophie marginale symétrique des deux cornées avec astigmatisme régulier consécutif et guérison par la cautérisation ignée. *Archives d'ophtalm.*, janvier 1900.

5° TATOUAGE

Indications. — *a)* Le tatouage, pratiqué dans l'antiquité et introduit de nouveau dans la thérapeutique oculaire par MM. de Wecker et Abadie [1], consiste à incruster d'encre de Chine les couches superficielles de la cornée. Il remplit un double but : esthétique et optique. Il est indiqué dans toutes les *taies de la cornée* suffisamment saturées pour s'opposer au passage des rayons lumineux : la tache, rendue moins visible, se confond avec la pupille et l'acuité visuelle peut être améliorée, le trouble visuel occasionné par l'opacité tenant autant à la diffusion des rayons lumineux qu'elle détermine qu'à l'obstacle apporté à leur pénétration dans le globe oculaire [2].

b) Si une iridectomie optique a été pratiquée (kératocone, par exemple), le tatouage, en diminuant l'étendue du colobome artificiel, peut augmenter l'acuité visuelle [3].

c) Enfin l'opération, d'après Holm [4] et Völkers, aurait une action salutaire sur les *taies anciennes*, vascularisées et sujettes à s'enflammer (kératite cicatricielle). Elles deviendraient de ce chef moins exposées à l'exulcération.

Contre-indications. — La taie ne doit pas être trop récente ou trop riche en vaisseaux et l'œil ne doit présenter aucune trace de réaction. Les leucomes anciens non adhérents, si la tache est d'un blanc pur, bien brillante et ne s'accompagne d'aucune autre lésion du globe, conviennent parfaitement.

Il y a lieu d'être très circonspect lors de leucome adhérent. La moindre irritation sur ces yeux, toujours plus ou moins profondément désorganisés, peut déterminer une cyclite avec ophtalmie sympathique consécutive. Mieux vaut, en pareil cas, s'abstenir de toute intervention [5].

[1] DR WECKER. Tatouage de la cornée. *Union médicale,* mars 1870.

[2] VAN DUYSE. Du trouble visuel par la dispersion des rayons lumineux dans le cas de taie cornéenne. *Arch. d'ophtalmologie,* janvier 1896.

[3] Nous l'avons pratiqué chez une malade atteinte de cataracte secondaire et chez qui l'extraction de la membranule avait entraîné une petite déchirure de la racine de l'iris en bas et

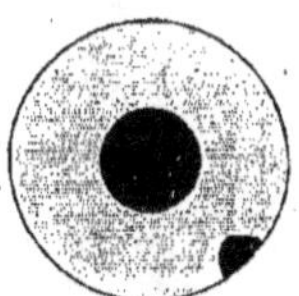

FIG. 34.

en dedans. La diplopie monoculaire qui en résultait disparut avec le tatouage de la cornée fait au niveau de l'irido-dialyse. (fig. 34).

[4] HOLM. *Ueber die therapeut. Bedeutung des Tätowirens der Hornhaut.* Inaug. Dissert. Kiel, in-4°, 1876, p. 19.

[5] Un malade, atteint de leucome adhérent occupant toute l'épaisseur de la cornée, se présentait dernièrement à la clinique de l'Hôtel-Dieu, réclamant de nous le tatouage, ce qui lui fut

Manuel opératoire. — INSTRUMENTS : Blépharostat, faisceau d'aiguilles, encre de Chine, curette mousse, crochet à strabisme.

TECHNIQUE. — Le malade est couché ; l'œil anesthésié est soigneusement lavé et l'écarteur est mis en place.

Le chirurgien dépose à l'aide d'une curette mousse ou d'une spatule sur la taie une goutte d'une solution d'encre de Chine très épaisse préparée quelques minutes avant [1]. Puis, avec le faisceau d'aiguilles (l'aiguille de Taylor est l'instrument qui convient le mieux, fig. 35), tenu perpendiculairement à la surface cornéenne, on fait une série de petites piqûres successives très rapprochées et très superficielles, intéressant seulement l'épithélium et les lames cornéennes sous-jacentes [2].

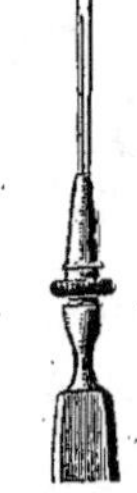

FIG. 35. — *Aiguille de Taylor.*

Mieux vaut ne pas fixer le globe au préalable afin d'éviter le tatouage de la conjonctive au niveau des mors de la pince par les particules d'encre de Chine entraînées. On a conseillé l'emploi de pinces à mors d'ivoire, de corne, de caoutchouc, mais la fixation est inutile, à moins d'indocilité du sujet. Un crochet à strabisme appliqué contre le limbe contribuerait alors à maintenir le globe.

Un lavage entraîne l'encre de Chine et permet de se rendre compte du résultat obtenu ; puis on renouvelle l'opération cinq ou six fois de suite. Le tatouage étant jugé suffisant, un dernier lavage entraîne les particules de charbon et un pansement humide est appliqué afin de calmer les phénomènes inflammatoires (injection ciliaire) et le larmoiement qui durent quelques heures et quelquefois un ou deux jours après l'opération.

L'opération sera répétée une ou deux fois à douze ou quinze jours d'intervalle, s'il ne reste aucune trace d'inflammation ; il ne faut pas chercher à faire le tatouage en une seule séance.

En agissant ainsi prudemment, on n'a pas à craindre d'irido-cyclite consécutive. On redoublera de prudence si la taie est très mince et se laisse facilement déprimer ; on peut, suivant le conseil de de Wecker, ne se servir alors que d'une seule aiguille [3].

Résultats. — Après l'opération, les particules de charbon restent retenues

refusé. Huit jours après, il revenait de nouveau avec une irido-cyclite violente déterminée par le tatouage qui avait été fait quelques jours auparavant dans une autre clinique.

[1] L'encre de Chine employée doit être de première qualité. Les essais faits avec d'autres matières colorantes, carmin, sépia, ocre jaune, bleu de Prusse, etc., donnent des résultats incertains et la coloration ne dure pas. (WOINOW. Ueber Tätowirung der Cornea. *Sitzungsber. d. Ges. russischer Aerzte in Moskau*, 1872, n° 13 *(Zinnober u. Berl. Blau)*. — VACHER. Du tatouage multicolore de la cornée. *Bull. et Mém. de la Soc. fr. d'opht.*, 1887, p. 248.

[2] Il est inutile, comme le veut Fröhlich, après avoir abrasé l'épithélium à l'aide du trépan de Hippel et scarifié la surface cornéenne avec le couteau de de Græfe, de déposer l'encre de Chine sur la surface ainsi dénudée. (FRÖHLICH. Zur Technik der Tätowirung. *Zehender's Klinisch. Monatsbl. für Augenheilk.*, August 1897).

[3] DE WECKER. Le tatouage cornéen optique. *Annales d'oculistique*, juillet 1897.

au-dessous de l'épithélium dans l'épaisseur des lames superficielles de la cornée (fig. 36), mais la coloration noire ainsi obtenue n'est pas indélébile. Si on revoit quelques années après une taie anciennement tatouée, on trouve que l'aspect est modifié. Les grains de charbon n'occupent plus la même position ; ils ont changé de place par rapport à la taie, occupent une situation tout à fait excentrique et quelquefois même sont situés en plein tissu transparent. Si le tatouage est très ancien, ils peuvent avoir tout à fait disparu.

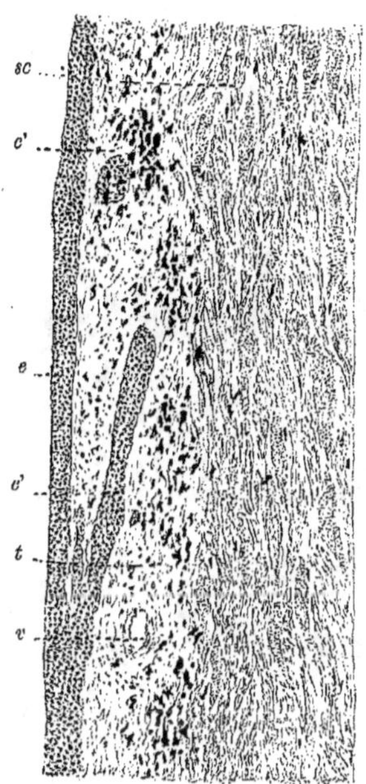

FIG. 36. — *Taie de la cornée anciennement tatouée.* Gross. : 18 D.

e. Épithélium cornéen ayant poussé dans la profondeur des boyaux épithéliaux (*e'*).— *sc.* Stroma cornéen. Entre celui-ci et l'épithélium se trouve le tissu de cicatrice (*t*) formé de fibres conjonctives avec de rares vaisseaux (*v*), de nombreux leucocytes et les corpuscules de charbon qui tranchent par leur coloration noire sur le fond bleu de la préparation.

L'examen de la figure ci-contre permet de comprendre le mécanisme de ce processus. On voit que les particules de charbon reposent directement au-dessous de l'épithélium, entre celui-ci et les lames superficielles de la cornée, la membrane de Bowman ayant disparu. Chaque particule de charbon, véritable corps étranger, se trouve entourée de nombreux leucocytes venus là par un phénomène de chimiotaxie positive. Nul doute que dans la suite les leucocytes, ici comme partout ailleurs, ne finissent par digérer les corpuscules de charbon fragmentés au préalable et qui, finalement, se trouvent emportés dans la circulation leucocytaire [1].

§ 2. — Opérations pratiquées sur la sclérotique.

1° SCLÉROTOMIE ANTÉRIEURE

Imaginée par de Wecker en 1867, l'opération se réduit à une ponction et contre-ponction de la sclérotique tout près du limbe scléro-cornéen, en avant de la racine de l'iris, dans le but de favoriser l'excrétion de l'humeur aqueuse et de diminuer le tonus.

Manuel opératoire. — INSTRUMENTS : Pince fixatrice, écarteur et couteau de de Græfe étroit (fig 37).

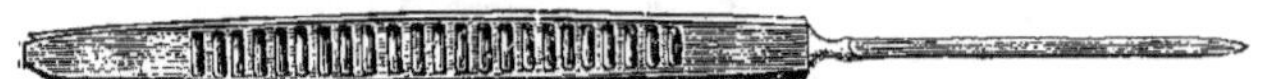

FIG. 37. — *Couteau de de Græfe étroit.*

TECHNIQUE. — La pupille ayant été fortement contractée par les myotiques [2] et l'œil anesthésié, le malade est couché sur le dos et l'écarteur est mis en place.

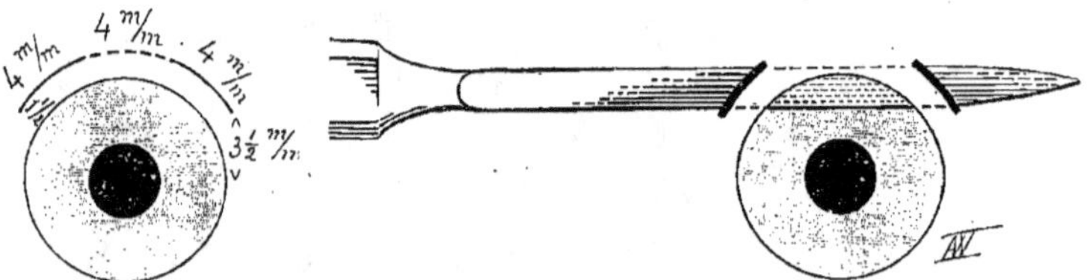

FIG. 38. — Siège et largeur des deux incisions sclérales (4 millim.); le pont médian de sclérotique respectée mesure, également 4 millimètres.

FIG. 39. — Ponction et contre-ponction à 1 millim. et demi en arrière du limbe.

L'opérateur se place à la gauche du sujet s'il s'agit de l'œil gauche, derrière la tête de ce dernier s'il s'agit de l'œil droit [3]. Avec la pince fixatrice tenue de

[1] L'ablation des staphylomes, souvent décrite avec les opérations sur la cornée, a été étudiée avec les opérations pratiquées sur la totalité du globe oculaire.

[2] Les instillations d'ésérine seront répétées plusieurs jours avant l'opération si la pupille a peu de tendance à se contracter.

[3] Nous renvoyons aux détails très complets que nous avons donnés à propos de l'opération de la cataracte pour la tenue du couteau, la fixation du globe et les précautions à prendre qui sont identiques.

la main gauche, il fixe le globe tout-contre le limbe scléro-cornéen; à deux millimètres environ au-dessus de l'extrémité interne du diamètre horizontal, à l'opposé du point de ponction, et avec le couteau tenu de la main droite, le tranchant en haut, il s'apprête à faire la ponction.

a) *Ponction et contre-ponction.* — La pointe de l'instrument pénètre à un millimètre en arrière du limbe scléro-cornéen, à trois millimètres environ au-dessus de l'extrémité externe du diamètre horizontal, comme si l'on voulait tailler un lambeau cornéo-scléral de 2 millim. de hauteur (fig. 38).

Le couteau est alors poussé doucement dans la chambre antérieure, de dehors en dedans et sans faire exécuter à la lame aucun mouvement de retrait, vers le point opposé de contre-ponction qui doit se faire également à un millimètre en arrière du limbe. En raison de la déviation des rayons lumineux qui arrivent à

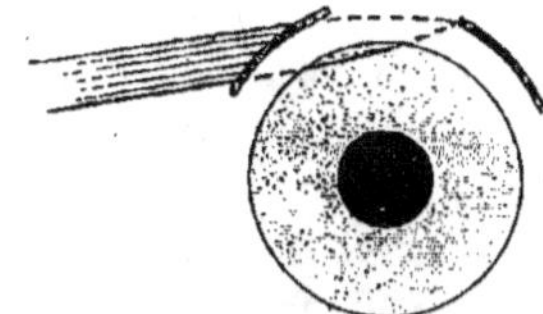

FIG. 40. — Le couteau a sectionné la sclérotique incomplètement et va inciser la voûte de l'angle iridien ; pour cela, le manche de l'instrument s'abaisse de plus en plus.

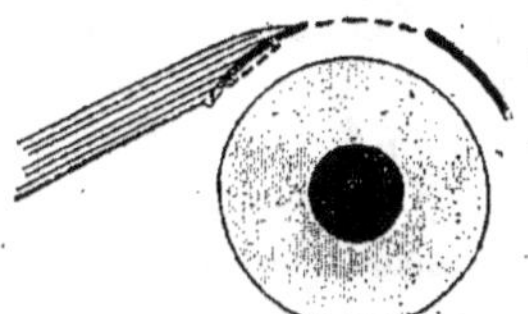

FIG. 41. — Sortie du couteau.

l'œil de l'opérateur après avoir traversé la cornée de l'opéré, il est nécessaire de sortir de la chambre antérieure dès que la pointe du couteau a atteint le limbe scléro-cornéen, car à ce moment elle est en réalité à un millimètre en arrière (voy. *Opération de cataracte,* chap. III). La contre-ponction est donc faite dès que la pointe atteint le limbe scléro-cornéen (fig. 39).

b) *Section incomplète de la sclérotique.* — Imprimant au couteau des mouvements de scie extrêmement lents [1], l'opérateur sectionne la sclérotique de bas en haut, sans achever le lambeau, laissant entre les deux incisions un pont sclérotical de même étendue que chacune de celles-ci [2] (fig. 38).

---

[1] Ces mouvements de scie, très mauvais dans le premier temps de l'opération de cataracte, n'ont pas ici le même inconvénient : la cicatrisation sera d'autant plus lente que les lèvres de la plaie seront plus mal coaptées et c'est là le résultat que doit chercher l'opérateur.

[2] Cette portion médiane respectée a pour but de prévenir le prolapsus de l'iris, très fréquent avec les procédés de Bader et de Quaglino.

α) Le premier fait, à l'aide du couteau de de Graefe, une large plaie sclérale, intéressant environ le tiers de la circonférence cornéenne et laisse la conjonctive intacte au-dessus du lambeau scléral (fig. 42); mais celle-ci se laisse distendre et on voit souvent de volumineux prolapsus se développer à la suite de l'opération (BADER. *Opht. Hosp. Rep.,* 3, p. 340).

β) Le second, avec un couteau lancéolaire, pénètre à 2 millim. du limbe scléro-cornéen, faisant en pleine sclérotique une paracentèse large de 4 à 5 millim. environ. Dès que la lame a pénétré dans la chambre antérieure et atteint la pupille, il renverse en arrière le manche de

c) *Débridement de l'angle iridien*. — Après avoir laissé échapper complètement l'humeur aqueuse dont l'écoulement serait au besoin facilité en inclinant un peu le tranchant du couteau, la pointe de celui-ci, par un léger mouvement de recul, est ramenée au point de contre-ponction. Abaissant alors le manche de l'instrument, le chirurgien engage la pointe dans la voûte même de l'angle irien qu'elle incise profondément par un mouvement en arc de cercle, tranchant la soudure de Knies et le système trabéculaire de l'angle iridien (fig. 40 et 41). Cette sclérotomie interne, dont l'effet est peu réel le plus souvent, en raison de l'adhérence intime qui existe entre la racine de l'iris et la face postérieure de la cornée, est toujours incomplète et ne doit jamais intéresser toute la sclérotique[1]. « La rigole creusée doit être assez profonde pour que l'œil puisse voir la pointe du couteau suivre, sous la mince couche sclérale intacte, la circumduction d'un petit point bleuâtre en mouvement. »

Après l'opération, de l'ésérine est instillée (on emploiera de préférence la solution huileuse dont l'action est plus énergique), un pansement compressif est appliqué et le malade garde le lit pendant quarante-huit heures.

Si la membrane irienne était attirée vers l'une des deux plaies sclérales, ce qu'on reconnaîtrait à l'aspect piriforme que prend alors la pupille, elle serait déplissée avec la spatule. Si le prolapsus se reproduit après la réduction, il serait excisé et il en serait de même si la hernie survient dans les jours qui suivent; mais cette excision n'est pas toujours possible et l'enclavement irien entre les lèvres de la plaie est une des complications les plus sérieuses qui puisse se produire. Il se traduit par deux petites élevures brunâtres situées à chacune des extrémités de l'incision et le tonus demeure élevé, s'accompagnant ou non de douleurs péri-orbitaires. Il est d'autant plus à craindre que les incisions sont plus étendues.

La cicatrisation de la plaie est quelquefois irrégulière : la conjonctive peut

l'instrument, afin de diriger la pointe en avant et éviter le cristallin. Puis il le retire très lentement en déprimant légèrement l'iris pour le maintenir et éviter la hernie de cette membrane (fig. 43). Néanmoins ce procédé expose au prolapsus de l'iris et n'est pas à recommander.

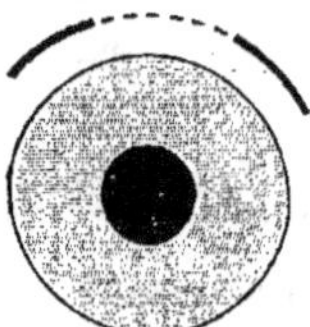

FIG. 42. — *Procédé de Bader.*

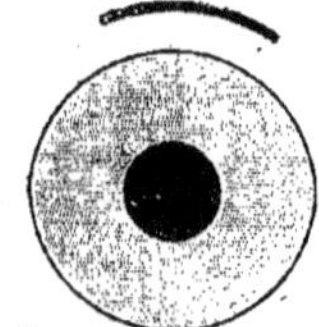

FIG. 43. — *Procédé de Quaglino.*

(QUAGLINO. De l'iridectomia sia indispensabile per ottenere la guarigione del glaucoma. *Ann. di ottal.*, I, 1871, p. 200.)

[1] ROULLEAU. *Contribution au traitement du glaucome chronique simple : sclérotomie suivie de malaxation, iridectomie périphérique partielle.* Th. de Paris, 1898.

être soulevée par les deux lèvres sclérales mal coaptées et une cicatrice cystoïde se développer ; l'inconvénient est d'ailleurs minime.

Indications. — D'une action moins efficace que l'iridectomie, car la diminution du tonus persiste rarement, la sclérotomie a l'avantage de respecter l'iris et de faire courir peu de dangers à l'œil opéré. L'opération tient le milieu comme efficacité entre une large iridectomie périphérique et les paracentèses répétées de la cornée (Panas) [1].

Elle est donc indiquée dans tous les cas où il est nécessaire de diminuer la tension. Nous renvoyons ici aux indications de la paracentèse : la sclérotomie, ayant une action plus durable et n'exposant pas autant au prolapsus irien, la remplacera avec avantage dans la plupart des cas [2].

a) *Glaucome chronique* simple, si l'acuité et le champ visuel diminuent en dépit de l'emploi des myotiques. En pareil cas, le peu de vision qui reste se perd souvent si on pratique l'iridectomie.

b) *Glaucome infantile* [3].

c) *Glaucome inflammatoire* ancien ou récent, si une iridectomie a déjà été pratiquée et que le tonus s'élève de nouveau [4].

d) *Glaucome absolu* ou *glaucome hémorrhagique* comme opération d'attente destinée à calmer momentanément les douleurs et à faire accepter l'énucléation, si celles-ci se reproduisent (*sclérotomie réduite*) [5].

[1] Dans le but de retirer de l'opération un bénéfice plus considérable, M. le professeur Dianoux conseille, dans le glaucome simple, d'exercer sur le globe, le soir même de l'opération, une série de pressions alternatives avec la pulpe des deux index, comme lorsqu'on interroge la pression intra-oculaire, et cela, afin de disjoindre les lèvres agglutinées des plaies faites le matin et déterminer l'évacuation d'une partie de l'humeur aqueuse.

Cette malaxation, qui est bien supportée par les malades, sera répétée matin et soir pendant les cinq ou six premiers jours. Une faible pression suffit pour faire sourdre le liquide de la chambre antérieure sous forme de deux bosselures latérales qui soulèvent d'autant plus la conjonctive que la pression digitale est plus intense et plus prolongée. On y joindra l'instillation quotidienne des myotiques. (ROULLEAU.)

[2] Nous renvoyons aussi pour les indications respectives de la sclérotomie et de l'iridectomie au traitement du glaucome, chap. II.

[3] On se contentera ici de la *sclérotomie réduite* à la ponction et contre-ponction et la lame est retirée sans agrandir les lèvres de l'incision. On agirait de même dans le glaucome hémorrhagique et dans tous les cas où une détente brusque pourrait faire craindre des accidents (hémorrhagie intra-oculaire, subluxation ou luxation du cristallin, etc.). La sclérotomie, en pareil cas, est toujours dangereuse. C'est pourquoi nous n'avons pas donné de règle précise à propos de l'étendue à donner à chacune des incisions. La longueur des deux plaies réunies devrait être de 8 millim. d'après certains auteurs ; il est préférable de ne pas établir de limite fixe, car la grandeur de l'incision variera suivant la nature de l'affection.

[4] On peut alors se contenter de faire une nouvelle ponction au niveau de l'ancienne cicatrice, opération décrite par M. Panas sous le nom d'*oulétomie* (*Soc. fr. d'opht.*, janv. 1883) et par M. de Wecker sous le nom de *cicatrisotomie* (DE WECKER, *Rev. gén. d'opht.*, 1882).

L'opération se réduit à une simple paracentèse faite à la pique dans l'ancienne cicatrice ; elle donne souvent un excellent résultat, comme nous l'avons encore constaté récemment.

[5] Enfin la sclérotomie a été conseillée comme opération préparatoire avant l'iridectomie pour permettre le rétablissement de la chambre antérieure si celle-ci a disparu ou est peu profonde. (DEHENNE. De quelques modifications apportées à la pratique de l'iridectomie dans certains cas déterminés de glaucome. *Ann. d'ocul.*, 1888, p. 120.) Cette pratique est superflue ; la section de la cornée sera simplement faite au couteau et l'iris excisé ensuite. Si la tension était trop considérable, mieux vaudrait recourir à la sclérotomie postérieure préalable (v. plus bas).

e) *Glaucome secondaire* consécutif à la subluxation du cristallin.

2° SCLÉROTOMIE POSTÉRIEURE

Cette opération, pratiquée pour la première fois par Mackenzie, se réduit à une simple ponction de la sclérotique en arrière de la zone ciliaire.

Manuel opératoire. — L'anesthésie à la cocaïne suffit. Le malade étant couché et l'écarteur mis en place, l'opérateur recommande au sujet de regarder fortement en haut et en dedans ; il saisit la conjonctive en bas et en dehors et reporte l'œil en haut et en dedans. Puis, avec un fin couteau de de Graefe tenu de la main droite, il pénètre doucement en pleine sclérotique, à 8 ou 10 millim.

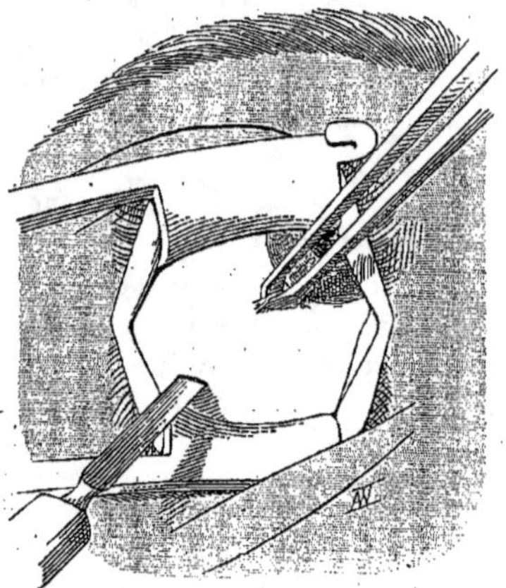

FIG. 44. — *Sclérotomie postérieure.*

L'œil étant fortement attiré en haut et en dedans, le couteau pénètre perpendiculairement à la sclérotique, entre le droit inférieur et le droit externe, à peu près au niveau de l'équateur du globe.

du limbe, et la lame est enfoncée perpendiculairement à la surface sclérale, entre le droit inférieur et le droit externe jusqu'à une profondeur d'un centim. environ, en évitant par un mouvement d'inclinaison du manche de blesser le cristallin ou le corps ciliaire (fig. 44). Lorsque la pénétration est jugée suffisante, le chirurgien imprime à la lame un léger mouvement de rotation autour de son axe, pour entre-bâiller les lèvres de la plaie, tandis qu'il retire lentement l'instrument. Le liquide intra-oculaire s'écoule aussitôt sous la conjonctive en formant une boule d'œdème de grosseur variable et la tension est très diminuée. De l'ésérine est instillée suivant les cas et un pansement occlusif est laissé en place vingt-quatre heures [1].

[1] La ponction supéro-externe, bien que moins facile, peut aussi être faite ; elle porterait entre le droit supérieur et le droit externe.

Indications. — a) *Glaucome absolu* ou hémorrhagique avec douleurs intenses et pour lesquelles l'énucléation demeure la seule ressource. L'opération amène un soulagement passager en supprimant momentanément les douleurs par la diminution du tonus qu'elle détermine. Mais l'amélioration dure peu et la ponction doit être répétée de nouveau quelques jours après [1].

b) *Glaucome aigu*, au moment de l'attaque, si le tonus est très élevé. Une iridectomie, en pareil cas, pourrait amener un désastre. On fera d'abord une ponction légère en plein corps vitré avec un couteau de de Græfe étroit afin de diminuer la tension et l'iridectomie sera pratiquée quelques jours plus tard.

c) *Décollement de la rétine.* — Par la ponction sclérale, pratiquée pour la première fois par Sichel père au niveau du décollement, et combinée avec le repos au lit et le bandeau compressif, on cherche à obtenir, par l'évacuation du liquide sous-rétinien, le contact de la rétine avec la choroïde et la guérison du décollement.

Le siège de la ponction est réglé par le siège même du décollement ; on attendra de préférence que celui-ci se soit localisé à la partie inférieure avant d'intervenir.

La ponction est faite plus ou moins profondément suivant qu'on se propose d'évacuer le liquide sous-rétinien ou aussi le liquide accumulé entre la rétine et le corps vitré. Cette dernière pratique est préférable : la lame est alors enfoncée plus profondément et perfore la rétine décollée. Dès que la profondeur est jugée suffisante, on imprime à l'instrument un quart de tour pour entre-bâiller les lèvres de la plaie, et le liquide s'écoule sous la conjonctive.

L'opération convient surtout aux cas récents et aux décollements d'origine traumatique ; mais la guérison ne persiste presque jamais [2].

La thérapeutique du décollement reste à trouver. On peut, à l'heure actuelle, s'abstenir de toute intervention. La compression, les injections sous-conjonctivales de teinture d'iode (Dor), les sudorifiques, etc., ne donnent guère de résultats [3]. Mais la ponction peut fournir des indications précieuses sur la

---

[1] Afin de retarder la réunion des lèvres de la plaie, M. Parinaud, après avoir fait une incision sclérale de quelques millim., fait exécuter à la lame un quart de tour et pratique une seconde incision perpendiculaire à la première, de manière à obtenir une plaie angulaire ou en forme de T (PARINAUD, Traitement du glaucome par la paracentèse scléroticale. *Arch. d'ophtal.*, V, 1885, p. 180). Cette pratique peut avoir certains avantages, mais on ne peut attribuer seulement à l'étroitesse de la plaie le peu d'action de l'opération : dans un cas observé par nous et où la ponction sclérale n'avait donné qu'un résultat passager, l'examen anatomique de la région ponctionnée démontra la perméabilité absolue des enveloppes de l'œil à ce niveau. Le trajet artificiel créé par le couteau de de Graefe à travers la paroi du globe oculaire n'était nullement oblitéré et livrait passage au corps vitré. (TERRIEN. Action de la sclérotomie postérieure dans le glaucome *Arch. d'ophtal.*, déc. 1899.)

[2] Une de nos malades, âgée de 24 ans, fut traitée par cette méthode pour un décollement traumatique de toute la moitié inférieure de la rétine remontant à un an. La guérison se maintint sept mois et, chose curieuse, le champ visuel fut recouvré ; mais le décollement se reproduisit de nouveau et resta définitif.

[3] On peut en dire autant du drainage imaginé autrefois par de Wecker et de l'iridectomie récemment conseillée par M. Bettremieux (BETTREMIEUX. Traitement du décollement de la rétine par l'iridectomie et la sclérotomie. *Congrès d'ophtalmologie* de 1899). Le mieux, en présence d'un décollement, est de se borner à un traitement palliatif : repos au lit le

nature du décollement si le diagnostic causal est hésitant. Lors de décollement simple, d'origine myopique ou traumatique, l'opération amène une diminution du tonus et l'écoulement d'un liquide brunâtre qui s'amasse sous la conjonctive. Si, au contraire, le décollement est produit par une tumeur, il ne s'écoule qu'un peu de sang et le tonus ne diminue pas ; en même temps le couteau éprouve une résistance anormale.

d) L'opération a été conseillée dans les *staphylomes de la sclérotique;* elle est peu efficace et quelquefois l'ectasie se développe davantage. On pratiquera de préférence l'iridectomie (voy. Indic. iridect.), ou l'ablation du staphylome (voy. Appendice).

e) La ponction de la sclérotique pratiquée par Velpeau dans la *panophtalmie* et le débridement large de cette membrane pour donner issue au pus demeurent insuffisants et ne peuvent remplacer l'exentération.

§ 3. — Traitement des affections de la cornée et de la sclérotique en général.

1° Affections de la cornée

Toute affection de la cornée, qu'elle soit superficielle ou profonde, reconnaît en général une origine infectieuse. L'infection peut être primitive, la kératite constituant alors toute la maladie (kératite primitive); ou secondaire, la kératite survenant comme épiphénomène au cours d'une infection de la conjonctive (kératite secondaire). Le traitement de l'affection causale en pareil cas ne doit pas être négligé, et nous aurons à parler de ces variétés de kératites secondaires à propos des conjonctivites. Mais le plus souvent la kératite une fois constituée réclame un traitement identique, quel que soit le facteur étiologique.

On peut cliniquement en distinguer deux grandes variétés suivant que l'épithélium cornéen qui recouvre la cornée est ou non respecté. Dans le premier cas, il y a seulement *infiltration de la cornée;* dans le second, *ulcère de la cornée.*

L'infiltration est généralement liée à une infection endogène et le type classique nous est fourni par la *kératite parenchymateuse* ou kératite d'Hutchinson. L'ulcère, au contraire, reconnaît presque toujours pour cause une infection d'origine ectogène, les germes pathogènes pénétrant dans la cornée à la faveur d'un traumatisme ayant déterminé une solution de continuité dans l'épithélium cornéen.

Le diagnostic est facile dans les deux cas : l'infiltration se reconnaît à

plus possible, pansement légèrement compressif appliqué pendant la nuit sur l'œil atteint, injections sous-conjonctivales de teinture d'iode à 1/500 (Dor) ou d'eau salée en solution physiologique répétées à sept ou huit jours d'intervalle, et pointes de feu superficielles appliquées sur la conjonctive au niveau du décollement, tous moyens d'ordinaire insuffisants.

l'aspect blanc grisâtre de la cornée à ce niveau, analogue à du verre pilé et à la *teinte mate* qu'elle présente, bien différente de la taie qui est brillante et miroite. L'ulcère, en plus de ces deux caractères, montre une différence de niveau.

Enfin, dans les deux cas, il y a une réaction ciliaire qui se traduit par une injection de toute la région environnant le limbe scléro-cornéen qui prend un aspect rouge bleuâtre et est parcourue par de gros vaisseaux remplis de sang *(injection péri-kératique).* Cette injection, due à la réplétion des vaisseaux ciliaires antérieurs, diminue d'intensité en s'éloignant du limbe et ne s'étend jamais à plus d'un centim. et demi en dehors de lui. Elle est donc facile à distinguer de l'injection conjonctivale qui peut exister en même temps qu'elle et qui se reconnaît à sa teinte rouge vif, les vaisseaux de la conjonctive étant superficiels; à l'absence de limitation, l'injection occupant toute l'étendue de la conjonctive; et à la possibilité, pour le chirurgien, de mobiliser les vaisseaux en imprimant de petits mouvements de latéralité à la muqueuse. On peut, en frottant la paupière sur la conjonctive, faire glisser cette dernière sur le tissu sous-jacent et s'assurer ainsi que l'injection est plus profonde, s'il s'agit d'une injection péri-kératique.

Le traitement est bien différent, suivant qu'il s'agit d'une infiltration ou d'un ulcère.

L'épithélium étant respecté dans le premier cas, il suffit de *favoriser la résorption* des leucocytes accumulés entre les lamelles cornéennes. Dans l'ulcère, au contraire, il y a perte de substance : l'épithélium et une partie du tissu cornéen ont disparu; la porte est largement ouverte à l'infection et il faut, avant tout, *favoriser la réparation* et éviter l'infection secondaire de l'ulcère. Or, c'est là une loi de pathologie générale que la cicatrisation d'une plaie est d'abord épithéliale avant d'être dermique. On le constate nettement dans les plaies de la cornée où l'épithélium vient très vite combler la perte de substance, tandis que le tissu de cicatrice vient seulement plus tard remplacer le tissu cornéen absent [1].

Le mécanisme est identique à celui qui se passe chez l'embryon où nous voyons tout d'abord la nature fournir à l'œuf un revêtement épithélial de manière à le protéger contre les influences extérieures et assurer le développement des autres feuillets et des organes qui en dérivent.

Favoriser la réparation épithéliale et empêcher la pénétration de germes septiques par la perte de substance au moyen du pansement occlusif, tel est le fond du traitement des ulcères de la cornée.

1° Infiltration cornéenne. Kératite parenchymateuse. — Le type de l'infiltration nous est fourni par la kératite parenchymateuse ou kératite

---

[1] RANVIER. Recherches expérimentales sur le mécanisme de la cicatrisation des plaies de la cornée. *Archives d'anatomie microscopique*, I, p. 44 et 176.

d'Hutchinson. Elle est caractérisée par l'accumulation de leucocytes entre les lames cornéennes (période d'infiltration). Puis, vers le début du deuxième mois apparaissent des vaisseaux de nouvelle formation qui, partis du limbe scléro-cornéen, pénètrent dans la cornée, s'y ramifient, et constituent avec la circulation leucocytaire le principal agent de réparation. Peu à peu les leucocytes sont emportés dans la circulation, et, après un temps variable (trois, quatre, cinq mois), la cornée s'éclaircit en totalité ou en partie.

Le traitement se bornera donc, comme tout traitement médical intelligent, à favoriser le processus naturel de réparation et à empêcher les complications.

TRAITEMENT LOCAL. — *Période d'infiltration.* — 1° *Compresses chaudes* appliquées sur l'œil, les paupières fermées, et renouvelées toutes les trois ou quatre minutes pendant une demi-heure. On répétera les séances trois ou quatre fois par jour, et ce procédé très simple, en favorisant les échanges nutritifs, est un excellent agent de réparation. Il modère en même temps les symptômes irritatifs et sera employé dans presque toutes les variétés de kératite.

2° *Port de verres fumés.* Les coquilles fumées (teinte n° 3), en diminuant la quantité de lumière, calment la photophobie qui accompagne généralement la kératite.

3° *Instillations d'atropine.* Elles seront répétées chaque jour ou tous les deux ou trois jours, jusqu'à dilatation suffisante de la pupille qui sera maintenue ainsi, de manière à prévenir l'infection des membranes profondes (iritis et irido-cyclite), complication assez rare mais qui s'observe néanmoins et peut se terminer par phtisie du globe [1].

A la période de régression, on peut recourir aux moyens excitants comme le calomel, la pommade au précipité jaune, les pulvérisations, tous agents qui devront d'abord être essayés prudemment, après s'être assuré que l'œil les supporte bien et n'est pas trop irrité par eux. Ils sont surtout indiqués lorsque l'infiltration a fait place au tissu de cicatrice (taie) pour obtenir l'éclaircissement de la tache et seront étudiés avec le traitement des taies de la cornée.

TRAITEMENT GÉNÉRAL. — Il sera dirigé contre la maladie causale. Lors de syphilis héréditaire, on prescrira le mercure sous toutes ses formes, de préférence en injections [2] ou en frictions alternant avec l'iodure de potassium. Lors de scrofule, de rachitisme ou de tuberculose, on aura recours au traitement habituel : huile de foie de morue, iodure de fer, eaux minérales iodées, bain

---

[1] On surveillera la tension du globe au cours du traitement. Elle est généralement diminuée aussi bien dans la kératite parenchymateuse que dans les autres variétés de kératite. Si le tonus s'élève, ce qui est rare, on cesserait aussitôt l'emploi du mydriatique pour le reprendre une fois la tension revenue à la normale. Nous avons observé dernièrement un staphylome ciliaire qui survint au cours d'une kératite parenchymateuse compliquée d'hypertonie, et l'affection se termina par phtisie du globe.

[2] Nous avons toujours recours, lorsque cela est possible, aux injections intra-musculaires d'huile biiodurée suivant la formule de M. Panas. On fait chaque jour dans la fesse, en plein muscle une injection d'un centimètre cube, chaque centimètre cube contenant 4 milligr. de biiodure de mercure. Ce traitement est continué pendant un mois, interrompu, puis repris.

salés (7 à 8 kilog. de sel marin pour un bain), frictions sèches sur tout le corps, fortifiants, etc...

L'iodoforme à l'intérieur, que nous avons vu si souvent employer par M. Panas, donne de bons résultats ; on le prescrira sous cette forme qui le rend facilement acceptable :

Iodoforme pulvérisé......................   0,20 centigr.
Poudre de café........................   0,40   —

Pour un cachet à prendre chaque jour.

Cette dose est celle d'un adulte ; elle serait diminuée suivant l'âge du sujet.

2° Ulcères de la cornée. — Le principe ici est d'éviter l'infection et de favoriser la réparation épithéliale. Le traitement local consiste donc avant tout dans l'occlusion de l'œil, à laquelle on ajoutera l'emploi de topiques antiseptiques introduits dans le cul-de-sac conjonctival et les instillations d'atropine pour prévenir la propagation de l'infection aux membranes profondes (iritis et irido-cyclite).

Les topiques habituellement employés sont le bleu ou le violet de méthylène et la pommade iodoformée qui seront ainsi prescrits :

Violet de méthyle 6 B, chimiquement pur..   10 gr.
Eau distillée bouillie....................   0,01 centigr.

Iodoforme pulvérisé....................   0,20   —
Vaseline pure........................   10 gr.

Aussitôt après l'instillation du collyre au bleu de méthylène on introduit dans le cul-de-sac conjonctival, avec une spatule flambée au préalable, gros comme un grain de blé de la pommade iodoformée ; puis un pansement occlusif sec est appliqué.

Le traitement général varie avec l'affection causale. Souvent la kératite est liée à un état purement local ; la kératite phlcyténulaire coïncide presque toujours avec l'impétigo de la face et se développe surtout sur un terrain scrofuleux ou tuberculeux. Les bains salés, les fortifiants, etc., compléteront alors le traitement[1]. Elle peut aussi être déterminée par une affection des paupières concomitante (blépharite, entropion, trichiasis, etc.).

Marche de l'ulcère. — Dans les cas bénins, l'ulcère se cicatrice naturellement et la perte de substance se répare, laissant seulement par la suite une tache blanche opaque qui trouble la vision si elle siège près de la pupille (leucome). Cette taie de la cornée sera traitée par tous les moyens éclaircissants dont nous disposons (voy. plus bas)[2].

---

[1] On peut voir se développer des abcès de la cornée chez les diabétiques sans aucune infection extérieure. Nous avons observé deux cas de ce genre et la guérison se fit régulièrement par un leucome épais au niveau de l'ulcère.

[2] Si l'ulcère résulte d'une brûlure de la cornée, on se trouvera bien de la cocaïne employée en solution huileuse qui nous a donné de bons résultats dans les brûlures superficielles de la cornée et de la conjonctive.

Ailleurs, au contraire, l'ulcère ne présente aucune tendance à la cicatrisation, soit parce que la cornée a perdu toute sensibilité *(kératite neuroparalytique)*, ou parce que l'agent infectieux est particulièrement nocif (kératite à pneumocoques ou à streptocoques), ou que la lésion cornéenne coïncide avec une affection des voies lacrymales ou une blennorrhée du sac.

Dans le premier cas (kératite neuro-paralytique) le développement de l'ulcère est favorisé et souvent déterminé par la perte de sensibilité de la membrane, sensibilité qu'on doit toujours rechercher; le clignement palpébral ne se fait plus et la cornée n'est plus protégée contre les poussières et autres agents irritants venus de l'extérieur; c'est un véritable ulcère trophique[1]. La première indication à remplir est l'occlusion palpébrale qui seule peut permettre la réparation en protégeant la cornée. La tarsorrhaphie médiane suffit (voy. chap. X). Par la partie interne ou externe de la fente palpébrale demeurée libre, on pourra introduire les collyres et les pommades habituellement employés, et surveiller la marche de l'ulcère[2]. Les paupières sont ouvertes une fois la réparation effectuée.

Dans les autres cas *(ulcère serpigineux)*, on commencera par le traitement de l'affection lacrymale si elle existe, et l'ulcère sera traité par la cautérisation ignée. C'est la méthode de choix et la kératotomie ou opération de Sœmisch ne serait faite que dans des cas exceptionnels; on peut ajouter à la cautérisation les injections sous-conjonctivales de sublimé (Reymond de Turin), dont l'efficacité n'est point certaine.

Si l'ulcère creuse en profondeur au point que la cornée menace de se perforer ou s'il existe en même temps un épanchement purulent dans la chambre antérieure (hypopyon), dans les deux cas on ferait la paracentèse.

Enfin, en dépit du traitement institué, l'ulcère peut aboutir à la perforation et deux cas peuvent se présenter. Le plus souvent, une fois la perforation effectuée, on voit l'ulcère régresser et la cicatrisation se faire. L'iris est retenu entre les lèvres de la plaie et un leucome adhérent en est la conséquence. L'étendue de l'enclavement est en rapport avec la grandeur de l'ulcère ; s'il est minime, il peut permettre plus tard une iridectomie ; s'il est total et si le sujet est jeune, il peut être le point de départ d'une ectasie staphylomateuse de tout le segment antérieur et devra être enlevé par la suite[3].

Dans les cas malheureux, après la perforation l'infection gagne les mem-

---

[1] La paralysie faciale, par l'impotence fonctionnelle du muscle orbiculaire qu'elle entraîne, peut produire le même résultat (kératite par lagophtalmie).

[2] On peut voir aussi cet ulcère trophique se développer sur des yeux anciennement glaucomateux. Il s'agit presque toujours d'une infection ectogène, l'agent pathogène pénétrant à la faveur d'une éraillure épithéliale. La cornée ayant perdu toute sensibilité sur les yeux hypertones n'offre plus une vitalité suffisante pour faire les frais d'une réparation ; l'ulcère creuse en profondeur, aboutit à la perforation et la panophtalmie est la règle.

[3] Aussitôt la perforation, si celle-ci est petite, on instillera l'atropine combinée à l'emploi du bandeau compressif, et si la chambre antérieure se reproduit rapidement, le mydriatique peut empêcher la formation d'une synéchie. On pourra aussi dans les cas récents tenter la réduction du prolapsus suivant la méthode de Leber (v. Appendice).

branes profondes et détermine la phtisie du globe ou la panophtalmie qui serait traitée par l'exentération.

3° **Taies de la cornée.** — La taie (leucome) est la terminaison naturelle de l'ulcère. C'est un tissu de cicatrice formé de fibres conjonctives qui comblent la perte de substance et emprisonnent dans leurs mailles des leucocytes.

La taie est susceptible de s'éclaircir, surtout si elle est peu épaisse et si le sujet est jeune. L'âge a une très grande importance ; chez les nouveau-nés, on peut voir des opacités très épaisses consécutives à la blennorrhée disparaître complètement.

On aura recours, pour obtenir cet éclaircissement, aux moyens excitants qui seront employés dès que l'œil n'est plus enflammé et peut les supporter ; on commence par les plus faibles pour tâter la susceptibilité de l'organe.

Le plus employé est la pommade au précipité jaune :

> Protoxyde jaune d'hydrargyre................   0 gr. 25
> Vaseline neutre.............................   10 —

dont on introduit, chaque jour, gros comme un petit pois dans le cul-de-sac conjonctival ; la pommade est répartie dans toute son étendue en frictionnant l'œil pendant quelques minutes par l'intermédiaire de la paupière supérieure (*massage cornéen*). Elle sera prescrite au centième ou à 5 p. 100 suivant la tolérance du sujet.

. De même la pommade au calomel à la même dose, la poudre de calomel, les pulvérisations d'eau chaude ou légèrement sulfureuse (eau de Saint-Christau) favoriseront l'éclaircissement.

Ils seront employés alternativement et on changera souvent la médication pour éviter l'accoutumance de l'organe.

Enfin, pour des raisons à la fois esthétiques et optiques, on peut être amené à pratiquer le tatouage de la taie, combiné ou non à l'iridectomie.

4° **Pannus de la cornée.** — L'affection est caractérisée par la formation d'un réseau vasculaire enfermé dans un tissu de néoformation analogue au tissu embryonnaire et siégeant immédiatement sous l'épithélium de la cornée. Il est donc tout à fait superficiel, rend la surface de la cornée irrégulière et ne peut être confondu avec la vascularisation cornéenne qui survient au cours de la kératite parenchymateuse et des infiltrations de la cornée. Celle-ci est un agent de réparation et doit être respectée ; le pannus, au contraire, gêne beaucoup la vision, ne disparaît pas de lui-même et doit être traité.

A part les cas où le pannus est la conséquence de poussées répétées de kératite phlycténulaire (pannus lymphatique), il reconnaît généralement pour cause une conjonctivite granuleuse (pannus trachomateux) et doit être considéré comme une maladie du feuillet conjonctival de la cornée venant compliquer les conjonctivites. Il ne sera donc traité qu'après l'affection causale qui l'a déterminé (voy. Péritomie, chap. VIII).

5° **Kératocone**. — L'affection, qui s'observe d'ordinaire chez les sujets jeunes, avant trente ans, est caractérisée par une saillie conique de la cornée entraînant une diminution lente et progressive de la vision. Elle est généralement bilatérale, s'observe plus souvent dans le sexe féminin et la cause en est inconnue.

Au début on se contentera du traitement médical consistant en instillations fréquentes de collyre à l'ésérine combiné à la compression (Panas). Celle-ci est faite à l'aide d'un pansement compressif modérément serré appliqué pendant la nuit. Le résultat est nul le plus souvent ; l'affection continue à évoluer. Dans les périodes avancées, alors que l'acuité visuelle est à peu près perdue, le seul traitement utile, qu'il y ait ou non une taie au sommet du kératocone, est la perforation ignée de la cornée.

La tarsorrhaphie médiane, conseillée par A. Terson et Kalt au début de l'affection, ne donne pas plus de résultats que la compression. On peut en dire autant de la sclérotomie antérieure (de Wecker)[1].

2° AFFECTIONS DE LA SCLÉROTIQUE

Diagnostic. — En dehors des lésions traumatiques, les affections de la sclérotique dérivent toutes de l'inflammation de cette membrane (sclérite).

Celle-ci n'atteint jamais que le segment antérieur. Elle est généralement subaiguë ou chronique et s'observe surtout chez les adultes. Suivant qu'elle siège seulement dans les couches superficielles de la membrane ou occupe toute son épaisseur, on dit qu'il y a *épisclérite* ou *sclérite*.

L'*épisclérite* est caractérisée par une petite élevure violacée, très vasculaire, siégeant à trois ou quatre millimètres du limbe. De consistance dure, sensible au toucher, elle fait corps avec la sclérotique et la conjonctive est mobile au-dessus d'elle, ce qui empêche de la confondre avec une large phlyctène conjonctivale.

La maladie se termine toujours par résorption. Après un temps variable, cinq à six semaines, le bouton s'affaisse, pâlit et disparaît, laissant à sa place une teinte ardoisée due à l'amincissement de la sclérotique qui laisse voir la choroïde par transparence ; la conjonctive est adhérente à ce niveau. Mais les récidives sont fréquentes ; tout le pourtour du limbe peut être successivement envahi et présenter, après plusieurs années, une teinte gris bleuâtre caractéristique.

---

[1] La suppression du cristallin transparent (Adams) est dangereuse et inefficace ; mais un point intéressant à noter est que le kératocone ne constitue pas une contre-indication à l'opération de cataracte : celle-ci n'est nullement influencée par lui, comme nous avons eu l'occasion de le constater chez une de nos malades.

Le caractère distinctif de l'épisclérite est sa limitation ; la lésion est toujours circonscrite et a peu de tendance à envahir les membranes profondes, ce qui rend le pronostic bénin[1].

La *sclérite*, au contraire, est plus diffuse ; il n'y a plus là de bouton, mais une inflammation mal limitée de la membrane plus ou moins épaissie et offrant la même teinte violacée que tout à l'heure. Elle siège aussi tout près du limbe et la terminaison se fait par résorption.

Les complications sont presque la règle. En dedans, l'inflammation se propage au tractus uvéal et se complique d'iritis ou de chorio-rétinite avec troubles du vitré qui compromettent gravement la vision.

En avant, du côté du limbe, on voit survenir des opacités de la cornée disposées en triangle, à base périphérique, si bien que la sclérotique semble se prolonger sur la cornée (kératite sclérosante).

Enfin la lésion, occupant toute l'épaisseur de la sclérotique, entraîne un amincissement de la membrane. Celle-ci peut alors se laisser distendre (ectasie de la sclérotique) ; l'hypertonie apparaît à son tour comme conséquence de l'ectasie et finalement l'affection peut entraîner la perte de la vue.

Traitement. — Le *traitement local* a peu d'action ; on prescrira le collyre à l'atropine pour prévenir les complications du côté des membranes profondes, principalement dans la sclérite, les applications chaudes répétées plusieurs fois par jour et le port de verres fumés. Un tampon d'ouate hydrophile sera interposé entre le verre et l'œil du côté malade pour protéger celui-ci de l'action du froid. On peut y ajouter le massage de la région à travers la paupière avec la pommade salicylée dont on introduira gros comme un grain de blé dans le cul-de-sac conjonctival :

Lanoline.............................	} ââ	10 grammes.
Vaseline.............................		
Acide salicylique..................		0,20 centigr.

Les injections sous-conjonctivales d'eau salée, les scarifications et les pointes de feu sur la conjonctive au niveau de la partie malades ont à rejeter[2]. On devra surtout surveiller les complications du côté des membranes profondes.

Les staphylomes, une fois constitués, seront traités par la cautérisation ou mieux par l'iridectomie.

---

[1] Dans les cas sévères néanmoins, l'épisclérite peut se compliquer de sclérite et l'inflammation gagner le tractus uvéal avec troubles du vitré consécutifs et diminution de l'acuité visuelle ; nous en avons observé deux cas.

[2] L'électrolyse négative employée par A. Terson ne donne guère plus de résultats. Le pôle positif étant appliqué sur la joue, l'œil bien fixé et cocaïnisé au préalable, l'aiguille négative est introduite de façon à occuper le grand axe transversal de la base du bouton d'épisclérite. Le courant ne doit pas dépasser trois milliampères et ne sera pas maintenu plus d'une minute en raison de la grande force caustique de l'électrolyse négative.

L'opération est suivie d'une réaction analogue à celle de la cautérisation ignée et favoriserait beaucoup la résorption.

Le *traitement général* ne semble pas plus heureux. L'affection étant certainement infectieuse et généralement sous la dépendance d'un état général, le traitement de la diathèse rhumatismale ou goutteuse est indiqué (alcalins, salicylate de lithine, colchique) et devra être continué longtemps. Les bains de vapeur, la sudation (infusion quotidienne de deux à trois grammes de feuilles de jaborandi) compléteront la médication [1].

3° Plaies du globe oculaire

Elles se divisent en pénétrantes et non pénétrantes. Dans les dernières, les couches superficielles seules de la cornée ou de la sclérotique sont intéressées (éraillures, érosions de la cornée, etc.). Ces plaies non pénétrantes se cicatrisent naturellement ; l'occlusion de l'œil et les topiques antiseptiques précédemment indiqués suffisent pour prévenir l'infection et favoriser la cicatrisation [2].

Dans les plaies pénétrantes, l'une des membranes de l'œil, sclérotique ou cornée, est intéressée dans toute son épaisseur, ou même les trois enveloppes à la fois : sclérotique, choroïde et rétine [3]. La thérapeutique de ces plaies n'est plus ce qu'elle était autrefois. Le temps est passé où, la doctrine de l'ophtalmie sympathique régnant en maîtresse, tout œil gravement traumatisé devait être énucléé sur-le-champ comme capable d'entraîner, par sa seule présence, la perte de son congénère. Le traitement radical a fait place à un traitement conservateur. La conduite à tenir est différente suivant le point intéressé et plusieurs cas doivent être envisagés.

Plaies de la cornée. — La conséquence immédiate est la disparition de la chambre antérieure avec hypotonie et prolapsus de l'iris.

---

[1] En dehors de l'inflammation de la sclérotique et des plaies de cette membrane on peut rencontrer la tuberculose et la lèpre sclérales qui sont très rares et sont toujours secondaires, les membranes profondes étant prises les premières. Cependant la tuberculose semble pouvoir être primitive, comme nous l'avons observé récemment : l'affection fut prise au début pour un petit bouton d'épisclérite ; mais celui-ci se termina par ramollissement et l'incision, après avoir donné issue à du pus caséeux, montra la sclérotique profondément dénudée à ce niveau.

De même les lésions tertiaires de la syphilis, dont le siège de prédilection est le tractus uvéal, peuvent se localiser sur la sclérotique. Nous avons observé chez une jeune fille de 26 ans une infiltration nodulaire diffuse de toute la région supéro-externe de la sclérotique. La membrane était épaissie, mamelonnée, présentant à ce niveau une teinte rouge violacé avec de nombreux points jaunâtres, et cette infiltration s'étendait jusqu'à 10 ou 12 millim. du limbe. Le fond de l'œil était normal et la choroïde montrait seulement quelques foyers anciens de chorio-rétinite au niveau de l'ora serrata, preuve que le corps ciliaire n'était pas envahi. La douleur était presque nulle. Un traitement intensif fut rapidement institué (injections d'huile biiodurée et iodure de potassium à l'intérieur) et, trois semaines après, l'infiltration avait complètement disparu.

[2] Une exception doit être faite pour les éraillures traumatiques de la cornée faites par l'ongle ou un instrument sale. L'ulcération qui en résulte est souvent longue à se cicatriser et nécessite beaucoup de soins si on veut éviter l'infection.

[3] Nous écartons le cas où, à la suite d'une perforation du globe, un corps étranger, métallique ou non, est resté dans son intérieur (voy. chap. VI).

a) *La cornée seule est intéressée.* Si la blessure est centrale et le prolapsus irien léger, on instillera le collyre à l'atropine afin de tenter par la dilatation de la pupille de dégager le bord pupillaire enclavé. La blessure est-elle périphérique et la racine de l'iris vient-elle faire hernie entre les lèvres de la plaie, on tentera, si on est appelé aussitôt, de réduire le prolapsus à l'aide d'une spatule stérilisée introduite entre les lèvres de la plaie anesthésiée au préalable. Plus tard, on instillera les myotiques dans le but, par la contraction de la pupille, de dégager la racine de l'iris. Mais ils sont presque toujours impuissants à réduire le prolapsus. Celui-ci, s'il est volumineux, serait excisé ou cautérisé par la suite.

b) *La plaie est compliquée* de cataracte traumatique, ce qu'on reconnaîtra à l'aspect laiteux que prend le champ pupillaire obstrué par les masses cristalliniennes opacifiées. C'est alors le traitement de la cataracte traumatique, avec celui des complications qui peuvent survenir, qui tient la première place.

Dans tous les cas, que la plaie intéresse seulement la cornée ou aussi le cristallin, qu'elle soit périphérique ou centrale, qu'elle s'accompagne ou non d'enclavement irien, indépendamment de la médication inhérente à chaque variété, la conduite générale reste la même : repos au lit pour favoriser la cicatrisation et pansement antiseptique pour prévenir l'infection (pommade iodoformée et instillations de bleu de méthylène). L'œil est maintenu fermé sous un pansement occlusif sec si la réaction est modérée, humide si l'inflammation est vive et les phénomènes réactionnels intenses ; deux ou trois sangsues à la tempe compléteraient alors la médication [1].

Plaies de la sclérotique. — Les blessures de la sclérotique, qu'elles soient limitées à cette membrane ou qu'elles intéressent en même temps la choroïde et la rétine, se présentent dans deux conditions bien différentes : la conjonctive a été divisée avec l'enveloppe sclérale ou a été respectée.

Dans ce dernier cas, la muqueuse passe à la manière d'un pont au-dessus des deux lèvres de la plaie sclérale ; ce sont les ruptures sous-conjonctivales de la sclérotique. Elles s'observent à la suite de certains traumatismes du globe. L'œil, refoulé le plus souvent en haut et comprimé entre le corps contondant et la voûte de l'orbite, éclate, par suite de la rigidité de la sclérotique ; la conjonctive, plus lâche, se laisse distendre et reste intacte. Les désordres déterminés par l'accident peuvent être considérables (hémorrhagies, luxation du cristallin, etc.), mais la plaie étant sous-capsulaire demeure protégée contre l'apport de germes septiques. On se bornera à faire un pansement occlusif et à ordonner le repos. Si le cristallin est entièrement luxé sous la conjonctive, il ne sera enlevé que plus tard, une fois la cicatrisation sclérale achevée, pour ne pas risquer en ouvrant la conjonctive d'infecter le globe.

---

[1] On s'abstiendra, en principe, des lavages antiseptiques généralement mal tolérés et qui, agissant mécaniquement, peuvent déterminer des désordres plus ou moins considérables. De même la suture de la cornée est inutile et on aura rarement à y recourir.

Si la conjonctive est intéressée en même temps, *la suture de la plaie s'impose.* On suivra la technique indiquée à l'appendice de ce chapitre.

Les trois enveloppes de l'œil sont divisées. Le vitré vient sourdre à l'extérieur et l'œil est véritablement crevé. Indépendamment des désordres consécutifs, le danger immédiat réside dans l'infection possible du corps vitré. L'intervention précoce est de toute importance : on ferait la suture conjonctivale comme tout à l'heure. Cette suture conjonctivale ne suffit pas toujours à prévenir l'infection car le corps vulnérant peut lui-même être septique et avoir contaminé les milieux intra-oculaires, mais elle devra toujours être tentée.

Plaies cornéo-sclérales. — Le pronostic est moins favorable et la gravité de la blessure résulte ici de la région intéressée, le corps ciliaire. La plaie intéressant à la fois la cornée et la sclérotique, la suture conjonctivale est impossible, au moins en totalité. On se bornera à suturer la muqueuse au-devant de la plaie sclérale, mais la conjonctive, plus adhérente au niveau du limbe, glisse difficilement sur les parties sous-jacentes et se laisse déchirer ; une partie de la plaie demeure ouverte et laisse à nu le corps ciliaire. L'infection est donc très facile et, en outre des complications qui peuvent survenir, il est de notion courante que l'ophtalmie sympathique s'observe surtout après les plaies de la région ciliaire.

Le pronostic sera donc toujours réservé ; néanmoins l'énucléation immédiate doit être rejetée. La conduite à tenir ne diffère pas de celle indiquée plus haut : suture conjonctivale au-devant de la plaie sclérale, pansement humide, car la réaction est généralement vive, et repos au lit [1].

[1] Dans les plaies cornéo-sclérales, Nuel fait une suture conjonctivale en croix de manière à former bourrelet au-devant de la solution de continuité. Les deux chefs d'un fil doublement

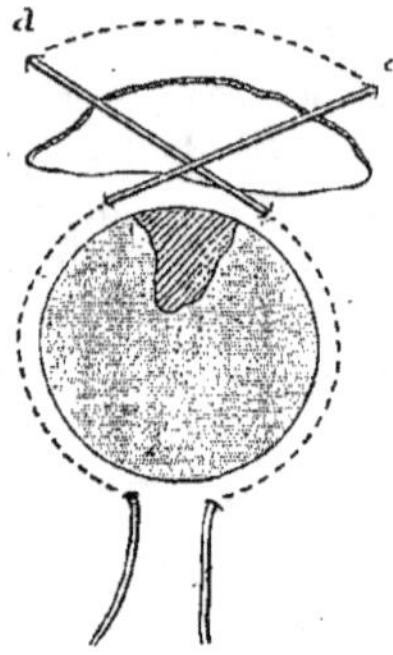

FIG. 45.

armé pénètrent sous la conjonctive en *a* et *a'* sur une longueur de 2 centim. parallèlement à la lèvre supérieure de la plaie et viennent ressortir au niveau de l'extrémité inférieure du diamètre vertical, après avoir croisé en X les deux lèvres de la plaie et cheminé sous la muqueuse tout autour du limbe (fig. 45). (NUEL. Les ruptures scléro-cornéennes. *Ann. d'ocul.*, XCIX, 1888, p. 270.)

L'œil sera surveillé attentivement. La plaie une fois cicatrisée, le malade sera mis en garde contre le danger possible de sympathie exercé sur l'œil sain par l'œil blessé. Il n'est pas rare, en effet, de voir ces yeux demeurés tranquilles pendant un grand nombre d'années, quelquefois dix, vingt, trente ans, devenir tout à coup rouges et douloureux, tandis que l'acuité visuelle de l'œil sain diminue ou que celui-ci devient douloureux. L'énucléation de l'œil blessé s'impose alors ; aussi le sujet doit-il être prévenu et venir à la moindre menace d'irritation soit du côté de l'œil blessé, soit du côté de l'œil sain.

Traumatismes graves du globe oculaire. — Si le globe a été largement intéressé, l'œil est flasque, mou et n'existe pour ainsi dire plus. La question de l'énucléation peut se poser à juste titre, mais, en règle générale, on ne se hâtera pas d'intervenir, et ceci pour deux raisons : il est impossible de se rendre compte tout d'abord du degré d'étendue des lésions et on ne peut jamais affirmer que cet œil, si délabré qu'il soit, ne pourra conserver plus tard une certaine perception lumineuse ou même un degré quelconque d'acuité visuelle capable de rendre service au sujet en cas de perte de l'œil sain. De plus, l'œil fût-il irrémédiablement perdu, le moignon atrophique qui en résultera sera de beaucoup supérieur à celui fourni par l'énucléation et facilitera la prothèse.

On se bornera donc aux pansements antiseptiques en surveillant très attentivement le malade et en se réservant d'intervenir à la moindre menace d'irritation.

En résumé, quelles que soient l'étendue et l'importance des plaies du globe oculaire, la conduite à tenir est bien simple : s'abstenir de l'énucléation on règle générale et se borner à calmer les phénomènes inflammatoires en surveillant la marche des accidents : suture précoce de la conjonctive, si la plaie siège dans la région sclérale, thérapeutique spéciale pour les plaies de la cornée. Dans tous les cas : repos au lit et pansements antiseptiques secs ou humides fréquemment renouvelés.

APPENDICE

§ 1. — Opérations sur la cornée.

I. — PLAIES DE LA CORNÉE. SUTURE.

Technique. — On se sert de très fines aiguilles courbes munies d'un fil de soie fine. La suture n'intéresse que les couches superficielles de la cornée. L'une des lèvres de la plaie étant saisie avec une pince à disséquer, l'aiguille pénètre à 4 ou 5 millim. du bord, chemine obliquement entre les lames cornéennes et ressort à la partie moyenne, à égale distance des faces antérieure et postérieure. L'aiguille pénètre au même niveau dans la lèvre opposée et ressort à la face antérieure, également à 4 ou 5 millim. du bord (fig. 46).

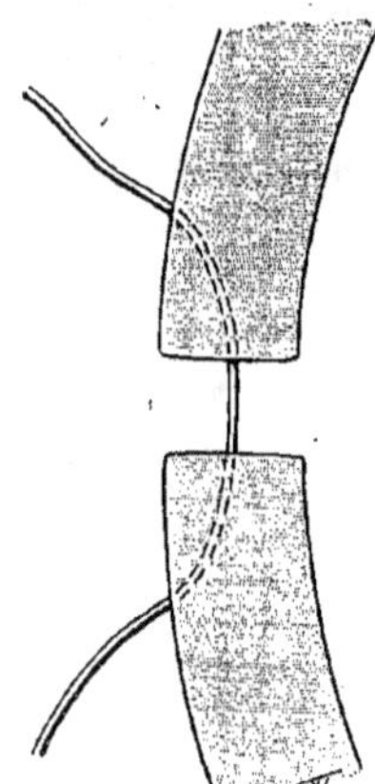

FIG. 46. — *Suture de la cornée.*

Indications. — Elle serait indiquée après les plaies de la cornée ; certains opérateurs l'emploient seulement lors de mauvaise coaptation. Elle n'est, croyons-nous, jamais nécessaire : la présence du fil favorise l'infection et on peut s'abstenir de toute suture si la cornée seule est intéressée ; on se contentera des pansements anti.eptiques.

En présence de plaies cornéo-sclérales, on pratiquerait la suture conjonctivale jusqu'au limbe (v. Sutures de la sclérotique), et si la membrane irienne faisait hernie entre les lèvres de la plaie cornéenne, elle serait excisée ou réduite suivant les cas. Si les lèvres de la plaie ont tendance à bâiller et sont très mal coaptées, mieux vaut pratiquer la suture en bourse de de Wecker (v. chap. VIII).

II. — Opacités cornéennes

A. — *Abrasion.*

L'excision des opacités, pratiquée autrefois par Saint-Yves, ne donne aucun résultat[.]
La perte de substance est remplacée par une nouvelle nappe de tissu cicatriciel également opaque, conséquence nécessaire du processus réparateur.

L'opération est donc inutile, exception faite pour les dépôts métalliques ou calcaires incrustés dans l'épithélium ou développés à la surface de taies anciennes et pouvant être le point de départ de poussées inflammatoires[1].

L'excision est alors indiquée et sera faite avec la lance, comme le veut Arlt, ou à l'aide d'un étroit couteau de de Græfe. Le tranchant pénètre au niveau du bord de l'opacité et glisse au-dessous d'elle, parallèlement à la surface cornéenne ; la taie est soulevée avec une petite pince courbe appliquée au niveau de la partie détachée, puis complètement excisée. On y ajoute le grattage à la curette tranchante si la surface cornéenne présente des inégalités ou des dépôts calcaires.

B. — *Transplantation cornéenne. — Kératoplastie.*

L'idée très séduisante de greffer au lieu et place d'un leucome un fragment de cornée transparente empruntée à l'homme ou à l'animal n'est pas nouvelle[2], mais un procédé satisfaisant est encore à trouver. La transplantion peut être partielle ou totale suivant que l'excision intéresse les couches superficielles seules ou toute l'épaisseur de la cornée.

La transparence de la partie greffée ne persiste pas (jamais avec la kératoplastie totale, exceptionnellement avec la kératoplastie partielle). Aussi le procédé est peu pratique. A supposer qu'il réussisse, une iridectomie optique combinée au tatouage de la taie permet d'atteindre plus sûrement et plus simplement le même résultat. Nous donnons néanmoins la méthode de v. Hippel, l'un des auteurs qui ont le plus étudié la question. Outre son but optique, elle pourrait être faite pour renforcer une cicatrice faible et menaçant de devenir ectatique.

α. — *Kératoplastie partielle.*

Quelle que soit l'épaisseur de la partie excisée, le propre de l'opération est de respecter la membrane de Descemet. L'humeur aqueuse ne peut donc pénétrer entre les lames cornéennes et c'est sans doute la raison qui fait que la transparence du lambeau peut être obtenue quelquefois par ce procédé. V. Hippel[3], après avoir essayé la kératoplastie totale, est revenu à cette méthode conseillée par Mühlbauer[4] et Dürr[5].

Indications. — On choisira des leucomes assez étendus, non adhérents, et n'occupant pas toute l'épaisseur de la cornée. L'éclairage oblique permet dans une certaine

---

[1] Si celles-ci sont provoquées par des dépôts calcaires développés à la surface de la taie, et le cas est fréquent, le simple grattage combiné au besoin à la cautérisation ignée suffit le plus souvent.

[2] Reisinger. Die Keratoplastik, ein Versuch zur Erweiterung der Augenheilkunde. *Bagerische Annalen. Sulzbach.*, 1, 1824.

[3] V. Hippel. Eine neue Methode der Hornhauttransplantation. *Arch. f. Ophtalm.*, XXXIV, 1888.

[4] Mühlbauer. Ueber Transplantation der Cornea. *Schmidt's Jahrb.*, XXXV.

[5] Dürr. Neue Versuche über Keratoplastik. *Kl. Monatsbl. f. Aug. h.*, 1877, Bd XV.

mesure de se rendre compte de la profondeur de l'opacité, mais celle-ci est quelquefois inégale et il y a là une cause d'erreur. Pour se renseigner sur l'épaisseur du leucome, v. Hippel exerce sur le point à opérer une légère pression à l'aide de la spatule en caoutchouc : la résistance éprouvée par l'instrument est d'autant moindre que l'amincissement est plus considérable.

Manuel opératoire. — *Instruments* : Écarteur, pinces à disséquer et pinces fixatrices, spatule en caoutchouc, couteau de de Græfe et trépan.

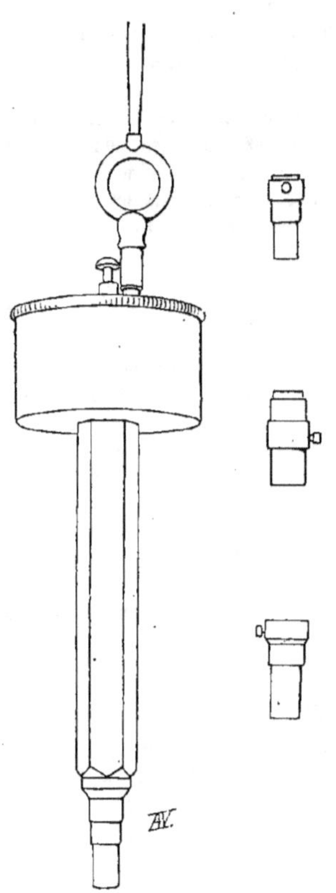

FIG. 47. — *Trépan pour kératoplastie.*
(V. HIPPEL.)

Le trépan employé par v. Hippel est muni à sa partie supérieure d'un tambour renfermant un système d'horlogerie. Une simple pression de l'index sur le bouton situé en haut du tambour imprime à la couronne du trépan un mouvement de rotation très rapide et très régulier qui cesse aussitôt si on vient à lever le doigt. Une disposition spéciale permet de régler l'épaisseur à donner à la couronne de trépan et d'éviter la perforation de la cornée (fig. 47).

Technique. — L'anesthésie locale suffit. Le malade étant couché et l'écarteur mis en place, le globe est saisi par un aide entre deux pinces fixatrices afin d'obtenir une immobilité parfaite.

PREMIER TEMPS. — Le trépan est placé perpendiculairement à la surface de l'opacité à enlever qui ne doit pas dépasser 4 millimètres de diamètre[1]. On a soin de n'exercer aucune pression sur la surface cornéenne, celle-ci pouvant entraîner une perforation et rendant toujours la section moins régulière. Une pression de l'index sur le bouton central met l'appareil en mouvement; dès que la profondeur de l'incision est jugée suffisante, l'index est soulevé et le trépan s'arrête.

DEUXIÈME TEMPS. — Déposant alors l'instrument, l'opérateur saisit avec une pince un des bords de la rondelle cornéenne ainsi faite, tandis qu'avec le couteau tenu de la main droite et introduit profondément au-dessous de l'opacité il détache celle-ci lentement, à petits coups, du tissu sous-jacent, cherchant à obtenir une surface de section bien unie et très régulière.

Après l'excision, les bords de la plaie doivent être taillés à pic, bien réguliers et bien perpendiculaires à la surface. Celle-ci est formée par la membrane de Descemet doublée de son endothélium et recouverte des couches les plus profondes du stratum cornéen.

---

[1] Un lambeau plus considérable a moins de chances de prendre et la transparence est plus difficile à obtenir.

Les quelques fragments de tissu opaque demeurés dans la profondeur sont excisés, puis l'écarteur est enlevé et une rondelle humide est appliquée sur l'œil opéré. Si une petite hémorrhagie s'était déclarée, elle serait arrêtée au moyen de lavages ou de compresses glacées.

Troisième temps. — Une couronne de trépan de mêmes dimensions est faite sur la cornée d'un jeune lapin. Afin que l'instrument ne dérape pas, Hippel conseille, au lieu de fixer le globe comme tout à l'heure, de le luxer au préalable à l'aide d'un crochet à strabisme. La tension intra-oculaire est augmentée, l'immobilité plus parfaite et l'opération plus facile. La rondelle cornéenne est enlevée dans toute son épaisseur ; si un petit pont de substance cornéenne la relient au tissu voisin, cette bride est sectionnée avec les ciseaux.

Quatrième temps. — Tandis qu'un aide écarte les paupières du malade, le petit lambeau est porté sur l'extrémité d'une spatule en caoutchouc et vient glisser dans la cavité destinée à le recevoir. On évitera la pénétration de bulles d'air à la face profonde de la partie greffée et une pression modérée sur la surface de la greffe assure la coaptation.

Après avoir projeté sur la surface de la plaie un peu de poudre d'iodoforme, la paupière supérieure, saisie au niveau des cils, est abaissée et un pansement binoculaire modérément serré est appliqué et laissé en place trois jours. Il est ensuite renouvelé toutes les vingt-quatre heures.

Le 6e jour, v. Hippel laisse libre l'œil non opéré et permet au malade de se lever. Le 9e ou 10e jour, l'œil opéré est laissé libre à son tour. L'injection ciliaire disparaît vers la fin de la première semaine, la partie greffée se vascularise, et vers la fin de la troisième semaine l'adhérence du fragment cornéen est définitive.

V. Hippel se loue de ce procédé et le préconise dans les leucomes non adhérents.

Complications. — Le trépan, mal placé, détermine une plaie oblique ; l'opération serait alors abandonnée et reprise une fois la plaie cicatrisée. De même, si le trépan, pénétrant trop profondément, a perforé la membrane de Descemet, l'opération est reprise cinq à six semaines plus tard pour laisser la cicatrisation se faire.

Après l'excision du leucome, la cornée, très amincie à ce niveau et réduite à la membrane de Descemet doublée de quelques lamelles cornéennes, peut venir faire saillie au dehors, sous l'influence de la pression intra-oculaire. Une ponction de la chambre antérieure, en diminuant le tonus, ferait alors disparaître la hernie et permettrait l'inclusion de la greffe dans la cupule cornéenne.

Enfin, dans les cas malheureux, la greffe se trouble ou même est résorbée en totalité et le résultat est nul.

Les complications septiques sont exceptionnelles ; à moins de faute opératoire grave, on n'a jamais à craindre la perte du globe, comme avec la kératoplastie totale [1].

---

[1] Dürr recommande le procédé suivant lorsque l'opacité ou la perte de substance cornéenne siège au voisinage du limbe scléro-cornéen (tumeurs épibulbaires ou du limbe scléro-cornéen, ptérygion, etc...).

Technique. — 1° L'œil étant anesthésié à la cocaïne, le fragment de substance à enlever, triangulaire le plus souvent, est excisé du centre à la périphérie et un lambeau de conjonctive adhérent au limbe est enlevé avec lui (fig. 48).

2° Après avoir dessiné sur la cornée d'un jeune lapin avec la pointe d'un couteau un fragment de même dimension, celui-ci est excisé avec la pointe de la lance qui pénètre au-dessous de lui, en pleine cornée, de manière à obtenir une section franche et parallèle à la surface, et un lambeau conjonctival adhérent au limbe est enlevé en même temps.

3° Puis, après avoir placé un fil à chaque extrémité de ce lambeau conjonctival (fig. 49),

β. — Kératoplastie totale.

L'opération est identique à la précédente, avec cette différence que l'excision de la tache comprend toute l'épaisseur de la cornée, y compris la membrane de Descemet. La chambre antérieure est donc largement ouverte, le cristallin et le corps vitré peuvent faire issue au dehors et la phtisie du globe termine souvent la scène. La transparence de la partie greffée ne persiste jamais et le procédé, réservé aux leucomes adhérents ou aux staphylomes étendus, n'est pas à recommander[1].

Le sujet, bien étendu, sera chloroformé afin d'éviter tout effort, mais il est difficile de prévenir l'issue du vitré.

Dans les jours qui suivent, le lambeau se gonfle, devient le siège d'une infiltration diffuse qui commence par la périphérie et gagne le centre et l'aspect rappelle beaucoup celui de la kératite interstitielle. Puis la partie greffée se vascularise vers le quinzième jour et peu à peu, dans les cas heureux, le trouble disparaît en partie et la cicatrisation se fait. Mais la transparence n'est jamais obtenue et, en cas d'insuccès, il n'est pas rare de voir survenir une panophtalmie ou une phtisie du globe à la suite de l'opération.

III. — SCARIFICATIONS DE LA CORNÉE

L'opération a été conseillée par Kenneth Scott dans les vascularisations de cette membrane. Il incise le vaisseau dans toute sa longueur, de la périphérie vers le centre,

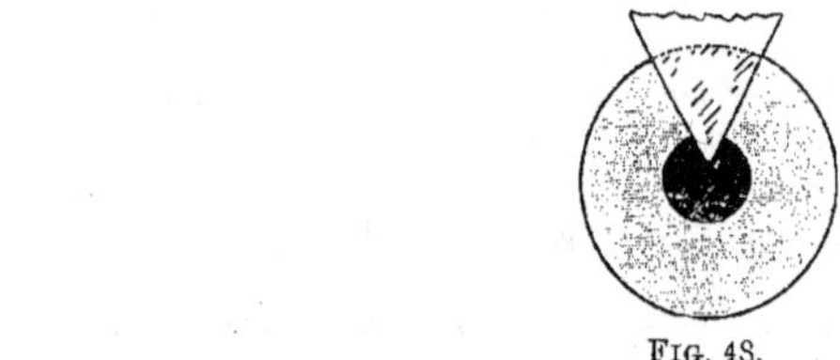

FIG. 48.

on le transporte au lieu et place du précédent et ses deux extrémités sont suturées à la conjonctive bulbaire voisine.

La fixation est mieux assurée par ce procédé. Un peu de poudre d'iodoforme et un pan-

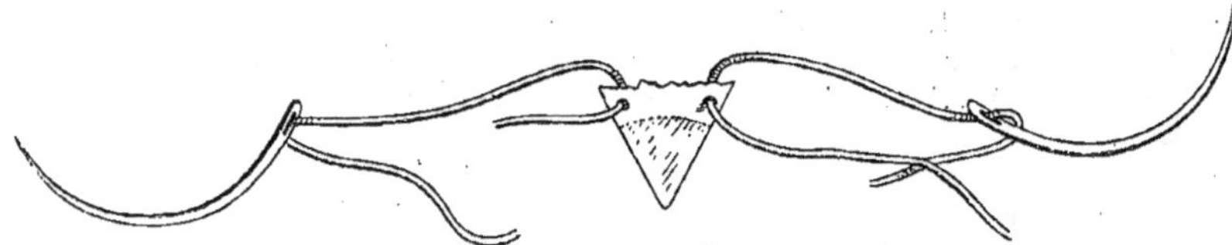

FIG. 49.

FIG. 48 et 49 — *Kératoplastie partielle* (DÜRR).

sement occlusif binoculaire sont appliqués et le malade garde le lit deux ou trois jours. Le pansement est ensuite renouvelé tous les jours à partir de cette époque et l'œil sain est laissé libre le sixième jour.

[1] Wagenmann aurait cependant réussi sur le lapin à conserver la transparence du lambeau dans un cas de kératoplastie totale. (WAGENMANN. Experimentelle Untersuchungen zur Frage der Keratoplastik. *Archiv f. Ophthalm.*, XXXIV, 1888.)

avec un couteau de de Græfe [1], et prétend accélérer ainsi la guérison en empêchant la formation de nouveaux vaisseaux.

La cautérisation de ces derniers au niveau du limbe permet d'obtenir le même résultat (Voy. *Cautérisation ignée*).

On a tenté de traiter par cette méthode les leucomes de la cornée [2], les pannus anciens et les infiltrations diffuses de cette membrane.

Batès [3] et tout récemment Borsch ont proposé, dans l'astigmatisme, de pratiquer des scarifications au niveau du méridien le moins réfringent. L'opération est faite avec un couteau de de Græfe ou un couteau lancéolaire et les scarifications sont d'autant plus profondes que l'astigmatisme est plus prononcé. Il s'agit là, dans tous les cas, d'essais isolés et les résultats obtenus sont incertains.

Le traitement chirurgical de l'astigmie [4] n'est applicable que dans les cas tout à fait exceptionnels, lors d'astigmatisme régulier considérable et d'ordre pathologique, comme dans l'exemple que nous avons déjà rapporté où la cautérisation ignée donna un résultat excellent [5].

§ 2. — Opérations sur la sclérotique.

I. — SUTURES

Indications. — Les sutures de la sclérotique dans les blessures de cette membrane sont rarement nécessaires. Deux cas peuvent se présenter :

a) *La plaie intéresse la sclérotique seule* ou les trois enveloppes de l'œil à la fois, mais la conjonctive est respectée, ce qui arrive quelquefois si le globe a été violemment comprimé (coup, chute, etc.). La sclérotique rigide éclate et la conjonctive très extensible se laisse distendre et n'est pas intéressée. Il s'agit en quelque sorte d'une fracture fermée : la plaie, recouverte par la muqueuse, ne risque pas de s'infecter et une intervention quelconque ne pourrait que favoriser la pénétration de germes septiques. Si le cristallin était luxé sous la conjonctive, il serait laissé en place et l'extraction ne serait faite que six semaines ou deux mois plus tard, après la cicatrisation complète de la plaie sclérale, afin de ne pas risquer par une intervention immédiate l'infection du corps vitré.

b) *La conjonctive aussi est intéressée* et une intervention immédiate s'impose, mais la suture de la conjonctive suffit.

Technique. — L'œil anesthésié, le malade couché sur le dos et l'écarteur mis en place, après avoir lavé légèrement la plaie et les culs de-sac, on suture très exactement les lèvres de la plaie conjonctivale à l'aide de catgut ou de fils de soie en prenant dans la suture le tissu conjonctif épiscléral [6].

---

[1] KENNETH SCOTT. A new method of treatment for vascularised corneæ. *Ophtalmic Rev.*, 1894, p. 348.

[2] TAMAMCHEFF. Neueste Ansichten über die Leucome und deren Behandlung. *Wiener kl. Woch.*, 1894, Nr. 37.

[3] BATÈS. A suggestion of an operation to correct astigmatism. *The Therap. Gaz.*, 1894, July.

[4] J. BORSCH. *Le traitement chirurgical de l'astigmie*. Th. de Paris, 1900.

[5] F. TERRIEN. Dystrophie marginale symétrique des deux cornées avec astigmatisme régulier consécutif et guérison par la cautérisation ignée. *Archiv. d'ophtalm.*, janvier 1900.

[6] Si la plaie est étendue, les paupières seront écartées doucement par un aide en évitant toute pression, afin de prévenir l'issue du vitré.

Si le corps vitré ou un fragment de choroïde se prolabait entre les lèvres de la plaie, il serait excisé au préalable.

La suture sera faite le plus tôt possible; peu éloignée du moment de l'accident, elle suffit à empêcher l'infection du vitré et permet de conserver à des yeux perdus en apparence une acuité visuelle relativement bonne [1].

Dans un cas de plaie pénétrante étendue du globe oculaire avec issue du vitré, la suture pratiquée par nous deux heures après l'accident permit la réunion rapide des lèvres de la plaie, mise à l'abri de toute infection, et l'acuité visuelle de cet œil était de deux tiers deux mois après l'intervention [2].

Il est inutile de prendre dans la suture les lèvres de la plaie sclérale. La membrane fibreuse se laisse difficilement traverser par l'aiguille; il faut dépenser un effort assez considérable et ces violences mécaniques, exercées sur un œil ouvert prêt à se vider, peuvent être très nuisibles.

D'autant plus que l'anesthésie générale est contre-indiquée en raison des efforts de vomissement qui peuvent avoir pour résultat d'expulser le contenu du globe [3].

Si la sclérotique devait être prise dans la suture, chacune des lèvres de la plaie sclérale serait saisie avec la pince et l'aiguille enfoncée de dedans en dehors, c'est-à-dire des parties profondes vers la surface et non pas de dehors en dedans, afin de ne pas presser sur le globe.

Après l'opération, un pansement sec antiseptique est appliqué et renouvelé les jours suivants jusqu'à cicatrisation parfaite de la plaie. Si des phénomènes inflammatoires survenaient, il serait remplacé par un pansement humide.

La cicatrisation est très rapide lorsque la plaie est méridienne. Si celle-ci est transversale, les lèvres restent moins facilement coaptées et la réunion tarde à se faire. La suture n'en sera alors que plus utile pour prévenir l'infection.

II. — TRÉPANATION. — GALVANO-PUNCTURE

La trépanation de la sclérotique, conseillée par Parinaud dans le décollement de la rétine, ne donne aucun résultat.

Celui-ci excise un petit lambeau scléral de 4 à 5 millim. de large et ponctionne directement la choroïde à ce niveau; la ponction est renouvelée sept à huit jours après [4]. De même les essais de trépanation de la sclérotique tentés par Taylor, Argyll Robertson et de Wecker dans le glaucome absolu sont restés sans résultat. Celle-ci a été faite sans succès dans un but optique lors de leucome total de la cornée afin d'obtenir une pupille sclérale.

La galvano-puncture n'est guère plus employée; elle a été préconisée par de Wecker, puis par Chevallereau dans le décollement de la rétine. Les scarifications, conseillées par Galczowski dans l'épisclérite et la sclérite, sont à rejeter de même que les pointes de feu.

---

[1] FAGE. Résultats immédiats et tardifs de la suture scléroticale. *Ann. d'ocul.*, CXII, 1894.

[2] F. TERRIEN. Conduite à tenir en présence des plaies du globe oculaire. *Presse médicale*, juillet 1899.

[3] Le procédé qui consiste à prendre dans la suture toute l'épaisseur de la sclérotique, comme le recommande M. Galezowski, expose davantage à l'irritation du corps ciliaire et de la choroïde (GALEZOWSKI). Sur la suture de la sclérotique dans les cas de blessures, *Rec. d'ophtalm.*, 1879, p. 148.

[4] PARINAUD. Opération du décollement rétinien. *Bull. de la Soc. franç. d'opht.*, 1884, p. 77.

III. — EXCISION DES STAPHYLOMES

Indications. — Les staphylomes antérieurs de la sclérotique (staphylomes ciliaires, intercalaires) peuvent quelquefois acquérir un volume considérable. On aura tout, d'abord recours aux myotiques, puis à la cautérisation prudente et *surtout à l'iridectomie* qui a une action très réelle sur la diminution du staphylome ; enfin. l'amputation du segment antérieur demeure la dernière ressource. Cependant, si le staphylome est bien limité et rattaché à la paroi par un pédicule étroit, on peut en tenter l'ablation en conservant le globe Cette excision ne doit être faite qu'avec une extrême prudence car elle peut être le point de départ de cyclite qui rendrait l'énucléation nécessaire (Landesberg. Ainsi comprise l'opération a quelquefois donné de bons résultats (Fage [1], Panas [2], Galezowski) ; nous-même en avons opéré un avec succès.

Technique opératoire. — L'anesthésie générale est nécessaire si on veut éviter une perte trop considérable de vitré. La conjonctive est incisée au niveau du staphylome qui est mis à nu et saisi avec une pince, car il s'affaisse aussitôt la paroi perforée ; puis sa base est traversée par 3 ou 4 aiguilles courbes qu'on laisse en place comme dans l'opération de Critchett (v. chap. VI). Le staphylome est excisé au-devant des aiguilles avec le couteau de de Græfe et avec les ciseaux courbes, les aiguilles rapidement retirées et les lèvres de la plaie suturées aussitôt. La perte de vitré, qui existe toujours, est d'autant plus minime que les sutures sont achevées plus rapidement. La conjonctive peut être suturée par-dessus si les lèvres de la plaie conjonctivale n'ont pas été traversées par les aiguilles en même temps que la base du staphylome. Cette dernière pratique est préférable, car la conjonctive se trouve alors affrontée en même temps que les deux lèvres de la plaie sclérale [3].

---

[1] **FAGE.** Staphylome sclérotical, excision et suture ; guérison. *Gaz. des hôpitaux de Toulouse*, août 1894.

[2] **PANAS.** *Leçons de clinique ophtalmologique*, 1898.

[3] Les autres opérations sur la sclérotique employées dans certaines variétés de staphylome ou de glaucome (staphylotomie, scléro-iridectomie, sclérotomie combinée, débridement de l'angle irien, etc...) seront traitées plus utilement à la suite des opérations sur l'iris, après la connaissance des indications de l'iridectomie et nous renvoyons le lecteur à ce chapitre.

CHAPITRE II

L'IRIS

§ 1. — Opérations sur l'iris.

I. — IRIDECTOMIE

L'excision d'un fragment de la membrane irienne peut remplir un triple but !

a) Permettre le passage des rayons lumineux lorsque l'orifice pupillaire est oblitéré par un exsudat ou masqué par une taie de la cornée *(iridectomie optique)* ;

b) Diminuer la pression oculaire *(iridectomie antiglaucomateuse)* ;

c) Éviter le prolapsus irien après l'extraction de la cataracte *(extraction combinée)*, ou faciliter l'extraction ultérieure *(iridectomie préparatoire)*.

De là trois variétés d'iridectomie pour lesquelles le manuel opératoire est sensiblement identique. Seuls le siège, les dimensions de la section et la grandeur du fragment excisé diffèrent suivant les cas.

A. — *Iridectomie optique*[1].

Indications. — a) *Opacités* saturées de la cornée n'ayant aucune tendance à régresser. On s'assurera que le trouble visuel est dû à l'absence de pénétration des rayons lumineux et non à la diffusion de ces derniers. L'iridectomie n'aurait alors d'autre résultat que d'augmenter l'éblouissement. Si l'acuité visuelle n'est pas améliorée après dilatation par l'atropine, mieux vaut ne pas intervenir.

b) *Exsudats épais* résultant d'inflammations anciennes du tractus uvéal et occupant tout le champ pupillaire. S'il y a des adhérences nombreuses entre le bord pupillaire et le cristallin, on ferait, au lieu d'une iridectomie optique, une large iridectomie antiglaucomateuse.

c) *Cataractes congénitales* incomplètes ou *cataractes zonulaires*, lorsque les bords de l'opacité sont nettement limités et que celle-ci ne semble pas devoir envahir la totalité de la lentille [2].

Enfin l'iridectomie aurait, en outre, une action éclaircissante sur les taies de la cornée en modifiant les conditions de circulation de cette membrane (Panas).

Manuel opératoire. — INSTRUMENTS : Écarteur, pince fixatrice, couteau lancéolaire coudé, couteau de de Græfe étroit, pince à iris, crochet mousse de Tyrrell, pince-ciseaux, spatule.

TECHNIQUE. — Les myotiques seront instillés quelques heures avant l'opé-

---

[1] C'est Wenzel père qui exécuta pour la première fois l'iridectomie à ciel ouvert, telle que nous la pratiquons aujourd'hui.

[2] L'iridectomie aura sur l'extraction le grand avantage de conserver à l'opéré le bénéfice de l'accommodation en lui permettant de voir avec la périphérie du cristallin demeurée transparente. Mais si la cataracte a tendance à se compléter (on le reconnaîtrait à l'aspect dentelé et irrégulier des bords de l'opacité), mieux vaut ne pas intervenir ou pratiquer d'emblée l'extraction afin d'éviter l'éblouissement pouvant résulter de l'ablation ultérieure de la lentille. Si on hésitait à faire l'extraction immédiate, on pourrait dans tous les cas pratiquer l'iridectomie en haut. Le colobome, recouvert par la paupière supérieure, ne déterminerait pas d'éblouissement si plus tard on était obligé de pratiquer l'extraction.

ration : la pupille étant réduite au minimum et la membrane irienne déplissée, l'opérateur se rend mieux compte de la grandeur du fragment à exciser.

Le sujet couché, l'œil anesthésié[1] et l'écarteur mis en place, l'opérateur se tient derrière la tête du sujet s'il s'agit de l'œil gauche, à droite s'il s'agit de l'œil droit ; mais tout dépend du siège de l'iridectomie qui est réglé par le siège même de la tache. Elle sera faite là où le tissu cornéen est demeuré

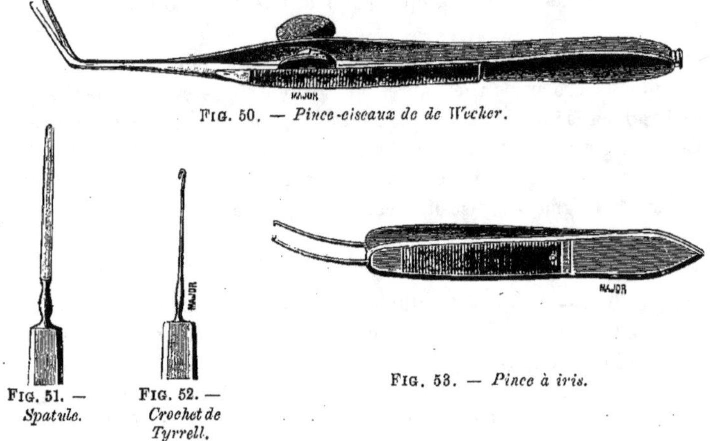

FIG. 50. — *Pince-ciseaux de de Wecker.*

FIG. 51. —
Spatule.

FIG. 52. —
*Crochet de
Tyrrell.*

FIG. 53. — *Pince à iris.*

transparent. On choisira, si on le peut, la moitié inférieure de la cornée, car, en haut, la paupière supérieure masquerait le colobome.

En règle générale le colobome artificiel doit se rapprocher le plus possible du centre de la pupille et la brèche irienne doit être minime, la netteté des

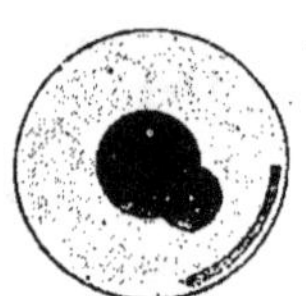

FIG. 54. — *Iridectomie optique.*
La section est faite au lieu d'élection, en bas et en dedans, et l'excision de l'iris est très
minime ; elle se réduit à une véritable sphinctérectomie.

images étant en raison inverse de la grandeur du diaphragme pupillaire. Elle sera placée de préférence *en bas et en dedans*, suivant le rayon inféro-interne de la cornée. C'est là le lieu d'élection : l'iridectomie faite en ce point permet d'obtenir la meilleure acuité visuelle et quelquefois même la conservation de la vision binoculaire (fig. 54).

---

[1] On n'hésiterait pas à employer le chloroforme chez les enfants, car la précision exigée par l'opération ne pourrait être obtenue chez eux avec l'anesthésie locale.

La raison en est que l'axe antéro-postérieur de l'œil, qui vient se confondre avec la ligne visuelle, est toujours légèrement dévié en dedans. Toutes les fois que la transparence de la cornée le permet, le colobome sera donc placé exac-

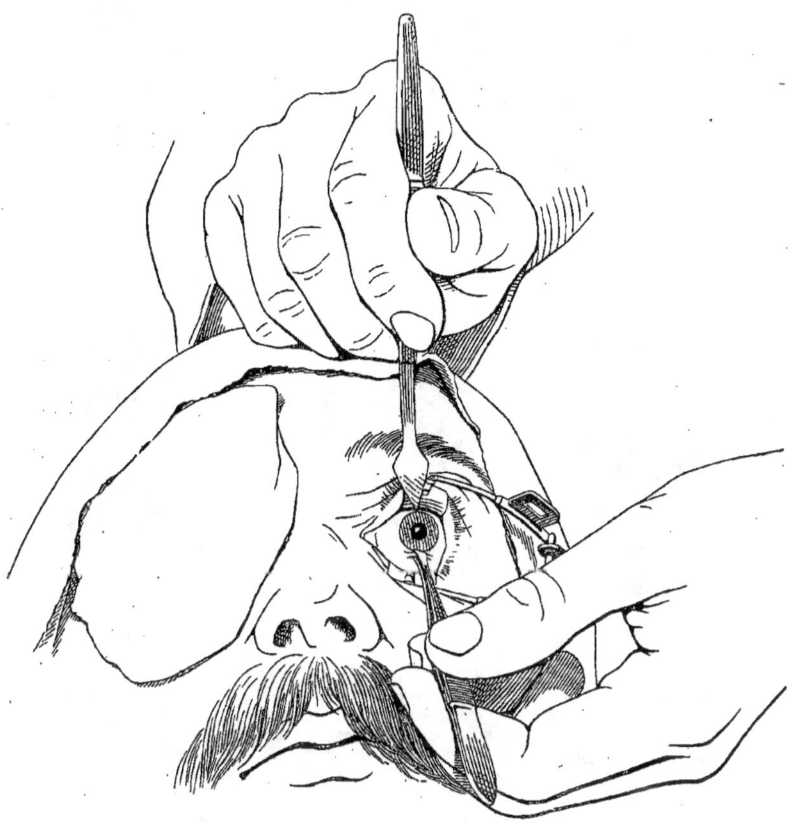

FIG. 55. — *Premier temps de l'iridectomie.* — *Section de la cornée.*

L'opérateur est placé derrière la tête du sujet. Avec la pince fixatrice tenue de la main gauche le globe est fixé tout contre le limbe, à l'opposé du point de ponction. La main droite tient la pique légèrement inclinée en avant, normalement au limbe et s'apprête à faire la ponction. Les deux mains sont appuyées, la droite sur le front du sujet, la gauche sur la région malaire, et la pince ne presse nullement sur le globe. Dans cette figure et dans toutes les suivantes l'iridectomie est faite en haut ; mais la technique est toujours identique, quel qu'en soit le siège.

tement à ce niveau. Afin de ne pas perdre de vue le point où la pique doit pénétrer, ce qui peut arriver, lorsque l'œil ayant été fixé est plus ou moins déplacé, on peut, comme le conseille Arlt, choisir comme point de repère du méridien de ponction un vaisseau ciliaire près de la cornée.

Premier temps. — *Section de la cornée.* — *a)* Ce premier temps se réduit à une paracentèse de la cornée et la technique est identique (voy. p. 36). Avec la pince fixatrice tenue de la main gauche, le globe est fixé tout contre le limbe, exactement à l'opposé du point de pénétration, en haut et en dehors, et la ponction est faite avec le couteau lancéolaire coudé, au lieu d'élection si c'est possible, c'est-à-dire en bas et en dedans *exactement au niveau du limbe* ou immédiatement en avant. L'instrument, dès que l'incision atteint 5 à 6 millim.

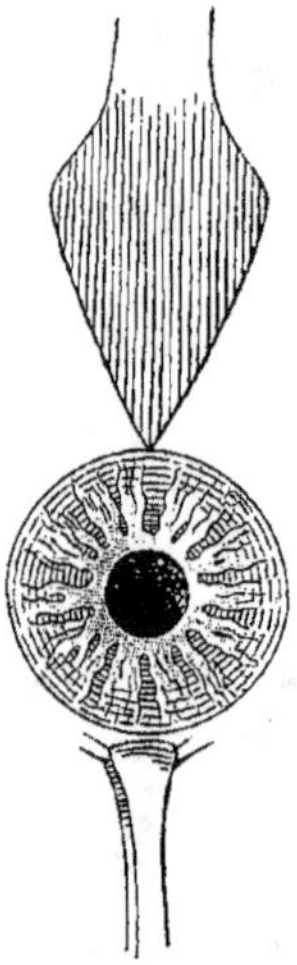 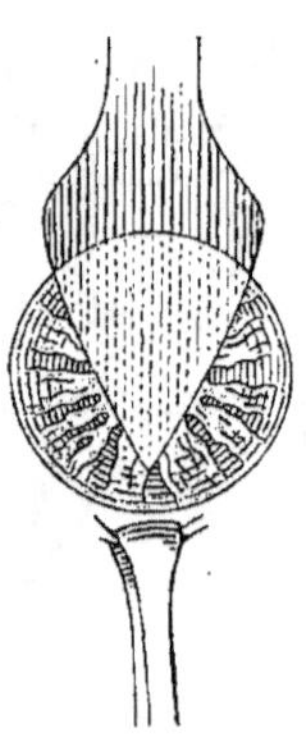 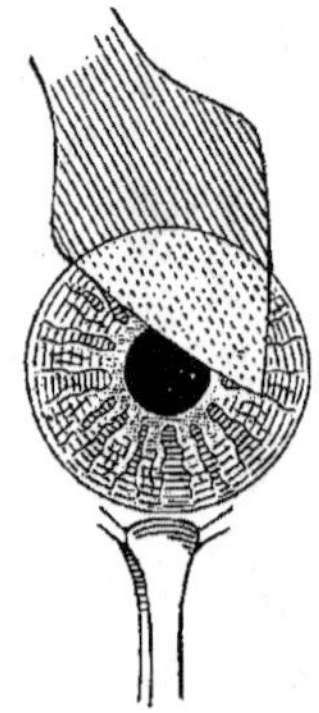

Fig. 56. — La lance va pénétrer tandis que le globe est fixé en bas avec la pince, exactement à l'opposé du point de ponction[1].

Fig. 57. — La pique a pénétré au niveau du limbe et est enfoncée sans jamais revenir en arrière, afin d'éviter l'issue de l'humeur aqueuse.

Fig. 58. — L'instrument est incliné en dedans ou en dehors avant d'être retiré, pour éviter la blessure du cristallin.

de large (fig. 55 à 59), est incliné et retiré lentement. Plus en arrière, dans la sclérotique, la section entraîne une hémorrhagie et expose au prolapsus irien; plus en avant, en plein tissu cornéen, elle détermine une cicatrice blanche, opaque ou même une large taie pouvant masquer la seule partie de la cornée restée transparente, s'il survient de l'infiltration des lèvres de la plaie.

b) La pique donne une plaie régulière se cicatrisant rapidement, ce qui diminue les chances d'infection ou de prolapsus. Si la chambre antérieure

---

[1] Ici et dans toutes les figures suivantes, l'iridectomie, pour faciliter la lecture des figures, a été placée en haut.

est absente ou peu profonde, il faut employer le coutea   de de Græfe et la section est faite exactement au niveau du limbe comme précédemment [1].

DEUXIÈME TEMPS. — *Saisie et excision de l'iris* [2]. — L'iris peut être saisi avec la pince ou avec le crochet de Tyrrell. Le crochet est préférable : il permet de faire une iridectomie plus petite, but que l'on doit toujours rechercher, car le colobome s'agrandit par la suite en raison de la rétraction du tissu irien vers la périphérie.

a) Avec le crochet mousse de Tyrrell (fig. 52). — L'opérateur maintenant l'œil fortement dirigé en haut et en dehors, s'il a fait la section en bas et en dedans au lieu d'élection, introduit le crochet à plat dans la chambre antérieure

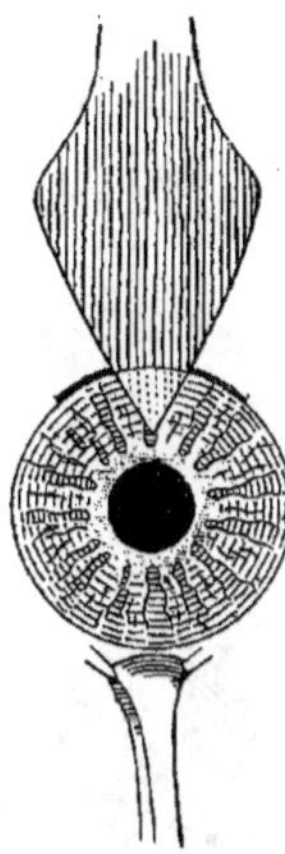

FIG. 59. — La lance est retirée lentement pour éviter l'écoulement brusque de l'humeur aqueuse.

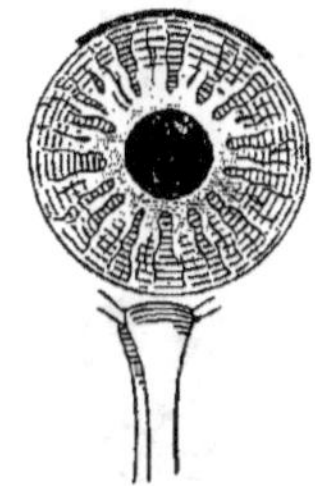

FIG. 60. — Étendue et siège de la section.

jusqu'au bord pupillaire qu'il accroche en faisant exécuter un quart de tour en arrière à l'instrument et en lui imprimant un léger mouvement de retrait.

[1] On se reportera pour les détails de la section de la cornée au couteau (tenue du couteau, ponction et contre-ponction, etc.) à ce qui a été dit à propos de l'opération de cataracte. La section est plus petite, mais la technique est identique.

[2] L'opérateur a ici le choix entre deux procédés : *a)* abandonner la pince fixatrice à un aide tandis que lui-même, avec la pince à iris tenue de la main droite, va saisir l'iris qu'il attire au dehors et sectionne, *b)* ou mieux, maintenant le globe en bonne position, avec la pince à iris tenue de la main droite il saisit l'iris et fait faire la section par son aide. L'avantage de ce dernier procédé est de ne nécessiter aucun changement de main et partant aucune pression sur le globe : la saisie de l'iris est faite par l'opérateur de la main droite tandis qu'il maintient très exactement le globe avec la pince fixatrice et la section est faite par l'assistant également de la main droite, ce qui assure la régularité du colobome.

Le procédé exige, il est vrai, un aide très exercé, mais c'est là une condition indispensable dans la plupart des opérations portant sur le globe.

Le crochet mousse ne peut blesser la cristalloïde ; il importe cependant d'aller très lentement au moment où celui-ci vient coiffer le bord pupillaire.

b) **Avec la pince à iris.** — L'œil étant toujours dirigé en haut et en dedans, l'opérateur tenant la pince comme une plume à écrire entre le pouce et l'index, la concavité en avant, l'introduit *fermée* dans la chambre antérieure (fig. 61). Pour cela il déprime la lèvre postérieure de la plaie en faisant exécuter à l'instrument de petits mouvements de latéralité qui entr'ouvrent les lèvres de l'incision.

L'instrument glisse lentement sur la face antérieure de l'iris et ne doit pas franchir le bord pupillaire (fig. 62).

Un peu avant de l'atteindre (un millimètre environ), les mors de la pince sont

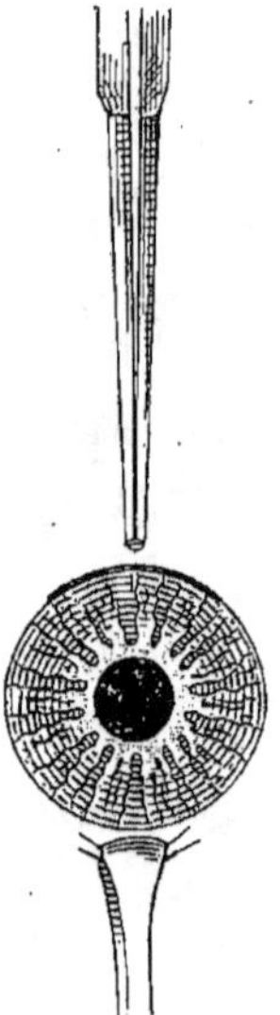

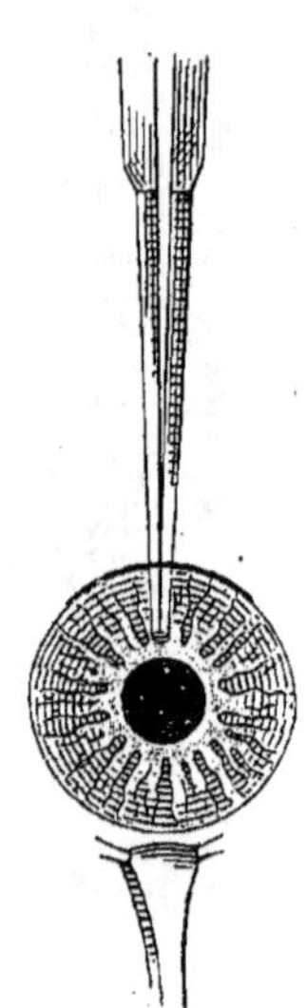

FIG. 61. — La pince à iris, maintenue fermée, la concavité en avant, va pénétrer dans la chambre antérieure.

FIG. 62. — Elle est enfoncée, toujours maintenue fermée, jusqu'à un millimètre environ du bord pupillaire.

entr'ouverts, d'autant plus largement qu'on veut exciser un plus large fragment d'iris (fig. 63), et la pince est fermée d'un coup sec tandis que son extrémité déprime légèrement la membrane de manière à rendre la prise plus solide (fig. 64).

Section de l'iris. — La membrane irienne, maintenue entre les mors de la pince ou harponnée par le crochet de Tyrrell, est attirée en dehors lentement et sans secousse (fig. 65) et excisée, soit par l'opérateur, soit par l'assistant dès qu'elle vient faire hernie entre les lèvres de la plaie.

La section est faite avec la pince-ciseaux tenue comme une plume à écrire
entre le pouce et l'index et de telle sorte que les deux branches soient perpendiculaires à la ligne d'incision (fig. 66) [1]. Dès que l'iris apparaît au dehors,
l'aide entr'ouvre la pince-ciseaux et, relevant la main de manière à abaisser la

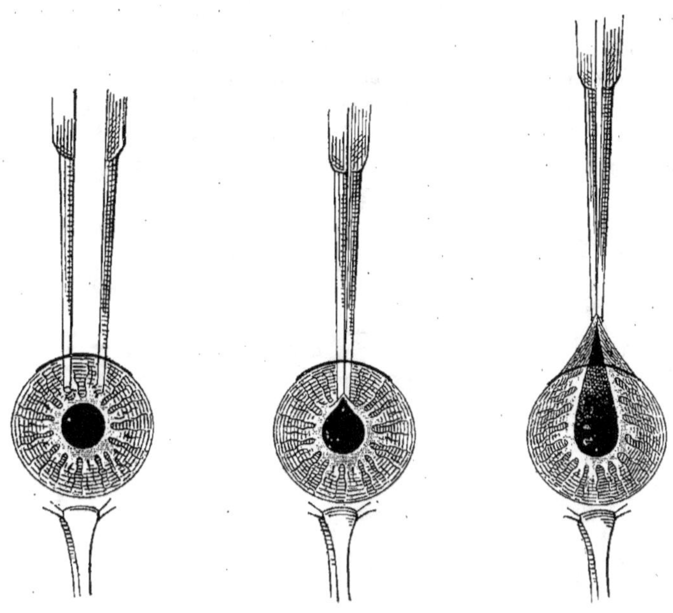

FIG. 63.　　　　　　FIG. 64.　　　　　　FIG. 65.

FIG. 63. — La pince est alors entr'ouverte, déprime légèrement l'iris qu'elle saisit au niveau
du bord pupillaire (fig. 64) et l'attire au dehors (fig. 65).

pointe, il déprime légèrement le plan sous-jacent et sectionne avec le talon de
l'instrument le fragment irien emprisonné entre les deux branches de la pince [2].

[1] Le fragment excisé/dans ces conditions est toujours plus petit que lorsque les deux branches
sont tenues parallèlement aux lèvres de la plaie (fig. 67).
　La hauteur du colobome dépend aussi du siège de l'incision ; il est d'autant plus grand que
celle-ci est plus périphérique. L'incision faite en pleine cornée permet d'obtenir un colobome
très réduit, mais nous avons indiqué la raison qui doit faire rejeter une telle incision lorsqu'on
se propose de faire une iridectomie optique.
[2] Il peut arriver que l'iris, après la section, surtout si l'œil est hypertone, vienne se prolaber
entre les lèvres de la plaie. On a conseillé en pareil cas de le réduire avec la spatule avant de
l'exciser, afin de saisir plus exactement la membrane au point voulu et rendre le colobome
plus régulier. Mais cette manœuvre allonge inutilement l'opération, ce qui est à considérer,
surtout chez les sujets pusillanimes et chez les enfants.
　Elle peut en outre exposer à des complications septiques, la membrane irienne s'étant trouvée
en contact avec la conjonctive avant d'être réduite. Mieux vaut donc ne pas réduire et saisir
l'iris en s'efforçant de prendre peu de tissu. D'autant plus que l'introduction de la pince détermine une réduction partielle toujours très suffisante pour bien saisir la membrane.

TROISIÈME TEMPS. — *Réduction de l'iris.* — Il est rare que les angles de la brèche irienne restent engagés entre les lèvres de la plaie, l'opération se réduisant à une petite sphinctérectomie. La réduction de la membrane irienne est donc moins importante ici que dans les autres variétés d'iridectomie; elle devra toujours être faite néanmoins.

Maintenant le globe en bonne position avec la pince fixatrice, l'opérateur introduit à plat entre les lèvres de la plaie l'extrémité d'une spatule légèrement coudée et déplisse la membrane irienne au niveau du colobome, de manière à se rendre compte de l'étendue et de la régularité de ce dernier [1].

La section de l'iris entraîne souvent une petite hémorrhagie de la chambre antérieure. On peut donner issue au sang en déprimant un peu la lèvre posté-

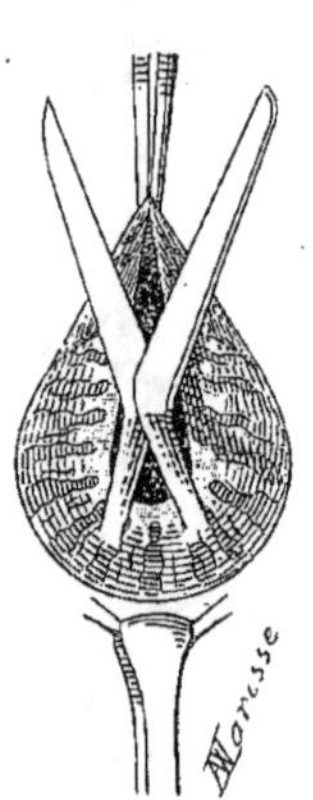 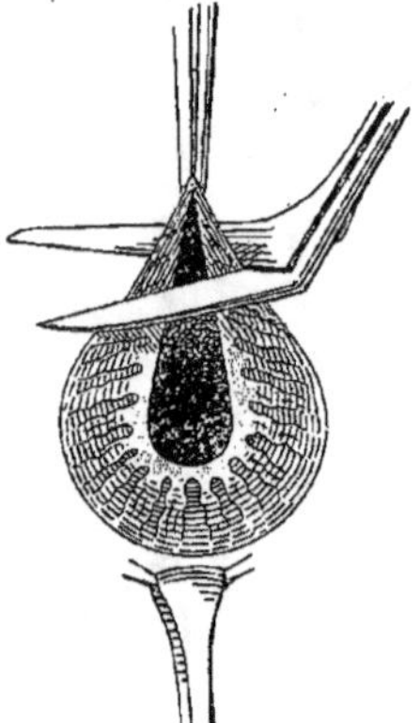 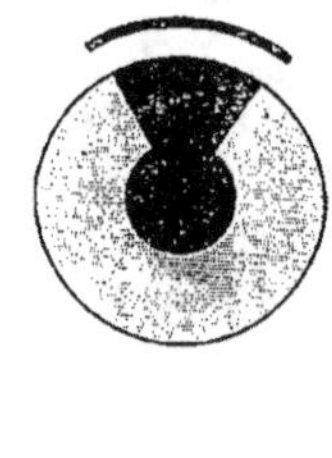

FIG. 66. — Section verticale de l'iris avec la pince-ciseaux, de manière à obtenir une pupille artificielle petite.

FIG. 67. — Section horizontale de l'iris avec la pince-ciseaux. Le colobome obtenu sera plus large.

FIG. 68. — *Iridectomie anti-glaucomateuse.*

La section est faite 1 millim. et demi en arrière du limbe, et l'excision de l'iris est très large (pupille en trou de serrure).

rieure de la plaie, tandis qu'avec la spatule on presse légèrement sur la face antérieure de la cornée. Le sang, d'ailleurs, se résorbe rapidement dans les jours qui suivent l'opération.

La réduction faite, le blépharostat est enlevé et, après s'être assuré en soulevant doucement la paupière supérieure avec l'index gauche que les lèvres de la plaie cornéenne sont bien coaptées et bien nettes, une goutte d'ésérine est instillée et un pansement occlusif est appliqué.

[1] La pince comme le blépharostat, à moins d'indocilité très grande du sujet, seront maintenus jusqu'à la fin de l'opération, qu'il s'agisse de l'iridectomie optique ou des deux autres variétés qui nous restent à étudier.

B. — *Iridectomie antiglaucomateuse.*

Une bonne explication physiologique de l'action de l'iridectomie dans le glaucome est encore à trouver. Mais peu importe la théorie : en pratique, il demeure acquis que dans certaines formes de glaucome cette excision de l'iris, pratiquée pour la première fois par de Græfe, peut suffire à enrayer la marche des accidents si elle est faite en temps utile.

Avant tout *l'excision doit être large* et comprendre toute la hauteur de la membrane, depuis le bord pupillaire jusqu'à la racine de l'iris (v. fig. 68).

Aussi, bien que l'opération soit en somme analogue à la précédente puisqu'elle se réduit à l'excision de la membrane irienne, la nécessité de faire porter cette excision sur une plus large surface et surtout d'atteindre l'extrême périphérie de la membrane a fait édicter des règles spéciales. La section ici ne devra plus porter au niveau du limbe ou en avant de lui mais bien *en arrière*. Le limbe ne correspond pas à la racine de l'iris mais est situé à deux millimètres en avant de lui. Il en résulte qu'avec une section cornéenne portant à ce niveau l'excision de l'iris, même au ras de la plaie, ne pourra pas intéresser la membrane jusqu'à la racine; celle-ci demeurera en place (fig. 69).

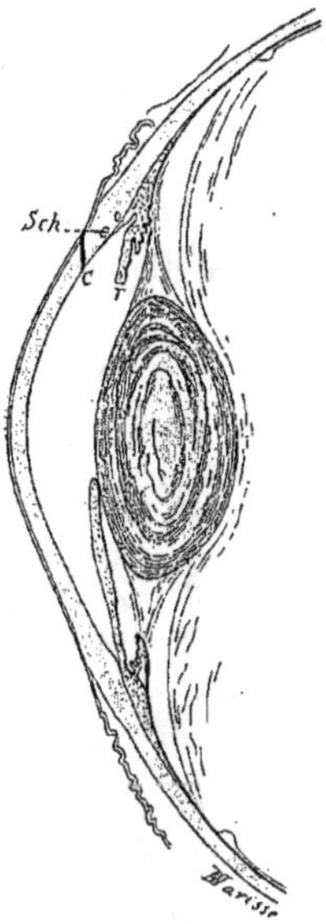

Manuel opératoire. — Les myotiques seront instillés au préalable et le sujet chloroformé. L'œil à opérer est généralement rouge, injecté, très douloureux, et la cocaïne n'a aucune action : l'opération faite avec l'anesthésie locale est toujours incomplète et la douleur déterminée par la saisie de l'iris peut amener une irido-dialyse de la membrane si le sujet résiste.

FIG. 69. — *Segment antérieur de l'œil. Coupe verticale.* Gross. 6 D.

Schéma d'une iridectomie supérieure après section faite à la pique au niveau du limbe. L'incision cornéenne est représentée par la ligne noire (c). Bien que l'iris ait été sectionné au ras de la plaie, toute la racine de l'iris est demeurée en place. L'opération, si elle a été dirigée contre l'hypertonie, est donc mauvaise, car la racine de l'iris viendra plus tard s'accoler à la face postérieure de la cornée et contribuera à augmenter l'hypertonie.

PREMIER TEMPS. — *Section de la cornée.* — L'iridectomie sera faite en haut : ainsi placé le colobome est recouvert en totalité par la paupière supérieure et gêne peu la vision.

La section, faite à la pique ou au couteau suivant la profondeur de la chambre antérieure, doit être large (7 à 8 millim.) et très périphérique. La lance ou le couteau pénètrent à *un millim. et demi en arrière* du limbe, en pleine sclérotique (fig. 68).

Si la section est faite à la lance, le globe est fixé au point opposé, c'est-à-dire en bas. Dès que la pointe a pénétré dans la chambre antérieure, on abaisse aussitôt le manche pour éviter le cristallin sans jamais revenir en arrière ; puis l'instrument est retiré lentement, en suivant la manœuvre indiquée à propos de la paracentèse, pour éviter la blessure de la cristalloïde et en agrandissant au besoin l'extrémité de l'incision avec le tranchant latéral de la pique.

Si la section est faite au couteau, le globe sera fixé en dedans tout contre le limbe, un peu au-dessus du diamètre horizontal.

Cette ponction en pleine sclérotique est de toute importance si on veut

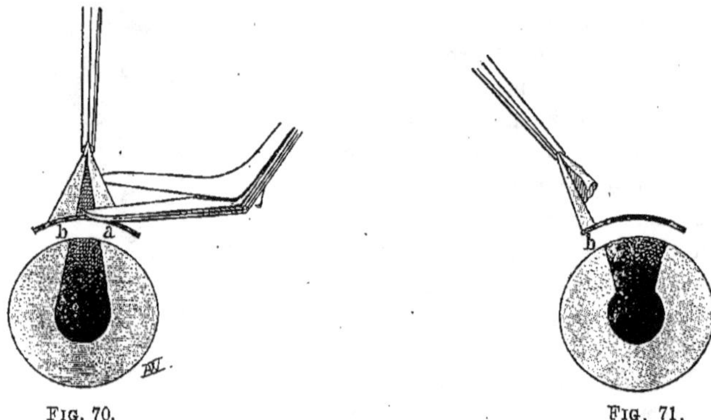

FIG. 70.   FIG. 71.

FIG. 70 et 71. — *Iridectomie antiglaucomateuse.*
Section de l'iris en trois temps suivant la méthode de Bowman. Section de l'angle externe
(fig. 70, a), irido-dialyse et section de l'angle interne (fig. 71, b).

exciser l'iris jusqu'à son insertion ciliaire, condition nécessaire de succès. (De Græfe.)

La section limbique est mauvaise ; la racine de l'iris se trouvant à deux millim. en arrière du limbe (fig. 69), celle-ci avec une pareille section demeure en place et viendra s'accoler plus tard à la face postérieure de la cornée *(soudure de Knies)*, oblitérant les voies d'excrétion et entraînant de l'hypertonie.

DEUXIÈME TEMPS. — *Saisie et excision de l'iris.* — La pince courbe est introduite fermée comme tout à l'heure ; puis l'opérateur, ouvrant les mors de celle-ci, saisit largement la membrane, à égale distance du bord pupillaire et de la périphérie, environ à deux millim. de ce bord.

La *section* est faite en trois temps suivant la méthode de Bowman. Tandis que l'opérateur attire l'iris au dehors, son aide, avec l'extrémité de la pince-ciseaux, sectionne l'angle externe (fig. 70). Le chirurgien arrache le fragment ainsi libéré par une légère traction de dehors en dedans, de manière à produire une irido-dialyse à ce niveau, et l'angle interne (b) est sectionné à son tour avec le talon de la pince-ciseaux, au ras de la sclérotique (fig. 71, b).

On peut donc résumer ainsi le deuxième temps : saisie de l'iris, section de l'angle externe du fragment hernié, irido-dialyse et section de l'angle interne [1].

La section en trois temps donne une iridectomie très large. Si on la veut plus petite, on sectionnerait la membrane en un seul temps, les branches de la pince étant tenues parallèlement aux lèvres de l'incision (fig. 72).

TROISIÈME TEMPS. — *Réduction de l'iris.* — Les deux angles du colobome seront réduits très exactement avec la spatule (v. fig. 68). L'incision doit être nette et aucune parcelle de tissu irien ne doit rester retenue entre les lèvres de la plaie si on veut éviter l'hypertonie consécutive. Le sang épanché dans la chambre antérieure sera évacué avant d'appliquer le panse-ment, car la résorption est beaucoup plus lente dans l'œil hypertone que dans l'œil normal.

Indications. — 1° GLAUCOME PRIMITIF. — A. *Formes aiguës ou subaiguës.* — a) Au moment de l'attaque (glaucome aigu), l'iridectomie doit être faite sans tarder, car la perte de l'œil peut survenir en quelques jours. C'est alors une opéra-tion d'urgence et le succès dépend du moment de l'intervention.

Si cependant l'œil est très dur, il peut être néces-saire de faire un traitement préparatoire (myotiques, sangsues à la tempe, sclérotomie postérieure ou antérieure) avant de pratiquer l'iridectomie. (Voy. même chapitre, § II, Traitement du glaucome.)

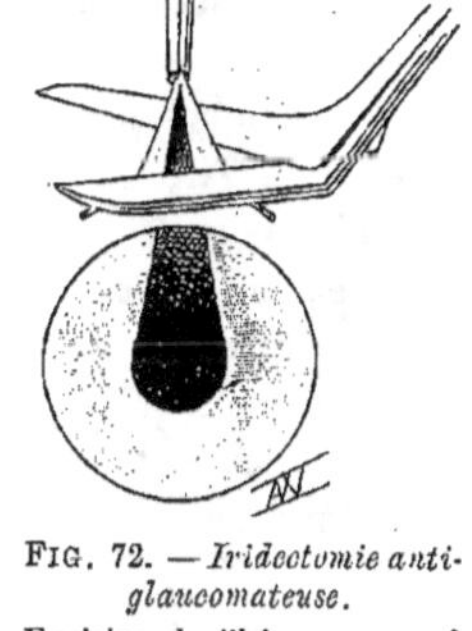

FIG. 72. — *Iridectomie anti-glaucomateuse.*
Excision de l'iris en un seul temps.

b) Dans la période prodromique, il est rare qu'on soit appelé à intervenir ; le trouble visuel dure peu, l'acuité visuelle reste bonne dans l'intervalle des accès et le malade refuse l'opération. On peut néanmoins la tenter, à condition que l'acuité visuelle soit déjà suffisamment diminuée, car le colobome artificiel et l'astig-matisme post-opératoire qu'elle entraîne déterminent un affaiblissement de la vision que le sujet ne manquerait pas de reprocher au chirurgien. Il est permis,

---

[1] Si un lambeau de tissu irien fait hernie au dehors après la section, ce qui arrive lorsque l'aide n'a pas déprimé le plan sous-jacent avec la pince-ciseaux, de manière à bien sectionner la membrane au ras de la sclérotique, le fragment serait repris avec la pince et excisé.

en pareil cas, de se contenter des myotiques et de la médication antiphlogistique, en se tenant prêt à intervenir à la moindre menace de complication [1].

c) Dans le glaucome chronique inflammatoire, elle doit être faite le plus tôt possible et de préférence à froid, dans l'intervalle des accès dont elle préviendra le retour [2].

B. *Formes chroniques.* — On peut en distinguer deux groupes : dans le premier, le glaucome évolue sourdement, sans hypertonie marquée ; l'acuité visuelle diminue, le champ visuel se rétrécit, la papille s'excave et s'atrophie, et tout cela sans inflammation ni hypertonie ; l'opération n'a alors aucune action.

Dans le second, l'affection, sans entraîner de douleurs appréciables, s'accompagne néanmoins d'une certaine élévation du tonus. L'iridectomie est ici moins efficace que dans les formes aiguës et mieux vaut s'en tenir aux myotiques qui, instillés trois fois dans les vingt-quatre heures, peuvent maintenir très longtemps le champ visuel et l'acuité intacts. L'ésérine en solution huileuse trouve ici son indication et nous a donné des résultats favorables là où les collyres aqueux avaient échoué. Nous ne saurions trop en recommander l'emploi ; elle est bien supportée par les malades et n'a aucune action irritante (Scrini).

L'iridectomie ne serait tentée que si l'œil demeurait dur, l'acuité visuelle et le champ visuel diminuant de plus en plus. Mais ici encore mieux vaut recourir à des opérations moins complètes (sclérotomie antérieure, etc...) qui, combinées aux myotiques, peuvent amener de longues rémissions. D'autant plus que dans certaines variétés de glaucome (2 p. 100 environ), la tension s'élève après l'iridectomie et l'acuité visuelle se perd rapidement *(glaucome malin).* L'éventualité d'une telle complication rendra d'autant plus circonspect dans le choix de l'intervention.

C'est alors qu'on pourrait être autorisé, l'acuité visuelle diminuant en dépit de tous les traitements institués, à pratiquer ou faire pratiquer la sympathic-ectomie, mais les essais tentés jusqu'ici n'ont guère donné de résultats satisfaisants. (Voy. cette opération à l'appendice du même chapitre.)

C. *Résultats.* — Même dans les formes aiguës, il s'en faut que l'opération suffise à enrayer toujours le processus.

« Le glaucome aigu est curable seulement dans la moitié des cas » [3], et nous

---

[1] On a été jusqu'à conseiller d'opérer l'œil sain, à titre prophylactique, lorsque le congénère est atteint de glaucome prodromique (Fieuzal). C'est là un zèle un peu intempestif et il est peu probable que le malade se soumette au désir d'un opérateur qui serait tenté de faire cette iridectomie préventive.

[2] Dans les cas rebelles, l'affection continue à évoluer et l'hypertonie persiste. On a conseillé en pareil cas l'extraction du cristallin qui a été pratiquée avec succès comme opération hypotonisante (KLEINDORF). Mais une telle extraction sur un œil hypertone, avec l'issue fatale du vitré qu'elle entraîne, nous paraît devoir être rejetée. On se contenterait de recourir à de nouvelles sclérotomies ou à des ponctions soit au niveau de la cicatrice (oulétomie), soit en plein corps vitré (v. Appendice).

[3] J. THOMAS. *Essai sur le pronostic du glaucome primitif.* Th. de Paris, 1897, p. 60.

ne possédons aucune règle précise nous permettant de reconnaître les cas appelés à bénéficier de l'opération.

On a conseillé d'instiller de l'ésérine au préalable : si la pupille se contracte, on peut intervenir utilement. Sans doute les myotiques seront instillés tout d'abord, mais on ne peut guère attendre de renseignements de leur mode d'action, car la pupille, généralement dilatée au moment de l'attaque, réagit peu après l'instillation.

En résumé, l'iridectomie peut être considérée comme une opération radicale ; exception faite pour le glaucome aigu où elle s'impose d'emblée, elle sera pratiquée, dans le glaucome subaigu, alors que la période des intermittences est passée et que les opérations palliatives se sont montrées insuffisantes.

Lorsque l'hypertonie est devenue permanente et que l'affection suit une marche progressive, elle seule peut, dans les cas heureux, ramener la tension à la normale et rendre à l'œil tout ou partie de ses fonctions suivant le moment de l'intervention.

2° GLAUCOMES SECONDAIRES. — Que l'augmentation de pression résulte de synéchies antérieures ou postérieures, l'iridectomie sera faite de bonne heure pour prévenir ou combattre l'hypertonie et rétablir la perméabilité entre les deux chambres. Elle peut avoir en même temps un résultat optique, s'il y a occlusion totale de la pupille.

3° SCLÉRO-CHOROÏDITES ANTÉRIEURES OU IRIDO-CYCLITES AVEC HYPERTONIE. — Autant que possible on s'abstiendra d'intervenir sur les yeux très enflammés.

Plus tard, l'iridectomie peut prévenir la formation de staphylomes scléroticaux.

L'opération a encore été conseillée dans les iritis à rechute afin d'éviter les récidives, mais elle n'empêche pas toujours le retour des accidents comme on le croyait autrefois. *(Iridectomie antiphlogistique.)* Elle peut être faite cependant s'il existe des synéchies assez étendues et n'ayant pas cédé aux mydriatiques ; on attendra de préférence que l'inflammation ait tout à fait disparu.

4° SUBLUXATION TRAUMATIQUE DU CRISTALLIN, pour éviter ou supprimer l'élévation du tonus qui survient généralement, mais la sclérotomie antérieure est alors préférable.

5° CORPS ÉTRANGERS OU PETITES TUMEURS DE L'IRIS (tubercules, kystes, mélanomes). — L'iridectomie sera le plus souvent petite ; une excision large est inutile.

6° STAPHYLOMES PARTIELS DE LA CORNÉE OU DE LA SCLÉROTIQUE. — Le tonus est généralement élevé et l'iridectomie a une action à la fois réductrice et hypotonisante : le staphylome diminue ou disparaît et le tonus s'abaisse [1] (de

---

[1] Dans un cas observé par nous, de kératite interstitielle avec hypertonie et staphylome de la région ciliaire, complication très rare, l'iridectomie amena la disparition rapide de l'ectasie et du tonus.

Græfe). Aussi l'excision de l'iris doit-elle être faite avant toute autre intervention [1].

C. — *Iridectomie préparatoire et Iridectomie au cours de l'opération de la cataracte.*

L'iridectomie au cours de l'extraction a été décrite avec cette opération :
l'iridectomie préparatoire est identique.

Technique. — La section, large de 5 à 6 millim., est faite à la pique si on
le peut, exactement au niveau du limbe scléro-cornéen et en haut, pour ne pas
gêner la vision (fig. 73).

L'iris est saisi avec la pince à un millimètre du bord pupillaire, attiré au

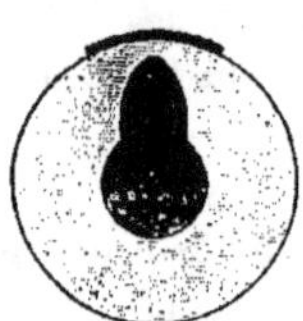 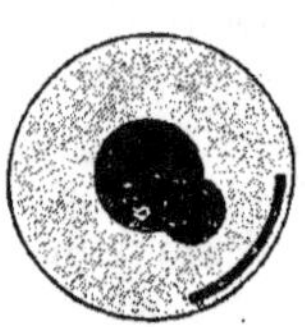 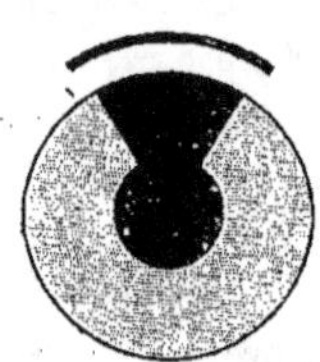

FIG. 73. — *Iridectomie*   FIG. 74. — *Iridectomie op-*   FIG. 75. — *Iridectomie anti-*
préparatoire.   *tique.*   *glaucomateuse.*

Dans la figure 73 la section est faite au niveau du limbe et la pupille artificielle n'atteint pas
tout à fait la racine de l'iris. On a reproduit à côté (fig. 74 et fig. 75) les deux autres types
d'iridectomie pour montrer les différences dans le siège de la section et l'étendue du colobome.

dehors, et la section est faite en un seul temps, les branches de la pince étant
tenues parallèlement ou perpendiculairement aux lèvres de l'incision suivant
qu'on veut obtenir une iridectomie plus ou moins large. Une iridectomie
petite suffit, en général, et la section perpendiculaire est préférable (fig. 66).
L'excision de l'iris en effet n'a pas besoin ici d'être très large. Le but de l'iridectomie est de prévenir l'enclavement de la membrane après l'extraction et
une excision de l'iris d'étendue moyenne suffit à l'empêcher.

La réduction des angles du colobome est faite avec la spatule comme précédemment.

Indications. — a) Certains opérateurs font l'iridectomie préparatoire dans
toutes les variétés de cataracte, dans un but de sécurité plus grande pour

[1] L'iridectomie a encore été conseillée dans le décollement de la rétine (BETTREMIEUX).
Le résultat est nul et l'opération est à rejeter, à moins que le décollement ne s'accompagne d'hypertonie permettant de penser à une tumeur du globe. L'excision de l'iris, en diminuant la pression, amènera une amélioration passagère et surtout permettra une exploration
plus complète. A ce titre *(iridectomie exploratrice)* l'opération peut être indiquée dans bien
des cas.

l'opéré. Cette pratique est inutile et doit être réservée seulement aux cataractes compliquées (traumatiques, adhérentes, etc...). Dans tous les cas où on a des raisons de craindre l'enclavement (indocilité du malade, etc...) l'iridectomie sera faite au cours de l'opération (Extraction combinée) [1].

b) Cataractes incomplètes. L'opération a été conseillée afin d'accélérer la maturation ; on fait alors aussitôt après l'iridectomie le massage de la lentille à travers la paupière supérieure suivant la méthode indiquée par Förster. Certaines variétés de cataracte, en particulier les cataractes myopiques, demeurent très longtemps stationnaires et désespèrent le malade. La maturation ici ne donne guère de résultats ; le mieux, si le sujet est suffisamment âgé, est de pratiquer l'extraction sans attendre que la cataracte soit complète.

II. — COMPLICATIONS DE L'IRIDECTOMIE

Après l'opération, de l'ésérine est instillée, si celle-ci est dirigée contre l'hypertonie, pour éviter l'enclavement des angles du colobome. Un pansement sec est appliqué sur l'œil opéré et le malade garde le lit les premières vingt-quatre heures. Souvent il est congédié le lendemain, quelquefois même aussitôt après l'opération ; mieux vaut cependant éviter tout effort dans les premiers jours et laisser le malade au repos.

Diverses complications peuvent entraver le processus de guérison :

A. — *Pendant l'opération.*

I. — **Au cours du premier temps.** — *a)* PONCTION ENTRE LES LAMES CORNÉENNES. — Il en résulte une incision à trajet très oblique, en cul-de-sac, si l'instrument n'a pas pénétré dans la chambre antérieure et l'humeur aqueuse ne sort pas. Si la perforation a été faite, la plaie interne est très loin de l'externe, près du centre de la cornée, et l'incision est trop petite.

La conséquence, dans tous les cas, est une cicatrice blanche, opaque, et le résultat optique est nul.

b) SECTION TROP PETITE. — Est sans inconvénient dans l'iridectomie optique, surtout si on emploie le crochet de Tyrrell. Dans l'iridectomie antiglaucomateuse, au contraire, où le colobome n'est jamais trop large, la section devrait être agrandie avec les ciseaux.

c) BLESSURE DE L'IRIS. — La pointe de la pique, dirigée trop en arrière, peut s'engager dans l'épaisseur de la membrane irienne. On tentera de la dégager par un léger mouvement de retrait, en évitant l'issue de l'humeur aqueuse ; si on échoue, on continuerait la section en abaissant un peu le manche de l'instrument et en maintenant la pique bien parallèle à la face antérieure de

---

[1] Les indications de l'iridectomie au cours de l'opération de cataracte ont été traitées avec l'extraction combinée.

l'iris : la membrane, un moment entraînée, se dégage souvent d'elle-même. Dans le cas contraire, la pique serait retirée et la section achevée avec les ciseaux si on veut éviter une irido-dialyse.

d) Blessure du cristallin. — Elle peut être évitée grâce à la petite manœuvre indiquée plus haut (v. Paracentèse).

e) Subluxation du cristallin. — Elle est provoquée par la détente brusque de la pression et peut être accompagnée ou non de *rupture de la zonule* et même de l'*hyaloïde*. La lentille est généralement déplacée en haut et la subluxation se révèle les jours suivants par l'absence complète de chambre antérieure, la déviation de la pupille en haut, l'hypertonie et des douleurs intenses.

On évitera donc l'issue rapide de l'humeur aqueuse après la section; mais lorsque l'accident est survenu, les tentatives de réduction imaginées par Weber [1], puis par de Wecker [2] donnent peu de résultats. On pourrait tout au plus tenter une sclérotomie quelques jours plus tard, afin de calmer les douleurs, ou pratiquer l'extraction du cristallin subluxé.

f) Collapsus de la cornée. — Cette complication peut s'observer dans les cas d'occlusion étendue de la pupille et témoigne d'une désorganisation profonde du corps vitré. Le mieux, si elle survient, est d'interrompre l'opération et de s'abstenir de toute iridectomie.

II. — **Pendant le deuxième temps**. — *a)* Résistance de l'iris, qui ne se laisse pas attirer au dehors, s'il y a des synéchies postérieures étendues. On tentera de le saisir plus largement soit avec la pince de Liebreich ou à l'aide de petites pinces courbes munies sur leur convexité de griffes solides (*pince de Förster*) et de le détacher *(iridorrhexis)*. Souvent le procédé échoue, ou bien le stroma seul est enlevé et la couche pigmentée de l'iris reste adhérente ; si l'iris est très atrophié, on serait alors contraint de recourir à l'iridotomie ou à l'irido-ectomie (v. même chapitre ; Appendice).

b) Hémorrhagies. — L'accident est surtout à craindre dans les glaucomes malins ou hémorrhagiques pour lesquels l'iridectomie ne doit pas être tentée.

1° S'il apparaît *aussitôt après la section*, le sang remplit la chambre antérieure et s'écoule au dehors : le cristallin même peut être expulsé lors d'hémorrhagie abondante.

---

[1] Procédé de Weber. La sclérotique est ponctionnée suivant le diamètre horizontal, à 8 ou 10 millim. du limbe avec une large aiguille, de manière à détendre l'œil, tandis qu'on exerce sur la cornée à travers la paupière supérieure une pression dirigée du côté du cristallin déplacé, de haut en bas, par conséquent. Cette pression, faible tout d'abord, est graduellement augmentée et maintenue ainsi une à deux minutes. Puis un pansement modérément compressif est appliqué vingt-quatre heures, pendant lesquelles le malade garde le repos au lit. (Weber. Die Ursache des Glaucoms. *Arch. f. Opht.*, XXIII, 1, p. 86).

[2] Procédé de de Wecker. — Cet auteur pratique une sclérotomie du côté opposé à l'iridectomie, c'est-à-dire en bas ; après la ponction et contre-ponction, le couteau est laissé en place et maintient l'œil dirigé en bas, tandis qu'on procède à la réduction du cristallin par une pression continue à travers la paupière supérieure. La réduction, pour réussir, doit être faite très peu de temps après l'iridectomie, avant que des adhérences se soient produites entre l'iris et le cristallin luxé. (De Wecker. *Chirurgie oculaire*, 1879, p. 155).

2° *Après l'excision de l'iris*, l'hémorrhagie est généralement minime et le sang sera évacué avec la spatule. Dans les cas sévères, on aura recours aux compresses glacées et aux instillations d'ésérine : le myotique en contractant les vaisseaux peut empêcher le retour de l'hémorrhagie.

3° Les *hémorrhagies de la rétine*, qui s'observent quelquefois après l'iridectomie et résultent de la détente brusque des vaisseaux, ont peu de gravité, exception faite pour celles qui siègent dans la région maculaire. Elles disparaissent rapidement.

c) Irido-dialyse. — La déchirure de la racine de l'iris peut survenir lorsque la pointe de la pique, intéressant la membrane pendant la section, l'a entraînée et détachée de son insertion périphérique.

Mais elle s'observe surtout chez les sujets nerveux au moment du deuxième temps : elle est due le plus souvent à un mouvement de défense de la part de l'opéré et la déchirure peut être très étendue [1].

B. — *Après l'opération.*

1° **Cicatrice vicieuse de la plaie sclérale** [2]. — Les lèvres de l'incision sont mal coaptées et la cicatrice distendue forme bourrelet sous la conjonctive. C'est la *cicatrice cystoïde*. Elle se rencontrerait, d'après de Græfe, dans 6 p. 100 des cas et gêne peu le malade si elle n'est pas trop marquée ; elle serait réduite, dans le cas contraire, à l'aide de quelques pointes de feu [3].

Causes. — *a) Enclavement des angles du colobome*, qu'on tâchera d'éviter par une réduction très exacte de ceux-ci après la section.

b) Issue du corps vitré, accident exceptionnel au cours de l'iridectomie et qui ne s'observe que si le cristallin est déjà subluxé et le vitré altéré.

c) Formes sévères de glaucome. — L'hypertonie persiste après l'opération, surtout s'il y a subluxation du cristallin. La chambre antérieure ne se reforme pas, l'œil reste rouge et douloureux ; la cicatrisation est irrégulière et une nouvelle iridectomie ou une sclérotomie peuvent être nécessaires.

d) Interposition d'un lambeau conjonctival entre les lèvres de la plaie. Se rencontre surtout si la section a été faite au couteau.

---

[1] On ne saurait donc procéder avec trop de douceur, surtout si l'iridectomie est faite au cours de l'extraction combinée, car la saisie de l'iris peut déterminer chez les sujets indociles une contraction violente de l'orbiculaire qui suffit à expulser le cristallin et une partie du vitré.

[2] Cette complication, comme la plupart de celles que nous venons de passer en revue, ne s'observe qu'après l'iridectomie antiglaucomateuse. On a conseillé, pour l'éviter, l'incision au niveau du limbe ; mais celle-ci, nous l'avons vu, est mauvaise dans l'iridectomie antiglaucomateuse. On emploiera la pique de préférence au couteau : elle donne une plaie très régulière et se cicatrise plus rapidement.

[3] Il ne faut pas confondre cette cicatrice cystoïde avec une cicatrice filtrante. Il n'y a pas à perméabilité de l'humeur aqueuse à travers la substance intermédiaire : une filtration sous-conjonctivale se prolongeant plusieurs mois après l'opération et déterminant par là même un abaissement du tonus est un fait exceptionnel. La cicatrice cystoïde ne présente aucun avantage au point de vue curatif, et, comme son mode de production est indépendant de l'opérateur, elle ne doit pas être recherchée.

2° Inflammation de l'œil opéré. — Très rare; elle se traduit par une poussée d'iritis ou d'irido-cyclite d'ordinaire peu intense; dans les cas sévères, cependant, on peut voir survenir l'atrophie du globe. Elle doit être rapportée à une infection, mais elle survient en général sur un œil antérieurement atteint (occlusion totale de la pupille) et chez lequel le traumatisme opératoire a suffi pour réveiller le processus.

3° **L'infection du globe** et la **panophtalmie** sont exceptionnelles, car l'opération respecte le cristallin et le corps vitré, milieux particulièrement favorables à l'infection.

4° Attaque de glaucome sur l'œil congénère sain en apparence. De Græfe a rapporté plusieurs observations de cette curieuse complication de l'iridectomie antiglaucomateuse. En instillant dans l'œil sain un myotique avant l'intervention, on évitera, dans la grande majorité des cas, toute manifestation prodromique. Il reste vrai néanmoins que la douleur et l'excitation nerveuse déterminées par l'opération peuvent suffire à aggraver ou à provoquer le glaucome de l'œil congénère, sans qu'il soit nécessaire d'invoquer l'idée de sympathie [1].

III. — IRIDOTOMIE

La section de la membrane irienne, pratiquée d'abord par Cheselden en 1728, peut être faite sur l'œil pourvu de cristallin ou sur l'œil aphaque : de là deux variétés d'opération bien différentes. La première a beaucoup perdu de son intérêt depuis l'iridectomie ; la seconde demeure l'opération de choix dans la cataracte secondaire, lorsque des complications inflammatoires ont déterminé une adhérence totale du sac capsulaire épaissi avec la membrane irienne, ce qui rend l'iridectomie impossible (voy. Cataractes secondaires). Nous ne décrirons ici que cette deuxième variété, renvoyant pour l'étude de la première à l'appendice annexé à ce chapitre.

Iridotomie après l'opération de cataracte
ou Irido-capsulotomie [2].

Objet. — Création d'une pupille artificielle sans excision de la membrane irienne, par une simple section verticale ou transversale de celle-ci. Le sac capsulaire adhérent à l'iris sera nécessairement intéressé dans la section et l'opération devient une *irido-capsulotomie.*

---

[1] La proposition inverse est également vraie et M. Landesberg (de New-York) a publié 5 observations où l'iridectomie pratiquée sur un œil glaucomateux a suffi pour ramener le rétablissement complet du congénère atteint de glaucome prodromique. (LANDESBERG. Zur Kenntniss des Glaucoms. *Centr. Blatt. f. prakt. Augenh.*, 1886, p. 109.)

[2] L'opération est indiquée seulement dans certaines formes de cataractes secondaires ; aussi conseillons-nous au débutant de lire tout d'abord le chapitre ayant trait à cette affection.

Manuel opératoire. — INSTRUMENTS : Écarteur, pince fixatrice, pique ou couteau étroit de de Græfe, pince-ciseaux de de Wecker dont une branche est mousse et l'autre pointue.

TECHNIQUE. — PREMIER TEMPS. — *Paracentèse de la cornée*. — Elle est faite à la pique si la profondeur de la chambre antérieure le permet, à l'extrémité externe du diamètre horizontal de la cornée, tandis que la pince fixatrice, appliquée à l'extrémité interne, maintient l'œil en dedans. L'incision siège au niveau du limbe ou à 1 millim. en avant et mesure 5 à 6 millim. (fig. 76) [1].

La section achevée, la pique est retirée d'un seul coup de manière à éviter l'issue de l'humeur aqueuse et la disparition de la chambre antérieure. L'introduction de la pince-ciseaux est ainsi rendue plus facile.

DEUXIÈME TEMPS. — *Section du diaphragme irido-capsulaire*. — L'œil

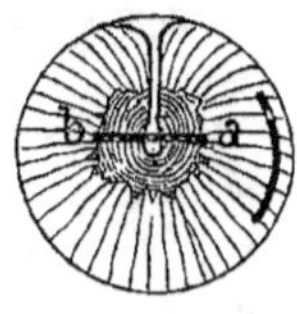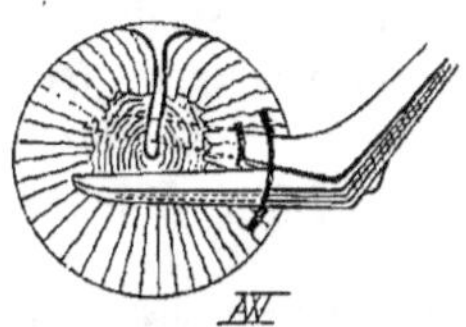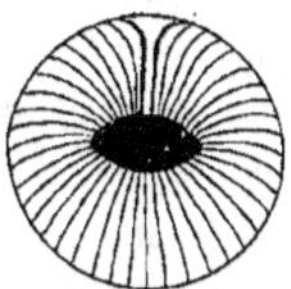

Irido-capsulotomie.

FIG. 76. — Schéma montrant le siège des incisions ; l'incision cornéenne est faite à la pique à l'extrémité externe du diamètre horizontal, un peu en avant du limbe. Le diaphragme irido-capsulaire est sectionné suivant *a b*.

FIG. 77. — La pince-ciseaux est introduite horizontalement par l'incision cornéenne, la branche pointue en arrière ; celle-ci perfore la membrane à quelques millimètres du limbe et glisse en arrière d'elle.

FIG. 78. — Pupille artificielle ovalaire obtenue après rapprochement des deux branches de la pince, à la suite de la rétraction du tissu.

maintenu en dedans, avec la pince fixatrice, l'opérateur introduit la pince-ciseaux fermée dans la chambre antérieure, parallèlement à l'iris et suivant le méridien horizontal ; il l'entr'ouvre dès que la pointe a franchi le limbe après avoir imprimé un quart de tour à l'instrument, de manière à ce que la branche pointue soit située en arrière.

La branche postérieure perfore d'avant en arrière le diaphragme irien à deux ou trois millimètres en dedans du limbe, glisse derrière lui, et, un peu avant que la pointe des ciseaux atteigne le limbe du côté nasal, les deux branches sont rapprochées d'un coup sec et sectionnent la partie moyenne du diaphragme suivant le diamètre horizontal (fig. 77). Si le tissu est suffisamment

[1] Le siège de la section est évidemment réglé par l'emplacement de l'incision irienne. La membrane étant le plus souvent attirée vers le bord supérieur de la cornée au niveau de la cicatrice (résultat habituel de l'enclavement), l'incision de l'iris sera faite à l'extrémité externe du méridien horizontal, c'est-à-dire perpendiculairement au méridien représentant le maximum de traction. Le méridien horizontal, au contraire, est-il plus fortement distendu, il est clair que l'iris devra être sectionné suivant le méridien vertical et la paracentèse serait faite en haut, au niveau ou un peu en avant de l'ancienne cicatrice.

élastique, condition indispensable au succès de l'opération, les deux lèvres de la plaie s'écartent et on obtient une pupille plus ou moins ovalaire suivant l'étendue donnée à l'incision (fig. 78) [1].

Les ciseaux sont retirés rapidement, l'écarteur est enlevé, une rondelle mouillée est appliquée sur l'œil opéré et la perte de vitré est nulle ou insignifiante ; elle a d'ailleurs peu d'inconvénients ici.

Un pansement sec modérément compressif est appliqué et le malade garde le repos les premières vingt-quatre heures. Le lendemain, l'œil est laissé libre, à moins de complications inflammatoires qui surviennent quelquefois, l'œil ayant déjà subi une première atteinte et étant de ce chef plus exposé.

Résultats et indications. — Le résultat optique est médiocre en raison de l'imperfection même de la pupille et des altérations concomitantes (troubles du vitré, choroïdites, etc.), et l'acuité visuelle ne peut être comparée à celle obtenue après l'extraction de la membranule (voy. chap. V).

a) L'opération n'est donc indiquée que lors de capsule très épaisse avec synéchie totale, la discission ou l'extraction pouvant alors entraîner une iridodialyse étendue.

b) L'élasticité de l'iris doit être suffisante pour fournir un écartement convenable de la plaie. Si d'épaisses croûtes s'étaient formées derrière l'iris, ce qu'on reconnaîtrait à la décoloration du tissu fortement atrophié et à l'hypotonie du globe, on s'abstiendrait de toute intervention [2].

c) L'inflammation consécutive à la première opération ne doit pas s'être prolongée au delà de quatre à six semaines [3].

[1] Si les deux branches de la pince-ciseaux sont mousses, on exécute ainsi l'opération (de Wecker): la ponction cornéenne faite, le couteau lancéolaire est retiré des deux tiers ; l'humeur aqueuse s'écoule, la chambre antérieure s'efface et le couteau est enfoncé de nouveau dans l'iris qui se présente sur sa pointe. Puis l'une des branches de la pince-ciseaux est introduite dans

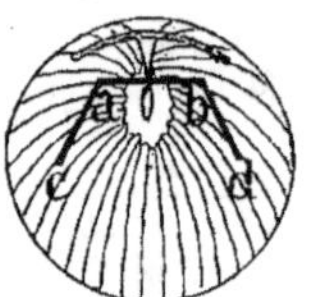

FIG. 79. — Tracé des incisions.

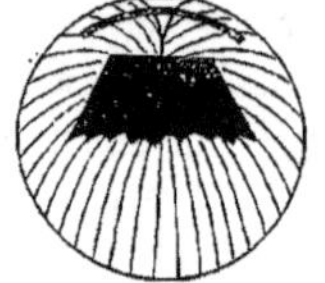

FIG. 80. — Résultat.

la boutonnière ainsi faite, glisse en arrière du diaphragme irien et la section est terminée comme précédemment.

[2] Si l'autre œil était entièrement perdu, on pourrait, malgré la présence d'une membrane très épaisse et à condition qu'une légère sensibilité lumineuse existe encore, recourir à d'autres procédés (*irido-ectomie ;* voy. Appendice).

[3] Si la pupille, à la suite d'enclavement, a subi un déplacement tel qu'elle n'est plus visible et se confond avec la cicatrice, la précédente opération peut encore être exécutée. M. de Wecker lui préfère le procédé suivant :

1° Section cornéenne à la pique périphérique de 5 à 6 millimètres. L'instrument est incomplè-

d) Lors de cataracte traumatique réduite à une membranule très adhérente et n'étant pas susceptible d'être extraite en totalité sans tiraillements violents.

Complications. — La perte profuse de vitré pouvant survenir au cours de l'opération, ne s'observerait que sur des yeux profondément désorganisés et où le vitré est très altéré ; on s'abstiendrait alors de toute intervention.

L'accident le plus redoutable est le réveil d'une irido-cyclite grave, d'autant plus que ces yeux, qui ont déjà subi une ou plusieurs iritis, sont plus enclins que d'autres à s'enflammer. On a même observé l'irritation sympathique de l'œil congénère après l'opération, d'où ce précepte d'attendre très longtemps et de n'intervenir que si l'œil ne présente plus aucune trace d'inflammation ni de réaction. Le tonus de l'œil aussi est à considérer et l'hypotonie constitue une condition très défavorable.

§ 2. — Traitement des affections de l'iris en général.

L'inflammation de l'iris (iritis) est une affection oculaire très fréquente et résume presque toute la pathologie de l'iris. Elle peut être d'origine ectogène (propagation de l'inflammation cornéenne au tissu irien) ; elle est le plus souvent d'origine endogène et relève de la syphilis, du rhumatisme ou de toute autre infection aiguë ou chronique. La symptomatologie locale ne donne aucun renseignement sur la nature de l'affection ; sans doute l'iritis syphilitique est généralement plus torpide, la rhumatismale plus aiguë et très douloureuse, mais il y a entre les deux tous les intermédiaires. Nous ne nous occuperons donc que du diagnostic et du traitement local qui demeure toujours identique. Le traitement général relève de l'affection qui lui a donné naissance et varie suivant la nature de celle-ci.

Iritis

Diagnostic. — Le sujet accuse des douleurs vives du côté du globe oculaire atteint, douleurs ayant leur siège sur le pourtour de l'orbite et s'irradiant dans la moitié correspondante de la tête du même côté. L'intensité en est variable ; généralement assez marquées pour entraîner l'insomnie, elles peuvent être nulles (iritis torpide).

tement retiré, de manière à ramener la pointe près du limbe : l'humeur aqueuse s'écoule et l'instrument est enfoncé de nouveau dans l'épaisseur de l'iris d'avant en arrière et près de la périphérie, faisant à ce niveau une section irienne horizontale parallèle à la précédente et presque de même étendue (fig. 79, *a b*).

2° De chaque extrémité de la boutonnière irienne on fait partir, avec la pince-ciseaux introduite entre les lèvres de la plaie, une nouvelle incision, la première oblique en bas et en dehors (fig. 79, *a c*), la seconde en bas et en dedans (*b d*), circonscrivant ainsi un lambeau trapézoïde à sommet supérieur.

La rétraction du lambeau donne une très large pupille, si l'iris est suffisamment contractile (fig. 80); sinon le lambeau, dans un troisième temps, serait excisé (Bowman) ou on aurait recours à d'autres procédés (v. Irito-ectomie, etc...) (DE WECKER. De l'iridotomie. *Ann. d'ocul.*, 1873.)

L'œil présente une rougeur modérée et l'*injection périkératique*, déjà signalée dans les kératites, est encore plus nette ici et ne pourra être confondue avec une conjonctivite. La membrane irienne, les vaisseaux étant dilatés et gorgés de sang, *semble plus épaisse* qu'à l'ordinaire, et *la pupille est petite*. La surface de l'iris a perdu son brillant et, si l'inflammation est intense, par suite des exsudats tombés dans la chambre antérieure et du trouble de l'humeur aqueuse, la surface antérieure de l'iris prend une teinte grisâtre qui contraste avec l'éclat de la membrane de l'œil congénère. Pour la même raison la pupille est moins noire et prend une teinte gris sale.

Elle ne réagit que peu ou pas du tout à la lumière et une goutte de solution d'atropine au centième instillée dans le cul-de-sac conjonctival pourra déterminer une dilatation irrégulière du diaphragme irien, preuve que des adhérences se sont déjà formées entre le bord pupillaire et la face antérieure du cristallin (synéchies postérieures).

Pour terminer l'examen, recommandant à notre malade de regarder fortement en bas, nous irons, avec les deux index appuyés très légèrement sur le globe au-dessus de la paupière supérieure, interroger la tension oculaire par de petits mouvements alternatifs de pression digitale, comme lorsqu'on veut rechercher la fluctuation dans un abcès. Cette recherche, qui sera faite avec la plus grande douceur, nous renseignera à la fois sur le tonus de l'œil, généralement diminué dans l'iritis, et sur l'état du corps ciliaire. Si la pression à ce niveau est douloureuse, c'est une preuve que le corps ciliaire participe à l'inflammation ; l'iritis est compliquée de cyclite et le pronostic est assombri [1].

Le point capital est de ne pas confondre l'iritis avec l'attaque de glaucome. Le meilleur élément de diagnostic réside dans l'examen attentif de l'iris et de la pupille. La membrane irienne dans l'iritis, épaissie et gorgée de sang, donne à l'œil de l'observateur la sensation très nette d'être augmentée de volume ; la pupille est généralement petite, contractée et quelquefois même un peu irrégulière.

Dans le glaucome, au contraire, l'iris plus ou moins atrophié est aminci et refoulé en avant ; la chambre antérieure est peu profonde, ou même a disparu et, chose capitale, *la pupille est* le plus souvent un peu *dilatée*. Le petit cercle noir qui la limite en dedans, cercle formé par la couche pigmentée de l'uvée, à peine visible à l'état normal, devient plus apparent dans l'attaque de glaucome.

Mais il est des cas hybrides dans lesquels l'iritis se complique d'hypertonie (iritis glaucomateuse), et le diagnostic devient hésitant. Le danger réside alors

---

[1] Le corps ciliaire se continuant sans transition avec l'iris participe toujours un peu à l'inflammation de cette dernière membrane. Si la réaction est légère, les symptômes de cyclite passent inaperçus et on dit qu'il y a seulement iritis. Si, au contraire, le globe est douloureux à la pression, s'il y a des troubles et des exsudats abondants dans la chambre antérieure, si avec cela les symptômes inflammatoires sont très accentués, on dit qu'il y a *irido-cyclite*.

dans l'emploi de l'atropine, véritable médicament spécifique de l'iritis, mais qui dans le glaucome peut entraîner la perte de l'œil.

Traitement. — Deux cas sont à considérer :

a) *L'œil a sa tension normale ou même est légèrement hypotone.* C'est le cas le plus habituel; on instillera une ou deux fois par jour, suivant l'intensité de l'affection, une solution d'atropine au centième, en solution aqueuse, ou mieux en solution huileuse, si la pupille a peu de tendance à se dilater. L'atropine forme le fond du traitement local et remplit un triple but : elle supprime ces alternatives continuelles de contraction et de dilatation de la pupille sous l'influence des variations de lumière et met l'iris au repos, condition première à réaliser dans toute inflammation. En second lieu, la dilatation de la pupille a pour conséquence le rétrécissement des vaisseaux iriens et par là même la diminution de l'afflux sanguin. Enfin l'atropine, en supprimant le contact de la membrane irienne avec la cristalloïde antérieure, empêchera la formation d'adhérences entre les deux surfaces, ou rompra les synéchies nouvellement formées si celles-ci ne sont pas trop marquées.

On y ajoutera deux ou trois sangsues appliquées sur la tempe du côté malade. La médication antiphlogistique donne en pareil cas des résultats excellents: la rougeur de l'œil diminue, les douleurs disparaissent et le malade recouvre le sommeil. De plus, cette saignée locale, en décongestionnant l'iris, rend l'action du mydriatique plus efficace et favorise la dilatation de la pupille. Des applications de compresses chaudes plusieurs fois par jour, le port de verres fumés, des frictions quotidiennes à la tempe du côté malade avec l'onguent mercuriel belladoné, des purgatifs légers, au besoin même, des bains de pied sinapisés et, dans les cas sévères, une injection de morphine à la tempe, viendront compléter la médication.

b) *L'œil est hypertone.* Le mydriatique devient inutile et dangereux ; il n'agit plus en présence de l'hypertonie et n'aurait d'autre résultat que d'élever encore la tension. On multipliera les émissions sanguines, sangsues à la tempe, ventouse de Heurteloup (toujours inférieure aux sangsues comme effet thérapeutique), compresses chaudes, calmants, et l'atropine sera remplacée par les myotiques. Dans les cas rebelles, une paracentèse de la cornée en diminuant le tonus permettra au mydriatique d'agir. L'iridectomie, qui a été recommandée pour combattre l'inflammation, ne serait pratiquée qu'exceptionnellement au cours de l'attaque d'iritis[1].

À côté du traitement local, le traitement général ne sera pas négligé. La cause de l'affection reconnue, un traitement intensif sera institué, surtout si

---

[1] Dans un cas d'iritis glaucomateuse rebelle, une large iridectomie supérieure, pratiquée en pleine période inflammatoire, nous donna un plein succès. Ce n'est pas à dire qu'il faille généraliser la méthode, l'opération n'ayant été faite ici qu'après avoir épuisé en vain tous les autres traitements.

l'iritis est d'origine syphilitique et on se rappellera que l'iritis, même bénigne en apparence, est toujours une affection grave qui peut avoir les conséquences les plus funestes (synéchies postérieures, occlusion pupillaire, hypertonie, troubles du vitré, etc.). Enfin une première atteinte, loin de conférer l'immunité, expose aux récidives ; le malade sera donc prévenu et attentivement surveillé.

AFFECTIONS SYMPATHIQUES

Diagnostic. — On désigne sous ce nom tous les accidents qui peuvent survenir dans un œil, consécutivement à certaines lésions du congénère anciennement blessé ou atrophié[1]. Nous ne pouvons pas toujours rapporter avec certitude l'origine de ces accidents à la blessure ou à la lésion du premier œil, mais il suffit que celui-ci ait été lésé antérieurement pour éveiller en nous l'idée de sympathie.

On peut les ranger sous deux chefs : l'*irritation sympathique* et l'*inflammation sympathique*.

L'irritation sympathique se présente sous des aspects divers : troubles sensitifs (douleurs péri-orbitaires, photophobie, photopsies), troubles sensoriels (depuis la diminution légère de l'acuité visuelle et le rétrécissement du champ visuel jusqu'à l'amblyopie sympathique), troubles moteurs (parésie ou paralysie de l'accommodation, spasmes du muscle ciliaire, contractions toniques ou cloniques de l'orbiculaire), troubles sécrétoires (hypersécrétion lacrymale, etc…). Tous ces symptômes peuvent se trouver isolés ou réunis, revêtant alors un aspect particulièrement menaçant, mais un point est à retenir : l'irritation sympathique, quelle qu'en soit la forme, n'est jamais d'origine infectieuse. Elle doit être rapportée à une irritation des nerfs ciliaires de l'œil malade agissant probablement par voie réflexe sur les nerfs ciliaires de l'œil sain par l'intermédiaire des centres nerveux (Leber).

C'est là une différence capitale avec l'inflammation ou *ophtalmie sympathique* qui elle est *toujours de nature infectieuse* et peut se présenter sous trois aspects différents : l'irido-choroïdite fibrineuse avec troubles intenses du vitré, c'est la forme la plus fréquente et la plus grave ; l'irido-choroïdite séreuse, plus bénigne et d'une symptomatologie plus atténuée, et la papillo-rétinite sympathique avec laquelle coexiste toujours un certain degré d'irido-choroïdite[2].

---

[1] C'est à dessein que nous les désignons sous la rubrique plus générale d'« *affections sympathiques* » de préférence à celle d'« *ophtalmie sympathique* » ordinairement employée et qui peut prêter à confusion. Les formes en sont multiples et il ne s'agit pas toujours d'une inflammation de l'iris ou de la choroïde seule, mais le tractus uvéal est le plus souvent intéressé ; c'est pourquoi nous les étudierons ici avec le traitement des affections de l'iris.

[2] Il faudrait y ajouter l'atrophie simple du nerf optique d'origine sympathique (Nuel, Mooren, etc.), mais les cas publiés sont encore trop peu nombreux et la nature sympathique de l'affection n'est pas établie. On peut en dire autant de la conjonctivite et de la kératite sympathiques (Deutschmann).

Traitement. — Cette notion de l'absence d'infection dans le premier cas et de son existence constante dans le second doit retentir sur le traitement.

IRRITATION SYMPATHIQUE. — La thérapeutique rationnelle consiste à éloigner la source d'irritation. On recommandera tout d'abord le repos à l'obscurité combiné aux compresses chaudes et aux antiphlogistiques ; si les symptômes ne cèdent pas, on aurait recours à l'énucléation de l'œil sympathisant qui fera cesser très rapidement tous les accidents, quelquefois même aussitôt après l'énucléation.

Le pronostic est donc relativement favorable, puisque l'énucléation de l'œil sympathisant, si elle peut être faite (perte absolue de la vision de ce côté), suffit toujours à faire disparaître les accidents [1].

Lorsque l'œil a déjà été énucléé, on rechercherait si le cul-de-sac conjonctival n'est pas enflammé, si le moignon n'est pas douloureux à la pression ; l'œil artificiel sera soigneusement examiné et remplacé au besoin. Quelquefois on peut être obligé d'exciser un fragment de la portion terminale du nerf optique.

OPHTALMIE SYMPATHIQUE. — *Traitement général.* — A l'inverse de l'irritation sympathique, l'ophtalmie sympathique est toujours d'origine infectieuse; le fait n'est pas contesté, mais le point en litige est celui de l'origine de l'infection. Celle-ci peut venir de l'œil sympathisé dans l'œil sympathisant par l'intermédiaire de la circulation générale (Berlin), ou par les gaines lymphatiques du nerf optique en passant par le chiasma (Leber, Deutschmann), ou bien provenir de tout autre point de l'économie. Il s'agirait, dans ce dernier cas, d'une véritable auto-intoxication venant se localiser sur l'œil sympathisé irrité seulement par l'œil sympathisant et devenu de ce chef un « *locus minoris resistentiæ* » (Schmidt-Rimpler, Panas).

Quoi qu'il en soit, la maladie étant toujours infectieuse, le traitement général sera dirigé dans ce sens, et avant tout le malade sera fortement mercurialisé (frictions, calomel à petites doses à l'intérieur et surtout injections intramusculaires d'huile biiodurée) [2]. L'hygiène générale ne sera pas négligée et on prescrira utilement des purgatifs légers, la sudation, les diurétiques, tous moyens propres à activer la diurèse [3].

---

[1] La section optico-ciliaire, imaginée en pareil cas, ne remplit pas le but. Le bénéfice obtenu est réel mais non durable, car les nerfs ciliaires sectionnés se régénèrent et pénètrent de nouveau dans le globe, donnant à l'œil une sensibilité nouvelle (v. chap. VI, Appendice).

[2] On fera chaque jour en plein muscle fessier avec la seringue de Pravaz une injection intra-musculaire d'un centimètre cube de la solution suivante (Panas) :

    Huile d'olives, bien lavée à l'alcool et stérilisée............ 30 gr.
    Biiodure d'hydrargyre............. .... 0,12 centigr.

A cette dose presque infinitésimale (4 milligr. de biiodure par centim. cube), le mercure est très bien toléré et agit d'une manière beaucoup plus efficace que toutes les autres préparations Dans les cas sévères, on ferait chaque jour deux injections, soit 8 milligr. de biiodure par jour

[3] Les essais d'opothérapie par les injections sous-cutanées d'extrait de corps ciliaire de bœuf tentés par Louis Dor (de Lyon) dans les formes sévères d'ophtalmie sympathique, n'ont pas été suivis (LOUIS DOR. Essais de thérapeutique ophtalmique avec l'extrait de corps ciliaire de bœuf. *Soc. fr. d'opht.* et *Ann. d'ocul.*, CXVII, p. 366 et CXVIII, p. 49, 1897).

Traitement local. — Il faut envisager ici la conduite à tenir du côté de l'œil sympathisant et du côté sympathisé.

a) Du côté sympathisant, l'énucléation s'impose et doit être faite sans tarder. Mais l'ablation du globe est généralement impuissante dans les cas graves à enrayer le processus. On doit néanmoins y recourir, ne fût-ce que pour n'avoir rien à se reprocher, et le nerf optique sera sectionné le plus loin possible du globe; toute autre opération conservatrice (résection optico-ciliaire, etc.) est à rejeter.

On peut voir quelquefois l'ophtalmie sympathique survenir plusieurs semaines après l'énucléation préventive. On a recommandé alors l'injection de quelques gouttes d'une solution de cyanure de mercure au centième dans la cavité même du moignon [1], ou la résection du bout central du nerf optique, si celui-ci est douloureux à la pression.

L'énucléation de l'œil sympathisant ne serait faite que si la vision de cet œil était entièrement abolie. Dans le cas contraire, si faible que soit le degré d'acuité visuelle conservé, l'énucléation serait rejetée et on se contenterait de faire sur cet œil sympathisant un traitement identique à celui fait sur de l'œil sympathisé et qui nous reste à décrire.

b) Du côté de l'œil sympathisé, on multipliera les instillations d'atropine. Le mydriatique n'agit bien qu'au début; plus tard, la pupille se laisse beaucoup plus difficilement dilater et l'emploi du collyre serait suspendu à la moindre menace d'hypertonie. Si l'atropine est mal tolérée, elle serait remplacée par la duboisine ou le bromhydrate de scopolamine. On y ajoutera les compresses chaudes fréquemment renouvelées et le séjour dans une chambre obscure tant que durent les phénomènes irritatifs. Enfin, les injections sous-conjoncti-vales de sublimé pourront compléter la médication [2].

Prophylaxie de l'ophtalmie sympathique. — Le plus sûr moyen d'éviter l'affection est de connaître les accidents capables de la provoquer. Parmi ceux-ci, les blessures perforantes du globe tiennent la première place, en particulier les blessures de la région ciliaire, surtout si un corps étranger est demeuré dans l'intérieur de l'œil. D'une manière générale, un œil atrophié, quelle que soit la cause de l'atrophie, est toujours capable d'entraîner l'inflam-mation sympathique du congénère. Il faut en excepter cependant l'atrophie qui suit la panophtalmie; l'ophtalmie sympathique, en pareil cas, est excep-tionnelle. La destruction des nerfs ciliaires ici en supprimant toute cause d'irri-

---

[1] ABADIE, DARIER. *XIIIe Congrès internat. de médecine, Section d'ophtalmologie*, 2 au 9 août 1900.

[2] On a conseillé aussi l'iridectomie, l'opération ayant ici un triple but : combattre l'inflam-mation, diminuer l'hypertonie si elle existe et améliorer l'acuité visuelle. Mais une iridectomie en pleine période inflammatoire, loin de diminuer l'inflammation (iridectomie antiphlogistique) ne peut que l'augmenter le plus souvent. Si la tension s'élève et ne cède pas aux myotiques elle serait combattue par des sclérotomies ou des paracentèses répétées, de préférence à l'iridectomie. Quant à l'iridectomie optique, le résultat en demeure très hypothétique et le mieux est de s'abstenir de toute intervention sur l'œil sympathisé, tant que toute trace d'inflammation n'a pas disparu.

tation, constitue en quelque sorte une garantie contre l'ophtalmie sympathique. Ceci d'ailleurs n'est pas absolu.

Les blessures du globe doivent surtout être incriminées, en particulier si elles sont suivies d'infection. C'est là le point capital ; une plaie de l'œil non infectée est peu à craindre. Le pronostic repose donc tout entier sur la présence ou l'absence d'infection.

Il est quelquefois difficile de reconnaître si la plaie est ou non infectée. Au début, dans les premiers jours qui suivent l'accident, lorsque les lèvres de la plaie sont infiltrées, la chambre antérieure ou le corps vitré troubles, le tout accompagné de chémosis et de réaction ciliaire intense, l'infection est certaine. Mais plus tard, le diagnostic devient hésitant. On se basera sur les caractères suivants : si la plaie est aseptique, au bout de quelques jours la rougeur et l'inflammation disparaissent et les lèvres de la plaie se cicatrisent. Dans le cas contraire, la pupille reste paresseuse, se laisse mal dilater par l'atropine, l'œil demeure légèrement photophobe, larmoyant, et l'injection périkératique ne disparaît qu'incomplètement.

On multipliera les compresses chaudes, sangsues à la tempe, instillations d'atropine du côté atteint, combinées à un traitement hydrargyrique intensif, en se tenant prêt à énucléer à la moindre menace de sympathie. Une diminution brusque du tonus survenant sur l'œil blessé doit être regardée comme une complication particulièrement redoutable et sera surveillée attentivement, car elle peut être suivie d'inflammation sympathique du congénère.

La douleur à la pression au niveau du corps ciliaire du côté de l'œil blessé éveille aussitôt l'idée de sympathie. Mais ce signe n'a pas l'importance qu'on lui reconnaissait autrefois, car il peut manquer (Schmidt-Rimpler, Schirmer), soit parce que le corps ciliaire décollé n'est plus accessible à la palpation ou parce que l'inflammation de celui-ci est peu prononcée et ne se révèle par aucune douleur à la pression.

A côté des plaies pénétrantes du globe, on peut voir d'autres affections déterminer plus tard l'ophtalmie sympathique (leucomes adhérents, ruptures sous-conjonctivales, opérations sur le globe, etc.), mais le point à retenir est que l'infection joue toujours le principal rôle. C'est ainsi que l'ophtalmie sympathique, qu'on peut observer exceptionnellement après l'opération de cataracte et qui était rapportée autrefois à l'irritation des nerfs ciliaires résultant de l'enclavement de fragments iriens ou de débris de capsule entre les lèvres de la plaie, coïncide toujours avec une inflammation de l'iris et du corps ciliaire.

En résumé, l'ophtalmie sympathique est toujours d'origine infectieuse et toute plaie de l'œil sera d'autant plus susceptible de la provoquer qu'elle sera elle-même infectée.

GLAUCOME [1]

Diagnostic. — Le diagnostic de la maladie repose sur l'hypertonie, symptôme commun à toutes les affections glaucomateuses [2]. Suivant que celle-ci apparaît brusquement sur un œil jusque-là indemne ou, au contraire, lentement, progressivement, laissant à l'œil le temps de s'accoutumer au changement de pression, on a le *glaucome aigu* ou le *glaucome chronique*. Ce dernier peut être *simple* si la tension demeure toujours légèrement élevée sans présenter de modifications appréciables, ou *irritatif* dans le cas contraire.

a) GLAUCOME AIGU. — Il a pour caractère essentiel de procéder par poussées inflammatoires vives séparées par des rémissions franches. Il débute en général par de petites *attaques prodromiques*. Tout à coup, à l'occasion d'une fatigue, d'un repas un peu copieux ou sans cause appréciable, la vision se trouble ; le malade a la sensation de voir les objets comme à travers une fumée grisâtre, et les flammes entourées d'un arc-en-ciel. Examiné au moment de l'attaque, l'œil atteint présente toujours les trois signes suivants qui imposent le diagnostic :

1° La pupille est un peu plus dilatée que celle du côté opposé et réagit mal à la lumière ; elle est devenue paresseuse.

2° La surface de la cornée est légèrement trouble au centre, donnant l'impression d'une glace sur laquelle on aurait respiré. Cette matité de la cornée, occasionnée par l'hypertonie, est le principal facteur de la vision trouble.

3° Enfin, la tension intra-oculaire est supérieure à la normale.

L'attaque prodromique dure peu et, quelques minutes ou quelques heures après, tout rentre dans l'ordre. Mais, après un temps variable (plusieurs jours ou plusieurs semaines), une seconde attaque peut survenir, suivie elle-même d'une troisième, puis ces attaques deviennent de plus en plus rapprochées et l'affection peut rester longtemps à cette période jusqu'au moment où apparaît l'*attaque aiguë de glaucome*. Ce n'est, en somme, qu'une attaque prodromique beaucoup plus accentuée et il n'y a entre les deux qu'une différence de degré. Lorsqu'elle est franche, on a l'aspect typique du glaucome aigu (injection ciliaire vive, douleurs péri-orbitaires atroces, dilatation pupillaire, tension très élevée, fond d'œil inéclairable, vision nulle). Puis, après un temps variable, huit, quinze jours, les douleurs cessent, la tension diminue, la

---

[1] Sans doute le glaucome ne rentre pas dans le cadre des affections de l'iris : nous l'étudions néanmoins avec elles, car la principale opération dirigée contre le glaucome, l'iridectomie, exige une connaissance précise des manifestations diverses de l'affection.

[2] Nous n'avons en vue ici que le glaucome primitif, essentiel, celui qui dérive directement de l'hypertonie et dont la cause demeure inconnue, laissant de côté le glaucome secondaire (suite de synéchies antérieures, leucomes adhérents, tumeurs du globe, etc.). Cette hypertonie peut manquer quelquefois, et la papille néanmoins s'excaver (amaurose avec excavation de de Græfe). Mais, en pareil cas, tous les moyens dont nous disposons contre le glaucome n'ont aucune action, et l'affection ne doit pas rentrer dans le cadre des maladies glaucomateuses.

cornée recouvre sa transparence et la vision reparaît quoique diminuée, tandis que persiste une légère dilatation de la pupille.

Mais, comme les accès du début, l'attaque se reproduit et, au fur et à mesure que les attaques deviennent plus fréquentes, les rémissions sont incomplètes, la pupille restant dilatée dans l'intervalle et l'œil hypertone. Le glaucome évolue vers l'état chronique après avoir passé de la période des rémissions franches à celle des rémissions incomplètes, pour aboutir finalement à la cécité définitive.

b) GLAUCOME CHRONIQUE IRRITATIF. — Le début de l'affection rappelle les attaques prodromiques du glaucome aigu et se manifeste par des obnubilations passagères de la vue avec hypertonie légère. Mais les accès sont moins marqués, les rémissions sont également moins franches et dans l'intervalle des attaques la tension demeure un peu supérieure à la normale. Ainsi s'établit une certaine tolérance de l'organe. A part une légère injection ciliaire qui peut passer inaperçue, l'hypertonie ne se manifeste que par des modifications du côté du fond de l'œil (veines volumineuses, pouls artériel, début d'excavation de la papille, etc...). Elle aboutit néanmoins assez rapidement à la cécité.

c) GLAUCOME CHRONIQUE SIMPLE. — Il a pour caractère essentiel de s'établir insidieusement. L'hypertonie est peu marquée ou nulle et ne se révèle par aucun symptôme extérieur. Elle se traduit seulement par des modifications du côté du fond de l'œil, qui peuvent aboutir à une excavation totale de la papille et à une cécité complète, quelquefois même sans que le malade s'en aperçoive si le second œil est demeuré indemne. Le diagnostic de glaucome se fait alors par hasard : le sujet vient consulter parce que, quelques jours auparavant, il s'est aperçu qu'il ne voyait pas de l'un des deux yeux et l'examen ophtalmoscopique révèle une excavation totale de la papille. Si en même temps on interroge la tension, on constate un léger degré d'hypertonie.

Telles sont les trois formes de glaucome, aigu, subaigu et chronique, qu'il était nécessaire de rappeler, car le traitement est bien différent dans les trois cas. Ils ne sont pas toujours aussi nettement tranchés et il y a entre ces trois types tous les intermédiaires suivant les fluctuations qui peuvent survenir dans l'hypertonie.

Choix du traitement. — Il est à la fois médical et chirurgical, et les deux seront le plus souvent combinés. Le traitement médical réside tout entier dans l'emploi des myotiques, combinés ou non aux moyens antiphlogistiques dont nous disposons (sangsues à la tempe, compresses chaudes, purgatifs, etc.). L'ésérine, employée d'abord par Laqueur en 1877, peut être utilisée en solution aqueuse ou, mieux, en solution huileuse ; celle-ci est plus active et l'alcaloïde ne se transforme pas en rubrésérine comme avec la solution aqueuse. On ne dépassera jamais le titre de 1 p. 100, quel que soit le véhicule employé. La pilocarpine employée sous forme de nitrate ou de salicylate, a une action moins énergique, mais n'occasionne pas de douleurs névralgiques ; elle sera réservée aux cas légers.

Les myotiques, en rétrécissant la pupille, diminuent la tension et leur action, dont le mécanisme est peu connu, est très réelle ; mais elle n'est que suspensive, jamais curative, et peut être nulle dans certains cas. Il faut alors recourir aux moyens chirurgicaux : paracentèse, sclérotomie, iridectomie, etc. (v. Opérations dirigées contre l'hypertonie).

Toutes ces opérations ont déjà été étudiées, avec leurs indications respectives. Il nous reste ici à présenter dans une sorte de revue d'ensemble le traitement propre à chaque variété :

a) GLAUCOME AIGU.— 1° Au début, *au moment des attaques prodromiques,* les myotiques, combinés au traitement antiphlogistique habituel (compresses chaudes, sangsues à la tempe, bains de pied sinapisés, purgatifs, etc.), peuvent suffire à faire cesser rapidement l'accès, à condition d'être employés en solution forte (ésérine huileuse, ou mélange d'ésérine et de pilocarpine). Mais le retour des accès doit être attentivement surveillé et le malade ou, tout au moins, son entourage seront prévenus de la gravité de l'affection et de la nécessité absolue de prévenir le retour des accès.

Pendant l'accès on prescrira donc les instillations quotidiennes de collyre à l'ésérine, instillations qui devront être faites trois fois par jour, le matin au réveil, à midi, et le soir avant le coucher. Les myotiques, en effet, n'agissent que pendant sept à huit heures ; passé ce laps de temps, l'œil échappe à leur influence et il devient nécessaire de répéter l'instillation.

Après l'accès, on pourra se contenter de deux instillations par jour, une le matin et une le soir, en diminuant peu à peu la dose de l'alcaloïde ; puis l'ésérine sera remplacée par la pilocarpine, à 2 p. 100 d'abord, puis à 1 p. 100. Le myotique sera continué longtemps et ne devra jamais être abandonné tout à fait. Un œil ayant subi une première poussée est de ce chef très exposé à une nouvelle, et il est rare que celle-ci fasse défaut. Il faut donc, par l'emploi des myotiques, en reculer l'échéance, et si une nouvelle attaque prodromique survient, elle serait traitée de la même manière ; à condition, bien entendu, que la pupille se contracte bien sous l'influence du myotique et que l'accès disparaisse rapidement.

Car, nous l'avons dit déjà à propos de l'iridectomie et on ne saurait trop le répéter, le traitement du glaucome aigu demeure essentiellement chirurgical. Le traitement médical ne peut être employé qu'au début, à la période prodromique et à condition que les accès cèdent facilement aux myotiques, lesquels seront continués dans l'intervalle des attaques. Mais ici encore, si les attaques sont fréquentes et longues, la question de l'intervention peut être discutée.

L'opération peut suffire à enrayer définitivement la marche de l'affection et l'iridectomie est d'autant plus efficace qu'elle est faite de bonne heure.

2° *Attaque de glaucome.* — L'iridectomie s'impose et doit être faite sans tarder. C'est une opération d'urgence au premier chef et c'est l'intervention de choix. Sans doute elle n'agit pas dans tous les cas (un tiers environ), mais ce sont les seuls dans lesquels elle agisse (glaucomes aigus et subaigus) [1]. Dans le glaucome chronique, au contraire, le traitement reste médical.

Elle doit être très large, en trou de serrure (v. fig. 68) et, avant de l'exécuter, on instillera au préalable les myotiques. Si en même temps la tension était très élevée et la chambre antérieure effacée, on ferait tout d'abord une sclérotomie réduite ou, mieux, une ponction du vitré avec le couteau de de Græfe, et l'iridectomie ne serait pratiquée que le lendemain ou le surlendemain, une fois la chambre antérieure rétablie. Dans ces conditions seulement on évitera les désastres qui peuvent suivre une iridectomie faite sur un œil hypertendu à l'excès (luxation du cristallin, hémorrhagies intra-oculaires graves, etc.). C'est ainsi que dans le glaucome absolu l'iridectomie, qui là aussi peut donner de bons résultats, ne serait faite qu'avec une extrême prudence. On recherchera au préalable si le glaucome est hémorrhagique ou, au contraire, si le glaucome absolu n'est pas dû à une tumeur. Dans le premier cas le sujet est généralement artério-scléreux et, dans le second, la tension présente de grandes fluctuations.

Faite ainsi avec prudence l'iridectomie peut donner des résultats excellents, enrayant définitivement l'attaque et prévenant le retour de nouveaux accès. Après l'opération, la tension revient peu à peu à la normale, les phénomènes inflammatoires cèdent, la vision redevient ce qu'elle était avant l'attaque et le tonus reste peu élevé ou même normal. Mais ce résultat idéal n'est pas toujours obtenu : quelquefois le bénéfice retiré est peu considérable; ailleurs, l'affection continue à évoluer, ou même l'iridectomie ne fait que hâter le processus fatal [2].

On ne peut prévoir avec certitude avant l'intervention l'effet de l'iridectomie, mais il y a néanmoins quelques éléments dont il faut tenir compte.

L'opération, si elle est efficace, peut amener avec la diminution du tonus la suppression des douleurs et le rétablissement de la vision telle qu'elle était avant l'attaque.

Ce triple effet ne sera pas toujours obtenu et la durée de l'attaque prend ici, au point de vue du pronostic, une importance capitale. Si l'iridectomie est faite de bonne heure, le lendemain ou le surlendemain du début de l'accès, alors que la rétine et la papille n'ont pas été soumises assez longtemps à cette pression exagérée pour être définitivement altérées, on peut espérer à la fois la diminution du tonus, la suppression des douleurs et le rétablissement de la vision. Dans le cas contraire, lorsque l'accès dure déjà depuis plusieurs jours,

---

[1] L'iridectomie antiglaucomateuse pour être efficace doit être précoce. Nous ne connaissons pas encore le mécanisme par lequel se produit alors la régularisation de la tension oculaire, mais on peut, d'après M. Rochon-Duvigneaud, déterminer les conditions anatomiques dans lesquelles doit se trouver l'œil glaucomateux pour que l'iridectomie puisse abaisser la tension et celles où, au contraire, elle reste nécessairement impuissante à détendre l'œil. Ces conditions résident dans l'état de l'angle irien opéré. S'il est conservé, l'iridectomie pourra être efficace; s'il est oblitéré, elle restera sans action. (ROCHON-DUVIGNEAUD. *La Clinique ophtalmologique*, 25 janvier 1901.)

[2] Cette complication fâcheuse, qu'on observe quelquefois avec le glaucome chronique, est très rare dans le glaucome aigu.

lorsque surtout la sensibilité lumineuse existe à peine ou fait totalement défaut, si avec cela il y a mauvaise projection, le pronostic doit être très réservé. L'opération, à supposer qu'elle réussisse, diminuera le tonus et supprimera les douleurs, conséquence directe de l'hypertonie, mais la vision demeure compromise. On tiendra compte aussi de l'âge du malade : le glaucome est d'autant plus grave que le malade est plus âgé.

L'iridectomie ne suffit pas toujours à prévenir le retour de nouvelles attaques. On n'aurait alors d'autre ressource que la ponction au niveau de l'ancienne cicatrice ou un peu en arrière, *en pleine sclérotique* (oulétomie), moyen qui peut donner d'excellents résultats. S'il échoue, on n'hésiterait pas, comme le faisait de Græfe, à pratiquer une nouvelle iridectomie au point diamétralement opposé, en bas par conséquent, malgré l'éblouissement qui peut en résulter.

Dans tous les cas, après la première opération, que l'attaque se renouvelle ou non, les myotiques seront longtemps continués (plusieurs mois). Ils ne seraient abandonnés qu'après s'être assuré que la marche de l'affection est définitivement enrayée et que celle-ci n'a aucune tendance à reparaître. Cette action du myotique après l'iridectomie peut paraître douteuse au premier abord, le sphincter n'existant plus. Elle est néanmoins très réelle et suffit à faire disparaître les petites poussées d'hypertonie passagères qui peuvent apparaître après l'iridectomie, preuve que les myotiques n'agissent pas seulement par la contraction de la pupille qu'ils déterminent. C'est là un fait qu'il faut retenir afin de ne pas abandonner l'ésérine après l'opération, comme on pourrait être tenté de le faire.

L'iridectomie, on le voit, bien que ne donnant pas toujours de résultats satisfaisants, est l'opération de choix dans le glaucome aigu dont elle peut suffire à enrayer la marche. Elle ne sera jamais faite au contraire dans le glaucome hémorrhagique et dans le glaucome infantile (buphtalmie), pour lesquels on aurait recours à des opérations moins complètes (sclérotomies réduites, paracentèses très étroites, etc...) ; l'iridectomie, en pareil cas, pourrait amener un désastre.

b) Glaucome chronique irritatif.— Cette variété tient le milieu entre le glaucome aigu et le glaucome chronique simple[1]. L'iridectomie peut être faite au moment des accès ou dans leur intervalle, surtout s'ils se renouvellent fréquemment ; mais l'opération donne des résultats moins certains. Elle n'est jamais aussi urgente et peut être remplacée momentanément par des sclérotomies ou des paracentèses répétées. On peut ainsi juger, suivant l'effet obtenu, du résultat qu'il est possible d'attendre de l'iridectomie. Dans tous les cas, le traitement par les myotiques ne sera pas négligé et sera combiné au traitement chirurgical.

c) Glaucome chronique simple. — On se contentera ici du traitement médical par les myotiques, car le traitement chirurgical n'a aucune action et

---

[1] Ceci au point de vue symptomatique, car la nature de ces deux dernières variétés est essentiellement différente : le glaucome chronique irritatif procède comme le glaucome aigu et les deux affections sont de nature sensiblement identique; le glaucome chronique simple, au contraire, ne leur ressemble pas et ne devrait pas rentrer dans le même groupe clinique.

peut même être nuisible. On a vu quelquefois une iridectomie être suivie, en pareil cas, d'une diminution rapide de la vision. Fuchs, sur une statistique de 31 glaucomes chroniques traités par l'iridectomie, rapporte 19 insuccès et 20 aggravations. Les myotiques demeurent donc la seule ressource. Bien employés et longtemps prolongés ils peuvent maintenir très longtemps l'acuité visuelle et le champ visuel intacts ou, du moins, dans le même état qu'au moment où le traitement a été institué [1]. Dans d'autres cas, en dépit du traitement et de l'hygiène la plus rigoureuse (repos, suppression de toute fatigue et des émotions vives, etc.) le champ visuel se rétrécit et l'acuité visuelle diminue.

La question de l'intervention peut alors être discutée, et une opération sera généralement tentée. Rarement suivie de succès, elle peut au contraire avoir un résultat néfaste. On ne fera donc jamais l'iridectomie, mais de simples paracentèses très étroites ou des sclérotomies réduites, afin de tâter en quelque sorte la susceptibilité du globe.

On tiendra compte de l'état du tonus. Si l'élévation de tension est appréciable, le pronostic est plus favorable et l'intervention peut amener une amélioration réelle. Dans le cas contraire, elle demeure inefficace et peut être funeste. C'est alors que M. Dianoux propose la sclérotomie suivie de malaxation (v. p. 51). Le soir même de l'opération, on exerce sur le globe une série de pressions alternatives avec la pulpe des deux index, comme lorsqu'on interroge la pression intra-oculaire afin de disjoindre les lèvres des plaies sclérales et de déterminer l'évacuation d'une partie de l'humeur aqueuse. Cette malaxation est répétée matin et soir pendant les cinq à six premiers jours, et le malade est habitué à la faire lui-même. On ajoute à cela l'instillation des myotiques qui seront longtemps continués, le sulfate de quinine et l'iodure de potassium à l'intérieur.

Enfin, lorsque l'affection progresse en dépit de tous les traitements institués et dans les cas où l'iridectomie peut être dangereuse, on est autorisé à tenter la sympathicectomie. L'opération est de date encore trop récente pour être jugée définitivement; mais jusqu'ici, d'après les cas rares que nous avons pu observer, les résultats ne semblent guère encourageants. L'amélioration, si tant est qu'elle existe, n'est jamais durable.

---

[1] Mais pour être efficaces, les myotiques doivent être employés longtemps et très régulièrement. Les instillations seront faites trois fois par jour : le matin au réveil, à midi et le soir avant le coucher, car le myotique n'agit pas au delà de 6 à 7 heures et l'œil doit être constamment maintenu sous leur influence.

Dans les formes bénignes, on peut se contenter de la pilocarpine qui sera prescrite à dose suffisante :

Nitrate de pilocarpine.................. 0,20 centigr.
Eau distillée bouillie.................. 10   grammes.

Dans les formes plus sévères, on pourra ajouter à ce collyre trois à cinq centigrammes de salicylate d'ésérine ou même prescrire le collyre à l'ésérine seule au centième. Mais l'ésérine en solution aqueuse détermine souvent un spasme du muscle ciliaire et des douleurs très vives. Aussi est-il préférable de l'employer en solution huileuse, au centième. Elle se montre beaucoup plus active sous cette forme, ne détermine aucune irritation et surtout ne provoque pas les douleurs que donne le collyre aqueux; nous avons eu souvent l'occasion de le constater.

APPENDICE

OPÉRATIONS SUR L'IRIS

Indépendamment de la sclérotomie antérieure précédemment décrite, des procédés multiples ont été imaginés dans le but de remplacer l'iridectomie. La plupart, d'ailleurs presque toujours insuffisants, sont dirigés contre l'hypertonie; l'iridotomie optique, très en faveur autrefois, l'irido-dialyse, la corélysis, sont aujourd'hui peu employées.

SOMMAIRE

§ I. — **Opérations dirigées contre l'hypertonie.** — OPÉRATION DE DE VINCENTIIS : Incision de l'angle iridien. — Manuel opératoire. Complications : section de la sclérotique; Irido-dialyse; Déchirures de l'iris. — Résultat : Nul le plus souvent. — IRIDO-SCLÉRO-TOMIE (Panas). Manuel opératoire et indications. — SCLÉROTOMIE COMBINÉE (de Wecker). Manuel opératoire : Incision de la sclérotique et irido-dialyse de la racine de l'iris. — IRIDEC-TOMIE PÉRIPHÉRIQUE PARTIELLE. Différents temps de l'opération : Sclérotomie, puis iridectomie périphérique. — Résultats. — SECTION DU MUSCLE CILIAIRE (Hancock). — RÉSECTION DU GANGLION SUPÉRIEUR DU SYMPATHIQUE CERVICAL. Résultats et indications.

§ II. — **Opérations ayant un but optique.** — IRIDOTOMIE. Manuel opératoire. — Danger de blesser le cristallin. — Résultats et indications. — IRIDO-CAPSULOTOMIE. Modifications du procédé classique : *Irito-ectomie à la pique*; *Irito-ectomie au couteau.* — Résultats généralement peu satisfaisants. — IRIDO-DIALYSE. Indication. Manuel opératoire. Résultats. Peu employée aujourd'hui. — Différents procédés.

§ III. — **Opérations dirigées contre les synéchies antérieures.** — SYNÉCHIES ANCIENNES. LEUCOMES ADHÉRENTS. Presque tous les procédés autrefois imaginés pour rompre les adhérences, donnent peu de résultats et sont aujourd'hui abandonnés. *Corélysis.* — *Iridorrhexis* (Desmarres). — *Staphylotomie* (Abadie). *Sphinctérolyse antérieure* (Schulek). — SYNÉCHIES RÉCENTES. PROLAPSUS IRIEN. Réduction du prolapsus suivant la méthode de Leber. Technique : rupture des adhérences; excision du prolapsus; réduction de l'iris. — Le procédé n'est applicable que pour les cas récents, en l'absence de toute infection et n'est pas souvent suivi de succès.

---

§ 1. — Opérations dirigées contre l'hypertonie.

a) INCISION DE L'ANGLE IRIDIEN [1].

Imaginée par de Vincentiis, elle a pour objet de rétablir les voies de filtration par l'incision, à l'aide d'une aiguille tranchante, de tout le tissu de l'angle de la chambre antérieure sur la moitié de la circonférence de la cornée.

---

[1] Ce n'est pas à proprement parler une opération sur l'iris, mais elle est quelquefois combinée à l'excision d'un fragment de cette membrane (opération de Pflüger-Dianoux) ; c'est pourquoi nous l'étudions ici.

Manuel opératoire. — INSTRUMENTS : Blépharostat, pince fixatrice et aiguille spéciale de de Vincentiis [1] : l'instrument est constitué par une fine tige d'acier légèrement recourbée, longue de 20 à 22 millim. et terminée par une petite faux longue de 3 millim., à pointe bien effilée et coupante par sa convexité (fig. 81) [2].

TECHNIQUE. — L'œil à opérer aura été ésériné dans les jours précédents et immédiatement avant l'intervention.

Le globe est fixé tout contre le limbe, à l'extrémité interne du diamètre horizontal, à l'opposé du point de ponction, et l'opérateur, avec l'aiguille tenue de la main droite, pénètre à l'extrémité externe du diamètre horizontal, à 1 millim. 1/2 en arrière du limbe scléro-cornéen, en pleine sclérotique par conséquent.

L'instrument est poussé doucement du côté temporal vers le côté nasal, un peu de bas en haut, en suivant la face profonde de la cornée, et la pointe de l'aiguille est engagée dans la voûte de l'angle iridien, à l'opposé du point de ponction. Tournant alors légèrement l'axe de l'instrument, de telle façon que le tranchant se trouve en haut [3] vers la sclérotique, l'opérateur lui fait décrire un demi-cercle, en prenant l'orifice d'entrée comme pivot, et débride lentement avec la pointe le tissu scléro-cornéen. Dès que celle-ci approche du point d'entrée, l'opérateur, redressant le manche de l'instrument, retire la tige de la chambre antérieure en ayant soin de ne pas agrandir le point de pénétration (fig. 82).

Pendant l'opération, si celle-ci a été bien conduite, le talon de l'aiguille obture l'orifice d'entrée pendant le travail de la pointe et aucune goutte d'humeur aqueuse ne doit s'écouler au dehors [4].

Complications. — *a) Blessure de la sclérotique.* — L'aiguille, en pénétrant trop profondément, peut intéresser complètement la sclérotique, mais cette *sclérotomie sous-conjonctivale* est presque toujours incomplète et le petit pont de sclérotique respecté s'oppose au prolapsus de l'iris.

b) L'irido-dialyse de la racine de l'iris, par l'hémorrhagie abondante qu'elle détermine, est une complication plus sérieuse.

c) Petites déchirures faites autour de la pupille, par arrachement avec la pointe de l'aiguille et par abrasion avec le tranchant de l'instrument. Elles semblent peu gêner la vision.

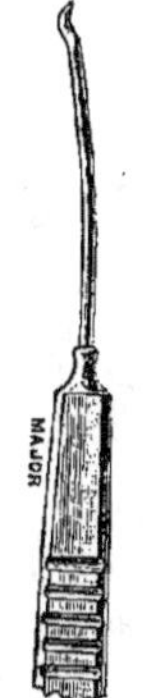

FIG. 81. — *Aiguille de de Vincentiis.*

Résultats et indications. — Le résultat anatomique de l'opération est le débridement de l'angle iridien, la section du muscle ciliaire, l'ouverture des sinus veineux et lymphatiques et aussi de l'espace supra-choroïdien. L'aiguille peut obtenir tous ces

---

[1] DE VINCENTIIS. Incisione dell' angolo irideo nell glaucoma. *Rendic. del XIII. Congr. della Assoc. oftalm. ital.,* 12 à 15 avril 1892, et *Annali di ottalm.,* XXII, p. 540, 1893.

TAYLOR. Sulla incisione dell' angolo irideo. Contribuzione alla cura del glaucoma. *Annali di ottalm.,* XX, p. 117, 1891.

[2] M. de Wecker se sert d'un couteau de de Græfe, mais l'opération est d'une exécution plus difficile : le couteau risque de blesser la cornée, l'iris ou le cristallin, l'humeur aqueuse s'échappe facilement et mieux vaut s'en tenir à l'instrument recommandé par de Vincentiis.

[3] De Vincentiis conseille de tourner le tranchant en même temps un peu en avant, mais l'incision porte alors en pleine membrane de Descemet, peu en arrière des limites de la cornée, et n'atteint ni le tissu de filtration scléro-cornéen, ni le canal de Schlemm. Mieux vaut tourner le tranchant plus en arrière, vers la base des procès ciliaires, afin d'ouvrir les sinus lymphatiques et veineux du limbe (DUCLOS. *Recherches sur le débridement de l'angle iridien.* Th. de Paris, 1898).

[4] Taylor, pour donner plus de facilité à l'opérateur, recommande de débrider le demi-cercle supérieur à l'œil droit, le demi-cercle inférieur à l'œil gauche. Mieux vaut, en règle générale, débrider toujours la moitié supérieure, quel que soit le côté à opérer, car l'excrétion dans le glaucome est surtout gênée en haut.

résultats du même coup ou seulement quelques uns d'entre eux. L'opération, comme
l'iridectomie, semble faciliter le passage de la lymphe à travers le globe et augmenter
e pouvoir d'excrétion. M. Duclos a constaté, par l'expérimentation sur les animaux,

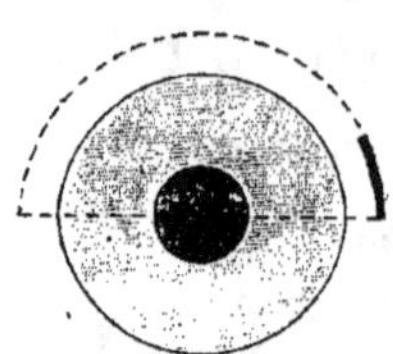

FIG. 82. — *Débridement de
l'angle iridien.*

L'aiguille a pénétré à l'extrémité externe du diamètre
horizontal et incisé la voûte
de l'angle iridien. Son trajet est représenté par la ligne demi-circulaire poin-
tillée.

que les injections passaient plus facilement, après l'opération, dans la lame séreuse supra-choroïdienne pour
se fixer dans les tissus du corps ciliaire et gagner les
vaisseaux de l'épisclère. Mais ces résultats s'appliquent
à des yeux normaux; on ne peut affirmer qu'il en soit
de même sur les yeux glaucomateux, chez lesquels précisément la région de l'angle irien est toujours profondément désorganisée et où existe une soudure plus ou moins
étendue entre la racine de l'iris et la sclérotique. Là
serait le point intéressant à examiner, et seul un hasard
de clinique peut nous fournir cette indication. M. Duclos
a pu examiner un œil glaucomateux sur lequel il avait
pratiqué le débridement, mais celui-ci était trop profondément désorganisé pour tirer aucune conclusion de
l'examen.

Cette opération, qui repose sur une base rationnelle,
est de date encore trop récente pour être jugée définiti-
vement. Elle aurait donné de bons résultats entre les mains de son auteur dans le glaucome prodromique et dans le glaucome chronique simple, lorsque les myotiques semblent
avoir épuisé leur action, dans le glaucome hémorrhagique et dans l'hydrophtalmie.
L'iridectomie, nous l'avons vu, ne peut être tentée sans danger dans ces deux
dernières variétés.

b) Irido-sclérotomie. (Panas) [1].

Manuel opératoire. — Instruments : Blépharostat, pince fixatrice et couteau de
de Græfe étroit.

Technique. — Premier temps. — *Ponction et contre-ponction.* — L'œil, ayant été éseriné
dans les jours précédents, est fixé tout contre le limbe du côté nasal, un peu au-dessous
de l'extrémité interne du diamètre horizontal. Puis, avec le couteau de de Græfe, le
tranchant dirigé en bas, l'opérateur pénètre du côté temporal à 1 millim. en arrière du
limbe et à égale distance du centre et de la demi-circonférence inférieure de la cornée.
Dès que la pointe du couteau apparaît dans la chambre antérieure, elle perfore la
membrane irienne d'avant en arrière et glisse en arrière de celle-ci sur une étendue
de 7 à 8 millim. Puis, perforant de nouveau la membrane d'arrière en avant, la pointe
du couteau est ramenée dans la chambre antérieure pour ressortir définitivement à
l'opposé du point de ponction, à 1 millim. en arrière du limbe (fig. 83).

Deuxième temps. — *Section sclérale.* — La transfixion faite, on imprime au couteau de
petits mouvements de scie, de manière à donner à chacune des sections (ponction et
contre-ponction) une étendue de 3 à 4 millim., ne laissant subsister entre les deux
qu'un pont médian de 2 à 3 millim. de large (fig. 84).

Troisième temps. — *Section de l'iris.* — Retirant alors le couteau, le tranchant tourné
en avant, on sectionne le pont restant d'iris en appuyant la pointe contre la face postérieure de la cornée; on reconnaît que la section a été bien faite à la rétraction de la
membrane irienne vers le centre de la pupille et à la boutonnière transversale marquant
le passage de l'instrument tranchant (fig. 84).

[1] Panas. L'irido-sclérotomie. *Arch. d'opht.*, 1884, p. 481.

Après l'opération, de l'ésérine est instillée et un pansement sec est appliqué pendant vingt-quatre heures.

Indications. — Hypertonie avec disparition de la chambre antérieure et distension de la chambre postérieure par un excès d'humeur aqueuse (leucomes adhérents étendus, consécutifs à des synéchies antérieures). L'opération échoue si l'hypertonie est causée par un excès de vitré.

Cette méthode à l'avantage de pouvoir être pratiquée alors que la chambre anté-

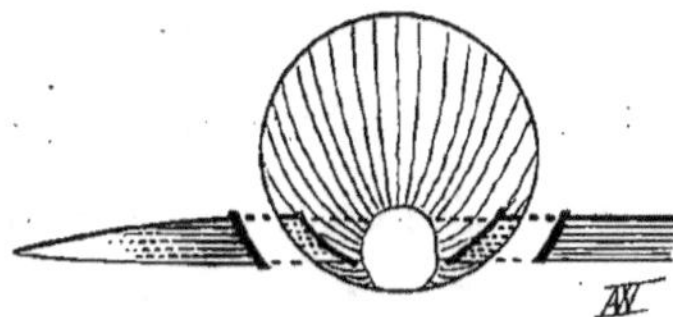

Fig. 83. — *Irido-sclérotomie.* (Panas.)

1er temps. Ponction et contre-ponction. L'iris est perforé avec le couteau de de Græfe qui pénètre et ressort à 1 millim. en arrière du limbe.

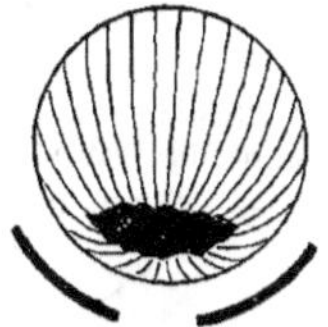

Fig. 84. — Résultat de l'opération. Double section sclérale et brèche irienne ovalaire.

rieure est effacée ou réduite. La blessure du cristallin sera évitée en employant un couteau très étroit et en suivant très exactement la face postérieure de l'iris.

c) Sclérotomie combinée. (De Wecker) [1].

Manuel opératoire. — **Instruments** : Blépharostat, pince fixatrice, couteau lancéolaire, pince à iris.

Technique. — L'œil aura été largement ésériné dans les jours précédents.

Premier temps. — *Incision sclérale* faite en haut avec le couteau lancéolaire à 1 millim. en arrière du limbe, comme pour l'opération de l'iridectomie. La pique est retirée dès que la section atteint 6 millim. et l'humeur aqueuse doit s'écouler lentement afin d'éviter le prolapsus irien (fig. 85).

Deuxième temps. — *Irido-dialyse de l'iris.* — La pince à iris est introduite fermée, la concavité tournée en avant, et saisit l'iris tout près de sa périphérie. Mais, au lieu d'attirer au dehors la partie saisie pour l'exciser, l'opérateur, par une traction exercée de haut en bas et combinée à des petits mouvements de latéralité, l'entraîne vers le milieu de la cornée et produit une irido-dialyse de la partie supérieure de l'iris sur une étendue de 6 à 8 millim (fig. 85). Une goutte d'ésérine est instillée et un pansement occlusif est appliqué.

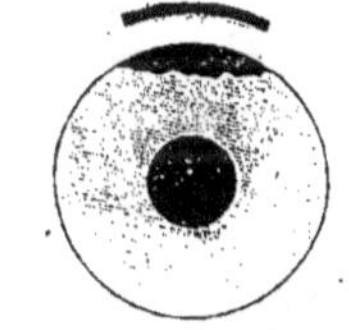

Fig. 85. — *Sclérotomie combinée.* (De Wecker.)

Aussitôt après l'opération, la chambre antérieure se remplit de sang et cette hémorrhagie, conséquence nécessaire de l'irido-dialyse, est le plus grave reproche qu'on puisse faire à l'intervention et doit la faire rejeter, car l'examen anatomique de ces yeux montre la chambre postérieure remplie de sang et la région ciliaire toujours intéressée. L'opération se rapproche du procédé

[1] De Wecker. Sclérotomie simple et combinée. *Ann. d'oculist.*, t. CXII, 1894, p. 261.

imaginé par Knies qui tentait de faire avec le couteau de de Græfe une irido-dialyse en même temps que la section cornéenne [1].

d) IRIDECTOMIE PÉRIPHÉRIQUE PARTIELLE

Ce procédé, imaginé en même temps par MM. Pflüger[2] en Suisse et Dianoux[3] en France, aurait tous les avantages de l'iridectomie, tout en l'emportant sur elle par la conservation d'une pupille ronde et capable de se contracter sous l'influence des myotiques. C'est une scléro-iridectomie, comme le faisait Terson (père), avec cette différence que l'iridectomie, ici, est partielle au lieu d'être totale [4].

Manuel opératoire. — Les instruments sont les mêmes que pour l'iridectomie et l'opération comprend quatre temps :

PREMIER TEMPS. — La pupille étant fortement contractée par l'ésérine, l'opérateur fait

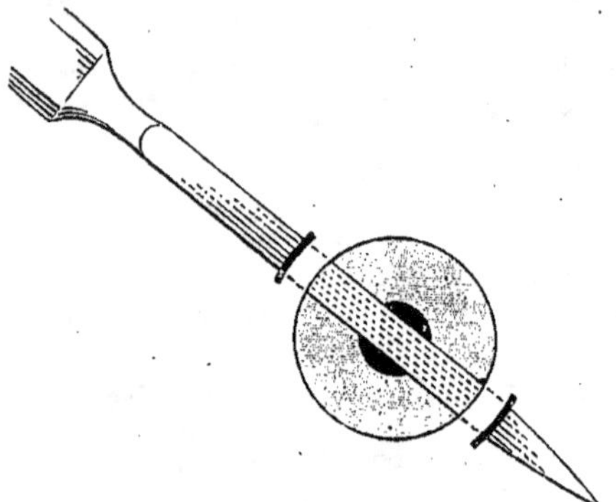

FIG. 86. — *Irido-sclérotomie. Premier temps.*

avec le couteau de de Græfe la ponction et la contre-ponction à 1 millim. 1/2 en arrière du limbe, suivant un des grands diamètres obliques de l'œil (fig. 86).

DEUXIÈME TEMPS. — Après avoir agrandi avec le tranchant la contre-ponction, la pointe du couteau est légèrement retirée en arrière et engagée dans la voûte même de l'angle irien qu'elle incise profondément de bas en haut, par un mouvement en arc de cercle, tandis qu'on abaisse le manche de l'instrument (fig. 87 et 88).

[1] KNIES. Ueber eine neue Behandlung des Glaukoms. *Ber. über d. XIII, Ver.d. opht. Ges. zu Heidelberg*, 1893, p. 118.

[2] PFLUGER. Operazioni mod. del glauc. *Archiv. de ottalmol.*, ann. I, vol. I, fasc. 7, april 1894.

[3] DIANOUX. *Académie de médecine*, 1896.

[4] TERSON (père). La scléro-iridectomie ou l'exécution de la sclérotomie et de l'iridectomie dans le glaucome. *Congrès d'ophtalmologie*, janvier 1885. — MANUEL OPÉRATOIRE : Ponction et contre-ponction suivant un diamètre oblique de haut en bas et de dehors en dedans. La plaie de ponction est agrandie davantage que celle de la contre-ponction, puis on pratique à ce niveau l'excision de l'iris et on réduit les angles du colobome.

L'opération serait plus efficace que l'iridectomie et n'aurait pas les dangers auxquels expose cette intervention sur les yeux à tension élevée (hémorrhagie, subluxation du cristallin, issue du vitré).

Troisième temps. — Le couteau étant tenu horizontalement, nouvelle contre-ponction de la sclérotique, toujours à 1 millim. 1/2 en arrière du limbe, en un point exactement

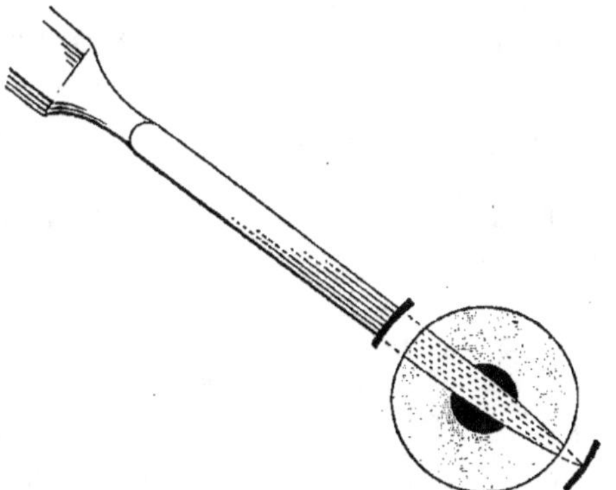

Fig. 87. — *Irido-sclérotomie. Début du deuxième temps.*

opposé au point de pénétration, et incision de l'enveloppe sclérale et de la conjonctive, de manière à obtenir une plaie scléroticale d'environ 6 millim. de large (fig. 89).

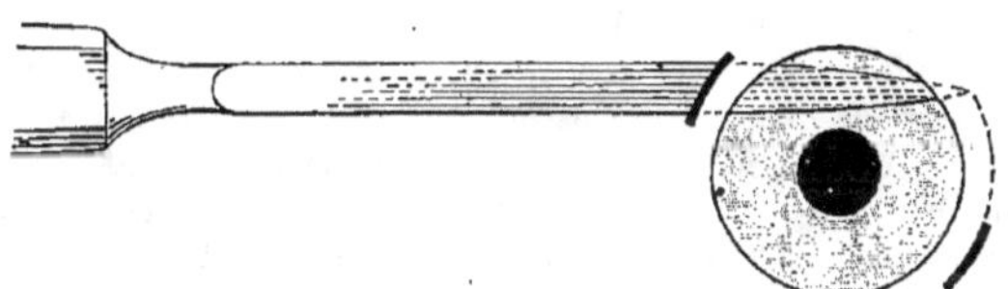

Fig. 88. — *Irido-sclérotomie. Fin du deuxième temps.*

Quatrième temps. — Préhension très délicate de l'iris à l'union de son tiers périphérique avec son tiers moyen, à l'aide de la petite pince à iridectomie introduite entre

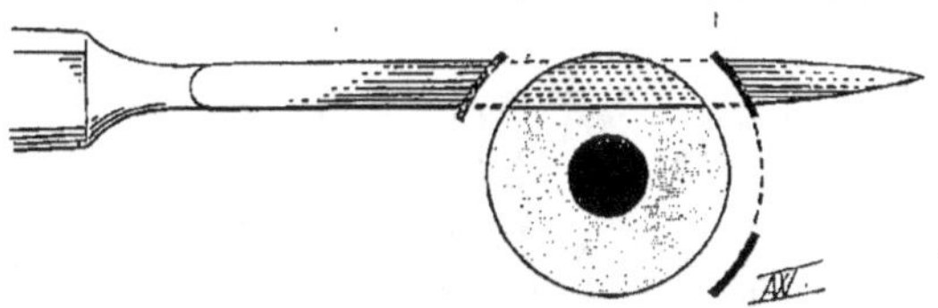

Fig. 89. — *Irido-sclérotomie. Début du troisième temps.*

les lèvres de la plaie, et section verticale de la membrane irienne avec la pince-ciseaux au ras de la sclérotique.

Résultats. — Brèche irienne petite, périphérique (fig. 90), cachée par la paupière supérieure, et conservation d'une pupille ronde, contractile par les myotiques. Le point délicat et difficile est de ne sectionner que la partie tout à fait périphérique de l'iris : la membrane, pour cela, doit être relativement saine Dans les six observations rapportées par M. Roulleau [1], l'effet immédiat a été satisfaisant et les résultats durables dans deux cas [2].

e) Résection du sympathique cervical

La résection du ganglion cervical supérieur seule nous intéresse ; nous ne décrirons donc que la résection partielle, limitée à ce ganglion, d'une exécution beaucoup plus facile que la résection totale.

Manuel opératoire. — On emploiera l'éther de préférence au chloroforme, afin d'éviter la syncope qui peut se produire pendant l'opération, probablement par suite de l'excitation du pneumogastrique [3].

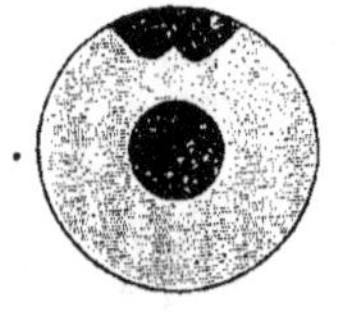

Le malade est couché sur la table, un coussin large et un peu épais est glissé sous la tête, et la face est fortement tournée du côté opposé.

Premier temps. — *Incision des téguments.* — L'incision, longue de 12 centim., suit, d'une façon générale, le bord postérieur du muscle sterno-mastoïdien. Elle commence derrière la pointe de la mastoïde, descend verticale de manière à rencontrer le bord postérieur du muscle sterno-mastoïdien après un parcours de 5 à 6 centim. environ et le suit dans tout le reste de son trajet.

Fig. 90. — *Irido-sclérotomie. Résultat.*

La peau étant incisée à fond dans la partie supérieure, légèrement à la partie inférieure, on va avec la sonde cannelée à la recherche du spinal situé à quatre travers de doigt au-dessus du lobule de l'oreille et fortement oblique en bas et en arrière. Il est libéré sur une certaine longueur de manière à pouvoir tout à l'heure, sans danger pour lui, bien soulever le muscle sterno-mastoïdien. On libère de même le paquet des branches du plexus cervical superficiel qui, nées profondes sous l'aponévrose, viennent apparaître là derrière le bord postérieur du muscle et se disperser sous la peau (branches mastoïdienne, auriculaire et cervicale transverse).

Les quelques artérioles musculaires divisées en libérant le sterno-mastoïdien son liées. Il est rare qu'on intéresse l'artère occipitale ou la veine jugulaire externe, car l'incision s'arrête à peu près au point où elles atteignent le bord postérieur du muscle.

Les nerfs reconnus, on découvre rapidement le bord postérieur du muscle sterno-mastoïdien et on passe au deuxième temps de l'opération.

---

[1] ROULLEAU. *Contribution au traitement du glaucome chronique simple : sclérotomie suivie de malaxation, iridectomie périphérique partielle.* Thèse de Paris, 1898.

[2] Citons pour mémoire, parmi les opérations imaginées pour remplacer l'iridectomie dans le traitement du glaucome, la section du muscle ciliaire ou opération de Hancock. Elle consistait à sectionner la sclérotique à l'aide du couteau à cataracte : la pointe du couteau, appliquée au niveau du limbe à la partie inféro-externe de la cornée, était poussée obliquement d'avant en arrière et de haut en bas, de manière à diviser à la fois la sclérotique et le muscle ciliaire. (HANCOCK. On the division of the ciliary muscle in glaucoma, *Opht. Hosp. Rep.*, 1861, n° 12, p. 13.)

L'opération agit peu sur le muscle ciliaire et est abandonnée aujourd'hui : le débridement local de la sclérotique pourrait néanmoins être tenté lors de glaucome absolu, lorsque tous les autres moyens ont échoué.

[3] Nous empruntons les détails de l'opération au travail récemment paru du Dr Herbet sur le *Sympathique cervical.* Th. de Paris, 1900.

Deuxième temps. — *Recherche du paquet vasculo-nerveux du cou.* — Le long du bord postérieur du sterno-mastoïdien reconnu et mis à découvert, on incise l'aponévrose superficielle ou mieux le feuillet profond de la gaine que cette aponévrose forme au muscle. De la sonde cannelée ou du doigt, on dissocie alors le tissu cellulaire sous-jacent, de manière à permettre à deux larges écarteurs de Farabeuf de soulever le muscle, et on va prudemment, avec la pince à disséquer sans griffe et la sonde cannelée, à la recherche du paquet vasculo-nerveux du cou. On le cherchera vers la partie inférieure de l'incision ; on trouve d'abord la grosse veine jugulaire interne, bleuâtre, qui sert de premier point de repère. Après l'avoir mise à nu à ce niveau, il est possible de diviser les tissus par en haut et de découvrir le reste du tronc jugulaire, puis la carotide et le nerf pneumogastrique logé entre les deux vaisseaux. Il est inutile de mettre complètement à nu ces organes : il faut les laisser dans leur gaine propre et se contenter de dissocier la gaine commune. Ceci fait, artère, veine et pneumogastrique sont confiés aux écarteurs qui les réclinent en dedans et surtout les soulèvent. Sur le plan profond, contre les muscles prévertébraux et l'aponévrose qui les recouvre doit se trouver le sympathique.

Ce deuxième temps ne présente aucune difficulté. Chez les sujets scrofuleux, les ganglions échelonnés tout le long de la veine seront énucléés successivement afin d'avoir un champ opératoire bien net. S'il survenait une déchirure de la jugulaire, on ferait la suture latérale ou au besoin la ligature du tronc veineux.

Troisième temps. — *Recherche et résection du sympathique.* — Le muscle sterno-mastoïdien étant bien soulevé par les écarteurs, on ira chercher le nerf sur le plan prévertébral, immédiatement en dedans de la saillie des tubercules antérieurs des apophyses transverses. Quelquefois, on trouve immédiatement le cordon blanc grisâtre qui représente le nerf et se termine en haut par un renflement fusiforme caractéristique. Dans le cas où le tissu cellulaire se condensant autour du sympathique lui forme une véritable gaine qui le cache à l'œil du chirurgien, il faut sans hésiter inciser cette gaine exactement au point où reposait le paquet vasculaire, et sous le feuillet aponévrotique on trouve le sympathique.

Le nerf une fois trouvé, il faut avant tout le suivre et découvrir le ganglion supérieur. La présence du ganglion et l'existence de branches anastomotiques qui le relient à l'anse formée par les trois premières paires cervicales caractérisent le sympathique et empêchent de le confondre non seulement avec le pneumogastrique mais encore avec la branche descendante interne du plexus cervical.

Le sympathique découvert, il faut le libérer, opération délicate, surtout pour l'extrémité supérieure du ganglion, en rapport intime avec la veine jugulaire et la carotide interne à laquelle il est uni par un tissu cellulaire parfois très dense. Le pneumogastrique lui envoie plusieurs rameaux anastomotiques et non loin de là se trouvent les nerfs grand hypoglosse, glosso-pharyngien et spinal, aussi on ne saurait procéder avec une trop grande prudence.

Un coup d'index refoule les organes placés en avant du ganglion et le découvre aussi haut que possible. Un écarteur assez large est placé dans la commissure supérieure de la plaie pour donner le plus de jour possible et la tête du malade est maintenue dans la rectitude pour relâcher le sterno-mastoïdien.

Après s'être assuré encore une fois que c'est bien le sympathique, on le sectionne un peu au-dessous du ganglion et c'est de bas en haut qu'on va procéder à l'extirpation de ce dernier. On le saisit solidement avec une pince hémostatique ; la main gauche tire sur cette pince, tandis que la droite, armée de petits ciseaux courbes, mousses à leur extrémité, coupe en suivant exactement les bords du ganglion et sectionne à mesure qu'ils se présentent tous les rameaux nerveux qui en partent. Une fois arrivé près de l'extrémité supérieure, le ganglion est saisi de nouveau et les ciseaux, contournant l'extrémité supérieure, vont couper au-dessus le rameau carotidien qui seul tient encore. On enlève ainsi le ganglion en entier sans le décapiter.

La plaie est tamponnée, quelques ligatures au catgut complètent l'hémostase, puis la plaie est fermée par deux plans de suture : l'un profond au catgut prend le bord postérieur du muscle sterno-mastoïdien et l'aponévrose cervicale superficielle ; l'autre, superficiel, au crin de Florence, réunit les lèvres de l'incision cutanée.

Les complications immédiates de l'intervention sont peu nombreuses. L'hémorrhagie, à moins de blessure de la jugulaire, est minime ; la syncope, plus redoutable, s'observe quelquefois : elle est due probablement à une excitation trop grande du pneumogastrique et peut entraîner la mort.

Résultats et indications. — Indépendamment des phénomènes consécutifs inhérents à la section du sympathique, chute de la paupière supérieure, congestion de la face, larmoiement, rétrécissement de la pupille, etc., l'opération aurait pour résultat la diminution de la tension intra-oculaire, la cessation des douleurs périorbitaires et l'amélioration de l'acuité visuelle, si celle-ci existait encore avant l'intervention (Abadie).

L'opération est de date trop récente pour être définitivement jugée. Elle doit être rejetée dans les glaucomes aigus, subaigus ou dans le glaucome prodromique pour lesquels l'iridectomie demeure l'opération de choix. Restent le glaucome chronique simple, le glaucome hémorrhagique et le glaucome absolu. Le premier est surtout justiciable des myotiques, mais lorsque ceux-ci demeurent insuffisants et si l'iridectomie n'a donné aucun résultat il n'est pas défendu de recourir à la sympathicectomie. La résection du ganglion cervical supérieur du grand sympathique aurait donné en pareil cas quelques succès [1]. On peut aussi la tenter dans le glaucome absolu ou hémorrhagique en vue de diminuer les douleurs intolérables qui en sont la conséquence et ne cèdent le plus souvent qu'à l'énucléation. Elle ne donnerait, bien entendu, aucun résultat dans les glaucomes secondaires.

En résumé, la sympathicectomie à l'heure actuelle doit être considérée comme la dernière opération à proposer au malade soit dans l'espoir de conserver un dernier reste d'acuité visuelle, lorsque tous les autres moyens ont échoué, ou bien pour éviter l'énucléation. Mais déjà il semble qu'il faille revenir de l'enthousiasme avec lequel elle a été proposée tout d'abord ; son action est nulle le plus souvent.

D'autant plus qu'on paraît avoir exagéré la bénignité de l'intervention. Chez un malade, *qui avait subi sans résultat* la double sympathicectomie, nous avons constaté des douleurs névralgiques très intenses dans les deux moitiés du cou et de la mâchoire. Si donc l'opération peut être tentée dans le glaucome chronique simple alors qu'il persiste encore un certain degré d'acuité visuelle, il semble que dans le glaucome absolu ou hémorrhagique avec perte complète de la vision elle doive céder la place à l'énucléation qui, comme elle et beaucoup plus sûrement, fera disparaître les douleurs et n'offre aucun danger.

§ 2. — Opérations ayant un but optique.

a) IRIDOTOMIE.

L'opération peut être faite, nous l'avons vu, sur l'œil pourvu de cristallin ou sur l'œil aphaque. L'irido-capsulotomie classique a déjà été étudiée (p. 92) : il nous reste à examiner la première variété et les autres procédés d'irido-capsulotomie.

---

[1] AXENFELD. *XIIIe Congrès international de médecine. Section d'ophtalmologie*, Paris, 2 au 9 août 1900.

Iridotomie sur l'œil pourvu de cristallin.

Manuel opératoire. — L'instrumentation est la même que pour l'irido-capsulotomie. Afin d'éviter plus sûrement la blessure du cristallin on aura recours ici à la narcose chloroformique.

Premier temps. — *Paracentèse* faite à la pique, à 1 ou 2 millim. en avant du limbe, à l'opposé du point où on veut faire l'iridotomie et dans le même méridien. Si, par exemple, on veut sectionner la partie nasale du diaphragme irien, la section se fait en dehors et mesurera 4 millim. environ (fig. 91).

Deuxième temps. — *Section de l'iris.* — L'œil maintenu avec la pince fixatrice, la pince-ciseaux, dont les branches ici sont mousses afin d'éviter la blessure du cristallin, est introduite fermée dans la chambre antérieure. Elle glisse à plat devant l'iris, franchit la pupille et atteint le bord pupillaire du côté opposé. L'opérateur fait exécuter alors un quart de tour à l'instrument, en entr'ouvre les branches et engage le bord pupillaire entre celles-ci. Puis, poussant l'instrument d'autant plus avant qu'il veut obtenir une incision plus étendue, il sectionne d'un coup sec le diaphragme irien et retire rapidement les ciseaux en maintenant les deux branches fermées.

Les deux lèvres de la plaie irienne s'écartent et un pansement sec occlusif est maintenu vingt-quatre ou quarante-huit heures.

Résultats et indications. — On obtient une brèche irienne étroite, là où la cornée a conservé le plus de transparence et on ne court pas le risque de déterminer à ce niveau une opacité, l'incision cornéenne siégeant à l'opposé du colobome.

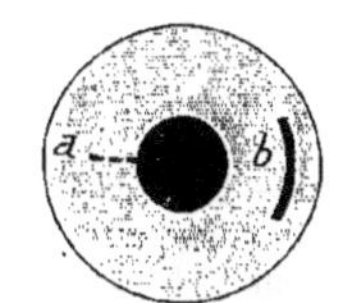

Fig. 91. — *Iridotomie optique.*

Par l'incision cornéenne *b*, on va introduire la pince-ciseaux et celle-ci sectionnera la membrane irienne suivant la ligne pointillée *a*.

L'opération serait donc indiquée dans les opacités larges de la cornée, mais le danger très grand de blessure du cristallin l'a fait abandonner [1].

Elle ne pourrait être employée que lors de subluxations congénitales ou traumatiques, si on veut ouvrir une pupille artificielle en dehors du cristallin cataracté. — L'iridectomie est difficile en pareil cas : le vitré, plus ou moins altéré, s'échappe aussitôt après l'incision cornéenne et l'iris, ne reposant plus sur un plan résistant, fuit sous la pince et ne se laisse pas saisir. L'iridotomie permet d'éviter ces inconvénients : on fait au milieu du rayon de la cornée correspondant à la direction suivant laquelle s'est effectuée la luxation une paracentèse à la pique et la section de l'iris est faite comme tout à l'heure à l'opposé, sur la portion d'iris qui ne se trouve pas en contact avec le cristallin. Le danger de léser le cristallin n'existe pas, la lentille manquant à ce niveau [2].

---

[1] Schöler, pour éviter la blessure de la cristalloïde, modifie ainsi le procédé : après avoir fait à la pique une incision de 3 à 4 millim. au niveau du limbe, on laisse l'iris se prolaber entre les lèvres de la plaie. Confiant la pince fixatrice à un aide, la membrane irienne est saisie à ses deux extrémités à l'aide de deux pinces sans dents, tendue et incisée radiairement avec de fins ciseaux au niveau de la partie comprise entre les deux pinces. Puis la membrane est réduite avec la spatule, et de l'ésérine est instillée. (Schöler. Zur opt. Pupillen Bildung und Beitrag zur præcornealen Iridotomie. *Berl. klin. Wochenschr.*, 1886 et 1888.)

Cette iridotomie à ciel ouvert, d'une exécution difficile, a un triple inconvénient et nous paraît devoir être rejetée. Elle expose, comme l'iridectomie, à l'opacité du tissu cornéen au niveau du colobome, favorise le prolapsus de l'iris par la section de son sphincter et expose à l'infection, la membrane irienne étant réduite après s'être trouvée en contact avec la muqueuse conjonctivale.

[2] De Wecker. *Chirurgie oculaire*, 1879.

b) Irido-capsulotomie

Modifications du procédé. — L'irido-capsulotomie classique, telle qu'elle a été décrite page 92, n'est applicable que lorsque l'iris a conservé une certaine élasticité. Si l'iris et le sac capsulaire, à la suite d'inflammations prolongées du globe, forment une membrane rigide, fibreuse et inextensible, les lèvres de la plaie ne s'écartent pas après la section, et l'intervention devient inutile. On peut recourir alors à l'opération suivante :

Irito-ectomie.

Le but poursuivi est de suppléer à l'absence de rétractilité de la membrane par l'excision d'un fragment de celle-ci. L'excision devant être plus ou moins grande suivant que la membrane a conservé un certain degré d'élasticité ou en est totalement dépourvue, on a le choix entre les deux procédés suivants [1].

α) Irito-ectomie à la pique.

Manuel opératoire. — PREMIER TEMPS. — Incision cornéenne à la pique au niveau du limbe et à l'extrémité supérieure ou inférieure du méridien vertical, suivant que l'opération est exécutée en haut ou en bas (fig. 92 *a, b*).

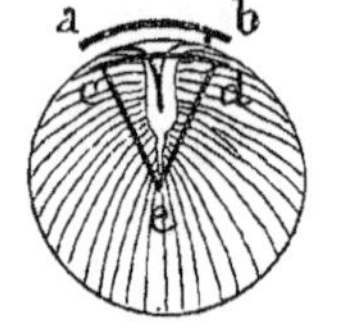

FIG. 92. — *Irito-ectomie à la pique.*

La section étant jugée suffisante (6 à 7 millim.), l'instrument est retiré en partie. L'humeur aqueuse s'écoule lentement ; la pique est enfoncée de nouveau et perfore l'iris d'avant en arrière au voisinage de la périphérie, faisant à ce niveau une section parallèle à la précédente et à peu près de même étendue (*c d*).

DEUXIÈME TEMPS. — La pince-ciseaux étant alors introduite une branche en arrière de l'iris, l'autre en avant, on fait partir de chaque extrémité de l'incision irienne (*c d*) une nouvelle incision (*c e, d e*). Les deux incisions, obliquement dirigées, vont se rejoindre à angle très aigu un peu au-dessous du centre de la cornée.

TROISIÈME TEMPS. — Excision du lambeau triangulaire ainsi limité avec une forte pince à iris.

Résultat : Brèche irienne triangulaire, à sommet inférieur, permettant le passage des rayons lumineux [2]. L'incision faite à la pique ne permet pas d'obtenir une ouverture pupillaire très large ; si l'iris avait perdu toute contractilité, on ferait l'irito-ectomie au couteau.

β) Irito-ectomie au couteau.

Manuel opératoire. — PREMIER TEMPS. — Section avec le couteau de de Græfe, comme si l'on voulait faire une section inférieure à lambeau périphérique. Dès que la pointe du couteau apparaît dans la chambre antérieure, on laisse écouler le peu d'humeur aqueuse que celle-ci peut renfermer ; puis, perforant la membrane irienne et le sac capsulaire qui la double, la lame glisse le long de sa face postérieure et ressort à l'opposé du point de ponction après avoir de nouveau perforé l'iris.

---

[1] DE WECKER. De la combinaison de l'iritomie avec l'excision et l'arrachement de l'iris. Irito-ectomie et irido-dialyse. *Ann. d'ocul.*, t. LXXII, 1879.

[2] L'opération se rapproche beaucoup de celle que pratiquait déjà Maunoir avec les ciseaux ordinaires dans les cas d'occlusion pupillaire consécutive à l'opération de cataracte (MAUNOIR. *Medico-chirurgical Transactions*, vol. IX, p. 287, London, 1818).

Tournant alors le tranchant de l'instrument fortement en avant (à 45° environ), on sectionne à la fois l'iris et la cornée à 1 millim. et demi ou 2 millim. au-dessus du bord cornéen (de Wecker) (fig. 93, *a b*).

Deuxième temps. — Comme tout à l'heure, on fait partir avec la pince-ciseaux de chaque extrémité de la section irienne une nouvelle incision (*ac, bc*) très obliquement dirigée.

Troisième temps. — Le large lambeau triangulaire à sommet supérieur ainsi obtenu est ensuite enlevé avec la pince à iris.

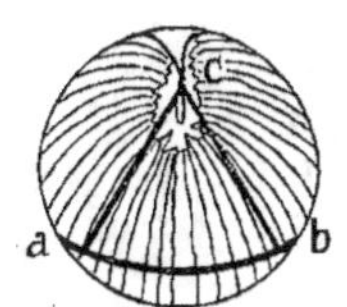

Fig. 93. — *Irido-ectomie au couteau.*

Résultats. — Déjà l'irido-capsulotomie est peu satisfaisante ; mais ici, à supposer que l'opération ait été bien conduite et la perte de vitré, qu'il est difficile d'éviter, peu abondante, le résultat optique est souvent nul dans les deux cas, en raison des altérations du globe oculaire concomitantes (troubles du vitré, chorio-rétinite, névrite optique, etc.) [1].

c) Irido-dialyse

Indication. — Très en faveur autrefois, l'opération est aujourd'hui à peu près abandonnée, si ce n'est dans les leucomes occupant presque toute l'étendue de la cornée et n'ayant laissé intact à la périphérie qu'une étroite bandelette de tissu transparent Une iridectomie à ce niveau, par l'incision cornéenne qu'elle nécessite, exposerait à l'opacification de cette bandelette. L'irido-dialyse peut alors être tentée, à condition que la chambre antérieure n'ait pas tout à fait disparu [2].

Manuel opératoire. — **Premier temps.** — *Section cornéenne* à la pique en plein tissu opaque, large de 3 à 4 millim. et siégeant à 2 millim. environ du bord transparent. Dès que la pointe a pénétré et après s'être assuré qu'elle n'est pas restée entre les lames cornéennes, l'instrument est enfoncé parallèlement au plan de l'iris jusqu'au niveau du limbe, de manière à obtenir le maximum de section, laquelle est agrandie au besoin à ses deux extrémités avec le tranchant latéral de la pique au moment du retrait de celle-ci (fig. 95, *a b*).

Deuxième temps. — *Irido-dialyse de l'iris.* — Une pince à iris, munie de griffes sur sa partie convexe pour rendre la prise plus solide, est introduite fermée entre les lèvres de la plaie et dirigée vers le limbe au niveau de la portion de cornée demeurée transparente.

---

[1] Abadie, pour simplifier l'opération, recommande le procédé suivant :

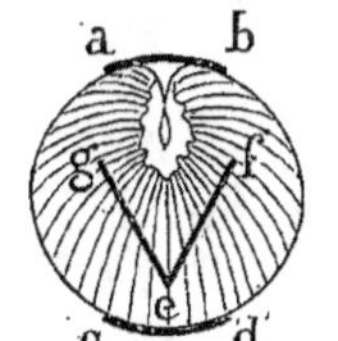

Fig. 94. — *Irito-ecto-mie. Abadie.*

1° Double paracentèse simultanée de la cornée aux deux extrémités du méridien vertical (fig. 94, *a b, c d*), chaque incision mesurant 4 à 5 millim. d'étendue.

2° Avec la pince-ciseaux introduite par l'incision inférieure, perforation du diaphragme irien tout près du limbe, en regard du milieu de l'incision (*e*) et section d'un lambeau en forme de V par deux incisions divergentes (*c f, e g*).

3° Introduction de la pince à iris par l'incision supérieure ; saisie et excision du lambeau triangulaire ainsi formé.

Résultat. — Large pupille triangulaire permettant le passage des rayons lumineux (Abadie. De l'irito-ectomie, nouveau procédé opératoire *Ann. d'ocul.*, 1888, t. XCIX, p. 261).

[2] De Wecker, *Chirurgie oculaire*, 1879.

L'opérateur, entr'ouvrant alors les mors de la pince, saisit largement la racine de l'iris et, imprimant à l'instrument de petits mouvements de latéralité, il arrache par dialyse la membrane irienne de son insertion périphérique et en excise au besoin un fragment attiré au dehors des lèvres de la plaie cornéenne.

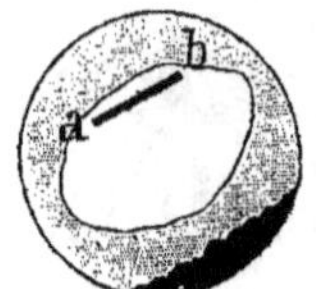

Fig. 95. — *Irido-dia-lyse*.

Résultats. — Le procédé utilise dans sa totalité la portion de cornée demeurée transparente qu'elle laisse intacte, sans exposer à l'astigmatisme ou à la sclérose cornéenne pouvant résulter d'une plaie faite à ce niveau. Mais le résultat optique est toujours très insuffisant; l'opération est difficile, expose à la blessure du cristallin, si celui-ci existe encore [1], et l'hémorrhagie intra-oculaire qu'elle détermine devra la faire rejeter dans la plupart des cas [2].

§ 3. — Opérations dirigées contre les synéchies antérieures.

a) Synéchies anciennes. Leucomes adhérents

1° Corélysis.

Bien que les adhérences de l'iris avec la face postérieure de la cornée puissent s'accompagner d'hypertonie, d'injection périkératique, de douleurs ciliaires, quelquefois même de suppuration du globe oculaire (Despagnet), on a cependant exagéré beaucoup les inconvénients pouvant résulter de pareilles synéchies. Aussi les opérations ayant pour but de rompre ces adhérences (corélyse), sont aujourd'hui abandonnées car elles sont peu efficaces.

Manuel opératoire. — Paracentèse de la cornée au niveau du limbe, en regard de la synéchie, faite à la pique ou au couteau suivant les cas. Puis la bride irienne est chargée avec un crochet mousse recourbé (Weber) [3], ou saisie avec une pince courbe à

---

[1] Aussi l'opération est-elle surtout indiquée dans le leucome adhérent, si on est en droit de supposer que le cristallin s'est échappé autrefois à travers la perte de substance cornéenne ou bien s'est résorbé (DE WECKER).

[2] Si l'iris adhère à la face postérieure de la cornée sur une assez grande étendue, de Wecker recommande le procédé suivant :

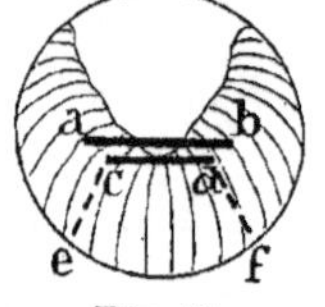

Fig. 96.

1° Incision cornéenne large de 5 à 6 millim. à la pique, au centre du leucome (fig. 96, *a b*). L'instrument est retiré des deux tiers; l'humeur aqueuse, si elle existe, s'échappe; puis la lance est poussée de nouveau et sectionne la membrane irienne (*c d*).

2° Avec la pince-ciseaux introduite entre les lèvres de la plaie, l'opérateur sectionne radiairement l'iris à chacune des extrémités de l'incision irienne (*c e, d f*) et forme ainsi un lambeau trapézoïde (*c d, e f*) qui est ensuite arraché avec la pince comme tout à l'heure.

Ce procédé, comme le précédent, et encore plus que lui, est dangereux en raison des tractions exercées sur le corps ciliaire et des phénomènes réactionnels qui peuvent survenir. Il ne serait employé que d ans des cas tout à fait exceptionnels (DE WECKER. Irito-ectomie et irido-dialyse. *Ann. d'ocul.*, 1879, t. LXXXII, p. 137).

A plus forte raison doit-on éviter de rechercher, comme on le faisait autrefois, la hernie du lambeau d'iris décollé à travers les lèvres de la plaie cornéenne ou sclérale et l'enclavement de ce dernier (Irido-enkléisis).

[3] WEBER. Die instrumentelle, unblutige Loslösung des Pupillarrandes von der Linsenkapsel (Corelysis). *Arch. f. Opht.*, VII, 1860, 1.

iris (Passavant) [1] et on cherche à la dégager. De l'atropine est instillée et un pansement occlusif appliqué pendant vingt-quatre ou quarante-huit heures. Souvent le résultat est nul et l'adhérence se reproduit.

Le plus simple en pareil cas est de recourir à l'ancien procédé de Desmarres. Il consiste à libérer l'iris de ses adhérences antérieures avec la cornée, ou postérieures avec le cristallin ; celles-ci, une fois déchirées, sont ensuite excisées (*iridorrhexis*). Le procédé est surtout employé pour les synéchies postérieures ; il se réduit en somme à une iridectomie précédée de la déchirure de l'iris. Mais, lorsque l'adhérence est très intime, l'iris se déchire un peu en dehors du bord pupillaire qui demeure adhérent à la cristalloïde.

2° *Staphylotomie* (ABADIE) [2]

L'opération est réservée aux cas où l'iris adhère à la cornée sur une assez large étendue.

Technique. — Ponction de la cornée avec le couteau de de Græfe vers la limite du staphylome, du côté où cette membrane est encore conservée. Le couteau glisse entre l'iris et la face postérieure de la cornée et ressort un peu en dehors des limites du

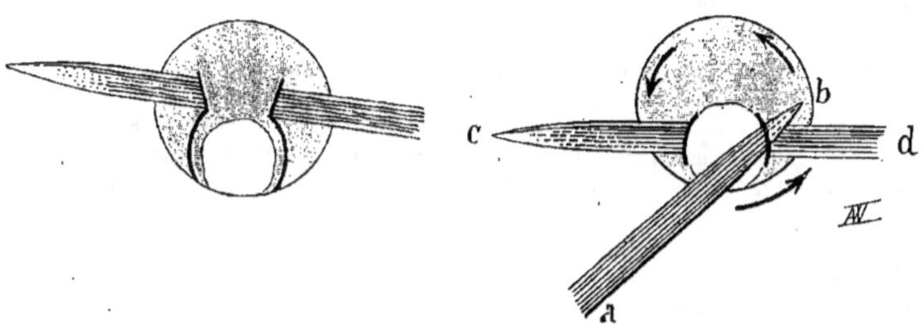

FIG. 97. — *Staphylotomie.*   FIG. 98. — *Sphinctérolyse antérieure.*

staphylome. Puis, par des mouvements de scie du couteau, on sectionne de haut en bas toute la base du staphylome, jusqu'au limbe, en respectant seulement un pont très mince, presque conjonctival (fig. 97).

Si le sphincter est complètement enclavé dans la cicatrice, il n'est pas possible de passer avec le couteau entre l'iris et la cornée. La section irienne est alors incomplète et on est obligé de faire plus tard une iridectomie supérieure.

3° *Sphinctérolyse antérieure* (SCHULEK) [3].

L'opération, comme la précédente, est réservée aux staphylomes partiels et aux leucomes adhérents étendus.

Technique. — Avec un couteau de de Græfe étroit, on pénètre presque verticalement, de bas en haut, au niveau de la limite de la cicatrice. Le couteau est enfoncé dans la chambre antérieure parallèlement à l'iris jusqu'au voisinage du limbe (fig. 98, *a b*).

[1] PASSAVANT. Briefliche Mittheilung über eine Methode der Corelyse. *Arch. f. Opht.*, XV, 1866, p. 259.

[2] ABADIE. Traitement du staphylome partiel et progressif. Staphylotomie. *Ann. d'oculistique*, t. XCIII, 1885, p. 5.

[3] SCHULEK. Ueber Sphincterolysis anterior. *Vorbetragen in der ung. Akad. der Wissensch.*, 18, I, 1892.

Puis, imprimant au manche de l'instrument un mouvement de rotation de 100 à 120°' environ, dans le sens indiqué par les flèches, on sectionne tout le tissu irien adhérent à la cornée, tandis que le couteau vient prendre la position horizontale *c d*. La section est incomplètement achevée par de petits mouvements de scie dirigés de haut en bas.

b) Synéchies récentes. Prolapsus irien

Nous n'avons ici en vue que l'enclavement irien consécutif à une perforation cornéenne ; la thérapeutique de l'enclavement qui suit l'opération de cataracte a été étudiée ailleurs (chap. IV).

Lorsque l'iris, à la suite d'une perforation cornéenne, est venu se prolaber au dehors, il ne tarde pas à contracter là des adhérences qui bientôt deviendront définitives et formeront plus tard un leucome adhérent avec ses dangereuses conséquences. On ne peut songer, si l'accident est ancien, à essayer de réduire le prolapsus ; souvent même, dans les cas récents, on se borne à exciser la partie herniée et à cautériser la surface de section pour éviter l'infection de la plaie. On peut cependant, si on intervient de bonne heure, tenter de réduire la membrane en suivant la méthode indiquée par Leber en 1882, au Congrès de Heidelberg.

Réduction du prolapsus (Leber).

L'opération convient seulement aux cas récents, alors que les adhérences entre l'iris et la cornée sont purement fibrineuses et non encore organisées. Elle doit être absolument rejetée si le prolapsus résulte d'un ulcère cornéen perforé, en raison du danger d'infection après la réduction.

Technique. — Le sujet est tout d'abord chloroformé, car l'œil est le plus souvent enflammé et une immobilité absolue est indispensable.

Premier temps.— *Rupture des adhérences.* — L'écarteur mis en place et l'œil bien fixé par un aide, l'opérateur saisit délicatement avec la pince à iris tenue de la main gauche le sommet du prolapsus, tandis qu'avec un stylet conique mousse il cherche à rompre les adhérences fibrineuses qui l'entourent et le rattachent à l'orifice externe du trajet cornéen. Cette dissection sera très prudente : les adhérences sont détachées à petits coups et, si le prolapsus est récent, on peut arriver à le libérer complètement et sur tout son pourtour.

Il est alors légèrement attiré en avant avec la pince à iris et on continue à rompre les adhérences qui le retiennent à la paroi du trajet cornéen résultant de la perforation.

Pour cela, la sonde est enfoncée verticalement entre le col du prolapsus et la lèvre cornéenne et libère ce col autour duquel elle doit circuler librement.

Mais des adhérences peuvent encore exister à l'orifice interne du trajet cornéen. Pour les rompre, on recourbe légèrement l'extrémité mousse de la sonde et celle-ci pénètre dans la chambre antérieure en refoulant l'iris de la face postérieure de la cornée.

Deuxième temps. — *Excision du prolapsus.* — Le prolapsus étant complètement détaché, il est saisi avec la pince à iris, attiré au dehors et sectionné au ras de l'ouverture cornéenne avec la pince-ciseaux de de Wecker.

Troisième temps. — *Réduction de l'iris.* — La membrane irienne rentre le plus souvent d'elle-même. Une spatule très étroite et légèrement recourbée est alors introduite dans le trajet cornéen de manière à bien réduire l'iris et éviter toute récidive. De l'atropine est instillée et le pansement occlusif est renouvelé dans les jours qui suivent.

CHAPITRE III

LE CRISTALLIN

SOMMAIRE

Opération de la cataracte. — Un seul procédé, l'extraction, simple ou combinée.
§ I. — **Extraction simple.** — SES INDICATIONS : cataracte mûre, normale, non compliquée.—
MANUEL OPÉRATOIRE : Choix des instruments. Nécessité de bien fixer le globe tout
contre le limbe, en dedans, à l'opposé du point de ponction. — *Premier temps :* Section de la
cornée. Elle est faite en haut, exactement au niveau du limbe et intéresse presque toute
la moitié supérieure. Moments successifs de ce premier temps : ponction et contre-
ponction, celle-ci faite un peu en avant du limbe en raison de l'illusion d'optique due à la
réfringence de la cornée ; section ; achèvement lent de la section. — *Deuxième temps :* Discission.
Ne jamais quitter des yeux le champ opératoire au moment où on change d'instrument. —
Troisième temps : Extraction. — REMARQUE. Le blépharostat est enlevé seulement à la fin
de l'extraction, mais on n'hésiterait pas à le faire aussitôt après la discission ou même avant
ce deuxième temps si le malade a tendance à contracter les paupières. Technique de
l'extraction sans blépharostat. Réduction de l'iris après l'extraction ; instillation d'ésérine et
pansement occlusif binoculaire.
§ 2. — **Extraction combinée.** — MANUEL OPÉRATOIRE : Ne diffère du précédent que par
l'adjonction d'un temps nouveau, l'iridectomie, qui sera faite aussitôt après le premier temps,
avant la discission. — INDICATIONS ET RÉSULTATS : Doit être faite toutes les fois que
la cataracte n'est pas tout à fait normale ou lorsque l'indocilité du sujet peut faire craindre
un enclavement.

Opération de la cataracte. — Les procédés d'extraction de la cataracte,
si on excepte les cataractes compliquées que nous étudierons plus loin,
peuvent se réduire à deux : dans le premier on respecte la membrane irienne et
l'extraction est dite *simple ;* dans le second on excise un segment de l'iris
avant de faire l'extraction, et l'opération est dite *combinée.*

Chacune de ces deux méthodes a ses avantages et ses inconvénients. Nous
les décrirons successivement avec leurs indications respectives, renvoyant
pour l'abaissement, encore employé dans quelques cas exceptionnels, à l'Appendice annexé au chapitre V.

§ 1. — **Extraction simple.**

Indications. — Encore appelée *extraction à grand lambeau*, cette méthode est le procédé de choix dans tous les cas de cataracte non compliquée. Pratiquée pour la première fois par Jacques Daviel vers 1748, pour remplacer l'abaissement, elle a été presque universellement adoptée depuis cette époque avec certaines différences de détail. Nous décrirons ici l'opération courante, qui nous semble la plus pratique, sans nous arrêter aux modifications multiples apportées à la forme et aux dimensions du lambeau (voy. Appendice).

La consistance du noyau importe peu : une cataracte molle réclame un lambeau moins grand, mais certaines cataractes dures peuvent en imposer pour une cataracte molle, et comme le résultat est d'autant plus satisfaisant et la guérison d'autant plus rapide que le cristallin sort plus aisément, on ne craindra pas de donner toujours la même dimension au lambeau sans s'inquiéter de la nature de la cataracte, à condition, bien entendu, que celle-ci soit normale [1].

La cataracte doit être mûre ; on le reconnaît à l'absence complète de vision et à la disparition, par l'éclairage oblique, de l'ombre portée par le bord pupillaire sur le cristallin, ce qui montre que la totalité des fibres cristalliniennes est opacifiée. Une cataracte incomplète peut néanmoins être opérée, car certaines variétés, une fois arrivées à un certain degré, demeurent presque indéfiniment stationnaires et se complètent très lentement (cataractes des myopes, par exemple). Le sujet réclame alors une intervention et on ne peut lui refuser, mais il est préférable en général d'attendre la maturité, car la déhiscence du cristallin hors de la capsule est alors plus complète et les chances de cataracte secondaire moins grandes.

La cataracte une fois arrivée à maturité, demeure longtemps stationnaire et l'opération n'est jamais urgente [2]. Si celle-ci est différée, il est bon toutefois de revoir le malade plusieurs fois dans l'année afin de ne pas dépasser la période de maturité après laquelle la cataracte se rétracte, devient crayeuse, se subluxe même quelquefois, ce qui rend l'opération plus difficile et incertaine.

Si un seul œil est pris et l'autre normal, on attendra le plus longtemps possible, car l'anisométropie considérable résultant de l'intervention gêne beaucoup la vision et oblige quelquefois le sujet à placer devant l'œil opéré

---

[1] Par cataracte normale, la seule que nous ayons en vue dans tout ce chapitre, nous entendons la cataracte non compliquée, c'est-à-dire une cataracte sénile, mûre, sans adhérences avec la membrane irienne et sans aucune trace d'affection oculaire antérieure. La sensibilité rétinienne et le réflexe pupillaire de l'œil cataracté doivent être conservés et le sujet ne doit présenter ni sucre, ni albumine, ni autre affection broncho-pulmonaire capable de compromettre le succès de l'opération. Sans doute la présence du sucre ne constitue pas une contre-indication absolue, mais elle mérite d'être prise en considération et l'opération sera différée jusqu'à ce que celui-ci ait disparu en tout ou en partie.

[2] Ceci est surtout vrai pour les cataractes dures. Lors de cataractes molles avec disparition de la chambre antérieure, le tonus doit être surveillé. L'intumescence de la lentille peut déterminer de l'hypertonie et l'opération ne doit pas être trop retardée.

un verre opaque. D'ordinaire, on se borne, après l'opération, à ne pas prescrire
de verres convexes de ce côté si l'autre œil est normal.

Enfin, on n'opérera jamais les deux yeux en même temps, une infection
pouvant toujours se déclarer et se propager d'un œil à l'autre ; d'autant plus
que les suites opératoires de la première intervention règlent la conduite à tenir
pour le seconde : si un enclavement est survenu, par exemple, on ferait nécessairement l'extraction combinée sur le second œil et si, chose exceptionnelle, une
hémorrhagie expulsive était apparue après l'opération, on serait autorisé à
recourir à l'abaissement de la cataracte du côté opposé.

Manuel opératoire. — Instruments : Blépharostat, pince fixatrice, couteau de de Graefe, kystitome, curette mousse de Daviel et spatule[1].

Le blépharostat doit écarter les paupières sans presser sur le globe. Il doit
offrir une résistance assez grande pour s'opposer à la contraction des paupières sans toutefois être trop rigide et **pourra être enlevé à tout instant** par
l'opérateur, rien que par le rapprochement des deux branches entre le pouce
et l'index, sans l'intermédiaire d'aucune vis de pression. Nous nous servons à

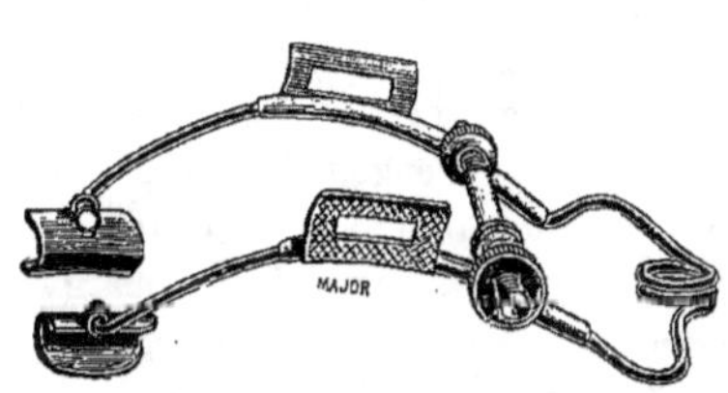

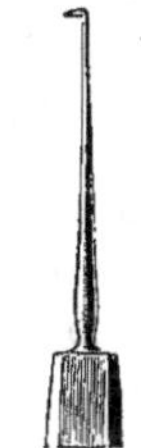

FIG. 99. — *Blépharostat.*   FIG. 100. — *Kystitome.*

cet effet soit de l'écarteur de Panas, modifié par lui dans ces derniers temps pour
répondre à ce desideratum, soit celui de A. Terson. Ce dernier, très léger, a
l'avantage de se mouler exactement sur le globe, en suit tous les mouvements
et peut être enlevé sans effort à tout moment de l'intervention (fig. 99) [2].

L'écrou de la pince fixatrice doit être assez doux pour ne déterminer
aucune pression au moment où elle est retirée, et les mors seront un peu
arrondis à leur extrémité pour éviter de déchirer la conjonctive.

La forme des couteaux varie avec les opérations ; le modèle adopté par

[1] On aura, bien entendu, à portée les instruments nécessaires pour l'iridectomie, un petit
crochet harpon et l'anse de Snellen, des complications pouvant se présenter au cours de
l'intervention.

[2] C'est là un point d'une importance capitale. Le modèle de blépharostat importe peu, à condition que celui-ci puisse être enlevé rapidement à tout moment de l'opération par le simple
rapprochement des branches saisies entre le pouce et l'index, et sans qu'on ait besoin de
dévisser au préalable l'écrou qui maintient les branches écartées. Sinon, l'œil court grand
risque de se vider à la moindre contraction des paupières au cours de l'opération, avant même
qu'on ait pensé à dévisser l'écrou.

M. Panas nous semble très pratique et c'est celui que nous employons.

Le kystitome qui n'est, en somme, qu'un très petit couteau triangulaire (fig. 100), doit être piquant et tranchant à la fois et sera, comme les couteaux, soigneusement essayé avant l'opération sur un petit tambour ad hoc. Enfin, on proscrira absolument, par mesure d'antisepsie, l'emploi de deux instruments (curette et kystitome) montés sur un seul manche, car l'extrémité qui ne sert pas peut être facilement contaminée par la main de l'opérateur.

Opération. — L'œil gauche ayant été anesthésié quelques minutes auparavant à l'aide de la cocaïne (collyre à 5 p. 100 en solution aqueuse ou à 2 p. 100 en solution huileuse), le sujet est couché sur la table d'opération située près d'une fenêtre et bien éclairée, et l'opérateur se place derrière la tête de ce dernier s'il s'agit de l'œil droit, ou à sa gauche s'il s'agit de l'œil gauche. La tête du patient est recouverte d'une compresse humide stérilisée ; l'œil à opérer est de nouveau légèrement savonné et lavé avec la solution de biiodure [1] ; les bords ciliaires bien essuyés, une rondelle mouillée est appliquée sur l'autre œil, et l'écarteur est mis en place. L'écartement à donner varie suivant la largeur de la fente palpébrale, le volume et la saillie du globe oculaire, la profondeur des culs-de-sac. Il doit être modéré, car la commissure externe, trop fortement tendue, risquerait de se déchirer.

Les culs-de-sac conjonctivaux sont irrigués avec la solution de biiodure tiédie au préalable [2], tandis que le malade est engagé à regarder successivement en haut, en bas, à droite et à gauche, afin de permettre au liquide d'atteindre les différents replis de la muqueuse, en particulier au niveau de la région de la caroncule où l'injection doit porter de préférence

Fixation du globe. — Puis le globe est fixé à l'aide de la pince fixatrice tenue de la main gauche. Le point de fixation n'est pas indifférent : d'une mauvaise fixation dépend souvent une mauvaise section. *La conjonctive doit être saisie à l'extrémité nasale du diamètre horizontal de la cornée* tout contre le limbe scléro-cornéen et on prendra avec la muqueuse le tissu épiscléra-

---

[1] *Préparation du malade.* — L'opération ne doit être faite que sur des yeux indemnes de conjonctivite chronique et d'affection des voies lacrymales. De plus, la conjonctive normale et le bord ciliaire n'étant jamais aseptiques, les sourcils et les paupières de l'œil cataracté seront savonnés et lavés la veille avec la solution de biiodure. On fera avec celle-ci une irrigation des culs-de-sac conjonctivaux et, après avoir soigneusement nettoyé les bords ciliaires pressés légèrement entre le pouce et l'index pour en extraire le contenu des glandes sébacées, on passe sur ces bords un petit tampon d'ouate stérile trempé dans une solution de carbonate de soude à 2 p. 100 ; on essuie avec un coton sec ; puis, on enduit ce bord d'une mince couche d'huile biiodurée, et un pansement sec à la gaze stérilisée est appliqué, pansement qui ne sera enlevé, le lendemain, que quelques minutes avant l'opération (voy. p. 5). Celui-ci doit être intact ; là présence de sécrétion ou de muco-pus à sa surface ou au niveau des bords palpébraux devrait faire examiner soigneusement la conjonctive et au besoin même remettre l'opération, si la muqueuse était un peu injectée.

[2] Il est important de ne pas employer de solutions froides. La chaleur élève le pouvoir antiseptique du liquide et ne détermine pas autant de spasme de l'orbiculaire. Le lavage est par conséquent beaucoup mieux toléré de la part du malade et ne provoque pas chez lui de mouvements de défense qui, dès le début de l'opération, le rendent indocile et peuvent exposer pour la suite à des contractions des paupières au cours de l'extraction.

sous-jacent afin de rendre la prise plus solide. Pour cela les mors de la pince, modérément écartés, dépriment la paroi du globe en faisant saillir la muqueuse dans leur intervalle et sont rapidement rapprochés. Ainsi fixé, exactement à l'opposé du point où le couteau va pénétrer, l'œil garde une immobilité relative pendant la section ; au contraire, si la conjonctive est prise en tout autre point, l'œil roule et n'a aucune fixité [1].

Puis avec le couteau tenu de la main droite, entre le pouce et l'index, comme une plume à écrire, **le tranchant en haut** et le dos du couteau reposant à la fois sur la racine de l'index en arrière et la gouttière formée par l'index et le médius en avant, les doigts n'étant pas trop rapprochés de la lame et l'instrument modérément serré afin de ne pas gêner le jeu du couteau, l'opérateur va faire la section (fig. 101 et 102).

Comme on le voit dans la figure 104, les deux mains du chirurgien doivent

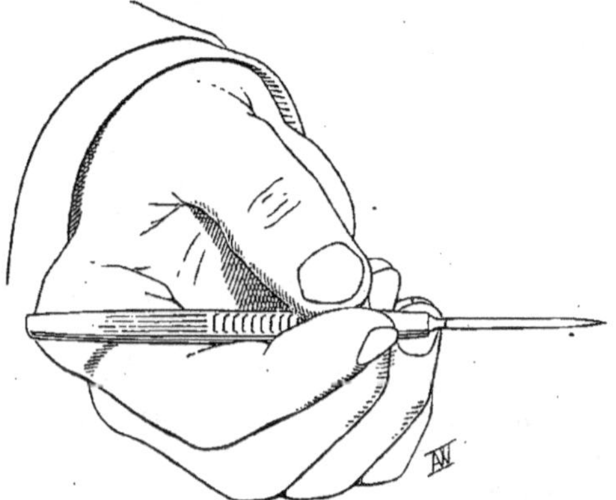

FIG. 101. — *Tenue du couteau. — Opération sur l'œil droit.*
L'instrument est tenu comme une plume à écrire entre le pouce et l'index, à peine serré, et le dos du couteau repose en arrière sur la racine de l'index.

être appuyées afin de ne pas presser sur le globe et de donner plus de sûreté dans l'exécution de l'acte opératoire. La main gauche qui maintient la pince fixatrice est appuyée sur le front et la joue du côté gauche tandis que la pince elle-même repose par sa partie moyenne sur le dos de la racine du nez sans presser sur le globe. La main droite qui tient le couteau prend point d'appui avec le petit doigt sur la région malaire droite de l'opéré.

PREMIER TEMPS. — SECTION DE LA CORNÉE [2]. — C'est là un des points les plus

---

[1] On ne commencera la section qu'après s'être assuré que la fixation est solide. Celle-ci, on ne saurait trop le répéter, doit être faite en dedans, et *jamais en bas*. Cette fixation en bas est mauvaise et ne trouve son indication que si la conjonctive, largement déchirée en dedans après une première prise infructueuse, ne peut plus être saisie à nouveau.

[2] Pour plus de clarté, nous avons subdivisé chacun des temps principaux en temps secondaires, mais nous ferons remarquer que ce sont plutôt des *moments* de l'opération que

importants et les plus délicats de l'intervention, et on pourrait dire, sans trop exagérer, que l'opération de la cataracte, c'est la section.

Où doit se faire la section ? Tous les points de la cornée ont été successivement proposés : on a même préconisé la section transversale (Küchler) ! Sans entrer dans l'énumération des différents procédés, nous dirons que le

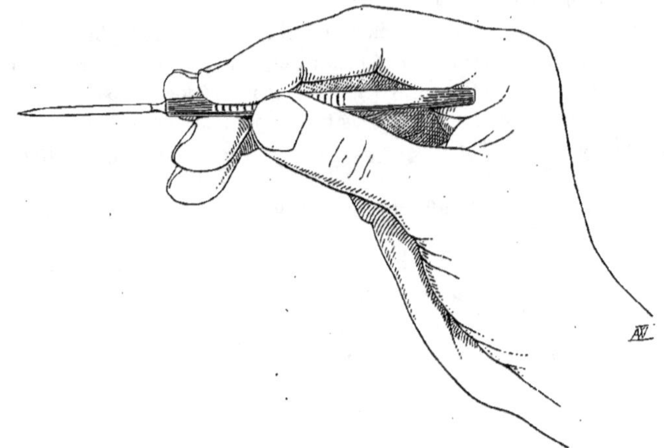

FIG. 102. — *Tenue du couteau.* — *Opération sur l'œil gauche.*

lambeau cornéen doit avoir une dimension suffisante pour permettre aux cataractes, même volumineuses, de sortir sans difficulté ; il doit être taillé de telle manière que la coaptation soit parfaite et la cicatrisation rapide.

La section sera faite en haut, car la paupière supérieure tenant lieu de premier pansement, rend la coaptation des lèvres de la plaie plus facile ; elle intéressera presque toute la moitié supérieure de la cornée (les deux cinquièmes exactement, Panas). Le couteau pénètre en dehors, à 1 millim. environ au-dessus du diamètre horizontal de la cornée, exactement au niveau du limbe scléro-cornéen, ressort à l'opposé de ce diamètre en un point exactement symétrique, et sectionne toute la moitié supérieure de la membrane en cheminant entre la sclérotique et la cornée sans empiéter ni sur l'une ni sur l'autre, de telle manière que la ligne d'incision se confonde avec le limbe scléro-cornéen (fig. 103).

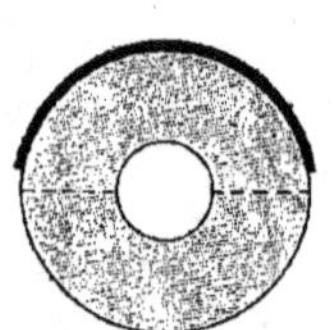

FIG. 103. — *Schéma de la section.*

La ligne pointillée représente le diamètre horizontal de la cornée.

des temps à proprement parler. Ils n'impliquent aucun arrêt dans l'exécution de l'acte opératoire et sont destinés seulement à montrer l'enchaînement des mouvements et à en assurer l'exécution parfaite.

a) *Ponction et contre-ponction*. — Avec le couteau tenu de la main droite, la pointe de ce dernier appliquée tout contre le limbe scléro-cornéen, à

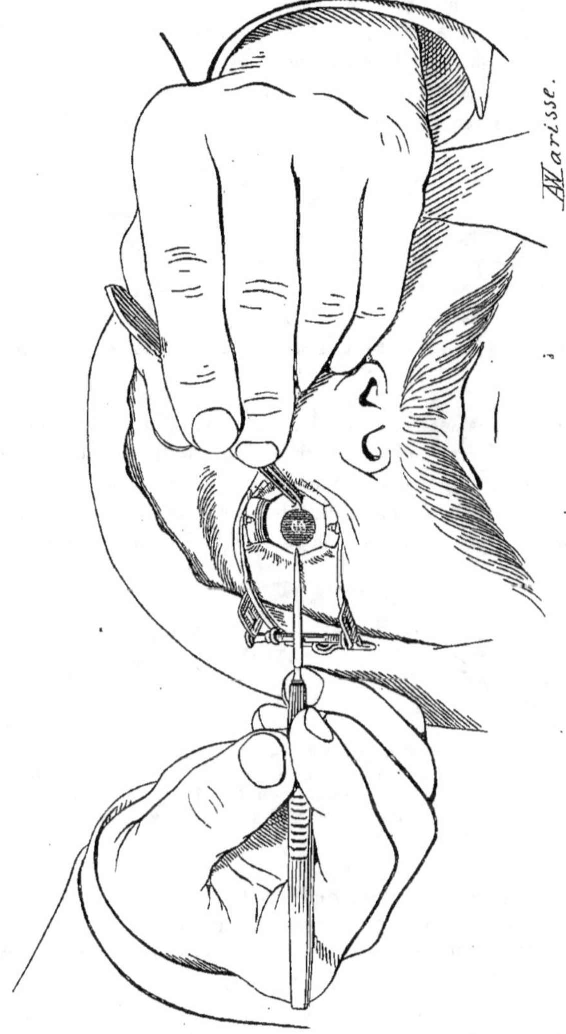

FIG. 104. — *Opération de cataracte. Œil droit. Premier temps.*

L'opérateur est placé derrière la tête du sujet. Le couteau est tenu horizontalement de la main droite et va pénétrer exactement au niveau du limbe. La pince fixatrice, appliquée exactement au point opposé de contre-ponction, maintient le globe. Elle repose par sa partie moyenne sur la racine du nez, masquée ici par la main gauche de l'opérateur. Les deux mains prennent point d'appui sur un plan résistant à droite et à gauche.

1 millim. environ au-dessus du diamètre horizontal et le tranchant en haut, l'opérateur s'apprête à faire la ponction. Recommandant au malade de bien

regarder en bas, la pointe est poussée doucement et en retenant un peu l'instrument pour éviter tout ressaut lorsque la pointe ayant perforé la cornée et n'éprouvant plus de résistance pénétrera dans la chambre antérieure. Avant d'achever la ponction, c'est-à-dire de pénétrer dans la chambre antérieure, **assurez-vous que l'instrument ne chemine pas entre les lames de la cornée.** C'est que le couteau, au lieu d'être horizontal, est oblique et ne pénètre pas normalement au limbe; le manche est plus bas que la pointe et votre main est trop basse. Si vous poursuivez l'opération, l'instrument, après avoir cheminé

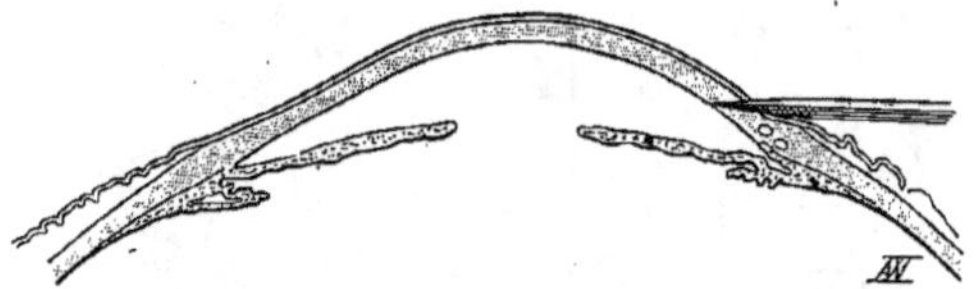

Fig. 105. — *Couteau bien tenu.*

La pointe a pénétré normalement au limbe et ressort dans la chambre antérieure exactemen à ce niveau.

obliquement entre les lames de la cornée, sortira bien en dedans du point de pénétration et vous aurez un lambeau défectueux, taillé en pleine cornée et beaucoup trop petit. Retirez donc franchement le couteau, à condition bien entendu que la pointe n'ait pas encore pénétré dans la chambre antérieure, et recommencez la ponction en ayant soin de bien relever la main (fig. 105 et 106).

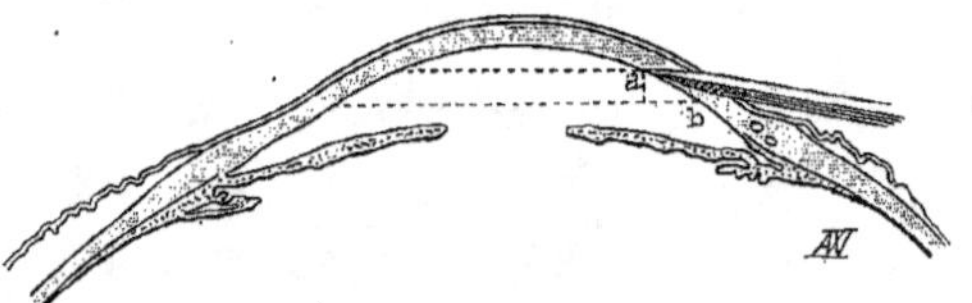

Fig. 106. — *Couteau mal tenu.*

La pointe, après avoir pénétré au niveau du limbe, a cheminé obliquement entre les lames de la cornée et vient ressortir en *a*, bien en dedans du point de pénétration, au lieu de ressortir en *b*. Le résultat est le même que si le couteau avait pénétré directement en avant du limbe, en *a*, et le lambeau sera trop petit.

La ponction faite, **poussez lentement** l'instrument parallèlement à la face antérieure de l'iris sans jamais revenir en arrière, en dirigeant la pointe vers l'extrémité nasale du diamètre horizontal de la cornée. Au fur et à mesure qu'elle avance, la lame, de plus en plus large, obture le point de pénétration et s'oppose à la sortie de l'humeur aqueuse. Mais si vous faites exécuter au couteau un mouvement de retrait, la plaie cornéenne n'étant plus exactement fermée s'entre-bâille, l'humeur aqueuse s'échappe, la chambre antérieure disparaît et vous ne pouvez plus achever la section sans embrocher l'iris qui vient se jeter sur le tranchant de l'instrument.

Donc, poussez le couteau aussi lentement que vous voulez vers le point de contre-ponction, mais **ne revenez jamais en arrière**, ceci est de toute importance.

La *contre-ponction* doit être faite, tout comme la ponction, exactement au

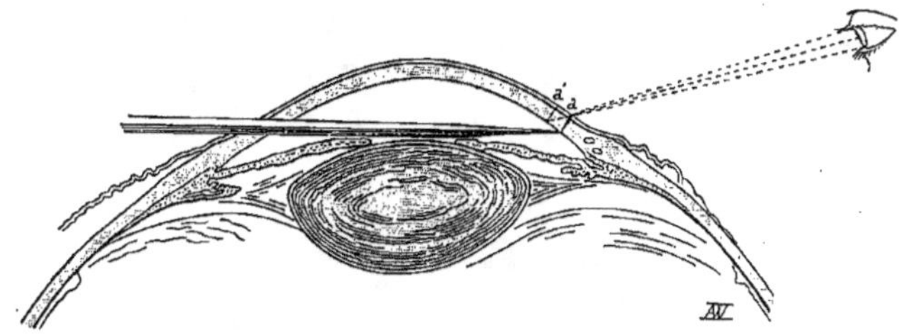

FIG. 107. — *La pointe du couteau est exactement au niveau du limbe en a, prête à sortir de la chambre antérieure, et l'œil la voit en a' à environ 1 millim. en avant du limbe.*

niveau du limbe, à 1 millim. au-dessus de l'extrémité nasale du diamètre horizontal de la cornée. Par suite de la très grande réfringence de cette

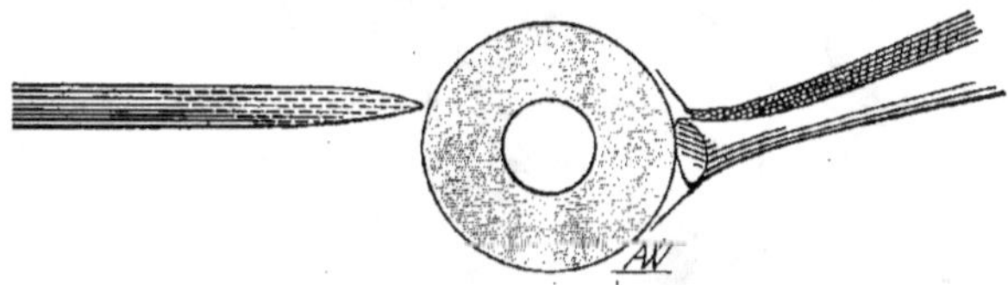

FIG. 108. — *Le couteau, tenu bien horizontalement, va faire la ponction exactement au niveau du limbe, à un millimètre environ au-dessus du diamètre horizontal.*

membrane, nous voyons la pointe du couteau un peu en avant du point où elle se trouve en réalité, et la figure 107 le montre très nettement. Il en résulte

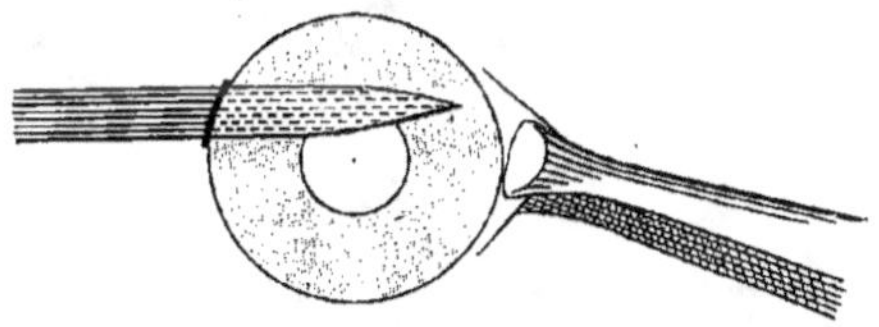

FIG. 109. — *La pointe du couteau, arrivée à un millimètre en avant du limbe, va faire la contre-ponction tandis que la pince fixatrice s'abaisse de manière à ne pas gêner le jeu du couteau.*

que pour sortir au niveau du limbe scléro-cornéen, nous devons diriger la pointe à 1 millim. environ en avant de lui, sinon nous sortirions dans la sclérotique.

Enfin, avant d'exécuter la contre-ponction, la main gauche abaisse la pince fixatrice (fig. 109 et 111) afin de ne pas gêner la sortie du couteau.

Ce mouvement d'abaissement de la pince, qui doit marcher de pair avec le mouvement du couteau, est difficile à acquérir au début, alors que l'élève porte toute son attention sur la pointe de la lame et néglige de regarder la pince

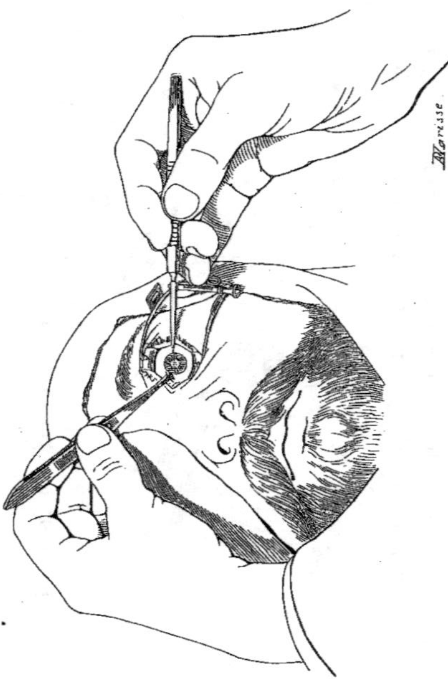

FIG. 110. — *Opération de cataracte. Œil gauche. Premier temps.*

Le chirurgien est placé à la gauche du sujet. La main droite, qui tient le couteau, prend point d'appui avec le petit doigt sur la tempe. La pince, tenue de la main gauche qui est appuyée sur le front, repose sur la racine du nez.

avec laquelle il presse toujours trop fortement sur le globe et souvent déchire la conjonctive. Il est cependant indispensable ; sinon la pointe du couteau risque d'être arrêtée, après sa sortie, par l'extrémité des mors de la pince sur laquelle elle viendrait buter, et la section serait compromise.

Pour résumer cette première partie du premier temps, nous dirons :

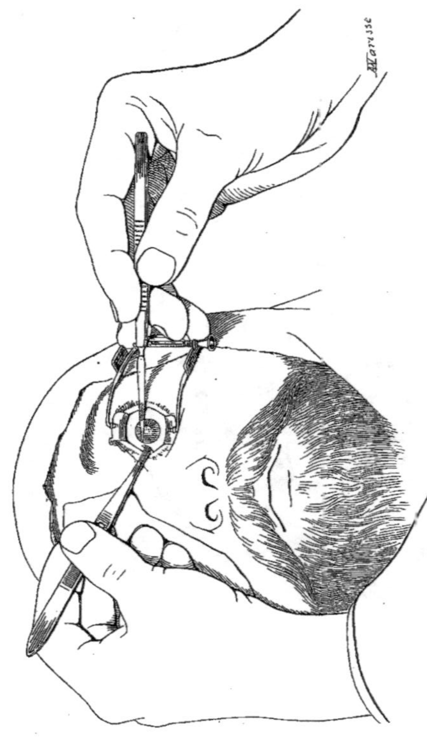

FIG. 111. — *Opération de cataracte. Œil gauche. Premier temps. Contre-ponction.*

Le couteau est poussé vers le point de contre-ponction, lentement, sans jamais revenir en arrière. L'opérateur va effectuer la contre-ponction et sortir au niveau du limbe, bien qu'à ce moment la pointe soit vue à 1 millim. en avant, en raison de la réfringence de la cornée.

« Ponction de la cornée au niveau du limbe seléro-cornéen et à un milli-mètre au-dessus du diamètre horizontal de la cornée ; pousser lentement le couteau et effectuer la contre-ponction lorsque la pointe est arrivée au point opposé, à un millimètre en dedans du limbe.

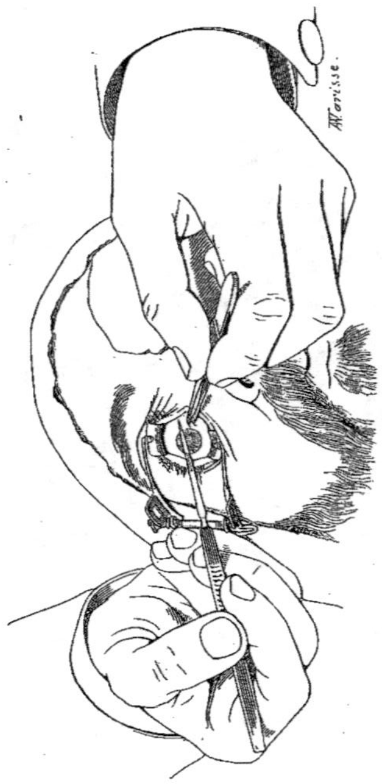

FIG. 112. — *Opération de cataracte. Œil droit. Premier temps. Section.*

Tandis que la main gauche, toujours appuyée sur la joue, abaisse la pince fixatrice de manière à ne pas gêner la sortie du couteau, celui-ci exécute la contre-ponction. Pour cela la main droite relève la lame de l'instrument qui tranche tout le quadrant supéro-interne de la cornée tandis que le manche s'abaisse. Dans ce mouvement, la main droite conserve sa position et ne se déplace pas ; seuls les doigts se relèvent fortement de manière à faire basculer le couteau. (Comparez avec la fig. 104.)

CONDITION ESSENTIELLE : **Ne jamais revenir en arrière**, afin d'éviter l'issue de l'humeur aqueuse.

b) *Section de la cornée.* — A l'inverse du précédent, ce deuxième moment doit être très rapide et doit suivre immédiatement la contre-ponction, car celle-ci à peine effectuée, l'humeur aqueuse s'échappe et la chambre antérieure disparaît. Il faut donc de toute nécessité, pour éviter d'embrocher l'iris, franchir le diaphragme irien avant l'issue de l'humeur aqueuse.

Pour cela, au moment d'exécuter la contre-ponction, abaissez légèrement le

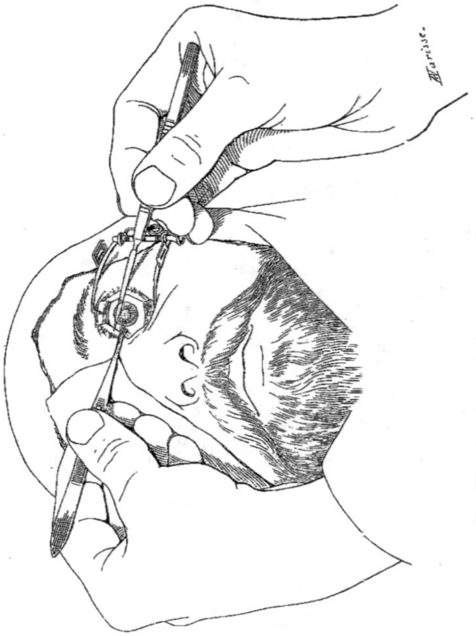

FIG. 113. — *Opération de cataracte. Œil gauche. Premier temps. Section.*

Le mouvement est identique. La main gauche, toujours appuyée, abaisse la pince qui repose sur la racine du nez sans presser sur le globe. Le couteau a effectué la contre-ponction et sectionne tout le quadrant supéro-interne de la cornée. Dans ce mouvement, la main droite se déplace à peine ; tout se passe au niveau des doigts. (Comparez avec la fig. 111.)

manche de l'instrument et sortez de la cornée en poussant la pointe en haut et en dedans vers la racine du nez. La contre-ponction achevée, le manche s'abaisse de plus en plus tandis que la lame franchit l'orifice pupillaire et sectionne presque tout le quadrant supéro-interne de la cornée. L'humeur

aqueuse peut maintenant s'échapper, la lame repose sur la face antérieure
de l'iris et s'oppose au prolapsus de cette membrane (fig. 112, 113 et 116).

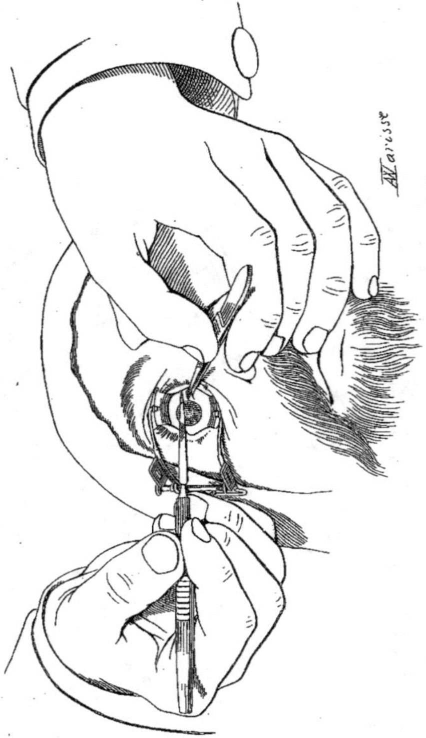

FIG. 114. — *Opération de cataracte. Œil droit. Deuxième temps. Section.*
Relevant alors la main en totalité (comparez situation de la main, fig. 104 et fig. 112), l'opérateur a sectionné presque tout le quadrant supéro-externe de la cornée avec le talon de l'instrument et va achever la section.

En même temps, relevant alors la main, sectionnez avec le talon de la lame
la plus grande partie du quadrant supéro-externe. La kératotomie est pour

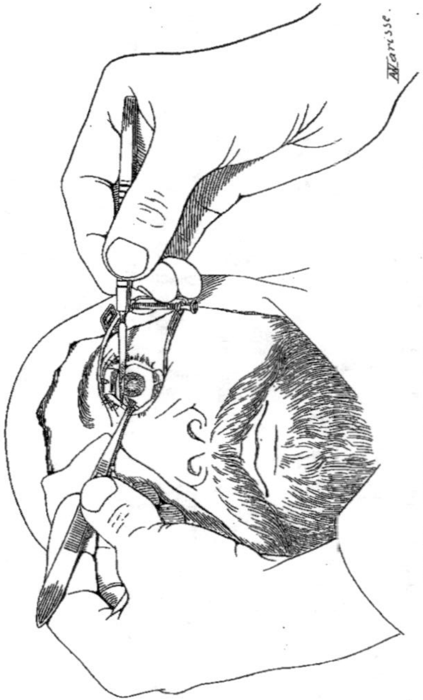

FIG. 115. — *Opération de cataracte. Œil gauche. Deuxième temps. Section.*
L'opérateur, relevant la main en totalité, a sectionné avec le talon de la lame presque tout le quadrant supéro-externe
de la cornée et va achever la section. (Comparez la situation de la main droite, fig. 110 et fig. 113.)

ainsi dire achevée ; le couteau a franchi la zone dangereuse et il ne reste plus
qu'à terminer la section (fig. 114, 115 et 117).

Donc la section doit être rapide ; elle suit immédiatement la contre-ponction
et se fait en deux coups de couteau ou plutôt en un seul coup : le quadrant

supéro-interne de la cornée est tranché avec la pointe de la lame et le quadrant supéro-externe avec le talon.

Remarque : Éviter soigneusement tout mouvement de scie. Ce mouvement

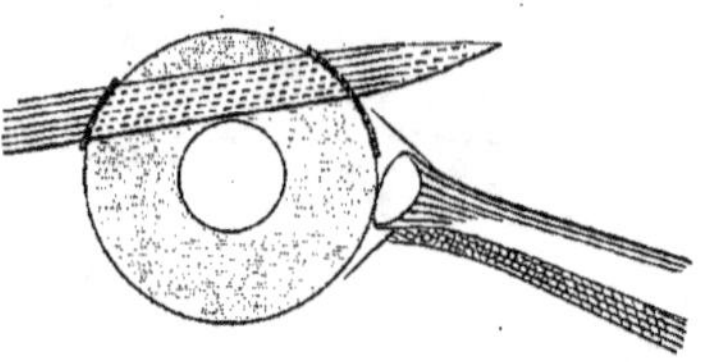

Fig. 116. — *La contre-ponction a été faite; abaissant le manche du couteau et poussant en même temps la pointe en haut et en dedans, l'opérateur sectionne aussitôt presque tout le quadrant supéro-interne de la cornée, toujours au niveau du limbe.*

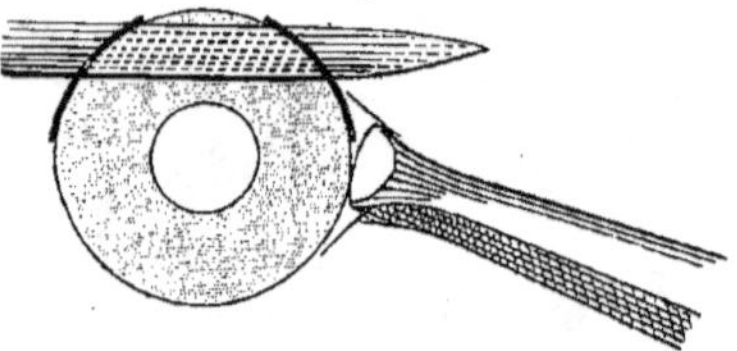

Fig. 117. — *Le manche de l'instrument étant relevé, on a sectionné avec le talon de la lame le quadrant supéro-externe et il ne reste plus qu'à terminer lentement la section.*

de va-et-vient facilite la sortie de l'humeur aqueuse et gêne beaucoup l'opération. La section est moins franche, les lèvres de la plaie moins bien coaptées et partant la cicatrisation moins rapide. En outre, il expose davantage au prolapsus de l'iris : plus la section est nette et franche, moins sont grandes les chances de prolapsus.

On comprend maintenant l'importance de ce deuxième temps et pourquoi la section doit être rapide et suivre immédiatement la contre-ponction. Voici donc en réalité comme il faut comprendre la kératotomie :

Ponction de la cornée, contre-ponction et section de cette membrane, achèvement de la section.

c) *Achèvement de la section.* — Il ne reste plus pour terminer le lambeau cornéen qu'à sectionner le petit pont supérieur demeuré intact. La section sera achevée très lentement ; on sortira ainsi exactement où l'on veut, sans risquer d'empiéter involontairement sur la cornée ou sur la sclérotique et surtout sans déterminer aucun à-coup, précaution très importante afin d'éviter la sortie brusque du couteau et avec lui le prolapsus de l'iris.

De plus, cette sortie lente du couteau maintient le globe oculaire surpris par le brusque changement de tonus et laisse à l'œil et à l'opéré le temps de s'habituer à cette nouvelle tension.

Deuxième temps. — Discission de la capsule. — Déposant alors le couteau,

l'opérateur va procéder à l'ouverture de la capsule à l'aide du kystitome [1].
L'œil étant toujours maintenu par la pince fixatrice et le sujet continuant à
regarder en bas, le kystitome, légèrement recourbé à angle obtus ouvert en
avant et tenu de la main droite, est introduit à plat entre les lèvres de la plaie
de manière à respecter à la fois la cornée et l'iris. Puis, l'instrument étant
arrivé un peu au-dessous du milieu de la pupille, le chirurgien imprime à
celui-ci un mouvement de rotation en arrière de 90° qui amène la pointe du
kystitome contre la capsule. Il fait alors à la surface de celle-ci deux ou trois
incisions très superficielles, une discission trop profonde pouvant entraîner
une subluxation du cristallin. Puis imprimant à l'aiguille un nouveau mouvement de rotation de 90°, le kystitome est enlevé avec précaution et la discission est achevée [2].

On ne peut fixer de règle précise au sujet de l'effort à développer pour
déchirer la capsule et que seule l'habitude peut donner. On se rappellera que
l'instrument ne doit pas presser sur le cristallin et le tranchant ne doit
éprouver aucune résistance au moment où il déchire la capsule. Si la petite
lame est bien tranchante, et c'est là une condition essentielle, elle incise la
cristalloïde sans que l'opérateur s'en doute.

[1] REMARQUE. — Le chirurgien ne doit pas quitter des yeux le champ opératoire et
détourner la tête pour prendre un instrument, celui-ci fût-il à portée de la main. L'œil est
ouvert ; c'est maintenant un kyste crevé dont le contenu peut facilement s'échapper et dans
un pareil mouvement, la main gauche qui tient la pince fixatrice pourrait exercer une pression
involontaire sur le globe et déterminer l'issue du vitré. L'aide n'a d'autre rôle que de placer
dans la main même de l'opérateur les différents instruments dont celui-ci peut avoir besoin
et d'enlever ceux devenus inutiles ; c'est là un rôle très important et sa présence est indispensable.

[2] a) KYSTITOMIE AU COUTEAU. — La kystitomie anticipée faite avec le couteau au moment
où il traverse la chambre antérieure, selon l'ancien procédé de Pellier de Quengsy, doit être
absolument proscrite. Ce procédé, brillant en apparence et repris depuis par certains opérateurs,
est mauvais : il n'offre aucun avantage et peut, en compromettant la section, compromettre
l'opération. D'autant plus qu'il favorise l'issue du vitré, la cristalloïde étant ouverte alors que
la section n'est pas achevée et que le couteau exerce encore sur l'œil une certaine pression. Le
seul mérite qu'on lui reconnaissait autrefois, n'introduire dans l'œil qu'un seul instrument
au lieu de deux, n'a aujourd'hui aucune valeur avec l'asepsie instrumentale et l'anesthésie
parfaites que nous obtenons.

b) ARRACHEMENT DE LA CAPSULE AVEC LA PINCE-KYSTITOME. — Certains opérateurs
emploient de préférence la pince-kystitome au lieu du kystitome pour ouvrir la capsule. Celle-

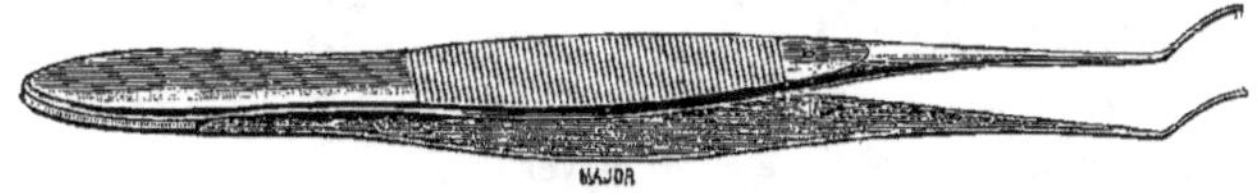

FIG. 119. — *Pince kystitome.*

ci, munie à son extrémité de dents très fines et dirigées en arrière, pince la capsule et en arrache
un lambeau.

Le procédé ne peut être érigé en principe ; s'il diminue les chances de cataractes secondaires,
il expose davantage à la subluxation du cristallin et à la perte du vitré. Il sera réservé seulement aux cataractes capsulaires (Daviel) ou incomplètes et doit toujours être précédé de
l'iridectomie, sinon on risque de pincer l'iris en même temps que la capsule.

Lors de cataracte supra-mûre ou très molle, aussitôt après la discission, les couches périphériques du cristallin s'échappent et remplissent la chambre antérieure, ne laissant aucun doute sur la réalité de la discission. Lors de cataracte dure, au contraire, celle-ci peut passer inaperçue et rien ne prouve à l'opérateur que la cristalloïde a été intéressée. D'autant plus que c'est surtout en pareil cas qu'il est nécessaire de faire une discission très superficielle, une discission trop profonde pouvant exposer à la subluxation de la lentille.

On se rappellera donc que le fait seul d'avoir promené le kystitome sur la cristalloïde, le tranchant en arrière, suffit pour ouvrir celle-ci sans qu'il soit besoin d'exercer aucune pression. L'instrument sera donc retiré aussitôt et ce n'est qu'au moment de l'extraction, si le cristallin ne sort pas, qu'on pourra s'assurer, par une nouvelle discission, que celle-ci a été bien faite (v. page 155).

Troisième temps. — Extraction du cristallin. — Il faut maintenant ou enlever la pince fixatrice, ou la confier à un aide qui la maintiendra dans la même situation. Cette dernière méthode a l'avantage d'assurer la fixation de l'œil et la direction du regard en bas, mais elle exige un aide expérimenté et le changement de main peut déterminer une pression sur le globe et l'issue du vitré. De plus, la pince, par sa seule présence, constitue un danger, car l'œil est maintenant ouvert et la moindre résistance de la part du sujet peut entraîner l'écoulement de l'humeur vitrée. Mieux vaut donc enlever complètement la pince en ayant soin de ne pas presser sur le globe et de ne déterminer aucune secousse.

D'ailleurs on ne peut établir ici de règle fixe et tout dépend de la docilité plus ou moins grande du malade. Habituellement, lorsque l'opération se poursuit sans complications et si le sujet est tranquille, nous enlevons la pince à la fin du deuxième temps, de même que nous enlevons le blépharostat à la fin du troisième, lorsque l'extraction est terminée. Mais comme pour l'écarteur qui doit pouvoir être enlevé à tout instant, le chirurgien doit toujours être prêt à enlever la pince fixatrice, ces deux instruments pouvant favoriser l'issue du vitré si le sujet est indocile.

Comme on peut le voir dans les figures précédentes, le pouce de la main gauche qui tient la pince repose sur le verrou de celle-ci. A l'occasion du moindre effort de la part du malade et si on a des raisons de craindre une contraction violente des paupières, une simple pression du pouce à ce niveau suffit à ouvrir les mors de la pince et à enlever l'instrument.

C'est là une condition essentielle. L'écrou de la pince ne sera pas trop résistant, obéissant bien à la pression du doigt, et la conjonctive une fois saisie, l'opérateur s'assurera, avant de commencer l'opération, que le pouce est bien placé et que l'instrument peut être enlevé facilement [1].

[1] Si la pince avait été enlevée avant la discission, le malade serait engagé à regarder en bas et celle-ci serait faite comme précédemment. On tâcherait alors d'aller vite et de ne pas laisser l'instrument séjourner longtemps dans l'intérieur de l'œil, afin d'éviter une discission trop

Puis recommandant au malade de regarder en bas et de respirer naturellement, la bouche ouverte afin d'éviter tout effort, l'opérateur, avec la spatule
tenue de la main droite et appliquée à *plat* sur le tiers inférieur de la cornée,

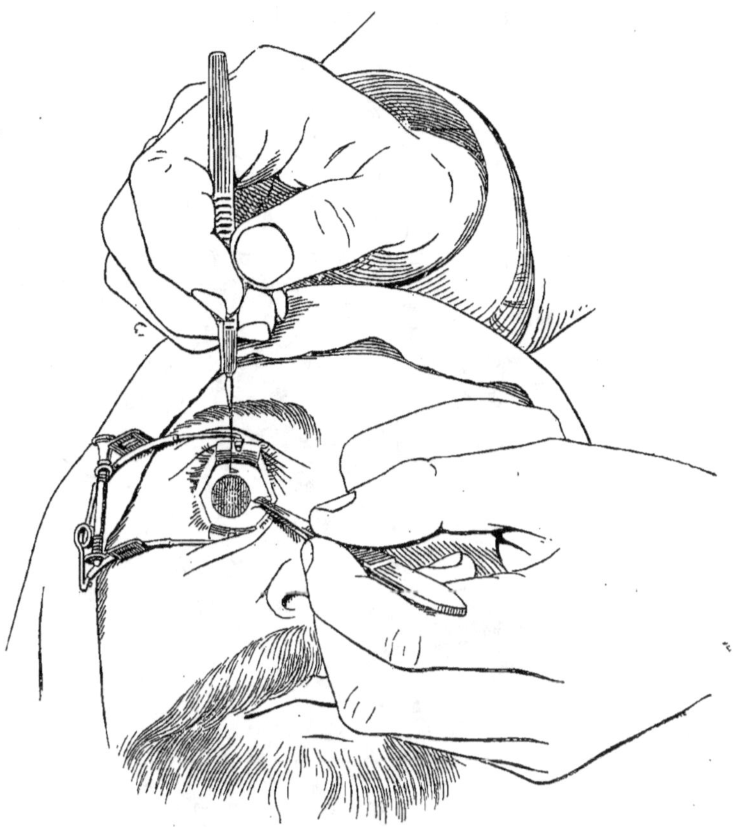

FIG. 120. — *Opération de cataracte. Œil droit. Deuxième temps. Discission.*
Le kystitome est introduit à plat entre les lèvres de la plaie, tandis que le malade est engagé à
respirer doucement, sans effort, la bouche ouverte, afin d'éviter toute contraction. La main
droite, qui tient le kystitome, est appuyée sur le front du sujet, tandis que la main gauche
maintient le globe avec la pince fixatrice.

exécute de petites pressions douces dirigées de bas en haut à la surface de
la membrane, tandis qu'avec la curette tenue de la main gauche il déprime
légèrement la lèvre supérieure de la plaie. Celle-ci s'entre-bâille, le cristallin

profonde ou la blessure des parties voisines si le sujet venait à relever le globe à ce moment.
Si l'écarteur a dû aussi être enlevé, on soulèverait la paupière supérieure avec l'index gauche,
suivant la technique indiquée page 145.

exécute un mouvement de bascule de haut en bas et d'arrière en avant, franchit le diaphragme irien, passe dans la chambre antérieure et s'échappe au dehors ; l'extraction est terminée.

Lorsque la cataracte est molle, après la sortie du noyau le champ pupillaire

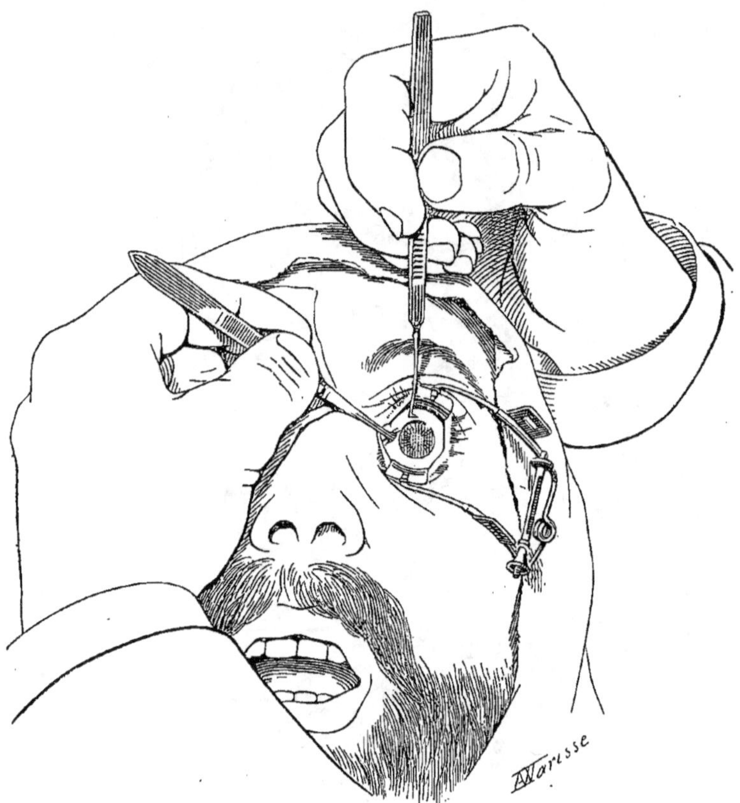

FIG. 121. — *Opération de cataracte. Œil gauche. Deuxième temps. Discission.*
Même légende que dans la figure précédente. La pince fixatrice repose sur la racine du nez sans presser sur le globe.

et la chambre antérieure restent obstrués par les masses molles opacifiées. Celles-ci seront extraites comme précédemment par de petites pressions douces de la spatule sur la partie inférieure de la cornée, et si cette manœuvre ne suffisait pas, on irait les chercher avec la curette mousse introduite au besoin à plusieurs reprises dans la chambre antérieure jusqu'à ce que le champ pupillaire soit complètement pur.

On agira avec une prudence extrême et l'instrument ne doit pas séjourner dans la plaie, car un mouvement involontaire de la part du malade peut occasionner la perte du vitré. La curette, avant d'être introduite de nouveau, est

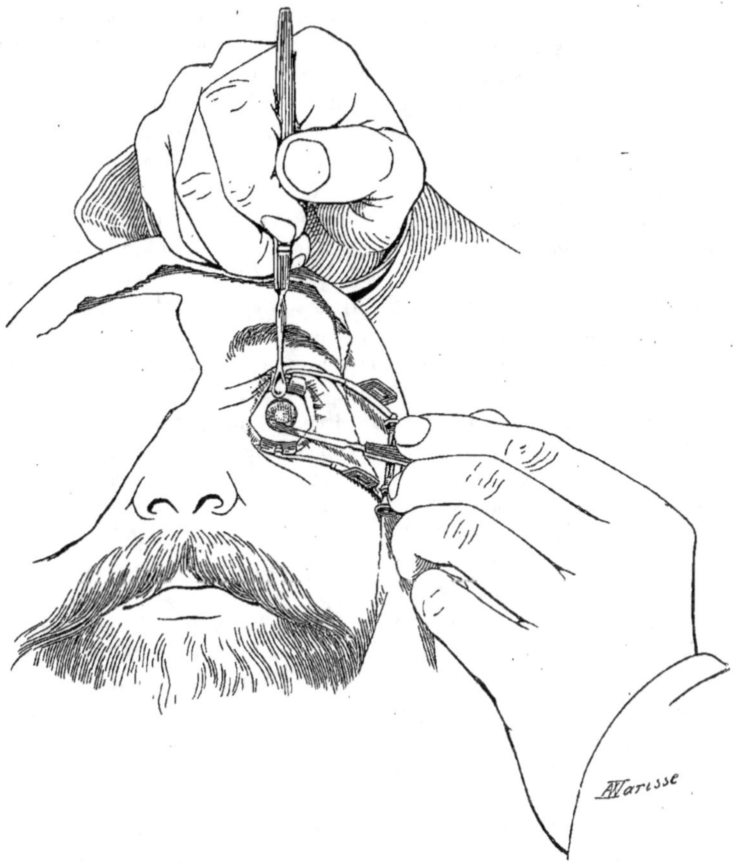

FIG. 122. — *Opération de cataracte. Œil gauche. Troisième temps. Extraction.*
La main gauche, prenant point d'appui sur la région malaire du sujet, presse légèrement avec la spatule appliquée à plat sur le tiers inférieur de la cornée, de manière à entre-bâiller les lèvres de la plaie, tandis que la main droite, appuyée sur le front, déprime avec la curette mousse la lèvre supérieure de l'incision.

débarrassée des masses molles qu'elle a pu ramener en la frottant sur l'extrémité d'un petit tampon de coton fusiforme présenté par un aide. Cette manœuvre, indispensable lors de cataractes molles, doit être particulièrement surveillée. Elle ne serait faite que si les tampons sont parfaitement aseptiques et si le chirurgien est sûr de son aide, car elle peut être une source d'infection. Dans le cas contraire, il est préférable d'avoir plusieurs curettes à sa disposition et d'introduire chaque fois une curette vierge n'ayant pas encore servi.

L'opération est maintenant terminée. Le chirurgien enlève l'écarteur avec précaution en rapprochant les branches de celui-ci et **en les tirant à lui** afin de ne pas presser sur le globe [1]. Puis, recommandant au malade de fermer doucement les paupières sans se contracter et comme s'il voulait s'endormir, il applique aussitôt sur l'œil opéré une rondelle de coton mouillée qu'il maintient par une très faible pression digitale contre l'angle interne des paupières afin d'assurer la fermeture de celles-ci. Au bout de quelques secondes, après avoir enlevé la petite rondelle, il exécute à travers la paupière supérieure un très léger massage du globe oculaire afin de bien réduire la membrane irienne. Soulevant ensuite légèrement la paupière avec l'index de la main gauche, il s'assure que la réduction est bien faite et, dans le cas contraire, avec la spatule introduite entre les lèvres de la plaie, il déplisse la membrane irienne et répète au besoin une deuxième fois cette petite manœuvre jusqu'à ce que la pupille ait repris sa forme ronde. Ici encore il est important, si on veut écarter toute chance d'infection, de ne pas employer la spatule qui a servi pour l'extraction au moment du troisième temps, car elle a pu être contaminée au contact de la cornée. Cette réduction de l'iris est très importante et ne doit jamais être négligée toutes les fois que la pupille n'a pas repris d'elle-même sa forme habituelle.

Remarque. — Nous n'enlevons l'écarteur, on le voit, qu'une fois l'opération terminée et cette méthode permet un nettoyage plus parfait de la chambre antérieure. On pourrait lui reprocher d'exposer davantage à la perte du vitré, aussi ne doit-on pas l'ériger en règle absolue. Toutes les fois que pour une raison quelconque on peut craindre la perte de ce dernier (indocilité du sujet, *entre-bâillement des lèvres de la plaie sous l'influence de petites contractions de l'orbiculaire,* légère hypertonie de l'œil, etc.; toutes les fois, en un mot, que le malade ne présente pas une docilité parfaite, on devra, aussitôt la discission et quelquefois même avant ce deuxième temps, enlever le blépharostat et la pince fixatrice.

Recommandant alors au malade de regarder en bas, l'index de la main gauche soulève doucement la paupière supérieure sans exercer sur elle aucune pression et surtout sans chercher à lutter contre les contractions de l'orbiculaire, tandis qu'avec le kystitome tenu de la main droite on pratique la discission

---

[1] La suture de la cornée après l'extraction faite par Williams (1867), et reprise par S. de Mendoza et Kalt, est inutile; elle ne prévient pas l'enclavement et n'a aucune action sur la cicatrisation : la seule prophylaxie de l'enclavement, en dehors de l'iridectomie (voir plus loin), réside dans l'exécution rapide de la section qui doit être nette et franche ; le prolapsus est très rare avec une bonne section.

Comme la suture, le lavage de la chambre antérieure est inutile et dangereux en ce sens qu'il allonge l'opération et expose à la perte du vitré, outre qu'il retarde la cicatrisation en altérant les éléments.

si celle-ci n'a pu être faite. Souvent aussi, chez les malades indociles, on est obligé de faire l'iridectomie dans ces conditions : tandis que l'index gauche relève doucement la paupière, l'iris est saisi avec la pince tenue de la main droite et l'excision de la membrane faite par l'assistant (voy. Extraction combinée).

EXTRACTION SANS BLÉPHAROSTAT. — Voici la technique à suivre pour procéder à l'extraction lorsque le blépharostat a été enlevé avant le troisième temps. Le malade est invité à regarder en bas et l'opérateur, se déplaçant vers la

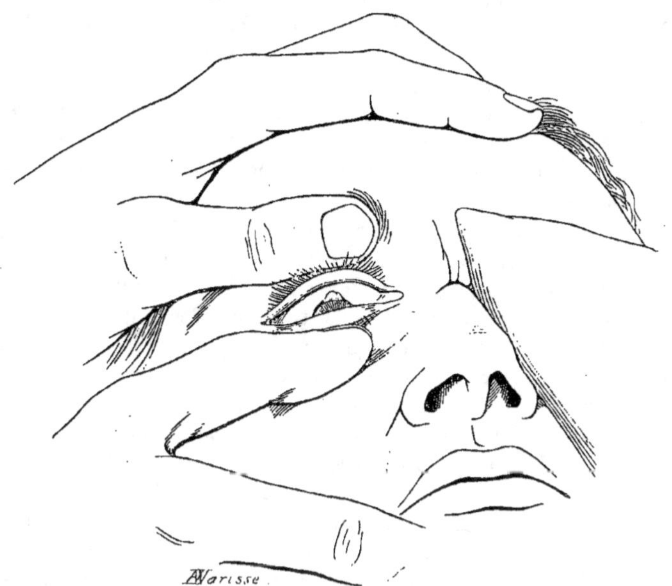

FIG. 123. — *Opération de cataracte. Œil droit. Troisième temps. Extraction du cristallin sans blépharostat.*

L'opérateur se place à droite de la tête du sujet. Tandis que le pouce gauche soulève douce-ment la paupière supérieure sans presser sur le globe, le pouce droit, appliqué le long de la paupière inférieure qu'il déprime, appuie légèrement sur la moitié inférieure de la cornée de manière à entre-bâiller les lèvres de la plaie et expulser les masses opacifiées.

droite du malade s'il s'agit de l'œil droit, soulève la paupière supérieure avec le pouce gauche appliqué parallèlement au bord libre **sans presser** du tout sur le globe, de manière à permettre à la paupière de glisser au-dessous de lui s'il se produit une contraction de l'orbiculaire. Puis, avec le pouce droit appliqué de même sur la paupière inférieure parallèlement au bord libre, il déprime légèrement celle-ci de manière à entr'ouvrir les lèvres de la plaie cornéenne et à donner issue au cristallin qui s'échappe très aisément. Si des masses cristalliniennes restent retenues dans le champ pupillaire, elles sont extraites par le même procédé ou, au besoin, avec la curette mousse introduite entre les lèvres de la plaie, tandis que l'index gauche soulève la paupière (fig. 123).

Mais le plus souvent, si on déprime doucement avec la paupière toute la moitié inférieure de la cornée en commençant tout à fait à la partie inférieure du limbe et en remontant de bas en haut, on arrive, en s'y prenant à plusieurs reprises, à ramener toutes les masses, même celles qui peuvent être retenues tout à fait à la partie inférieure du sac capsulaire. Cette manœuvre peut favoriser l'infection, la lèvre ciliaire de la paupière étant quelquefois en contact avec la membrane irienne herniée entre les lèvres de la plaie; mais il est souvent nécessaire d'y recourir et le danger d'infection sera d'autant moindre que le nettoyage qui précède l'opération aura été bien fait.

En se conformant à cette règle et, à condition d'enlever l'écarteur aussitôt après la discission ou même après la section toutes les fois que le malade ne présente pas une docilité absolue, on n'aura jamais à se reprocher une perte accidentelle de vitré [1].

L'extraction terminée et la pupille ayant repris une forme bien ronde, la paupière supérieure de l'œil opéré est légèrement soulevée avec l'index gauche et une goutte d'ésérine en solution huileuse à 2 p. 100 est instillée. La solution huileuse est ici de beaucoup préférable, parce qu'elle ne détermine aucun spasme, à l'inverse de la solution aqueuse, et l'ésérine huileuse, à supposer que le myotique agisse en l'absence de chambre antérieure, aura une action plus efficace et plus prolongée. Les chances d'enclavement seront donc moindres, la pupille étant maintenue plus longtemps sous l'influence de l'ésérine [2].

Un pansement binoculaire, composé d'une ou de deux rondelles de gaze stérilisée et de plusieurs rondelles d'ouate hydrophile reliées par une petite plaquette de coton passant à cheval sur le dos du nez, est appliqué modérément serré (voy. page 12), tandis qu'un aide soutient la tête du malade en l'engageant à bien l'appuyer sur la main qui la soutient [3]. Puis celui-ci est descendu

[1] C'est pourquoi nous rejetons absolument la pratique de certains opérateurs consistant à opérer sans blépharostat. Celui-ci, comme la fixation du globe, assure la régularité et la parfaite exécution de la section et ne fait courir à l'œil aucun danger pendant le premier temps de l'opération. Le chirurgien, s'il le juge nécessaire et afin d'opérer en toute sécurité, peut l'enlever après le deuxième ou même après le premier temps. Dans ces conditions, c'est se priver volontairement d'une garantie de succès et compliquer inutilement l'opération que de ne pas l'employer, à condition, on ne saurait trop le répéter, de se servir d'un écarteur très souple, n'étant maintenu en place par aucune vis de pression et pouvant être enlevé à tout moment de l'opération par le simple rapprochement des branches de l'instrument.

[2] Ceci est peut-être théorique et il n'est pas certain que le myotique agisse tant que la chambre antérieure n'est pas reformée; il n'en est pas moins vrai que nous observons très rarement l'enclavement chez nos opérés. Peut-être est-ce dû seulement à la section rapide et franche que nous préconisons; il nous semble néanmoins utile d'instiller le myotique aussitôt l'opération; le myotique, s'il ne prévient pas l'enclavement, n'a aucune influence fâcheuse. On pourrait même, se fondant sur la synergie d'action des deux réflexes pupillaires, instiller aussi l'ésérine dans l'œil non opéré, mais ce myotique détermine quelquefois des douleurs dues aux contractions du muscle ciliaire et pourrait ainsi nuire au repos de l'opéré.

[3] On ne saurait trop recommander au sujet de laisser aller naturellement la tête en arrière sur la main qui la soulève. Celui-ci a tendance à la maintenir de lui-même et cet effort peut amener la contraction du muscle orbiculaire.

de la table d'opération sans faire aucun effort et regagne son lit, transporté sur un brancard, ou même à pied, conduit alors par l'opérateur qui, le prenant par les deux mains, le dirige en marchant lui-même à reculons.

§ 2. — Extraction combinée.

L'opération précédente laissant intacte la membrane irienne, la pupille reste ronde et conserve sa contractilité. Une fois la cicatrisation achevée, un œil exercé ne peut reconnaître l'aphakie qu'à la profondeur plus grande de la chambre antérieure, au tremblement de l'iris qui n'est plus soutenu par la lentille *(iridodonésis)* et à une légère strie blanche cicatricielle à peine visible au niveau du point où a porté la section.

Le résultat optique et esthétique est donc parfait et il semble que ce procédé doive remplacer tous les autres.

Mais, pendant les premiers jours après l'opération, alors que les lèvres de la plaie sont seulement coaptées et non encore cicatrisées, la membrane irienne peut, sous l'influence de causes encore mal déterminées, venir se prolaber au niveau de la section et s'enclaver entre les lèvres de la plaie (fig. 126).

Cet enclavement, dont les conséquences seront d'autant plus désastreuses qu'il est plus accentué (astigmatisme considérable, douleurs ciliaires, rétraction de la pupille attirée entre les lèvres de la plaie ou même suppression totale de celle-ci, infection, etc.), doit être évité par tous les moyens. Le plus sûr réside dans l'exécution régulière des différents temps de l'opération et surtout dans la section franche et rapide du lambeau; on ne saurait trop insister sur ce point. Mais il ne suffit pas toujours et il est alors nécessaire d'avoir recours à l'extraction combinée qui a précisément pour but d'éviter l'enclavement.

Manuel opératoire. — L'opération est sensiblement identique à la précédente : elle n'en diffère que par l'adjonction d'un temps nouveau, l'iridectomie, qui doit suivre immédiatement le premier temps.

La section ayant été faite comme précédemment, le chirurgien maintient le globe avec la pince fixatrice, tandis que l'aide, après l'avoir débarrassé du couteau, lui place dans la main droite la pince courbe à iris. Celle-ci est introduite fermée, la concavité en avant, entre les lèvres de la plaie jusque près du bord pupillaire ; puis les mors de la pince sont entr'ouverts, déprimant légèrement la membrane irienne, la saisissent et l'attirent au dehors. L'aide, avec la pince-ciseaux de de Wecker, tenue verticalement les branches perpendiculaires à la ligne d'incision, sectionne l'iris au ras de la cornée avec le talon de

l'instrument, aussitôt que la membrane apparaît entre les lèvres de la plaie
(fig. 66) [1].

Il n'est pas nécessaire de faire une large iridectomie, une section d'étendue
moyenne est suffisante pour protéger de l'enclavement et le colobome ne doit
pas atteindre tout à fait la racine de l'iris (fig. 124). De par le siège de la
section il est nécessairement placé en haut, et c'est encore une raison pour faire la section de la cornée en haut ; on peut toujours en effet être amené à faire l'iridectomie au cours de l'opération de cataracte et le colobome placé en bas entraînerait de l'éblouissement et une gêne considérable de la vision.

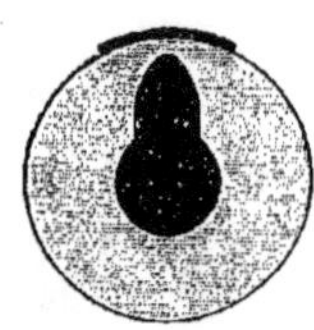

FIG. 124. — *Iridectomie au cours de l'extraction.*

Le colobome n'atteint pas tout à fait la racine de l'iris et l'opération se réduit à une petite sphinctérectomie verticale. La ligne noire supérieure représente le tracé de la section faite à la pique, lorsque l'iridectomie est seulement préparatoire à l'opération de cataracte.

L'iridectomie est suivie du troisième temps (discission de la capsule) et du quatrième (extraction) qui s'exécutent ici comme tout à l'heure.

On le voit, l'extraction combinée ne diffère pas de la précédente et comprend seulement un temps de plus : premier temps, section ; deuxième temps, iridectomie ; troisième temps, discission ; quatrième temps, extraction.

L'extraction terminée, on réduira très exactement les coins du colobome avec la spatule, les angles de la brèche irienne ayant tendance à s'enclaver entre les lèvres de la plaie. Puis l'ésérine est instillée et un pansement binoculaire est appliqué comme précédemment.

Indications et résultats. — L'iridectomie ayant pour but de restreindre au minimum les chances d'enclavement après l'extraction par l'excision d'un fragment de la membrane irienne au niveau de la plaie, doit être faite toutes les fois qu'on a des raisons de craindre cet enclavement [2].

Ceci ne veut pas dire qu'on doive y recourir systématiquement dans tous les cas : la mutilation de l'iris qui en résulte, l'hémorrhagie qui l'accompagne, le retard apporté à l'exécution de l'opération par l'adjonction d'un temps nouveau, enfin l'accolement et l'enclavement des angles de la brèche irienne entre les lèvres de la plaie, l'enclavement capsulaire qui peut survenir ensuite

---

[1] Nous avons brièvement résumé ici la technique de l'iridectomie : nous renvoyons aux opérations sur l'iris pour la description du manuel opératoire et des précautions à prendre pour donner au colobome exactement la grandeur voulue (pages 81 et suiv.).

[2] L'iridectomie doit suivre la section. Cependant, lors de complications se présentant au cours de l'opération (section trop petite, rigidité de l'iris, subluxation du cristallin, prolapsus irien, etc., voir pages 155 et suiv.), on peut être amené à faire l'iridectomie après la discission ou même au cours de l'extraction. On agira alors avec une prudence extrême, car l'œil, largement ouvert, risque de se vider à l'occasion du moindre effort. La pince fixatrice sera enlevée, l'écarteur aussi le plus souvent : la paupière étant légèrement soulevée avec l'index gauche, la pince à iris est introduite comme tout à l'heure et saisit la membrane qui est sectionnée par l'aide avec la pince-ciseaux. Pendant tout ce temps, le malade est rassuré et engagé à bien respirer sans faire aucun effort et en ouvrant bien la bouche.

et qui se rencontre beaucoup plus fréquemment avec l'extraction combinée, font qu'on ne peut généraliser l'opération[1].

On ne peut établir de limites précises ni de formule mathématique. L'extraction simple demeure, croyons-nous, l'*opération de choix*, l'opération idéale, et l'extraction combinée l'*opération d'exception*. Mais l'exception sera ici très fréquente : l'iridectomie sera faite toutes les fois que la cataracte n'est pas tout à fait normale et présente une complication quelconque, soit du côté de l'œil lui-même (synéchies postérieures, cataractes traumatiques, myopiques, subluxation du cristallin, hypertonie, etc... Voy. Complications de l'opération et Cataractes compliquées), soit du côté du malade (affection broncho-pulmonaire, nervosité et indocilité très grandes, sujets âgés supportant difficilement le séjour au lit, spasme de l'orbiculaire au cours de l'opération, etc...).

L'iridectomie, malgré tous ses inconvénients, constitue en quelque sorte une mesure de prudence, une soupape de sûreté, et quand on songe qu'un enclavement irien peut compromettre l'opération la mieux conduite, mieux vaut faire une iridectomie inutile que de courir le risque d'une telle complication. Elle sera donc pratiquée de propos délibéré dans tous les cas où l'on peut craindre l'enclavement, en particulier chez les malades indociles. Le pansement préparatoire appliqué la veille nous renseigne déjà sur ce point, suivant que nous le trouvons en place ou plus ou moins dérangé. Le lavage des culs-de-sac conjonctivaux nous montrera si l'individu contracte violemment les paupières au moment de l'irrigation ; certains sujets clignent à tout instant et à peine 'écarteur est-il en place qu'on voit se dessiner sur le front des rides multiples. On n'hésitera pas dans tous ces cas, en particulier chez les *malades à front plissé*, à faire l'iridectomie. Enfin, lors de cataractes molles, l'excision de l'iris peut permettre un nettoyage plus complet du champ pupillaire.

Il faut y ajouter les cataractes capsulo-lenticulaires. Il est de notion courante que l'épaississement de la capsule est une indication suffisante pour recourir à l'extraction combinée, mais celui-ci peut passer inaperçu et n'apparaître qu'après l'extraction des masses molles. La capsule serait alors enlevée avec la petite pince à iris, mais cette extraction doit toujours être précédée de l'iridectomie. Celle-ci est particulièrement difficile sur un œil ouvert et susceptible de se vider, à l'occasion du moindre effort ; elle doit toujours être

---

[1] L'enclavement des angles du colobome est très fréquent après l'iridectomie, pour ne pas dire constant. On le trouverait toujours, croyons-nous, si on pouvait examiner anatomiquement tous les yeux iridectomisés. Cet enclavement irien, joint à l'enclavement capsulaire qui l'accompagne souvent, constitue dans la suite une menace de glaucome. Celui-ci est, en effet, bien plus fréquent sur les yeux iridectomisés que sur ceux ayant subi l'extraction simple.

Un autre inconvénient réside dans l'hémorrhagie qui suit la section de l'iris. On peut, il est vrai, après l'extraction donner issue au sang amassé dans la chambre antérieure qui d'ailleurs se résorbe. Mais celui-ci s'infiltre entre les deux feuillets capsulaires où il peut rester retenu et former là des exsudats fibrinoïdes qui plus tard s'organisent et concourent à l'opacification de la capsule. Nous l'avons observé dans un cas où le sang, incomplètement résorbé, forma avec la capsule une cataracte secondaire épaisse qu'il fallut extraire plus tard.

faite néanmoins si on veut prévenir l'enclavement qui est la règle en pareil cas [1].

Pour nous résumer, nous dirons : l'extraction simple demeure la règle, à condition d'y ajouter l'iridectomie toutes les fois que les circonstances l'exigent, soit aussitôt après le premier temps, soit à la fin de l'opération, suivant les complications qui peuvent se présenter, et souvent aussi suivant l'impression du moment.

[1] F. TERRIEN. Sur une indication particulière de l'extraction combinée. *Archives d'ophtal.*, avril 1901.

CHAPITRE IV

COMPLICATIONS DE L'OPÉRATION DE CATARACTE ET DES SOINS A DONNER AUX OPÉRÉS

Parmi les accidents qui peuvent survenir, les uns se montrent au cours de l'opération, les autres apparaissent dans les jours qui suivent. Nous étudierons d'abord les premiers et indiquerons avec les seconds les soins à donner aux opérés, car la conduite à tenir varie avec la nature de l'accident.

§ 1. — Accidents survenant pendant l'opération.

Avant le premier temps. — MAUVAISE FIXATION. — La conjonctive, après avoir été saisie, peut se déchirer, soit par suite d'une friabilité trop grande, soit parce que l'opérateur s'y est pris à plusieurs reprises avant de la bien fixer, ou enfin parce que les mors de la pince sont trop coupants. On s'efforcera de reprendre la muqueuse plus largement, mais la fixation est toujours moins parfaite et une déchirure étendue peut même obliger l'opérateur à saisir le globe en un autre point, à l'extrémité inférieure du diamètre vertical de la cornée, par exemple, condition très défavorable au point de vue de la section. Si la déchirure survient une fois le premier temps commencé, après que le couteau a pénétré dans la chambre antérieure, le chirurgien terminera la section sans chercher à saisir de nouveau la conjonctive et en recommandant seulement au sujet de bien regarder en bas, tandis que l'extrémité fermée de la pince appuiera légèrement sur le globe, à l'opposé du point de pénétration.

Pendant le premier temps. — a) Ponction et contre-ponction. 1° *Couteau tenu à l'envers.* — On s'assurera, avant de faire la ponction, que le tranchant de l'instrument regarde bien en haut. Si par inadvertance la ponction était faite avec le couteau tenu à l'envers, on n'aurait d'autre ressource que de

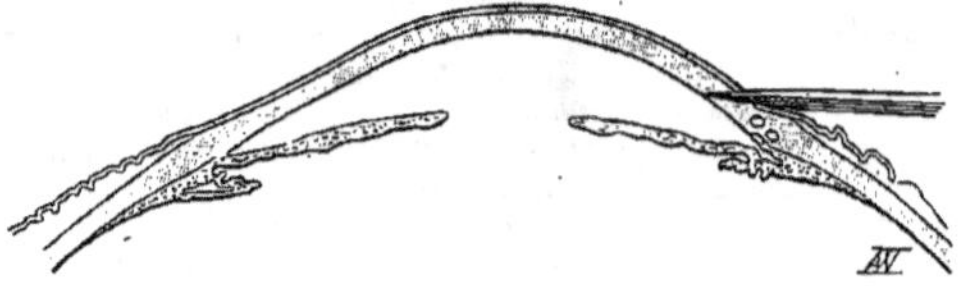

Fig. 125. — *Couteau bien tenu.*
La pointe a pénétré normalement au limbe et ressort dans la chambre antérieure exactement à ce niveau.

retirer l'instrument et d'attendre quelques jours la cicatrisation de la plaie avant de recommencer l'opération.

2° *Ponction entre les lames cornéennes.* — Nous ne reviendrons pas sur la pénétration de la pointe du couteau entre les lames de la cornée : il suffit de retirer l'instrument et de recommencer en relevant la main, à condition que la ponction ne soit pas achevée. En pareil cas on poursuivrait l'opération, au risque de faire un lambeau trop petit, si la lame a cheminé quelque temps dans l'épaisseur de la cornée avant de ressortir dans la chambre antérieure (fig. 125 et 126).

3° *Blessure de l'iris.* — La pointe du couteau, dans son trajet, peut accrocher l'iris, ce qui tient généralement à ce que la lame est dirigée obliquement en arrière. On cherchera en abaissant un peu la main à dégager l'extrémité de la lame, mais ce petit mouvement ne suffit pas toujours. Le point important est de **ne pas revenir en arrière** : l'issue de l'humeur aqueuse et l'effacement de la chambre antérieure en seraient la conséquence. L'opérateur continuera donc à pousser lentement l'instrument vers l'extrémité nasale du diamètre horizontal, et souvent l'iris se dégage de lui-même. Dans le cas contraire, on continuera la section sans s'inquiéter de l'iris, et si un fragment est emporté, ceci revient à faire une iridectomie au couteau (voir plus bas).

Contre-ponction. — Elle peut être faite *en avant du limbe*, si l'opérateur n'a pas pris soin de faire cheminer lentement la lame parallèlement à la face antérieure de l'iris, et la section sera trop petite, ou *en arrière* dans la sclérotique[1]. Une telle plaie cornéo-sclérale gêne l'opération par l'hémorrhagie qu'elle occasionne, rend la section moins facile en raison de la densité plus grande du tissu scléral et prédispose au prolapsus de l'iris.

b) Section. — *Écoulement prématuré de l'humeur aqueuse et blessure de l'iris.* — Le point délicat de la section est d'éviter l'écoulement de l'humeur aqueuse aussitôt la contre-ponction achevée. L'écoulement est toujours dû à un mouvement de retrait de la lame ou à un retard apporté à l'exécution du lambeau après la contre-ponction. La chambre antérieure disparaît, l'iris se

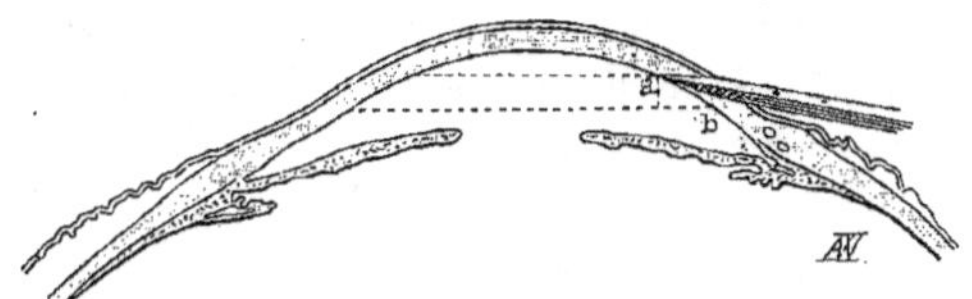

FIG. 126. — *Couteau mal tenu.*

La pointe, après avoir pénétré au niveau du limbe en *b* et cheminé obliquement entre les lames de la cornée ressort en *a*, bien en dedans par conséquent du point de pénétration *b*. Le résultat est le même que si le couteau avait pénétré directement en avant du limbe, en *a*, et le lambeau sera trop petit.

prolabe sur le tranchant du couteau et un fragment de cette membrane est nécessairement emporté avec le couteau dans la taille du lambeau. L'inconvénient est minime ; cette petite faute opératoire n'a d'autre résultat que de transformer l'extraction simple en extraction combinée ; seulement l'iridectomie, faite ici avec le couteau en même temps que le premier temps, est souvent irrégulière.

Quelquefois, lorsque la chambre antérieure est très peu profonde, lors de cata-

---

[1] En dirigeant la pointe exactement à 1 millim. en avant du limbe scléro-cornéen, elle ressort au niveau du limbe. Ceci, nous l'avons vu, est dû à la déviation des rayons lumineux qui arrivent à l'œil de l'observateur après avoir traversé la cornée (v. fig. 107).

Remarque. — On a quelquefois signalé la rupture du couteau dans la chambre antérieure. Cet accident singulier nous est arrivé une fois, au moment où nous exécutions la contre-ponction au cours d'une cataracte normale. L'extrémité de la pointe se brisa, ce qui rendit la contre-ponction plus laborieuse, et nous achevâmes néanmoins la section. Ce n'est qu'en recherchant la raison de la difficulté éprouvée à sortir de la chambre antérieure que nous trouvâmes la pointe du couteau émoussée tandis que le fragment détaché était visible dans la chambre antérieure sous forme d'un petit point brillant à la surface de l'iris. Ayant cherché sans y réussir à le saisir avec une petite pince à iris, l'extraction fut achevée comme à l'ordinaire ; puis, l'écarteur étant enlevé, avec la spatule prudemment introduite entre les lèvres de la plaie nous réussîmes à le faire glisser au dehors sous la conjonctive où il fut excisé plus tard, une fois la cicatrisation achevée ; le résultat optique fut d'ailleurs excellent.

L'accident a peu de suites sérieuses lorsqu'on peut, comme dans notre cas, extraire le petit fragment métallique. Il doit s'observer surtout lors de cataractes molles avec chambre antérieure peu profonde : la lame, pour atteindre le limbe du côté opposé, décrit une légère courbe à convexité antérieure et la pointe, rencontrant obliquement le tissu cornéen très dense, se brise à son extrémité. Nous avons nettement constaté ce mécanisme chez notre malade.

ractes molles, il peut être fort difficile d'exécuter la section sans intéresser l'iris. Mieux vaut, en pareil cas, ne pas hésiter à emporter une partie de cette membrane avec le tranchant de l'instrument plutôt que de faire un lambeau trop petit.

Si cette iridectomie involontaire était incomplète, elle serait régularisée après la section à l'aide de la pince-ciseaux et de la petite pince à iris. Il peut arriver même que le couteau n'intéresse que les couches les plus superficielles de la membrane irienne dont une mince lamelle se trouve emportée. Il faut toujours alors achever l'iridectomie après la section, car cette portion d'iris amincie gênerait l'extraction et serait par la suite, une menace d'enclavement.

c) ACHÈVEMENT DE LA SECTION. — Ce dernier moment du premier temps n'offre guère de difficulté, puisque la lame de l'instrument a franchi la zone dangereuse de la pupille et ne risque plus d'embrocher l'iris. Il doit être exécuté avec lenteur, afin d'éviter toute secousse. En ayant soin de maintenir la lame parallèle à la surface antérieure de l'iris, on sortira facilement au niveau du limbe scléro-cornéen.

En avant : Si l'opérateur incline en avant le tranchant de l'instrument et achève la section en pleine cornée, s'éloignant plus ou moins du limbe, il en résulte un lambeau cornéen qui peut être trop petit et l'extraction est rendue plus difficile, car le cristallin a peu de tendance à s'engager à travers une pareille plaie. De plus, la coaptation des lèvres de celle-ci est moins parfaite, la cicatrisation moins rapide et la cicatrice blanche qui en résulte est plus visible, car elle ne se confond pas avec le limbe scléro-cornéen. Aussi cette méthode, employée autrefois par quelques opérateurs (Critchett, Bowman, Liebreich), doit être rejetée.

En arrière : L'inclinaison de la lame du couteau en arrière produit le résultat inverse : la section est achevée dans la sclérotique et on obtient un *lambeau cornéo-scléro-conjonctival,* car la muqueuse elle-même est intéressée. Par suite de la laxité de celle-ci, la plaie conjonctivale n'est pas au même niveau que la plaie cornéenne, mais plus en arrière ; cette dernière est recouverte par la muqueuse, et ce défaut de parallélisme est une garantie contre l'infection secondaire, surtout si on a pris soin de faire cheminer un peu la lame du couteau sous la conjonctive avant d'achever la section.

La coaptation des lèvres de la plaie est excellente et la cicatrisation rapide ; mais le sang, qui ne manque jamais en pareil cas, gêne beaucoup l'opérateur et une plaie aussi périphérique expose davantage à l'enclavement. Mieux vaut donc se conformer aux règles précédemment indiquées et faire l'incision exactement au niveau du limbe scléro-cornéen, c'est-à-dire *au lieu d'élection*[1].

---

[1] Nuël recommande aussi le lambeau cornéo-conjonctival qui est, dit-il, un puissant moyen de coaptation des lèvres de la plaie. Afin d'éviter l'hémorrhagie résultant de la section sclérale, il ménage le lambeau conjonctival au sommet du lambeau cornéen tout en plaçant la section cornéenne franchement dans cette dernière membrane : au moment d'achever la section, il incline seulement le tranchant un peu en arrière de manière à détacher un petit lambeau conjonctival. (NUEL. Prophylaxie du prolapsus iridien dans l'extraction simple de la cataracte. *Congrès d'ophtalm.,* 1896.)

d) Insuffisance du lambeau. — Si, pour une des raisons énumérées tout à l'heure, le lambeau était insuffisant (contre-ponction trop rapprochée du centre de la cornée, effacement de la chambre antérieure, etc.), on ferait une iridectomie afin de faciliter la sortie du noyau cataracté. Mais celle-ci peut ne pas suffire, lors de cataracte dure, par exemple. Le lambeau serait alors agrandi , avec la pince-ciseaux ou les ciseaux courbes, soit aussitôt après la section, avant la discission, si on prévoit que le cristallin ne pourra pas sortir, soit au moment de l'extraction (voir plus loin).

Pendant le deuxième temps. — Subluxation du cristallin. — Il est important de dilacérer très exactement la capsule : une ouverture trop petite ou une discission trop profonde exposent toutes deux à l'issue du vitré, la première en empêchant la sortie du noyau, la seconde en risquant de déterminer une subluxation du cristallin.

Le degré de résistance éprouvé par l'opérateur donne peu de renseignements, car il varie avec la consistance de la cataracte et de la capsule : lors de cataractes capsulo-lenticulaires, l'instrument rencontre une résistance considérable et une discission même très superficielle peut entraîner la subluxation de la lentille. L'issue du vitré peut alors précéder la sortie du cristallin, et si celui-ci a tendance à basculer en arrière au moment de l'extraction au lieu de présenter son bord supérieur en avant, on n'aurait d'autre ressource que de terminer rapidement l'opération en faisant l'extraction du cristallin dans sa capsule.

Pendant le troisième temps. — 1° Extraction difficile. — La sortie du cristallin doit se faire sans difficultés lorsque par de très légères pressions le chirurgien déprime doucement avec la spatule le tiers inférieur de la cornée.

Quelquefois cependant, l'extraction est pénible : les lèvres de la plaie s'entre-bâillent, la partie supérieure de l'iris, soulevée par la lentille, bombe en avant entre les lèvres de la plaie et le cristallin ne sort pas.

On se gardera de hâter la sortie du noyau par des pressions trop considérables. Il est difficile d'indiquer ici une limite précise que seule l'expérience peut donner, mais en règle générale, toutes les fois que la sortie ne s'effectue pas naturellement à l'aide de douces pressions sur la cornée, **ne cherchez pas à vaincre la résistance éprouvée.** Déposez aussitôt la spatule, car une cause quelconque retarde ou empêche la sortie du noyau :

a) *Discission incomplète.* — Assurez-vous tout d'abord que la discission a été faite et bien faite, en introduisant de nouveau le kystitome et en recommençant ce deuxième temps de l'opération. C'est là la première chose à faire, quand bien même la cause serait ailleurs.

b) *Insuffisance du lambeau.* — Ou bien c'est le lambeau qui est trop petit, pour une des raisons indiquées plus haut. L'iridectomie, si elle n'a pas déjà été faite après la section pour remédier à cette insuffisance, serait pratiquée aussitôt. Elle ne suffit d'ailleurs pas, pour peu que le noyau soit volumineux et le lambeau très petit. Celui-ci est alors agrandi avec la pince-ciseaux ou mieux avec les ciseaux courbes : la branche mousse est introduite dans l'un des angles de la plaie sur une étendue de 3 à 4 millim., puis les deux branches sont rapidement rapprochées et on répète la même opération sur l'angle opposé.

Le procédé est peu élégant, la section est moins franche et la cicatrisation moins rapide, mais le noyau sort facilement ensuite et le résultat final est satisfaisant [1].

c) *Rigidité de l'iris.* — Le cristallin, pour effectuer sa sortie, doit traverser la pupille : celle-ci, dont le diamètre est très inférieur à celui de la lentille, doit donc se laisser dilater. Le cristallin, dans son mouvement de bascule en bas et en avant, se coiffe de la membrane irienne, la refoule en avant, la distend peu à peu et finalement franchit l'orifice pupillaire.

Le mécanisme est entièrement comparable à celui de l'accouchement, au moment où la tête fœtale distend peu à peu le périnée avant de sortir au dehors et d'exécuter sa rotation.

Mais ici la membrane irienne, très mince, cède facilement et cette *période de travail* n'existe pas. Quelquefois cependant la pupille ne se laisse pas dilater : la membrane irienne, rigide, coiffe la lentille sans se laisser distendre et s'oppose à la sortie du noyau : il y a rigidité de l'iris.

Attendez alors patiemment en pressant doucement avec la spatule appliquée à plat sur le tiers inférieur de la cornée. Si au bout de quelques secondes l'iris résiste encore, faites une iridectomie qui supprimera toute résistance et permettra l'extraction [2].

d) *Blessure de l'iris.* — Un fragment de tissu irien peut être emporté pendant la section. Cette petite complication, nous l'avons vu, nécessite toujours l'excision de l'iris. Mais si la brèche irienne est périphérique, elle peut échapper à l'opérateur qui néglige alors de faire l'iridectomie. Le cristallin, au lieu de franchir l'orifice pupillaire, refoule devant lui la périphérie de l'iris, moins résistante à ce niveau, et demeure coiffé par cette membrane, ou bien il

---

[1] On n'exécutera donc jamais de pressions violentes qui risqueraient d'entraîner l'issue du vitré avec ou même sans le cristallin qui tombe alors dans l'intérieur du globe, tandis que le vitré s'échappe au dehors. On ne cherchera pas non plus à extraire le cristallin en introduisant directement la curette en arrière de lui : cette manœuvre, qu'il peut être nécessaire d'employer dans des cas bien limités, compromet toujours le succès de l'opération et doit être absolument rejetée ici. Elle n'aurait d'autre effet que de rendre la sortie encore plus difficile, le volume du cristallin se trouvant augmenté de toute l'épaisseur de la cuiller appliquée derrière lui.

[2] C'est pour éviter cet inconvénient qu'on conseillait autrefois l'instillation préalable d'atropine avant l'opération. L'emploi du mydriatique nous paraît inutile et dangereux : la dilatation ne persiste pas, la pupille se contractant de nouveau après l'écoulement de l'humeur aqueuse, et l'atropine semble favoriser l'enclavement, car la mydriase reparaît avec la reproduction de l'humeur aqueuse et la formation de la chambre antérieure. Ajoutons que les chances de blesser l'iris pendant la section ne sont pas diminuées, comme on pourrait le croire : la membrane irienne, gagnant en épaisseur ce qu'elle perd en largeur, peut être plus facilement intéressée par le couteau.

s'engage dans cette nouvelle pupille artificielle et y reste retenu suivant que le couteau n'a intéressé qu'une lamelle superficielle ou au contraire toute l'épaisseur de la membrane irienne.

Dans le premier cas, l'opérateur fera l'iridectomie. Dans le second, il saisit avec le crochet de Tyrrell ou la pince à iris le petit pont de tissu irien séparant les deux pupilles, l'attire au dehors et le sectionne. La sortie du noyau s'effectue sans difficultés.

e) *Subluxation du cristallin.* — Elle peut être la conséquence d'une discission trop profonde, surtout si la capsule est épaissie, très résistante et se laisse difficilement déchirer [1].

Lorsqu'on déprime alors la moitié inférieure de la cornée avec la spatule, le cristallin, loin de franchir l'orifice pupillaire et de se présenter au dehors, se renverse en arrière, basculant autour de son diamètre horizontal, et son bord inférieur se présente en avant. Quelquefois même on voit sourdre entre les lèvres de la plaie, au lieu du noyau cataracté, quelques gouttes de vitré.

Renonçant à des pressions répétées qui n'auraient d'autre effet que de luxer plus complètement la lentille dans le corps vitré, on fait aussitôt l'iridectomie, si elle n'a pas encore été faite, puis on pratique l'*extraction du cristallin dans sa capsule.* La curette ou mieux l'anse de Snellen est introduite rapidement dans la plaie le long de la face postérieure de la lentille qu'elle refoule d'arrière en avant et de bas en haut, tandis que la spatule déprime la moitié inférieure de la cornée et la cataracte est extraite en totalité. Il s'écoule toujours un peu de vitré en même temps, puis l'écarteur est enlevé rapidement et une rondelle de coton hydrophile mouillé est appliquée sur l'œil opéré.

Quelquefois la subluxation provient de la nature même de la cataracte qui est trop mûre (*cataracte morgagnienne*). Toutes les parties périphériques du cristallin étant liquéfiées, le noyau central seul est sclérosé et occupe la partie inférieure ; il peut exister en même temps des altérations du vitré.

Aussitôt la discission faite, on voit alors les parties ramollies s'échapper au dehors, tandis que le noyau, trop petit pour le sac qui le contient, bascule sur lui-même et peut même se retourner complètement. Si on cherche, en déprimant la cornée avec la spatule, à entre-bâiller les lèvres de la plaie, le noyau peut très bien se luxer dans le vitré.

L'extraction à la curette introduite aussitôt dans l'œil serait indiquée en pareil cas, mais quelquefois la sortie se fait naturellement, grâce à la petitesse du noyau. Dans un cas nous l'avons vu se retourner en totalité et venir se présenter par son bord supérieur. Un des avantages de la cataracte morgagnienne est d'exposer moins que toute autre à la cataracte secondaire [2].

---

[1] Il y souvent intérêt en pareil cas à se servir pour la discission de la pince kystitome.

[2] Il nous est arrivé tout récemment, dans un cas de cataracte morgagnienne, de voir celle-ci s'évanouir aussitôt après la discission. Le contenu du sac capsulaire, entièrement liquide, s'échappa après l'ouverture de la cristalloïde avec l'humeur aqueuse et la pupille apparut d'un beau noir. Ce n'est que par des pressions douces de la spatule sur la moitié inférieure de

2° SORTIE INCOMPLÈTE DU CRISTALLIN. — Le cristallin peut venir s'engager entre les lèvres de la plaie et y rester retenu, si la section est insuffisante. Tandis que l'opérateur maintient alors le cristallin dans cette position par des pressions combinées en haut et en bas de la spatule et de la curette, un aide exercé harponne avec le crochet coudé le bord émergent du cristallin et l'attire au dehors.

3° EXPULSION RAPIDE DE LA CATARACTE. — Pour des raisons multiples : hypertonie, spasme de l'orbiculaire d'origine réflexe, indocilité du malade, etc., le cristallin est expulsé de lui-même aussitôt la discission faite, quelquefois même avant le deuxième temps, et cette expulsion est souvent suivie de l'issue d'une certaine quantité de vitré.

L'opérateur, enlevant aussitôt la pince de la main gauche, l'écarteur de la main droite, appliquera sur l'œil une rondelle mouillée en recommandant au malade de fermer doucement les paupières. Si le cristallin seul est sorti, celles-ci sont entr'ouvertes quelques minutes après avec précaution et on termine le nettoyage du champ pupillaire dont on fait sortir les masses par de douces pressions sur la paupière inférieure (voy. fig. 123).

Le plus souvent l'expulsion rapide peut être prévue à l'avance soit avant la section, soit aussitôt après le premier temps, dès qu'on voit les lèvres de la plaie s'entre-bâiller d'elles-mêmes et le cristallin refoulé en avant. Il faut sans hésiter enlever aussitôt le blépharostat et on n'aura jamais alors à déplorer une perte accidentelle de vitré.

4° ISSUE DU VITRÉ. — Elle peut précéder ou suivre l'extraction.

a) *Avant l'extraction.* — Dans le premier cas elle n'est presque jamais imputable à l'opérateur et reconnaît généralement pour cause une altération concomitante du fond de l'œil (myopie forte, choroïdite, subluxation du cristallin, état particulier du vitré) ; il s'agit, en un mot, d'une cataracte compliquée [1]. Elle peut même alors se produire avant la discission. On n'aurait d'autre ressource que de faire aussitôt l'extraction du cristallin dans la capsule comme après la subluxation de cet organe.

b) *Après l'extraction.* — Dans le second cas, lorsque l'issue du vitré suit l'expulsion du cristallin (réflexe palpébral, contraction de l'orbiculaire, des muscles droits, indocilité du malade, etc.), elle est souvent due à une faute de technique et à un retard apporté à l'enlèvement du blépharostat, à moins qu'il ne s'agisse de cataractes compliquées dans lesquelles la perte de vitré est presque inévitable.

Elle apparaît d'ordinaire pendant le nettoyage des masses ou au moment de

la cornée que nous parvînmes à ramener au dehors le noyau ovalaire très réduit. Il mesurait environ 2 millim. de large sur 3 millim. de hauteur et un d'épaisseur, était situé au fond du sac capsulaire et était entièrement caché par la membrane irienne.

[1] Il faut toutefois se méfier de presser trop fortement sur le globe avec la pince fixatrice au moment de la section. Une telle pression peut suffire, sur certains yeux prédisposés, à déterminer une subluxation du cristallin accompagnée ou non d'issue du vitré.

la réduction de l'iris, à l'occasion d'un clignement palpébral. Il importe donc d'aller vite et de **ne pas laisser inutilement l'écarteur** qui constitue un danger permanent. Pour peu que le malade soit indocile, on ne saurait trop le répéter, le blépharostat doit être enlevé aussitôt la discission faite et même quelquefois avant le deuxième temps.

Dès que l'écoulement se produit, l'écarteur est enlevé rapidement et une rondelle de coton hydrophile mouillée est appliquée sur les paupières. On attend quelques minutes et, après s'être assuré en soulevant doucement la paupière que le lambeau est bien coapté, le pansement binoculaire est appliqué. On ne cherchera jamais à exciser avec la pince-ciseaux le prolapsus vitréen, manœuvre qui n'a souvent d'autre effet que de provoquer une large irruption de vitré. D'autant plus que le fait de laisser quelques minutes les paupières fermées avant d'appliquer le pansement suffit, si la perte est minime, à faire rentrer le prolapsus [1].

L'accident est toujours inquiétant et compromet le succès de l'opération. Cependant, si la perte est légère, bien que la physiologie du vitré nous échappe encore, il semble probable que ce tissu soit susceptible de se reformer en partie. A moins que seule l'humeur aqueuse, sécrétée en plus grande abondance, ne supplée à l'absence de vitré et rétablisse l'équilibre. Si, au contraire, la perte est considérable, le décollement de la rétine et la phtisie du globe peuvent en être la conséquence.

L'accident, on le voit, ne peut être traité légèrement : même si la perte est minime, la cicatrisation se fait lentement, la guérison traîne ; l'astigmatisme, toujours plus marqué en pareil cas, diminue l'acuité visuelle et enfin le danger d'infection (irido-cyclite) ou de glaucome ultérieur constituent des complications assez redoutables pour faire regarder cet accident comme un des plus fâcheux qui puissent survenir au cours de l'opération [2].

5° RENVERSEMENT DU LAMBEAU. — Il se produit à l'occasion d'un clignement des paupières. Il suffit, pour le faire disparaître, de saisir aussitôt entre le pouce et l'index la lèvre ciliaire de la paupière supérieure qui est attirée en avant et réappliquée au-devant du lambeau.

Le renversement n'a d'inconvénient que s'il accompagne l'issue du corps

---

[1] Si un fragment de capsule opacifiée persiste après l'extraction des masses, on peut être tenté de l'extraire avec la pince à iris, mais cette petite manœuvre, très séduisante, n'est pas sans danger, car elle est souvent suivie de l'issue d'une certaine quantité de vitré. Elle ne devrait d'ailleurs être faite qu'après avoir enlevé le blépharostat, l'index gauche soulevant la paupière avec précaution, tandis que le fragment capsulaire est saisi avec la pince à iris et attiré au dehors par de petites tractions lentes. Elle devrait être toujours précédée de l'iridectomie, lorsque celle-ci n'a pas été faite après le premier temps, si on veut éviter le prolapsus de l'iris qui est presque la règle après l'extraction de la capsule et est toujours considérable. (V. page 150.)

[2] La seule compensation est qu'on n'observe presque jamais ensuite de cataractes secondaires, le champ pupillaire se trouvant largement nettoyé par l'irruption du vitré, à moins que la capsule elle-même ne soit opacifiée. Il serait cependant téméraire, pour ne pas dire davantage, de rechercher systématiquement une perte légère de vitré, comme le faisait Rivaud-Landrau, en ouvrant avec le kystitome la cristalloïde postérieure après l'extraction de la lentille.

vitré, et c'est le cas le plus fréquent. Il en facilite l'écoulement, et la petite manœuvre que nous venons d'indiquer, nécessaire pour réappliquer le lambeau, augmente encore cet écoulement et ne réussit pas toujours. De plus, il expose à l'infection, la lèvre cornéenne de l'incision venant se mettre en contact avec le bord ciliaire de la paupière supérieure et avec la surface de la conjonctive palpébrale.

En cas d'échec, une rondelle de coton hydrophile mouillée est appliquée sur les paupières et on attendra quelques minutes ; le lambeau se remet souvent de lui-même en bonne position. Sinon, on cherche à le réappliquer et il est important de s'assurer, avant de faire le pansement binoculaire, que le lambeau ne demeure pas renversé. Sans doute la coaptation se fait sous le pansement, mais il n'en est pas toujours ainsi : une inflammation adhésive peut se développer entre les deux surfaces épithéliales de la cornée mises en contact, la plaie est largement ouverte et l'infection très facile. Nous avons observé un cas de ce genre. Le lambeau revint peu à peu sur lui-même par la suite, mais il persista un enclavement énorme.

6° COLLAPSUS DE LA CORNÉE. — S'observe surtout chez les sujets très âgés et sur les yeux d'une tension inférieure à la normale. Aussitôt après la section la cornée se déprime en cupule. L'accident n'a aucune importance et ne gêne pas la cicatrisation [1]. Il favorise seulement l'*introduction d'une bulle d'air* au cours des manœuvres d'extraction. Celle-ci, qu'on avait accusée autrefois de déterminer l'infection, ne présente aucun inconvénient. On peut le plus souvent, par des pressions douces avec la spatule qu'on fait glisser à plat sur la face antérieure de la cornée, la refouler au dehors. La petite quantité qui peut rester dans la chambre antérieure se résorbe d'elle-même.

7° HÉMORRHAGIE EXPULSIVE. — Cet accident, signalé pour la première fois par Wenzel, est très rare (0,2 p. 100 environ). Il peut suivre immédiatement l'opération, mais n'apparaît d'ordinaire que quelques heures après, ou pendant la nuit. Nous l'étudierons plus bas avec les complications post-opératoires [2].

---

[1] Le collapsus est toujours limité à la cornée ; cependant, Chodin rapporte deux cas de collapsus total de tout le globe. La sclérotique était affaissée, fortement plissée, et il fallut pour terminer l'extraction harponner le cristallin. L'un des yeux guérit et l'autre fut perdu par panophtalmie. L'auteur attribue l'accident à un manque d'élasticité congénitale de la sclérotique, mais cette hypothèse n'est guère satisfaisante (CHODIN. *Congrès de Saint-Pétersbourg*, 1893).

[2] Une complication curieuse, observée par nous et qui ne paraît pas avoir été jamais signalée, est la suivante : chez une malade atteinte de cataracte normale pour laquelle l'extraction simple avait été pratiquée sans aucun incident, nous vîmes, au moment d'appliquer le pansement, la paupière supérieure soulevée par le vitré prolabé entre les lèvres de la plaie cornéenne largement écartées. Ayant cherché en vain en attirant la paupière supérieure en bas et en avant, à réappliquer le lambeau, une rondelle de coton hydrophile mouillée fut appliquée sur l'œil, et quel ne fut pas notre étonnement de sentir le globe se durcir fortement sous le doigt qui maintenait doucement les paupières fermées. Le globe restant dur et les choses demeurant en l'état, au bout de quelques instants la paupière supérieure, de nouveau prudemment soulevée, montra le vitré toujours distendu et saillant en avant entre les lèvres de la plaie cornéenne écartées de 3 à 4 millim. Nouvelle application de la rondelle mouillée maintenue avec le doigt sur les paupières fermées, et comme le pansement allait être appliqué, nous sentîmes le globe s'affaisser sous le doigt et la tension redevenir normale. La paupière soulevée laissait voir les

§ 2. — Soins à donner aux opérés et accidents post-opératoires.

I. — Régime des opérés

« Repos, silence et obscurité » (Guy de Chauliac), telle est la conduite à suivre aussitôt après l'opération et dans les jours qui suivent. Le malade demeure couché sur le dos dans une chambre obscure ou tout à fait noire sans faire aucun mouvement, surtout dans les premières vingt-quatre heures [1]. Il parlera peu, évitant autant que possible de se coucher sur le côté (jamais du côté opéré), et ne prendra que des aliments liquides ou demi-liquides afin de supprimer tout effort de mastication.

Le malade est revu le soir même. On prescrira un gramme de chloral ou tout autre calmant (bromidia) si le sujet craint de ne pouvoir dormir. Il est inutile de veiller l'opéré qui aura seulement à portée de la main une sonnette pour appeler. S'il ne semble pas très calme, on peut attacher les mains au bord du lit, de façon à éviter tout mouvement involontaire des mains vers le globe oculaire. Quelquefois cependant, chez les sujets nerveux, le seul fait de se sentir attaché augmente leur indocilité et mieux vaut alors placer auprès d'eux une garde.

Le pansement binoculaire est laissé deux ou trois jours en place, à condition que le sujet ne souffre pas. Les douleurs qui suivent l'opération durent en général dix à douze heures et se traduisent par une sensation de cuisson au niveau de la plaie, accompagnée, ou non, de petits élancements. Elles sont dues à la section cornéenne, vont en diminuant et disparaissent d'ordinaire dans la soirée pour ne plus revenir. Le malade s'endort, n'accusant les jours suivants qu'un peu de gêne occasionnée par le pansement. Cette douleur ne doit donc éveiller aucune crainte, à condition qu'elle soit modérée. Elle pourrait être calmée, si elle persiste pendant la nuit, par deux ou trois pilules d'opium prises à une heure d'intervalle (2 centigr. par pilule).

Si le sujet accusait, le lendemain, une douleur vive du côté de l'œil opéré; si surtout cette douleur apparaît trente-six ou quarante-huit heures après l'opération et revêt une forme lancinante, alors que celle occasionnée par le traumatisme opératoire a cessé depuis longtemps, on n'hésiterait pas à lever le pansement et à en rechercher la cause.

lèvres de la plaie bien coaptée sans prolapsus irien et la pupille parfaitement ronde. Les suites furent normales et l'acuité visuelle excellente ; le fond d'œil examiné ensuite ne présentait rien d'anormal. Ce phénomène, que nous ne pûmes expliquer par aucune affection concomitante locale ou générale est, croyons-nous, le seul publié jusqu'ici. On ne peut guère penser qu'à un œdème subit du vitré d'origine réflexe, occasionné peut être par les modifications brusques imprimées aux conditions d'équilibre de l'œil. Cet œdème, essentiellement fugace, expliquerait en partie les poussées de glaucome qui peuvent survenir toutes les fois que le vitré est intéressé (après la discission des cataractes secondaires, par exemple). Le cas est d'autant plus curieux ici que l'extraction avait été très régulière et le vitré respecté.

[1] L'obscurité de la chambre n'est pas indispensable : on la fera cependant aussi complète que possible, car la lumière pénètre à travers le pansement et incommode le sujet.

En l'absence de toute douleur, le pansement est donc laissé en place deux ou trois jours suivant que le sujet est plus ou moins patient, puis renouvelé.

La levée du premier pansement exige une extrême délicatesse. L'obscurité de la chambre doit être complète, éclairée seulement au niveau du lit par une bougie placée derrière la tête du malade. Recommandant à celui-ci de ne faire aucun effort et de ne pas soulever la tête, la bande est enlevée et l'œil sain, puis l'œil opéré, sont *lavés doucement* (ce dernier surtout) avec un tampon de coton hydrophile trempé dans une solution de biiodure tiédie afin de détacher les croûtes qui peuvent agglutiner les paupières.

Le malade est engagé à regarder en bas et à ouvrir doucement les yeux sans cligner. Le chirurgien soulève avec le pouce la paupière supérieure de l'œil opéré, avec autant de précaution qu'à la fin de l'extraction. Il a soin de ne pas presser sur le globe et appuie à peine, de manière à n'opposer aucune résistance et à laisser les paupières se fermer si le malade vient à contracter l'orbiculaire.

Le sujet regarde en bas et l'aide approche de l'œil opéré la flamme d'une bougie maintenue d'abord derrière la tête du malade et approchée graduellement jusqu'à environ 50 centim. en avant pour habituer l'œil peu à peu à la lumière.

Le chirurgien s'assure que la chambre antérieure est reformée; qu'il n'y a ni inflammation, ni enclavement, ni aucune autre complication.

Recommandant alors au malade de regarder en haut et abaissant légèrement la paupière inférieure avec l'index gauche, une goutte d'atropine en solution huileuse à 1 p. 100 est instillée [1]. Le malade ferme doucement les yeux comme s'il voulait s'endormir et un pansement monoculaire est appliqué tandis que l'œil sain est protégé par une petite rondelle de taffetas noir flottante.

En l'absence de toute complication le malade peut se lever avec l'aide d'un infirmier en évitant toute secousse. Il peut même faire quelques pas et prendre une nourriture un peu plus substantielle, en évitant cependant tout effort de mastication, car la cicatrice, encore très faible, purement épithéliale, peut se rouvrir facilement (fig. 127). On peut à ce moment administrer un très léger purgatif.

Le lendemain et les jours qui suivent, le pansement est renouvelé chaque matin et il est inutile d'instiller de nouveau de l'atropine lorsque la dilatation pupillaire est jugée suffisante [2]. Le mydriatique n'a d'autre but que d'empêcher

---

[1] L'emploi du collyre à l'huile est ici très important car, indépendamment de son action plus efficace et de son asepsie plus parfaite, il a l'avantage de ne déterminer aucun spasme de l'orbiculaire capable de rompre la cicatrice encore faible. A défaut d'huile, on emploierait le collyre aqueux tiédi au préalable mais si la chaleur diminue le spasme, elle ne le supprime pas et il existe toujours avec les solutions aqueuses.

[2] M. de Wecker s'oppose à toute instillation d'atropine, le mydriatique pouvant selon lui distendre la capsule adhérente d'une part à la cornée, de l'autre à l'iris et entraîner l'inflammation de cette dernière membrane. Mais si des adhérences se sont déjà formées entre l'iris et la capsule, c'est, croyons-nous, une raison de plus pour instiller de bonne heure le mydriatique qui plus tard n'aurait plus aucune action sur elles.

la formation de synéchies qui résulteraient d'une immobilité pupillaire prolongée, de la même façon que l'ankylose se développe dans une articulation longtemps immobilisée.

Vers le septième ou huitième jour, le pansement est remplacé par des coquilles fumées munies latéralement de taffetas noir qui protège l'œil de l'air.

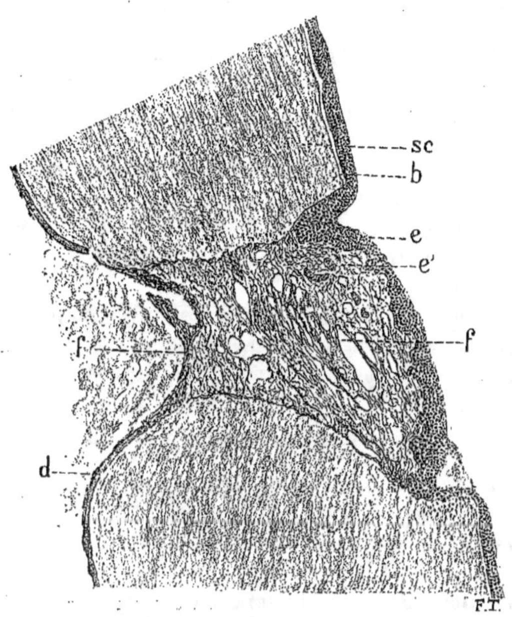

Fig. 127. — *Opération de cataracte. Quatrième jour après l'opération.* Gross. : 18 D.

La cicatrisation épithéliale seule est achevée et l'épithélium cornéen *(e)* relie à la manière d'un pont les deux lèvres de la plaie qu'il ferme en avant et protège contre la pénétration de germes septiques. — Au-dessous de lui l'espace intermarginal est comblé par un tissu fibrinoïde aréolaire *(f)*, fourni en partie par l'humeur aqueuse condensée et contenant çà et là quelques noyaux épithéliaux *(é)* et une grande quantité de leucocytes. — En arrière, la membrane de Descemet *(d)* doublée de son endothélium n'est pas encore reformée au niveau de la cicatrice qui est seulement fermée par ce même tissu fibrinoïde condensé *(f')* — *s. c.* Stroma de la cornée. — *b.* Membrane de Bowman.
Les lèvres de la plaie sont ici très écartées et l'astigmatisme considérable. Avec les progrès de la cicatrisation les lèvres de l'incision se rapprochent et l'astigmatisme diminue.

et de la lumière, et le malade peut quitter l'hôpital le treizième ou quatorzième jour, à condition de prendre de grandes précautions, la cicatrice étant encore très faible.

Aussitôt le pansement enlevé, la rougeur de l'œil disparaît rapidement, mais ce n'est guère que trois semaines ou un mois après l'opération que le globe a repris son aspect habituel.

CHOIX DE LUNETTES. — Il faut maintenant suppléer à l'absence de cristallin par l'emploi de lunettes appropriées. Celui-ci ayant une puissance réfringente de 11 à 12 dioptries, on devra prescrire en moyenne + 12 dioptries pour la vision de loin et + 16 pour la vision de près. On aura d'ailleurs à tenir compte de l'état de réfraction antérieure du sujet.

Le port de verres convexes ne sera toléré que cinq à six semaines après l'opération de cataracte.

Enfin il est presque toujours nécessaire de combiner au verre sphérique un verre cylindrique en raison de l'astigmatisme post-opératoire qui ne manque jamais. Cet astigmatisme, contraire à la règle, reconnaît deux causes : la première, la plus importante, est d'ordre purement mécanique. Elle est due à la diminution de réfringence du méridien vertical de la cornée reporté en avant par l'écartement des deux lèvres de l'incision cornéenne (fig. 127). Celles-ci se rapprochant avec les progrès de la cicatrisation, l'astigmatisme diminue et peut même disparaître. C'est là une nouvelle raison pour différer le port des lunettes après l'opération.

La seconde cause de l'astigmie, très accessoire ici, résulte de l'ablation même du cristallin qui, normalement incliné sur son axe, compense et neutralise l'astigmatisme cornéen qui ne manque presque jamais.

II. — COMPLICATIONS POST-OPÉRATOIRES

Telles sont les suites normales de l'opération de cataracte ; mais diverses complications peuvent survenir dans les jours qui suivent, les unes bénignes, les autres graves, qui modifient la conduite à tenir.

I. **Complications locales**. — 1° RETARD DE CICATRISATION. — La chambre antérieure n'est pas reformée lors du premier pansement.

L'accident ne présente aucune gravité : le pansement est réappliqué de nouveau et on s'abstient seulement d'instiller de l'atropine qui pourrait prédisposer au prolapsus de l'iris. La cicatrisation s'effectue dans les jours qui suivent. Quelquefois cependant et sans cause appréciable, le huitième, dixième, quinzième jour, la chambre antérieure n'est pas reformée. Nous avons observé un cas où la chambre antérieure se reforma seulement le dix-huitième jour après l'opération ; une autre fois la cicatrisation ne se fit que le vingtième jour ; elle peut n'apparaître qu'après un mois et demi (A. Terson).

Les causes de ce retard sont peu connues : on a incriminé successivement une mauvaise section, la présence de masses retenues entre les lèvres de la plaie, la coexistence d'un entropion sénile de la paupière inférieure comprimant en bas la cornée et empêchant la coaptation ou, enfin, des causes générales d'ordre dyscrasique se rattachant à des troubles de nutrition (diabète, cachexie, etc.).

Il s'agit plus probablement ici d'une cause locale, essentiellement mécanique, due peut-être à la prolifération de l'épithélium entre les lèvres de la plaie, comme cela peut s'observer chez les batraciens à la suite de sections artificielles de la peau : on voit la perforation se recouvrir d'épithélium et se fistuliser. Aussi une mauvaise section nous paraît devoir favoriser ce retard de cicatrisation.

Quoi qu'il en soit, le traitement est identique et se borne à l'expectation. Le pansement est renouvelé quotidiennement en surveillant l'infection, et vers le huitième ou neuvième jour, si la chambre antérieure n'est pas reformée, on peut instiller l'atropine pour faciliter la guérison.

S'il y a entropion de la paupière inférieure, celui-ci serait réduit à l'aide de bandelettes de taffetas agglutinatives ou d'une petite serre-fine.

L'iridectomie a aussi été pratiquée avec succès. De même une spatule passée à plat entre les lèvres de la plaie peut favoriser la cicatrisation, ce qui semblerait indiquer que l'iridectomie agit surtout par l'avivement de la plaie cornéenne avec le couteau lancéolaire au moment de la paracentèse.

Un point à retenir est la rareté de l'infection, contrairement à ce qu'on pourrait croire. Ce fait tient sans doute à ce que la cicatrisation épithéliale est déjà constituée et que seule la cicatrisation dermique tarde à se faire, permettant ainsi la filtration de l'humeur aqueuse au niveau de la plaie. Notons aussi que ce retard n'expose pas davantage à l'enclavement irien.

2° TROUBLE DE LA CORNÉE. — Cette complication, assez rare et bien étudiée surtout dans ces dernières années, peut se présenter sous trois aspects bien différents.

a) Tantôt les lèvres de la plaie seule sont le siège d'une petite infiltration blanchâtre qui se montre lors du premier pansement et disparaît les jours suivants. Décrite sous le nom de *kératite marginale*, elle est la conséquence du trauma opératoire et résulte à la fois d'une imbibition des lèvres de la plaie par l'humeur aqueuse et de l'accumulation de leucocytes à ce niveau.

De largeur variable, l'infiltration est d'ordinaire limitée aux bords de l'incision et empiète peu sur le tissu cornéen voisin. Elle peut quelquefois s'étendre jusque vers le milieu de la cornée, surtout si la section n'a pas été franche et lorsque la cicatrisation tarde à se faire. Mais le pronostic est toujours favorable : la résorption se fait sans laisser de traces et le tissu recouvre sa transparence, laissant seulement une cicatrice un peu plus visible que de coutume. Les compresses chaudes appliquées sur l'œil au-dessus des paupières fermées et fréquemment renouvelées pourront activer la régression des leucocytes.

On ne confondra pas cet aspect avec un début d'infection de la plaie : l'absence de douleurs, le peu de réaction du tissu environnant et la coloration blanche de l'infiltration permettent, nous l'avons vu, d'écarter ce dernier diagnostic.

b) Dans d'autres cas, on voit partir de la lèvre inférieure de la plaie infiltrée une série de stries verticales divergentes pénétrant dans l'épaisseur du tissu cornéen et reliées entre elles par quelques stries horizontales. Décrit à tort sous le nom de *kératite striée,* ce *plissement vertical de la cornée* se rencontre assez rarement et a été bien étudié par Hess [1].

Il serait dû au plissement des couches profondes de la cornée et de la membrane de Descemet, l'infiltration et le gonflement du stroma cornéen n'ayant aucune part dans la production du phénomène. La différence de tension entre le méridien vertical et le méridien horizontal de la cornée, qui résulte de l'ouverture de la chambre antérieure, jouerait le principal rôle, la cornée se trouvant comprimée suivant le méridien horizontal. C'est là l'explication la plus plausible et elle se trouve vérifiée par les travaux de Hess qui a pu reproduire artificiellement le plissement cornéen sur des lapins opérés de cataracte. Un autre facteur doit cependant intervenir, car on ne comprendrait pas pourquoi cet aspect ne se rencontre pas chez tous les opérés de cataracte, puisqu'il y a toujours, après la section, rupture d'équilibre entre la tension des méridiens horizontal et vertical.

Quoi qu'il en soit, le plissement cornéen comporte un diagnostic relativement bénin lorsqu'il est peu étendu. Dans le cas contraire, il peut persister en partie et entraîner des troubles visuels consécutifs, mais il nous semble qu'on en a exagéré la gravité. Nous ne l'avons observé qu'une fois après une opération de cataracte normale où l'extraction combinée avait été très régulière. Les plis verticaux s'irradiaient depuis l'incision jusqu'au-dessous de la pupille, presque jusque vers l'extrémité inférieure de la cornée à la partie moyenne, rendant très difficile l'examen du champ pupillaire lors du premier pansement. Après quelques jours, nous prescrivîmes les applications chaudes ; le plissement disparut peu à peu et au moment du choix des lunettes l'acuité visuelle de cet œil était de 2/3.

c) Enfin, *l'opacité peut occuper toute l'étendue de la cornée.* Elle peut être la conséquence d'un pansement trop serré et disparaît alors rapidement le pansement une fois enlevé.

Dans d'autres cas, la cornée prend un aspect porcelainique ; le trouble occupe toute l'épaisseur de la membrane et empêche toute vision. Bien que l'opacité puisse se résorber, ces cas ne laissent pas d'être inquiétants. Widmark, en 1896, en rapporta quelques observations dans lesquelles le trouble ne disparut pas ou disparut incomplètement, entraînant une diminution considérable de l'acuité visuelle (1/20 dans un cas, 1/50 dans un autre) [2]. Il résulte

[1] C. HESS. Klinische und experimentelle Studie über die Entstehung der streifenförmigen Hornhauttrübung nach Starextraction. *Græfe's Archiv für Ophthalm.*, XXXVIII, 4. — DE WECKER. Du plissement cornéen et sa valeur clinique. *La Clinique ophtalmologique*, 1897. n° 1. — OTTO SHIRMER. Ueber Faltungstrübungen der Hornhaut. *Græfe's Archiv*, XLII, 3, 1896.

[2] WIDMARK. Ueber Cocaïn und Desinfection des Auges bei Staroperationen. *Centralblatt für praktisch. Augenh.*, 1896, p. 22.

des observations cliniques et des expériences de Mellinger que les antiseptiques comme le sublimé, employés seuls ou concurremment avec la cocaïne, constituent le principal facteur de l'opacité, même lorsque la solution est très faible 1/10,000, 1/15,000[1].

On multipliera, en pareil cas, les compresses chaudes et les antiphlogistiques afin de favoriser la diapédèse et d'activer la résorption, mais le mieux est de ne jamais employer d'antiseptiques tels que le sublimé pour le nettoyage des culs-de-sac et de se garder de tout lavage de la chambre antérieure après l'extraction, contrairement à ce qui avait été autrefois conseillé.

3º PROLAPSUS IRIEN. — C'est là une des complications les plus fâcheuses qui puissent survenir. L'interposition de la membrane irienne entre les lèvres de la plaie, outre l'astigmatisme énorme qu'elle détermine, peut supprimer totalement la vision, si l'enclavement est très marqué. La pupille, attirée en haut, finit par se confondre avec la cicatrice résultant de l'incision. Un enclavement, si léger soit-il, est toujours pour plus tard une menace d'hypertonie, et si on ajoute à cela le danger d'infection, on comprendra que l'enclavement, la panophtalmie mise à part, constitue une des plus redoutables complications.

Il peut exister dès la levée du premier pansement *(enclavement primitif)*, ou se produire à l'occasion d'une réouverture de la plaie *(enclavement secondaire)*. La déformation de la pupille et l'ectasie irienne sont d'autant plus marquées que l'enclavement est plus prononcé (fig. 128).

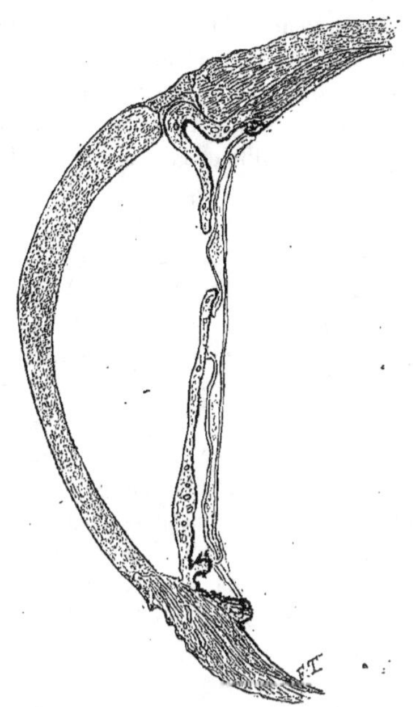

FIG. 128. — *Coupe verticale du segment antérieur d'un œil le quatrième jour après l'opération de cataracte.* Gross. : 5 D.

On voit à la partie supérieure de la figure la racine de l'iris enclavée entre les lèvres de la plaie. Celles-ci sont très écartées, la pupille est remontée, attirée à ce niveau, et l'astigmatisme post-opératoire serait considérable. Enfin on voit ici que le vitré n'a probablement joué aucun rôle dans la pathogénie de l'enclavement car le sac capsulaire est en place et le vitré n'est pas immédiatement derrière l'iris enclavé mais en est séparé par l'humeur aqueuse.

---

[1] C. MELLINGER. Experimentelle Untersuchung über die Entstehung der in letzter Zeit bekannt gewordenen Trübungen des Hornhaut nach Star-extraction. V. *Græfe's Archiv für Ophthalm.*, XXXVII, 4.

La douleur, nulle au début, apparaît plus tard : le globe est plus injecté que de coutume et souvent l'enclavement s'accompagne d'iritis.

On agira donc avec une extrême prudence lors du premier pansement pour ne pas augmenter le prolapsus, et on se contentera d'entr'ouvrir les paupières en recommandant au malade de regarder en bas. L'aspect piriforme de la pupille, plus ou moins marqué suivant le degré du prolapsus, la distension de toute la moitié inférieure de la membrane irienne consécutive à la traction en haut de la pupille et la déformation de la cornée ne laissent aucun doute sur la présence du prolapsus.

La cause n'est pas univoque : il peut être dû à la rupture de la cristalloïde et à la hernie du vitré qui refoule l'iris en avant (Panas), ou bien à l'indocilité du malade, à un effort expulsif (Daviel) ou à une contraction violente de l'orbiculaire. La pathogénie est essentiellement variable et peu connue. Sans doute il sera évité par l'iridectomie combinée à l'extraction, mais celle-ci ne prévient pas l'enclavement des angles du colobome et de la capsule qu'elle favorise, ce qui constitue pour plus tard une menace de glaucome. L'extraction combinée, nous le répétons, ne saurait donc être érigée en règle générale, car une telle opération est rarement absolument parfaite (enclavement des angles de la brèche irienne). Nous persistons à penser que la section cornéenne, rapide et franche, est un des meilleurs éléments de prophylaxie de l'enclavement et, à condition de ne pas être exclusif et de faire l'iridectomie toutes les fois qu'on le juge nécessaire (voir plus haut), on aura rarement à déplorer pareille complication [1].

Traitement. — On se bornera au début à instiller quotidiennement l'ésérine en solution huileuse et à appliquer un pansement occlusif. Nous avons vu les instillations d'ésérine longtemps prolongées arriver à réduire des prolapsus qui semblaient devoir résister à tout traitement médical.

Si l'enclavement est assez accentué, on peut, après deux à trois semaines, alors que la plaie est un peu resserrée et le tissu irien suffisamment adhérent aux lèvres de l'incision pour ne pas céder à la moindre pression, tenter de réduire le prolapsus par deux procédés différents.

a) *L'excision du prolapsus* sera réservée aux prolapsus étendus. Le malade est chloroformé, l'écarteur mis en place, et, tandis que le chirurgien de la main gauche fixe le globe, il excise toute la portion herniée avec la pince-ciseaux tenue de la main droite. Une narcose complète est nécessaire afin d'éviter la perte du vitré qui peut survenir à l'occasion du moindre effort

---

[1] Eugène Smith recommande, pour éviter l'enclavement, de faire aussitôt après l'extraction une injection sous-cutanée de morphine de 1 centigramme, qui sera renouvelée sept ou huit heures après et aussi le lendemain, la morphine maintenant la pupille contractée (SMITH E. Morphine hypodermically as a means to prevent prolapsus of the iris in simple extraction. *Archiv. of Ophthalm.*, 1894, Jan.).

Le moyen, croyons-nous, ne doit pas être essayé, car la morphine peut, suivant les susceptibilités individuelles, déterminer des vomissements et favoriser ainsi l'enclavement plutôt que l'empêcher.

aussitôt l'excision. De l'ésérine est instillée, un pansement est appliqué et le malade garde le repos.

b) *Cautérisation ignée*. — Elle se fait avec la pointe courbe fine du thermo-cautère et l'anesthésie à la cocaïne suffit (fig. 129). L'écarteur étant mis en place, le globe est maintenu avec la pince fixatrice tandis que l'opérateur applique sur la portion herniée une série de pointes de feu très légères. On peut même, à la rigueur, supprimer le blépharostat et la pince fixatrice. Dès la première cautérisation, l'humeur aqueuse s'échappe et la hernie s'affaisse. On fait ainsi quelques pointes de feu, cinq à six, sur toute la partie herniée ; de l'ésérine en solution huileuse est instillée et un pansement sec est appliqué. Il est remplacé le lendemain par un pansement humide ; s'il y a peu d'irritation, il peut être supprimé le troisième ou quatrième jour.

La réaction est nulle si l'opération est faite avec prudence ; mais il est rare qu'une seule intervention suffise, d'autant plus que la première ne saurait être trop prudente. On ne cherchera jamais à réduire le prolapsus en une seule séance. Les accidents inflammatoires qui ont été signalés (on a relaté des cas d'ophtalmie sympathique) doivent être rapportés à une cautérisation trop profonde et trop prolongée. Les séances seront répétées à dix ou douze jours d'intervalle jusqu'à réduction complète du prolapsus.

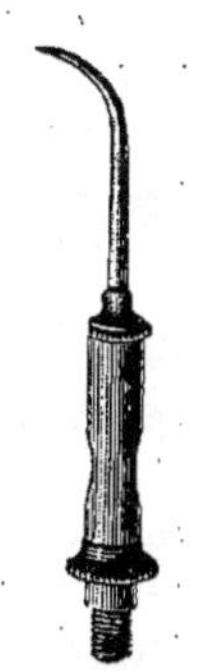

FIG. 129. — *Pointe courbe du thermo-cautère.*

Le résultat optique est loin d'être parfait ; mais si le prolapsus n'est pas trop accentué, on peut par ce procédé en empêcher la progression, diminuer l'astigmatisme qui en résulte et obtenir une cicatrice assez régulière.

4° L'ENCLAVEMENT DE LA CAPSULE s'observe davantage après l'extraction combinée, surtout si les angles du colobome, mal réduits et légèrement enclavés, ont favorisé l'écartement des lèvres de la plaie. Comme le précédent, bien qu'à un moindre degré, il compromet le résultat optique et est une menace de glaucome pour l'avenir.

5° COMPLICATIONS INFLAMMATOIRES. — a) *Conjonctivite*. — Lors du premier pansement, les bords ciliaires sont souvent agglutinés et la conjonctive un peu injectée par le fait même de l'occlusion prolongée. Chez certains sujets même on peut voir se développer une conjonctivite avec sécrétion plus ou moins intense, déterminée ou entretenue par le pansement.

Celui-ci sera donc supprimé aussitôt et remplacé par un bandeau flottant ou des coquilles fumées. Si la cicatrice est encore faible (quatrième ou cinquième jour) ou le malade indocile, le globe sera protégé pendant la nuit. La suppression du pansement suffit à tarir la sécrétion et il est rare qu'on soit obligé de recourir à la nitration ou à l'instillation de collyres astringents.

b) *Iritis*. — Elle peut être *précoce* et apparaître le deuxième ou troisième jour de l'opération. Une cause fréquente est l'irritation de la membrane au moment du passage du cristallin, soit que le noyau soit trop volumineux ou l'iris particulièrement rigide, ou surtout que le lambeau cornéen soit trop petit, l'expulsion du cristallin étant alors rendue plus difficile.

Elle est le plus souvent *tardive* et apparaît le dixième ou douzième jour de l'opération, quelquefois comme complication d'une conjonctivite. Elle se reconnaît à ses symptômes habituels (infiltration de l'iris, changement de couleur, réaction et douleurs ciliaires) et sera traitée par les moyens ordinaires : atropine, déplétions sanguines à la tempe, compresses chaudes, etc., en surveillant le tonus et en cessant l'emploi du mydriatique à la moindre menace d'hypertonie.

c) *Infection. Diagnostic.* — Elle se révèle par des douleurs plus ou moins violentes survenant vers le deuxième ou troisième jour, tandis que la douleur toujours très supportable qui suit immédiatement l'extraction et qu'on pourrait appeler physiologique cesse huit à dix heures après l'intervention. Cette **douleur tardive** doit donc éveiller l'attention, surtout si elle apparaît après une période de calme pendant laquelle le malade n'accusait aucune souffrance. Elle n'est d'ailleurs pas continue et subit des exacerbations comme toute douleur de suppuration.

Le pansement doit être enlevé sans retard. Les paupières légèrement infiltrées, œdématiées se laissent plus difficilement écarter et montrent un chémosis rougeâtre, surtout marqué vers le cul-de-sac inférieur, mais pouvant occuper toute l'étendue de la conjonctive. Les lèvres de la plaie sont le siège d'une *infiltration jaunâtre*, bien différente du trouble cornéen signalé plus haut. Elle s'étend plus ou moins loin dans l'épaisseur du tissu cornéen et peut même occuper toute l'étendue de la membrane. L'humeur aqueuse est trouble, ou bien il existe un léger degré d'hypopyon et la pupille est obstruée par des exsudats purulents.

Dans d'autres cas les symptômes sont moins alarmants ; il y a seulement hypo-infection. Les lèvres de la plaie sont peu infiltrées, l'humeur aqueuse est trouble et l'iris a perdu son brillant. Ailleurs, tout se borne à une irido-choroïdite légère avec exsudats plastiques[1].

L'infection, qui peut être favorisée par le terrain (diathèses, dyscrasies, cachexie, etc.), est toujours due à l'introduction de germes septiques et résulte d'une faute de technique ou d'un mauvais état des voies lacrymales ou des annexes. Le traitement prophylactique repose donc tout entier sur une observation rigoureuse de l'antisepsie et la préparation soigneuse du sujet. Cette infection, aujourd'hui très rare, se rencontre encore, alors que les pré-

---

[1] Tandis que la forme aiguë, qui aboutit d'ordinaire à la panophtalmie, est généralement précoce, ces formes torpides sont plus tardives. Elles peuvent s'observer vers le septième ou huitième jour, alors que jusque-là l'œil était seulement resté irritable, l'iris infiltré et que la guérison tardait à se faire.

Nous avons vu chez un malade dont la cicatrisation avait été régulière une irido-cyclite avec léger degré d'hypopyon se déclarer un mois après l'opération.

cautions les plus minutieuses ont été prises et sans qu'on puisse déterminer l'origine de l'accident[1].

Les conséquences en sont toujours désastreuses : si elle revêt une forme aiguë, ce qui s'observe surtout quand elle apparaît rapidement, elle se termine d'ordinaire par le phlegmon de l'œil. Dans les formes subaiguës ou torpides, le globe est conservé, mais l'iridó-choroïdite avec les troubles du vitré, l'occlusion pupillaire et quelquefois l'atrophie du globe qu'elle entraîne ne permettent pas toujours d'espérer le retour d'un léger degré d'acuité visuelle.

Traitement. — La cautérisation des lèvres de la plaie au thermo-cautère, conseillée par Abadie, est généralement impuissante à arrêter le processus. L'inflammation très vive du globe et la résistance très grande opposée par le malade rendent l'intervention difficile. On se gardera d'employer le blépharostat : tandis qu'un aide soulève doucement la paupière supérieure, l'opérateur maintient le globe avec la pince fixatrice et s'efforce de cautériser largement toute la partie infiltrée.

Si l'infiltration est étendue et a gagné le champ pupillaire, on se contenterait d'instillations fréquentes de collyre au sublimé au millième combinées à l'emploi des compresses chaudes et du violet de méthyle.

Les sangsues à la tempé, l'administration de calomel à l'intérieur et de purgatifs légers, les pansements humides fréquemment renouvelés compléteront la médication, même si on fait la cautérisation.

La thérapeutique a d'ailleurs peu de prise et la marche de l'infection est surtout réglée par la virulence des microbes et le degré de résistance des tissus. L'infection des membranes profondes et du vitré semble plus facile si l'iridectomie a été faite, mais la barrière opposée par l'iris est loin d'être infranchissable.

Si la panophtalmie se déclare, on pratiquera l'exentération du globe en se gardant de différer trop longtemps l'intervention afin d'éviter le sphacèle de la sclérotique. Si l'infection demeure subaiguë, on pourra tenter plus tard une irido-capsulotomie, après que toute trace d'inflammation et de rougeur aura disparu. On ne saurait être trop prudent en pareille matière, car ces yeux infectés demeurent longtemps rouges et douloureux, réagissent sous la moindre influence et peuvent même, dans les cas malheureux, devenir le point le départ d'ophtalmie sympathique [2].

6° HYPHÉMA. — La chambre antérieure doit être pure lors du premier pansement. Le sang qui avait pu pénétrer au cours de l'extraction, si l'iridectomie a été faite ou la sclérotique intéressée, se résorbe rapidement. Le petit dépôt

[1] L'infection ne s'observe guère que sur les opérations intéressant le cristallin ou le vitré qui, tous les deux invasculaires, constituent d'excellents milieux de culture et sont mal protégés contre l'infection. Il faut donc redoubler de prudence dans les opérations portant sur ces organes.

[2] Il ne faudrait donc pas hésiter, si un œil opéré de cataracte a été perdu par infection, à énucléer le moignon douloureux ou irritable avant d'opérer l'œil congénère (voy. Indicat. de l'énucléation).

sanguin qui peut persister disparaît de lui-même les jours suivants. Il doit cependant faire présumer un peu d'hypertonie si la résorption traîne, le sang amassé dans la chambre antérieure se résorbant d'autant plus lentement que la tension intra-oculaire est plus considérable.

L'hémorrhagie intra-oculaire d'origine traumatique résulte le plus souvent d'un coup maladroit sur le globe de l'œil donné par le malade lui-même pendant le sommeil. La gravité varie avec l'abondance et surtout le siège de l'hémorrhagie. Le sang épanché dans la chambre antérieure disparaît sans laisser de traces. Celui épanché dans le vitré ne se résorbe jamais complètement et constitue une menace de décollement rétinien pour l'avenir. Le pronostic sera donc toujours réservé, l'examen immédiat de l'œil étant impossible. On se bornera aux déplétions sanguines et aux dérivatifs afin de hâter la résorption et modérer l'inflammation qui peut exister.

7° HÉMORRHAGIE EXPULSIVE. — L'accident peut suivre l'extraction ou n'apparaître que quelques heures après, la nuit, ou même le lendemain. White Cooper en rapporte un cas où elle ne survint que le dixième jour, mais ceci est exceptionnel.

Si l'accident survient aussitôt après l'extraction, il se caractérise par l'issue brusque du cristallin accompagné du vitré et par une hémorrhagie abondante : la choroïde, décollée, vient faire hernie entre les lèvres de la plaie.

Plus tard, l'hémorrhagie se révèle par une *douleur vive* et le pansement est rapidement rougi par le sang épanché. Celui-ci une fois enlevé, l'œil est le plus souvent vidé et la choroïde largement herniée au dehors.

Le traitement est identique dans les deux cas : compression, compresses glacées, injections d'ergotine à la tempe, compression de la carotide du même côté, tous moyens habituellement employés dans les cas d'hémorrhagies. Le plus souvent, l'opérateur reste impuissant et en est réduit à l'exentération du globe qui suffit à arrêter l'hémorrhagie. On se servira au besoin de la pince courbe à forcipressure de M. Panas appliquée sur le pédicule de l'œil, et il nous semble inutile de recourir à l'énucléation.

Le traitement prophylactique est nul, car cette hémorrhagie rétro-choroïdienne est impossible à prévoir. Elle est heureusement très rare (une sur quatre ou cinq cents extractions) et s'observerait surtout dans les cas de myopie forte (Noyes) ou sur les yeux menacés de glaucome. L'iridectomie sera rejetée toutes les fois qu'une raison quelconque (hémophilie, athérome, etc.) peut faire craindre pareil accident. On ferait alors une ou deux injections d'ergotine et on instillerait de l'atropine avant l'opération. Enfin, si l'hémorrhagie a déjà déterminé la perte d'un œil, il est permis de se demander s'il n'est pas préférable, comme l'a conseillé Warlomont, de recourir à l'abaissement du côté opposé plutôt que de tenter l'extraction (voy. cette opération; Appendice).

8° GLAUCOME. — Peut être précoce et apparaître dans les mois qui suivent l'opération. Il est dû le plus souvent à l'enclavement de la capsule du cristallin ou des angles du colobome, lorsque l'iridectomie a été faite, et s'observe surtout après l'extraction combinée.

Les cas d'extraction simple avec enclavement ou occlusion pupillaire totale se compliquent aussi fréquemment de glaucome.

Enfin, on l'observe encore, bien que plus rarement, après l'opération de cataracte la mieux conduite, alors que l'iridectomie n'a pas été faite et que la pupille est ronde et bien contractile. Il apparaît alors tardivement et revêt la forme chronique simple avec excavation et atrophie progressives de la papille sans aucune réaction. La pathogénie de ces cas demeure inexpliquée [1].

9° CATARACTES SECONDAIRES. (V. plus bas.)

II. Complications générales. — PNEUMONIE. — Elle peut résulter, chez les vieillards, du décubitus dorsal longtemps prolongé (pneumonie hypostatique). On permettra donc la position assise si le sujet est âgé, et même on le ferait lever le deuxième jour pour éviter cette complication souvent fatale.

Les VOMISSEMENTS, exceptionnels et attribués aux instillations fréquentes d'ésérine, seraient combattus par des lavements opiacés ou en faisant prendre au malade de petits morceaux de glace ou de faibles doses de morphine.

La RÉTENTION D'URINE possible chez les vieillards ou les prostatiques, à la suite de l'émotion résultant de l'opération, nécessitera le cathétérisme.

PSYCHOSES. — Plus rarement on peut voir survenir, dans les premiers jours qui suivent l'intervention, des accès de délire : le grand âge, le nervosisme, l'alcoolisme, les instillations d'atropine même ont été incriminés ; mais le principal facteur semble être l'obscurité prolongée à laquelle est condamné le malade, jointe à l'émotion ressentie au moment de l'opération.

Le délire revêt le plus souvent une forme douce, quelquefois simule l'accès de manie aiguë : le malade se lève, cherche à enlever le pansement et peut être pris d'hallucinations effrayantes.

Le pronostic est favorable : l'œil non opéré sera aussitôt laissé libre, et le malade, rendu à la lumière, reprend un peu de calme. Le sujet est en même temps laissé dans un fauteuil et on peut faire un peu de révulsion aux pieds. Le processus de guérison n'est pas influencé en général et la cicatrisation s'achève normalement ; les cas que nous avons observés n'ont jamais retenti sur la vision [2].

---

[1] Nous croyons que même alors on peut incriminer avec raison l'enclavement comme le principal facteur de l'hypertonie, bien que celui-ci ne soit pas visible et la pupille nullement déformée. Nous avons eu la bonne fortune d'examiner anatomiquement deux yeux sur lesquels l'extraction simple avait été régulièrement pratiquée, les sujets étant morts de maladie intercurrente quelques jours après. Dans les deux cas nous avons constaté sur la plupart des coupes l'accolement de la racine de l'iris à la face postérieure de la cornée au niveau de la cicatrice, accolement que rien ne pouvait faire supposer sur le vivant, car la pupille était bien ronde et les yeux avaient leur aspect normal. Cet accolement, impossible à reconnaître sur le vivant lorsqu'il est peu étendu, doit donc être sinon constant, du moins très fréquent, nous le pensons, et jouer un rôle important dans la pathogénie du glaucome après l'opération de cataracte.

[2] FRANKL-HOCHWART. Ueber Psychosen nach Augenoperationen. *Jahrb. f. Psych.*, IX, 1 et 2, 1889.

CHAPITRE V

VARIÉTÉS PARTICULIÈRES DE CATARACTE

SOMMAIRE

§ 1. — **Cataractes secondaires.** — TROIS VARIÉTÉS : Rétention entre les deux feuillets capsulaires de masses opacifiées, plissement de la membranule, exsudats pupillaires et inflammation adhésive. Se montrer sobre d'opérations, en général, et n'intervenir que si l'acuité visuelle est très diminuée — TRAITEMENT : *Extraction*, totale ou partielle ; indications et manuel opératoire ; ses avantages. *Discission*. Discission avec le kystitome ou à l'aiguille ; méthode de Bowman. *Irido-capsulotomie.* — COMPLICATIONS POST-OPÉRATOIRES : Perte de vitré, réaction consécutive, troubles du vitré, poussées d'hypertonie.

§ 2. — **Cataractes congénitales.** — L'opération varie avec la nature et l'aspect de la cataracte. — IRIDECTOMIE OPTIQUE. DISCISSION ; Objet, technique, suites et inconvénients Ses indications. — EXTRACTION LINÉAIRE. *Technique* : Ponction cornéenne, discission. extraction. *Complications* : prolapsus irien, issue du vitré, rétention des masses opacifiées ou du noyau. *Indications.* ASPIRATION.

§ 3. — **Cataractes compliquées.** — A. CATARACTES TRAUMATIQUES. Leur marche. *Complications* : inflammatoires ou glaucomateuses. Conduite à tenir : traitement médical au début, chirurgical à la fin, une fois l'inflammation disparue, sauf le cas de complications où une intervention d'urgence est nécessaire. Paracentèses, sclérotomies antérieures, iridectomie, extraction linéaire. — B. CATARACTES PATHOLOGIQUES DIVERSES. Cataractes adhérentes avec hypotonie ; cataractes myopiques ou subluxées. Nécessité d'une iridectomie, préparatoire le plus souvent, et extraction du cristallin dans sa capsule. Cataractes compliquées d'hypertonie Résumé.

---

§ 1. — Cataractes secondaires.

Variétés et indications. — Après l'opération, le champ pupillaire débarrassé des masses opaques qui l'encombraient doit être d'un noir pur et permettre le passage des rayons lumineux. Dans le cas contraire on dit qu'il y a *cataracte secondaire*, et cette complication reconnaît des causes multiples.

a) Une variété fréquente est la *rétention entre les deux feuillets capsulaires de masses opacifiées*. Elle s'observe surtout après l'extraction de cataractes molles ou incomplètes. Le champ pupillaire semble pur à la fin de l'opération ; puis les parties restées transparentes s'opacifient dans les jours qui suivent et, lors de la levée du premier pansement, le champ pupillaire apparaît plus ou moins complètement obstrué. Si la capsule est elle-même envahie (cataractes capsulo-lenticulaires), il y a nécessairement cataracte secondaire après l'extraction du cristallin, si on n'a pas enlevé la capsule en même temps que la cataracte.

b) Dans d'autres cas, la pupille est d'un beau noir, et le résultat est satisfaisant. Les feuillets antérieur et postérieur du sac capsulaire demeurés transparents s'accolent l'un à l'autre, formant une membrane invisible qui ne gêne pas la vision. Mais après quelques mois il n'est pas rare de voir la vision s'obscurcir peu à peu, l'acuité visuelle diminuer, et si on examine le champ pupillaire à l'éclairage oblique ou mieux, à l'éclairage ophtalmoscopique, on le voit parcouru de fines stries opaques. La membranule (on désigne ainsi les deux cristalloïdes antérieure et postérieure accolées) qui, jusque-là ; était demeurée transparente, *s'est plissée* et gêne la vision ; de la même façon qu'une vitre transparente mais qui présente des cannelures parallèles à sa surface ne permet pas de voir au travers.

Presque toujours l'épithélium sous-capsulaire qui tapisse la cristalloïde antérieure prolifère à son tour. Les fibres cristalliniennes demeurées adhérentes à la face interne du sac capsulaire dégénèrent ; il y a néoformation et petits dépôts de substance vitreuse à la surface interne de la cristalloïde, et ce travail de cornification et d'épaississement, qui existe aussi dans la première variété de cataracte secondaire, vient encore augmenter l'opacité [1].

c) Enfin, si la première extraction de cataracte a été suivie d'*inflammation* de l'iris ou du corps ciliaire, des adhérences se sont formées entre la membrane irienne et le sac capsulaire ; des exsudats ont pu apparaître dans la chambre antérieure, adhérant à la fois à la membrane irienne et à la membranule, et ainsi se trouve constituée une troisième variété de cataracte secondaire, la moins favorable de toutes, dans laquelle l'iris, le sac capsulaire et les exsudats du champ pupillaire ne forment qu'une seule et même membrane épaisse, résistante, qui s'oppose au passage des rayons lumineux et, le plus souvent, supprime toute vision.

A ces trois variétés correspondent trois opérations bien différentes : l'extraction pour la première, la discission pour la seconde, et l'irido-capsulotomie pour la troisième [2]. Avant de décrire ces trois méthodes avec leurs indications respectives, un mot des indications de l'opération en général.

Tout d'abord on se montrera sobre d'opérations secondaires. L'intervention n'est pas exempte de complications et donne quelquefois plus d'ennuis au chirurgien que la première opération, peut-être parce que l'œil déjà opéré une première fois est de ce chef plus exposé qu'un autre, mais surtout parce que le vitré est toujours plus ou moins intéressé. Si la première intervention a été suivie de phénomènes réactionnels, on n'interviendrait que longtemps

---

[1] Cette prolifération épithéliale sous-capsulaire ne manque jamais, croyons-nous. Nous l'avons toujours constatée dans toutes les cataractes secondaires que nous avons eu l'occasion d'examiner. De sorte que l'épithélium qui tapisse la cristalloïde antérieure, presque toujours intact dans la cataracte primitive, n'est pour ainsi dire jamais normal après l'extraction de celle-ci et contribue dans une certaine mesure à la formation de la cataracte secondaire.

[2] Ceci d'ailleurs n'est pas absolu ; on devra surtout tenir compte de l'état de la membranule et des tissus voisins pour régler la conduite à tenir qui a été décrite avec chaque variété (voy. plus bas).

après la disparition de toute inflammation et le succès est toujours plus incertain.

On se basera pour intervenir sur le degré d'acuité visuelle du sujet, sans toutefois se baser sur une limite d'acuité fixe (deux tiers pour Schweigger, un quart pour Knapp) [1]. On devra tenir compte du désir exprimé par le malade, de l'état de l'autre œil et de la nature même de la profession du sujet qui pourra jouer un grand rôle dans l'indication de l'intervention, suivant qu'elle exigera une acuité visuelle plus ou moins bonne.

L'état du second œil mérite d'être examiné. Si cet œil est cataracté, il sera prudent de commencer par extraire la cataracte et de ne procéder à la retouche du premier qu'après réussite complète sur le second. Un échec rendrait d'autant plus circonspect dans l'extraction de la membranule, même si celle-ci diminue beaucoup l'acuité, car la moindre complication priverait le sujet du seul œil qui lui reste.

TRAITEMENT

L'opérateur a le choix entre trois procédés suivant la nature de la cataracte : l'extraction, la discission et l'irido-capsulotomie.

I. **Extraction.** — C'est la méthode de choix ; elle a l'avantage de débarrasser le champ pupillaire en une seule séance sans exposer aux récidives comme la discission qu'il faut souvent répéter plusieurs fois. Très employée autrefois (Pellier de Quengsy, Daviel, Desmarres), elle fut abandonnée pour la discission et a repris dans ces derniers temps une grande faveur depuis les efforts de Panas et de de Wecker. Le premier donne la préférence à *l'extraction totale*, le second à *l'extraction partielle*.

EXTRACTION TOTALE. — *Indications*. — C'est le procédé que nous conseillons de préférence. Il convient surtout aux cataractes secondaires de la première variété, lorsque la membranule est suffisamment épaisse et résistante pour ne pas se laisser déchirer. Si la membranule est très mince, comme dans la deuxième variété par exemple, on ne peut guère songer à l'extraire et on aura recours à la discission. Étant donnée la nature de l'opération qui a pour but d'enlever la cataracte en totalité, l'extraction sera d'autant plus complète que la membranule sera plus épaisse, plus solide et ne se laissera pas facilement déchirer, d'où ce précepte d'attendre au moins cinq à six mois après la première opération avant d'intervenir (Panas). L'instillation préalable d'atropine permettra de se rendre compte de l'aspect et du degré de consistance de la membranule et surtout de la présence ou de l'absence de synéchies [2]. Les

---

[1] E. PLEY. *L'extraction de la cataracte secondaire*. Th. de Paris, 1898.

[2] C'est là un point sur lequel on ne saurait trop insister. Seule l'instillation du mydriatique permet d'examiner la cataracte secondaire dans tous ses détails et nous renseigne sur le choix du procédé.

adhérences entre l'iris et la membranule, si elles sont très marquées, constituent une contre-indication formelle de l'extraction, celle-ci pouvant entraîner une irido-dialyse étendue de la membrane irienne.

Manuel opératoire. — L'œil est préparé la veille avec autant de soin que pour l'opération de la cataracte et lavé au moment de l'opération ; là cornée est anesthésiée avec la cocaïne et le blépharostat est mis en place. Le globe est fixé avec la pince à verrou qui saisit largement la conjonctive tout contre le limbe, au niveau de l'extrémité inférieure du méridien vertical de la cornée. Un bon éclairage est nécessaire. Si la membranule est peu visible, on se servirait du photophore obliquement dirigé vers le champ pupillaire pour en faire apparaître tous les détails (fig. 3)[1].

Premier temps. — Avec le couteau lancéolaire on fait au niveau de l'ancienne cicatrice ou un peu en avant une ponction périphérique de la cornée large de 5 millim. environ. La pique est retirée rapidement afin de s'opposer à l'écoulement de l'humeur aqueuse.

Deuxième temps. — On se sert, pour saisir la membranule, de la pince de Liebreich modifiée par M. Panas ; de ses deux branches, l'antérieure est

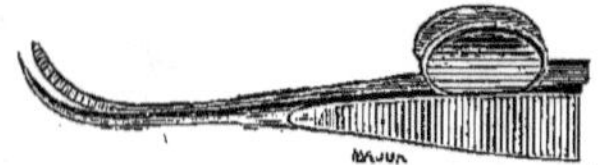

FIG. 130. — *Pince pour l'extraction de la membranule.*

mousse, la postérieure pointue pour perforer la membrane et toutes deux sont cannelées à leur surface interne afin de rendre la prise plus solide (fig. 130). La pince est introduite fermée dans la chambre antérieure, la branche pointue en arrière, puis l'opérateur, arrivé au milieu de la pupille, ouvre les branches et perfore la capsule obliquement, de façon à ne pas pénétrer dans le vitré et à glisser sur sa face antérieure. La membranule est saisie entre les deux branches dans sa partie la plus épaisse, c'est-à-dire à la partie inférieure (fig. 131). Après s'être assuré que la prise est solide, on exécute alors de petites tractions lentes, en imprimant à la pince de petits mouvements de va-et-vient qui détachent les adhérences à la zonule et à l'iris et permettent d'entraîner au dehors la totalité du sac capsulaire avec les masses qu'il renferme [2].

[1] L'instillation d'atropine immédiatement avant l'opération, comme le faisait Desmarres pour rendre l'extraction plus facile, n'est pas nécessaire. Le mydriatique peut favoriser l'enclavement de l'iris et la dilatation obtenue ne persiste pas après la disparition de l'humeur aqueuse. Mieux vaut faire précéder l'extraction d'une petite iridectomie verticale si la membranule est adhérente et semble difficile à saisir.

[2] Si la membrane est adhérente à l'iris, on ferait une petite sphinctérectomie supérieure avant de pratiquer l'extraction. Cette méthode permettra de saisir plus largement la membrane et rendra la prise plus solide. En outre, l'iridectomie constitue ici une mesure de prudence et préviendra l'enclavement de l'iris après l'opération. Sans doute un enclavement sérieux est peu à craindre, étant donnée la petitesse de la plaie cornéenne ; il se traduit seulement par un petit pincement de la membrane qui survient fréquemment si on néglige l'excision de

Si la membrane est mince et menace de se déchirer, un aide la saisit par le milieu avec une pince courbe à iridectomie lorsqu'elle apparaît au dehors et achève l'extraction. Le champ pupillaire se montre d'un noir très pur et la perte de vitré est nulle ou insignifiante.

Si on ne réussit à extraire qu'un lambeau, on cherchera à saisir de nouveau la cataracte secondaire sans trop insister toutefois, car cette recherche au milieu du vitré est très difficile et donne peu de résultats. Si le lambeau extrait est suffisamment large pour permettre la pénétration des rayons lumineux à travers l'orifice pupillaire, il suffit de laisser les choses en état.

L'adhérence de la membranule à la base de l'iris peut rendre l'extraction complète impossible. Le lambeau serait alors attiré au dehors et sectionné à la base à l'aide de la pince-ciseaux. Si même la membrane très épaisse ne

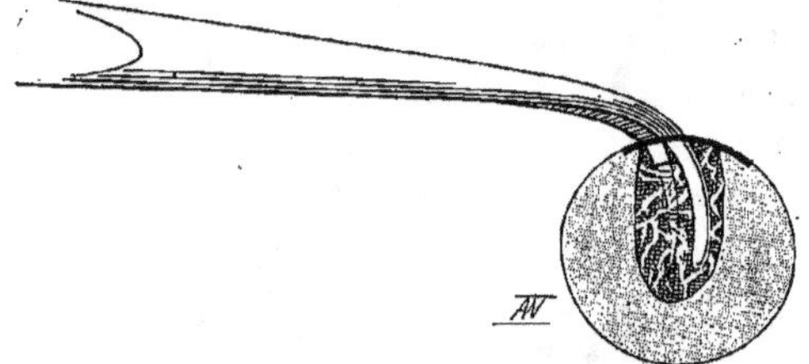

FIG. 131. — *Extraction totale de la cataracte secondaire. Deuxième temps.*
La branche postérieure de la pince, pointue, a perforé la membranule, glissant en avant du vitré. L'opérateur va maintenant rapprocher les deux branches et extraire celle-ci par de petites tractions lentes.

cède pas à des tractions modérées, on ferait seulement une irido-capsulotomie, une traction trop considérable pouvant entraîner une irido-dialyse de l'iris.

Au contraire la membranule est plus mince qu'on ne l'avait supposé et se déchire à la moindre traction ; on se contenterait alors d'une simple discission, malgré l'inconvénient qu'elle présente de ne pas donner de résultats définitifs. Les lambeaux capsulaires, écartés momentanément, ne tardent pas à se mettre de nouveau en contact quelques jours après.

On le voit, différents cas peuvent se présenter : l'ouverture faite à la pique permet de modifier la conduite à tenir une fois l'instrument dans la chambre antérieure, suivant la nature de la cataracte secondaire et donne à l'opérateur toute facilité en cas de complication [1].

l'iris. Il est sans aucun doute déterminé har la hernie du vitré derrière la membrane irienne, comme cela s'observe après l'extraction de la cataracte et de la capsule en une seule séance. (F. TERRIEN. Sur une indication particulière de l'extraction combinée. *Archiv. d'ophtalm.*, avril 1901.)

[1] Il peut même arriver que le sac capsulaire renferme encore des masses molles qui s'échappent aussitôt l'ouverture de celui-ci. En pareil cas, la curette mousse de Daviel est introduite par l'ouverture cornéenne faite à la pique et on procède au nettoyage du champ pupillaire comme après l'extraction de la cataracte. Si le sac capsulaire débarrassé des masses qu'il renfermait se montre épaissi et semble gêner la vision, il peut être extrait à son tour avec la pince à membranule.

Après l'opération, un pansement sec est appliqué et renouvelé le lendemain ou le surlendemain. On peut au moment de la levée du pansement instiller une goutte d'un collyre à l'atropine, à condition d'en surveiller l'effet, car les complications glaucomateuses sont plus fréquentes après les opérations de cataracte secondaire qu'après celles de cataracte primitive. Si la pupille est suffisamment dilatée, l'emploi du mydriatique est inutile, surtout si on a pris soin de faire précéder l'extraction d'une petite sphinctérectomie[1].

Extraction partielle. — Déjà pratiquée par Daviel pour l'extraction de la cristalloïde avant l'opération de la cataracte, la méthode fut généralisée par M. de Wecker.

Le procédé est sensiblement identique au précédent : ponction cornéenne large de 4 millim. environ faite à la pique, au niveau de l'ancienne cicatrice. La pince kystectome est introduite de façon à atteindre le bord opposé de la pupille au moment où l'humeur aqueuse s'écoule. La cataracte secondaire se jette sur la pince qui la saisit aussi largement que l'écartement des branches le permet et en détache un lambeau[2] ; souvent d'ailleurs la membranule vient en totalité.

Comme le fait remarquer M. de Wecker[3], l'extraction partielle est bien supérieure à la discission, mais nous lui préférons l'extraction totale. Pratiquée avec les précautions indiquées plus haut, elle n'offre pas plus de dangers que l'extraction partielle et a l'avantage de débarrasser complètement le champ pupillaire. De plus, l'amélioration de l'acuité visuelle est plus sensible après l'extraction totale qu'après l'extraction partielle, comme cela résulte des observations rapportées par M. Pley et des faits constatés par nous. Si on cherche à reproduire par la photographie la différence entre les images vues les unes à travers une membranule préalablement divisée, les autres sans interposition de membranule, la différence est tout à l'avantage de ces dernières[4].

---

[1] Les complications inflammatoires sont exceptionnelles et le reproche adressé à l'opération de pouvoir déterminer des poussées d'irido-cyclite a peu de valeur. Celle-ci n'est pas à craindre, à condition de ne pas chercher à extraire des membranules très adhérentes.

Le tiraillement exercé sur la région ciliaire par l'intermédiaire des fibres de la zonule est minime car celles-ci se détachent toujours au niveau de leur insertion à la capsule ; si on examine ensuite la membranule au microscope, jamais on ne trouve de fibres zonulaires : l'adhérence des fibres de la zonule, comme cela résulte de nos recherches, est en effet beaucoup plus intime du côté de la rétine ciliaire qu'elles pénètrent que sur la cristalloïde. Il y a ici simple accolement et une légère traction suffit à les détacher de la capsule, ce qui nous explique pourquoi la rupture se fait toujours au niveau de leur insertion capsulaire.

[2] Parmi les moyens successivement employés pour n'enlever qu'un fragment de la cataracte secondaire, crochets, pinces, emporte-pièces, ces derniers sembleraient devoir être préférés, ayant l'avantage de donner sans traction aucune une ouverture capsulaire très régulière. Malheureusement la capsule n'offre aucune résistance, glisse sous le tranchant, se plisse et ne se laisse pas entamer. Nous avons essayé sans résultats de faire construire un instrument de ce genre.

[3] De Wecker. *Bull. de la Soc. fr. d'ophtalm.*, 1891, p. 286.

[4] F. Terrien. Opération de la cataracte secondaire par extraction *XIIIe Cong. internat. de méd. et de chir. Sect. d'ophtalm.*, août 1900.

II. Discission. — L'opération consiste à dilacérer la membranule avec une petite aiguille tranchante. Elle était déjà pratiquée par A. Paré, qui pénétrait par la sclérotique, puis par Conradi qui introduisit l'aiguille par la cornée.

Le procédé est applicable aux cataractes secondaires très minces, peu résistantes, qui se laissent facilement déchirer et ne peuvent par conséquent être extraites en totalité. Il convient donc surtout à la seconde variété de cataractes secondaires précédemment décrites et l'intervention peut être faite de bonne heure, le résultat étant d'autant plus favorable que la membranule est plus mince et cède plus facilement. Aussi, sans aller, comme le veut Knapp, jusqu'à opérer presque toutes les cataractes secondaires deux ou trois semaines après la première intervention, il est inutile d'attendre plusieurs mois comme pour l'extraction totale.

La discission peut être faite avec le kystitome après ouverture de la cornée faite à la pique ou à l'aiguille. La première est de beaucoup préférable : la ponction cornéenne qu'elle nécessite expose moins à l'infection que la piqûre à l'aiguille et l'ouverture large de la chambre antérieure donne toute liberté à l'opérateur ; elle permet de modifier la conduite à tenir suivant les différents cas qui peuvent se présenter et suivant l'impression du moment.

Certaines membranes sont vues sous un tout autre aspect lorsque, après l'écoulement de l'humeur aqueuse, le sac capsulaire vient s'appliquer à la face postérieure de la cornée. On pourra quelquefois tenter l'extraction alors qu'on s'apprêtait à faire la discission. L'ouverture faite à la pique le permettra, aussi la conseillons-nous toujours de préférence à la ponction à l'aiguille.

A. — DISCISSION AVEC LE KYSTITOME. — L'œil préparé au préalable et anesthésié, on fait dans un premier temps une ponction cornéenne avec le couteau lancéolaire au niveau de l'ancienne cicatrice de même étendue que pour l'extraction [1].

L'humeur aqueuse s'écoule lentement. Puis le kystitome est introduit à plat entre les lèvres de la plaie cornéenne et, faisant exécuter un quart de tour à l'instrument de manière à diriger le tranchant en arrière, on incise en croix la membranule en commençant par le point le plus mince. Il peut arriver que la membranule fuie sous le tranchant et se laisse déprimer ; le point délicat est alors de réussir à l'atteindre sans trop léser le vitré.

Aussitôt celle-ci déchirée, le vitré pénètre dans la chambre antérieure ; l'instrument est retiré et un pansement sec est appliqué sur l'œil opéré seul ou mieux sur les deux à la fois et laissé en place vingt-quatre ou quarante-huit heures.

B. — DISCISSION A L'AIGUILLE. — Elle se fait avec une ou deux aiguilles, suivant la méthode de Bowman [2].

---

[1] Si la dilatation qu'entraîne l'instillation de cocaïne est insuffisante, on aurait recours à l'atropine.

[2] BOWMAN. *Two needles operation*. *Medical Times and Gazette*, 30 octobre 1852.

a) *Avec une seule aiguille.* — L'opération ne diffère pas de la discission pratiquée pour les cataractes molles ou congénitales des jeunes sujets.

La pupille ayant été dilatée par l'atropine et l'œil anesthésié, l'aiguille est introduite suivant le rayon supéro-externe de la cornée en un point correspondant au bord de la pupille moyennement dilatée. La pointe, après avoir traversé la cornée, est conduite jusque vers la partie inférieure de la membranule et l'opérateur abaissant un peu le manche de l'instrument dilacère par un mouvement en arc de cercle, de bas en haut, toute la surface de la cataracte

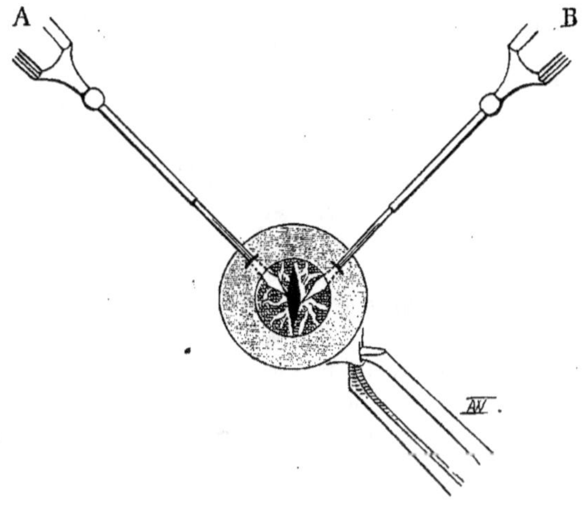

FIG. 132. — *Discission avec deux aiguilles.*
Chacune des aiguilles, ayant été introduite respectivement suivant le milieu des rayons supéro-externe et supéro-interne de la cornée, atteint très obliquement la membranule et la refoule vers le bord pupillaire.

secondaire. L'ouverture jugée suffisante, l'aiguille est retirée et un pansement sec est appliqué.

b) *Avec deux aiguilles* (BOWMAN). — La discission avec une seule aiguille, comme la discission au kystitome, ne permet pas d'éviter la blessure du corps vitré. La méthode des deux aiguilles a pour but de remédier à cet inconvénient.

La pupille ayant été dilatée au préalable, le malade est couché, l'œil cocaïnisé et l'écarteur est mis en place. L'opérateur se tient derrière la tête du sujet ; il fixe le globe avec la pince en bas et en dedans et introduit par le milieu du rayon supéro-externe de la cornée une première aiguille à discission dont il dirige la pointe vers le milieu de la pupille (fig. 132, A). La seconde aiguille est introduite de la même manière, suivant le milieu du rayon supéro-interne (B) tandis que la pince fixatrice est confiée à un aide. Les pointes des deux aiguilles sont maintenues appliquées à la surface de l'opacité, puis le chirurgien, les écartant simultanément, déchire et refoule vers les bords interne et externe de la pupille les lambeaux du feuillet opaque dilacérés. Les deux aiguilles sont ensuite ramenées au centre de la pupille et si les lambeaux capsulaires ont tendance à revenir sur eux-mêmes et à fermer l'ouverture obtenue, on recommence de nouveau l'opération.

Pendant tout le temps de celle-ci les aiguilles doivent être tenues très obliquement, presque parallèlement à la surface de la membrane irienne, de manière à éviter la blessure du corps vitré.

Malgré cette précaution, ce procédé des deux aiguilles est mauvais, comme tout procédé à l'aiguille ; c'est pourquoi, là où la discission est nécessaire, nous préférons faire toujours la ponction à la pique pour les raisons indiquées plus haut [1].

III. **Irido-capsulotomie.** — Le procédé a été étudié avec les opérations sur l'iris (v. p. 92 et suiv.) et doit être réservé aux cataractes secondaires très épaisses et très adhérentes, consécutives à des iritis ou irido-cyclites post-opératoires et n'étant pas susceptibles d'être discisées ou extraites en totalité en raison des tractions qu'il faudrait exercer sur la membranule.

Le résultat optique, toujours médiocre, est variable suivant l'état des membranes profondes et les troubles plus ou moins intenses du vitré résultant de l'inflammation antérieure du globe.

COMPLICATIONS POST-OPÉRATOIRES. — Elles peuvent s'observer quel que soit le procédé employé, plus fréquemment peut-être après la discission qu'après l'extraction.

a) *La perte de vitré* est d'ordinaire insignifiante et peut même manquer tout à fait. Tout se réduit le plus souvent à une légère issue de vitré qu'on voit apparaître entre les lèvres de la plaie à la fin de l'opération. Il suffit de laisser les paupières fermées quelques minutes avant d'appliquer le pansement pour la voir rentrer d'elle-même ; dans le cas contraire, elle serait excisée avec la pince-ciseaux au ras de l'incision cornéenne.

---

[1] Certains opérateurs se servent pour la discission du couteau de de Graefe introduit au niveau du limbe, à l'extrémité supérieure du méridien vertical, le tranchant en arrière. Dès que la pointe a atteint le bord inférieur de la pupille, on abaisse un peu le manche du couteau pour perforer d'avant en arrière la cataracte secondaire qui est ensuite sectionnée verticalement par un léger mouvement de scie imprimé à l'instrument. Le procédé, croyons-nous, expose davantage à la blessure du vitré et n'est pas à recommander.

De même la discission postérieure au couteau de de Graefe (Gama Pinto) est tout à fait à rejeter. Elle diffère de la précédente par le point de pénétration du couteau qui est placé dans la sclérotique à 6 ou 8 millim. du limbe. Le globe étant fixé à l'opposé du point de ponction, la pointe est dirigée vers le centre du globe, le tranchant tourné en arrière. Dès que celle-ci a pénétré, elle est dirigée vers le bord pupillaire de l'iris du même côté et on transfixe la cataracte secondaire d'arrière en avant. Après avoir traversé la membranule, le manche du couteau est un peu relevé et la pointe de l'instrument est poussée parallèlement à la surface de la capsule jusqu'au bord pupillaire opposé. Celle-ci est alors perforée d'avant en arrière et la section est achevée par quelques mouvements de scie. Le couteau est retiré et un pansement binoculaire est appliqué pendant quarante-huit heures.

b) *La réaction* qui suit l'intervention est très légère. Les phénomènes d'irido-cyclite qui peuvent survenir sont imputables à des discissions trop réitérées ou à des tentatives d'extraction de membranules très adhérentes. Il est évident qu'il ne faut pas chercher avec l'aiguille à dilacérer la membranule sur une trop grande étendue, surtout si après la première déchirure le vitré fait irruption dans la chambre antérieure comme cela est la règle. La pointe de l'instrument plonge alors au milieu du vitré et mieux vaut le retirer aussitôt. En cherchant par de nouvelles tentatives à obtenir une plus grande ouverture, on risque de léser fortement cet organe si peu tolérant qu'est le vitré et qui réagit toujours très vivement au moindre traumatisme.

De même si le lambeau de capsule extrait est suffisant, il est inutile d'introduire de nouveau la pince pour extraire la membranule demeurée en place. Celle-ci se laisse très difficilement saisir au milieu du vitré ; elle fuit sous les mors de la pince et cette recherche, rarement suivie de succès, ne peut qu'augmenter les chances d'irritation post-opératoire.

c) Après l'opération, il y a souvent un léger *trouble du vitré* qui disparaît assez rapidement ; de petits flocons même peuvent persister sans gêner notablement la vision. Il faut évidemment tenir compte de l'état antérieur du vitré, celui-ci pouvant être le siège de corps flottants dus à la myopie et nullement imputables à l'opération. Mais celle-ci est capable à elle seule de déterminer ce trouble par un mécanisme que nous connaissons mal et sans que l'opération soit suivie d'aucune réaction inflammatoire.

d) Les poussées d'*hypertonie* qui s'observent dans 2 p. 100 des cas environ d'après nos statistiques (3 p. 100 dans celle de Knapp), doivent être rapportées à la blessure du corps vitré et semblent plus fréquentes avec la discission qu'après l'extraction totale. Elles sont fugaces et cèdent facilement aux myotiques ; si elles persistent, on aurait recours à l'iridectomie ou, si celle-ci a déjà été faite, à la ponction au niveau de l'ancienne cicatrice[1].

e) L'*infection* est exceptionnelle ; elle est due à une faute de technique et se rencontre davantage avec les procédés de discission à l'aiguille qu'après la ponction cornéenne faite à la pique[2].

[1] Dans un cas récent observé avec M. le professeur Panas, il survint trois semaines après l'extraction totale d'une membranule de petites poussées d'hypertonie accompagnées d'un obscurcissement passager de la vision, qui d'ailleurs disparaissaient très rapidement avec l'instillation d'ésérine en solution huileuse et que le myotique suffisait à prévenir. Après avoir essayé sans succès d'interrompre la médication, on se décida, pour prévenir le retour des accès, à faire une ponction à la pique au niveau de l'ancienne cicatrice (oulétomie de M. Panas), l'iridectomie ayant déjà été faite au moment de la première opération de cataracte. Les accès disparurent aussitôt et ne se sont pas reproduits encore depuis l'intervention qui remonte maintenant à dix mois.

[2] Le décollement de la rétine se trouve signalé une fois après l'extraction totale dans le travail de M. Pley, mais ne semble pas devoir être rapporté à l'opération. Il s'agissait d'un œil atteint de myopie chez lequel l'extraction de la membranule avait donné une amélioration réelle de l'acuité. La vision se perdit ensuite brusquement à la suite de violents efforts et l'opération paraît n'avoir joué aucun rôle dans la pathogénie du décollement.

Un enclavement marqué de l'iris est rare en raison de l'étroitesse de la plaie cornéenne. Il suffit pour l'éviter de faire précéder l'opération d'une petite sphinctérectomie.

§ 2. — Cataractes congénitales.

La cataracte congénitale peut se présenter sous plusieurs aspects. Limitée quelquefois à un point du cristallin (cataractes polaires antérieure ou postérieure, centrale, ponctuée, etc.), elle n'a aucune tendance à se compléter, reste indéfiniment stationnaire et gêne peu la vision ; elle ne réclame alors aucune intervention. Ailleurs, elle envahit toute ou presque toute l'étendue du cristallin (cataracte molle des jeunes sujets, cataracte zonulaire), empêche le passage des rayons lumineux et une opération devient nécessaire.

L'opérateur a le choix entre plusieurs procédés et suivant l'âge du sujet, la nature de la cataracte, sa consistance, il peut avoir recours à l'iridectomie, à la discission ou à l'extraction linéaire.

A. Iridectomie optique. — INDICATIONS. — L'opération, qui a déjà été étudiée plus haut, est indiquée lors de cataractes zonulaires, toutes les fois que l'opacité n'occupe pas et n'a pas de tendance à envahir la totalité de la lentille. On s'en assurera par l'instillation préalable d'atropine : la pupille dilatée laisse voir la partie centrale de la lentille opaque, la périphérie transparente et la limite de séparation entre ces deux parties nette et sans dentelures. Si avec cela l'acuité visuelle est améliorée par l'emploi du mydriatique, l'iridectomie optique est indiquée. L'excision sera petite et la pupille artificielle sera placée en bas et en dedans, au lieu d'élection (v. fig. 133 [1]).

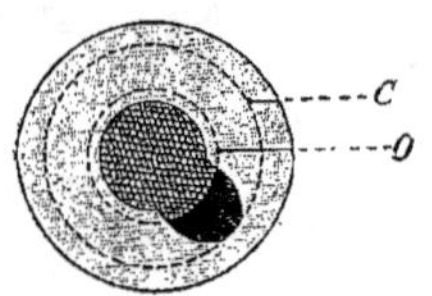

FIG. 133. — *Cataracte zonulaire. Résultat de l'iridectomie.*

La ligne pointillée C indique la limite du cristallin vue par transparence à travers l'iris et la ligne O la limite de l'opacité. On voit que la pupille artificielle a pour effet de découvrir une partie de la périphérie de la lentille demeurée transparente et de permettre ainsi le passage des rayons lumineux.

Le colobome ainsi placé utilise pour le passage des rayons lumineux la périphérie du cristallin demeurée transparente, laissant à l'opéré le bénéfice de l'accommodation sans lui faire courir le risque d'une intervention sur le cristallin.

Celle-ci ne serait tentée que si la limite de l'opacité est dentelée, irrégulière, preuve que la cataracte a peu de tendance à rester stationnaire. L'iridectomie ne ferait alors que retarder l'opération et un colobome ainsi placé en bas et en dedans pourrait déterminer plus tard de l'éblouissement après l'extraction de la lentille devenue nécessaire. Mieux vaut, si on préfère retarder l'extrac-

---

[1] Nous renvoyons pour le manuel opératoire au chapitre II; la technique est identique. Nous rappelons qu'il est nécessaire d'opérer sur une pupille énergiquement contractée par l'ésérine afin de pouvoir faire l'iridectomie aussi petite que possible, condition nécessaire de succès. On attendra donc avant d'intervenir que l'action du mydriatique, instillé pour poser le diagnostic de l'intervention, ait cessé de se faire sentir, soit huit à dix jours environ.

tion du cristallin, faire l'iridectomie en haut. Le colobome, bien que masqué par la paupière supérieure, améliorera néanmoins la vision et ne déterminera aucune gêne après l'extraction de la cataracte si celle-ci est pratiquée quelque temps après.

B. **Discission.** — OBJET. — L'opération consiste à ouvrir artificiellement la cristalloïde antérieure afin de permettre à l'humeur aqueuse de pénétrer entre les fibres cristalliniennes. Celles-ci, imbibées de liquide, se désagrègent, se fragmentent, tombent dans la chambre antérieure et sont peu à peu entraînées avec l'humeur aqueuse au niveau du canal de Schlemm, puis dans la circulation générale par l'intermédiaire des veines ciliaires antérieures.

On peut, par ce procédé, obtenir une résorption totale de la lentille si la cataracte est molle ou chez de très jeunes sujets. Passé l'âge de vingt ans le procédé n'est plus applicable car la partie centrale du cristallin est déjà sclérosée, dure et non susceptible d'une résorption totale.

MANUEL OPÉRATOIRE. — *Instruments :* Blépharostat, pince fixatrice et aiguille de Bowman (fig. 134). L'extrémité de celle-ci a la forme d'un petit fer de lance à pointe acérée et tranchant des deux côtés. La partie moyenne de l'aiguille est munie d'un collet pour l'empêcher de pénétrer trop profondément.

Technique. — La pupille ayant été largement dilatée par l'atropine la veille de l'opération, l'œil est anesthésié à la cocaïne, ou mieux le sujet est chloroformé en raison du jeune âge et de l'indocilité habituelle du malade. L'écarteur mis en place, la conjonctive est saisie tout contre le limbe, en bas et en dedans s'il s'agit de l'œil droit, avec la pince tenue de la main gauche tandis que l'aiguille est enfoncée au milieu du rayon supéro-externe de la cornée (v. fig. 132, A). Si la discission est faite sur l'œil gauche, la situation de l'opérateur reste la même, mais le globe serait fixé en bas et en dehors, tandis que l'aiguille serait enfoncée en haut et en dedans, au milieu du rayon supéro-interne.

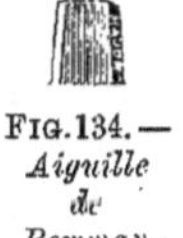

FIG. 134. — *Aiguille de Bowman.*

Dès que l'aiguille a pénétré, l'instrument est poussé obliquement dans la chambre antérieure vers le bord inférieur de la pupille sans jamais revenir en arrière. Dans ces conditions, le point de pénétration est oblitéré par le corps de l'aiguille et l'humeur aqueuse ne peut s'échapper. Abaissant alors le manche de l'instrument de manière à faire exécuter à l'aiguille un mouvement en sens inverse, de bas en haut, l'opérateur fait avec la pointe sur la cristalloïde antérieure une incision superficielle de 3 millimètres d'étendue environ. L'aiguille est retirée avec précaution en évitant la perte de l'humeur aqueuse qui doit être insignifiante. Une goutte d'atropine est instillée, un pansement occlusif est appliqué et le sujet garde le repos pendant vingt-quatre heures.

SUITES. — La discission, simple piqûre à l'aiguille, a l'avantage, en respectant la cornée, de ne pas exposer le sujet aux accidents pouvant résulter de la section de cette membrane, surtout chez un sujet jeune et naturellement indocile.

Mais une seule discission suffit rarement à amener une résorption totale. Après quelques semaines, les lèvres de la cristalloïde antérieure se rapprochent, s'accolent et s'opposent à la sortie de nouvelles masses cristalliniennes ; la résorption s'arrête [1].

Il faut intervenir de nouveau. On attendra que l'œil ne présente plus aucune trace d'injection ciliaire ou d'irritation résultant de la première opération, c'est-à-dire au moins cinq à six semaines. Plusieurs discissions peuvent même être nécessaires pour obtenir une résorption complète. C'est là un des grands inconvénients de l'opération, qui en outre n'est pas sans danger. On ne saurait donc recommander d'être trop prudent, surtout lors de la première intervention. On fera ce qu'on appelle une *discission exploratrice*, l'incision de la cristalloïde devant toujours être superficielle, et ceci pour deux raisons. Une pression trop forte de l'aiguille sur un cristallin trop consistant peut entraîner une subluxation de la lentille avec ses dangereuses conséquences (hypertonie, attaques de glaucome, etc.) [2].

De plus, une ouverture capsulaire trop grande, en favorisant l'imbibition des masses molles, détermine un gonflement considérable de la lentille. La membrane irienne, irritée au contact des masses opacifiées, s'enflamme et une iridocyclite peut survenir ou même une attaque de glaucome due à l'intumescence de la lentille.

L'œil sera donc attentivement surveillé après l'opération : l'emploi de l'atropine, nécessaire pour prévenir le contact de l'iris avec les masses opacifiées et l'irritation qui peut en résulter, sera suspendu à la moindre menace d'hypertonie. La discission entraîne une rougeur modérée de l'œil et des douleurs périorbitaires légères. Ces douleurs manquent rarement et sont dues probablement à l'irritation mécanique de la membrane irienne par les masses cristalliniennes opacifiées. Elles cèdent en général à l'atropine. Si elles persistent, si surtout elles s'accompagnent dans les jours qui suivent d'une élévation de tension du globe avec injection ciliaire et tous les symptômes de l'attaque de glaucome, après avoir essayé en vain les moyens habituels (compresses chaudes, purgatifs, bains de pieds sinapisés, sangsues à la tempe, myotiques), on ferait sans tarder l'extraction linéaire.

---

[1] La plaie capsulaire ne se cicatrise pas au sens étroit du mot et jamais on ne constate de réparation. Mais ce que l'on observe toujours, c'est l'accolement des deux lambeaux de la cristalloïde qui chevauchent et sont maintenus en contact par la prolifération de l'épithélium sous-capsulaire. C'est en quelque sorte une cicatrisation d'emprunt, la plaie pouvant être fermée en arrière par la prolifération de l'épithélium qui passe d'un feuillet à l'autre et en avant par l'adossement de la face postérieure de l'iris à la capsule au niveau de la solution de continuité.

[2] C'est là le gros reproche qu'on peut faire à la discission : une cataracte qui semble tout à fait molle au premier abord peut toujours renfermer un noyau dur central, même si le sujet est très jeune (Saunders, de Græfe, Panas). En pareil cas, la discission est inutile et dangereuse, car elle expose à la subluxation du cristallin et la résorption n'a pas lieu.

INDICATIONS. — L'opération, avons-nous dit, peut être faite dans les cataractes tout à fait molles (ordinairement congénitales), à condition que le sujet n'ait pas dépassé l'âge de vingt ans[1]. Mais en raison de la marche lente de la résorption qui demeure le plus souvent partielle, des accidents qui peuvent survenir et de l'impossibilité pour le chirurgien de diagnostiquer avec certitude une cataracte molle, celle-ci pouvant toujours renfermer un noyau dur au centre, nous ne conseillons pas d'y recourir. La discission, croyons-nous, doit être abandonnée au profit de l'extraction linéaire.

C. **Extraction linéaire**. — MANUEL OPÉRATOIRE. — *Instruments :* Blépharostat, pince fixatrice, couteau lancéolaire, kystitome, curette mousse, spatule. On préparera aussi la pince à iris et la pince-ciseaux, une iridectomie pouvant toujours être nécessaire.

Technique. — La pupille aura été dilatée la veille par l'atropine. Le sujet est couché ; l'œil anesthésié à la cocaïne et l'écarteur mis en place. L'opérateur se place derrière la tête du sujet s'il s'agit de l'œil droit, à gauche s'il s'agit de l'œil gauche.

Premier temps : Ponction de la cornée. — Avec la pince fixatrice tenue de la main gauche il saisit la conjonctive tout contre le limbe scléro-cornéen, à l'extrémité inférieure du diamètre vertical. Puis avec le couteau lancéolaire il pénètre au niveau de l'extrémité supérieure du méridien vertical, à *un millimètre* environ en avant du limbe, faisant à ce niveau une ponction large de 7 à 8 millimètres environ (fig. 135). Dans ces conditions, la plaie interne, en raison de l'obliquité de la ponction, mesurera environ 6 millimètres, soit une ouverture largement suffisante pour permettre la sortie facile des masses molles[2].

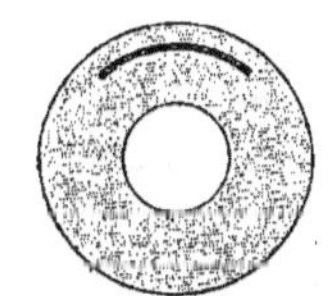

FIG. 135. — *Extraction linéaire. Siège de l'incision.*

Ce premier temps se réduit à une simple paracentèse à la pique. Celle-ci est enfoncée sans aucun mouvement de retrait et retirée avec les précautions habituelles, en évitant l'issue trop rapide de l'humeur aqueuse qui pourrait entraîner un prolapsus de l'iris. La section, si elle est jugée insuffisante, serait agrandie au moment du retrait de l'instrument avec le tranchant latéral[3].

[1] Elle a été aussi conseillée dans les cataractes incomplètes pour en hâter la maturation ou dans la myopie forte des jeunes sujets pour obtenir la disparition du cristallin transparent. Elle est mauvaise dans le premier cas et doit être rejetée, car elle expose toujours à la subluxation du cristallin; nous verrons plus loin ce qu'il faut en penser dans le second (v. Appendice).

[2] Les dimensions à donner à l'incision varient avec la consistance de la cataracte; il n'y a pas là de règle fixe et on ne craindra jamais de la faire trop large.

[3] Nous plaçons, on le voit, la section cornéenne à la partie supérieure au lieu de la placer en dehors avec la plupart des auteurs. Cette section externe dont le seul avantage semble être la facilité d'exécution, l'œil étant beaucoup plus accessible en dehors, a le gros inconvénient d'exposer plus tard à l'éblouissement si une iridectomie devient nécessaire au cours de l'opé-

Deuxième temps : Discission de la capsule. — Ce deuxième temps ne diffère pas de celui de l'extraction simple. Le kystitome est introduit à plat entre les lèvres de la plaie, puis, avant que la pointe de l'instrument ait atteint le bord inférieur de la pupille, l'opérateur imprime à celui-ci un quart de tour en arrière et incise très superficiellement la capsule dans toute l'étendue de la pupille. Le kystitome est ensuite retiré à plat puis la pince fixatrice, sans presser sur le globe.

Troisième temps : Extraction. — Aussitôt la discission faite, les masses cristalliennes ramollies s'échappent d'elles-mêmes. On en facilite la sortie en pressant légèrement avec la spatule sur la moitié inférieure de la cornée tandis que la curette déprime la lèvre postérieure de la plaie (v. fig. 122). Si quelques masses restaient retenues dans la chambre antérieure, elles seraient évacuées avec la curette introduite entre les lèvres de la plaie comme pour l'extraction à lambeau. Mais cette manœuvre, généralement inutile en raison de la consistance molle de la cataracte, est dangereuse chez les sujets indociles, si on n'a pas eu recours à l'anesthésie générale.

La réduction de l'iris se fait naturellement après la sortie des masses opaques. Elle sera facilitée par le massage léger du globe oculaire à travers la paupière supérieure, ou même par l'introduction de la spatule à plat entre les lèvres de la plaie. Cette dernière manœuvre permettra de s'assurer qu'aucune masse cristallinienne ne demeure retenue au niveau de l'incision. Si l'iris a tendance à se prolaber au dehors, on n'hésiterait pas à exciser la partie herniée aussitôt après la ponction de la cornée ou même au cours ou à la fin de l'extraction.

Après l'opération une goutte d'ésérine en solution huileuse est instillée, puis un pansement occlusif binoculaire est appliqué, laissé en place vingt-quatre heures et renouvelé les jours suivants sur l'œil opéré.

COMPLICATIONS. — a) *Prolapsus de l'iris.* — Il peut être provoqué par l'indocilité et les efforts du sujet et s'observe surtout avec les incisions trop rapprochées du limbe ou siégeant à son niveau.

Cette complication est peu à craindre avec la section faite un peu en avant du limbe, surtout si on a soin d'exciser toute hernie qui se réduit mal. L'enclavement une fois produit serait traité par les moyens habituels (v. p. 168).

b) *Issue du vitré.* — L'accident peut dépendre à la fois de l'opérateur et de l'opéré et doit être évité dans les deux cas, à moins qu'il ne s'agisse de cataractes compliquées pour lesquelles la discission seule est rarement indiquée.

Il est dû dans le premier cas à une discission trop profonde intéressant aussi

ration. Au contraire, avec la section placée en haut, on n'hésitera jamais à faire l'iridectomie si l'iris vient se prolaber entre les lèvres de la plaie, car le colobome, recouvert par la paupière supérieure, ne gênera pas la vision.

La section est faite à un millimètre en avant du limbe et non pas à son niveau, afin d'éviter le prolapsus de l'iris, celui-ci étant d'autant moins à craindre que la section est placée plus en avant du limbe.

la cristalloïde postérieure. On ne saurait donc trop recommander à l'opérateur de faire une discission prudente, très superficielle, et d'imprimer à l'instrument un quart de tour aussitôt la discission faite, afin d'éviter que la cristalloïde postérieure ne vienne se jeter sur la pointe du kystitome, ce qui peut arriver lors de cataractes déliquescentes.

On peut l'observer dans le second cas à la suite de l'introduction de la curette dans la chambre antérieure si le sujet est indocile. Cette manœuvre sera donc rejetée en principe et ne serait pratiquée que sous la narcose chloroformique.

c) *Rétention des masses opacifiées dans la chambre antérieure.* — Elles se résorbent naturellement et ne nécessitent aucune intervention.

d) *Rétention du noyau.* — Cette complication, très désagréable, peut être due à une section trop petite ou surtout au volume trop considérable du noyau, lorsque l'opérateur s'est trompé sur la consistance de la cataracte qu'il supposait tout à fait molle. Le diagnostic est souvent fort difficile, la cataracte des jeunes sujets pouvant quelquefois renfermer un noyau dur et volumineux. On ne craindra donc pas de faire une incision cornéenne un peu large, laquelle incision serait agrandie avec les ciseaux au moment de l'extraction si pareille complication se présentait.

e) *Infection.* — Elle est peu à craindre si les précautions antiseptiques habituelles ont été prises. Une telle plaie faite à la pique se cicatrise très rapidement et risque moins de s'infecter que la plaie résultant de l'extraction simple. L'infection même est moins à craindre qu'après une simple piqûre de la cornée. Nous renvoyons, pour la conduite à tenir en présence de cette complication et de toutes celles qui peuvent se présenter, à ce qui a été dit au chapitre IV.

INDICATIONS. — Comme la discission qu'elle peut remplacer ou compléter, l'extraction linéaire est réservée aux cataractes molles et ne doit pas être tentée si le sujet a dépassé 25 ou 30 ans.

a) Elle doit être faite de préférence à la discission, nous l'avons vu, dans toutes les cataractes molles, en raison des inconvénients de cette dernière opération.

b) Elle peut la compléter si, à la suite d'une ou plusieurs discissions, la résorption des masses cristalliniennes se fait avec lenteur ou même s'arrête.

c) Enfin elle devient une opération d'urgence et sera faite sans tarder lorsque, à la suite de discissions trop profondes et trop larges ou de cataractes traumatiques, l'intumescence considérable de la lentille détermine de violentes poussées d'irido-cyclite ou des attaques de glaucome qui ne cèdent pas au traitement médical ; l'extraction des masses molles fera cesser tous les accidents [1].

L'iridectomie en pareil cas devient nécessaire et sera faite aussitôt après

---

[1] La règle, lors de cataractes traumatiques, est de ne pas se hâter d'intervenir, celles-ci pouvant se résorber naturellement ou devant être opérées à froid après que toute trace de réaction a disparu, si la résorption est incomplète ; mais si une poussée d'hypertonie survient qui ne cède pas aux myotiques, l'extraction immédiate des masses opacifiées reste la seule chance de sauver le globe (v. plus loin).

la ponction, l'excision de l'iris diminuant les chances d'irritation qui peuvent résulter de l'opération. Souvent même on devra se servir du couteau de de Græfe pour faire la section cornéenne si l'absence de chambre antérieure ne permet pas l'emploi de la pique.

d) L'extraction linéaire est encore indiquée dans la cataracte membraneuse consécutive à la résorption incomplète des cataractes molles ou traumatiques. La membranule, si elle est peu adhérente à l'iris, serait extraite avec la pince spéciale après ponction cornéenne à la pique, suivant le procédé déjà décrit [1].

§ 3. — Cataractes compliquées.

Nous rangeons dans cette catégorie toutes les cataractes qui ne se présentent pas dans des conditions absolument normales, soit que la complication provienne d'un état général particulier (diabète, albuminurie, goitre exophtalmique, affection pulmonaire, maladie du cœur, affection prostatique, etc.), ou d'une altération du globe oculaire (cataracte traumatique, myopie forte, subluxation du cristallin, synéchies postérieures, altérations du vitré, décollement de la rétine, glaucome, etc...).

Dans le premier cas, l'affection générale sera traitée tout d'abord et lors de glycosurie abondante le malade sera soumis pendant quelques jours à l'antipyrine (G. Sée, Panas). Puis, l'intervention une fois décidée, on fera toujours l'extraction combinée, l'enclavement étant particulièrement à craindre. Souvent même on se trouvera bien de l'iridectomie préparatoire. Cette première opération aura le double avantage de faciliter l'extraction ultérieure et de renseigner l'opérateur sur le degré de résistance du malade et sur la manière dont il se comporte.

Parmi les complications locales nous laissons de côté les inflammations des annexes, conjonctivites, blépharites, dacryocystites et autres. Elles nécessitent un traitement spécial longtemps prolongé et l'extraction ne serait faite

[1] ASPIRATION. La succion et l'aspiration, déjà employées par les Arabes (Antyllus), puis au moyen âge (Guido), fut reprise par Pecchioli (1829) et de nos jours par Bowman, Laugier, Teale et Coppez. Elle consiste, après avoir fait à la pique une section cornéenne étroite, à aspirer l'émulsion cristallinienne au moyen d'instruments spéciaux (aspirateur de Teale, de Redard).

Cette méthode, dont le principal avantage est de permettre par une section cornéenne très petite l'évacuation complète des masses cristalliniennes, ne nous intéresse plus et doit être abandonnée car elle n'est pas sans danger. Même en opérant avec une extrême lenteur et en cherchant à contrebalancer par une pression modérée de la pulpe du doigt sur le globe les effets du changement de pression, on ne peut empêcher la détente brusque intra-oculaire résultant de l'intervention et les accidents qu'elle peut entraîner.

Le seul avantage du procédé, nous le répétons, est de permettre une section cornéenne très étroite, avantage bien minime à l'heure actuelle, alors que nous cherchons avant tout la sortie facile du noyau ou des masses cataractées sans nous inquiéter du plus ou moins d'étendue à donner à la section. Si une telle section semble devoir prédisposer au prolapsus de l'iris chez les enfants indociles, la membrane irienne serait réséquée au niveau de la plaie. On opérera ainsi en toute sécurité et cette conduite nous paraît préférable, plutôt que de recourir à l'aspiration qui ne serait employée que dans des cas tout à fait exceptionnels.

qu'après disparition complète de l'infection de voisinage. Nous ne nous occuperons ici que des complications tenant à une lésion préexistante du globe oculaire. Elles impriment à la cataracte un cachet particulier qui la distingue de la cataracte sénile, qu'on pourrait appeler *physiologique* par opposition avec celles qui nous restent à étudier et qui sont véritablement *pathologiques*.

Parmi celles-ci la cataracte traumatique, en raison de son importance, de son aspect spécial et des traitements différents qu'elle peut réclamer suivant le moment de l'intervention, mérite d'être traitée séparément.

A. Cataractes traumatiques. — Définition. — On dit qu'il y a cataracte traumatique lorsque, à la suite d'une blessure du globe oculaire, le cristallin s'opacifie. Le mécanisme en est fort simple : elles s'observent toujours après une plaie pénétrante de la cornée ou de la sclérotique, lorsque le sac capsulaire est en même temps intéressé[1].

Marche. — Le processus est bien différent suivant que l'accident apparaît chez un sujet jeune n'ayant pas dépassé 30 à 40 ans ou chez un sujet âgé.

Dans le premier cas, l'humeur aqueuse pénètre par la brèche capsulaire entre les fibres cristalliniennes qui se gonflent, se désagrègent et tombent dans la chambre antérieure. Elles sont peu à peu emportées dans la circulation par l'intermédiaire des veines ciliaires antérieures .et du canal de Schlemm, tandis que de nouvelles fibres situées plus profondément se désagrègent à leur tour et suivent le même chemin. On peut ainsi observer une résorption totale de la lentille, mais celle-ci est d'ordinaire entravée par diverses complications.

Chez les sujets âgés au contraire, la résorption est forcément incomplète et peut même faire défaut lorsque le cristallin est entièrement sclérosé. La blessure de ce dernier se traduit seulement par un trouble limité à la région intéressée, mais il n'est pas rare d'observer en même temps une subluxation de la lentille. Elle est due à la résistance rencontrée par le corps vulnérant qui refoule le cristallin au lieu de le pénétrer.

Cette subluxation se rencontre aussi, quoique plus rarement, dans les cataractes traumatiques des jeunes sujets et vient assombrir le pronostic.

Complications. — Elles sont identiques à celles qui peuvent suivre la discission, cette dernière opération n'étant autre chose qu'une cataracte traumatique faite avec intention et dans des conditions déterminées.

a) La plaie capsulaire se ferme et la *résorption s'arrête*, soit par suite du rapprochement des deux lèvres de la cristalloïde et de la prolifération de

---

[1] Ceci n'est pas tout à fait exact : le traumatisme à lui seul semble capable, contrairement à ce qu'on croyait autrefois, de produire une cataracte, alors même que la capsule est demeurée intacte. Le mécanisme est peu connu. Tantôt c'est un trouble léger caractérisé par une striation fibrillaire visible à l'ophtalmoscope dans le champ pupillaire ; il apparaît rapidement et disparaît dans les jours qui suivent. Le plus souvent l'opacité apparaît tardivement : elle peut rester stationnaire ou se compléter et procède alors comme une cataracte ordinaire. Seul l'interrogatoire du malade permet d'incriminer le traumatisme comme facteur étiologique sans toutefois pouvoir l'affirmer. Mais cette notion devra faire porter un pronostic réservé en raison des altérations concomitantes qui peuvent exister.

l'épithélium sous-capsulaire ou par l'accolement de la face postérieure de la membrane irienne à la capsule au niveau de la solution de continuité. Ce dernier processus est en somme un processus de guérison, à condition qu'il ne se produise pas trop tôt, au moment où des masses nombreuses et opaques se trouvent retenues dans le sac capsulaire. Quelquefois cependant, lorsque la plaie intéresse en même temps le voisinage de la racine de l'iris et la périphérie du cristallin, l'accolement immédiat des deux surfaces (uvée et cristalloïde) suffit à empêcher la formation de la cataracte, l'humeur aqueuse ne pouvant plus pénétrer à travers la brèche capsulaire oblitérée. Tout se réduit alors à une cataracte partielle localisée au niveau de cette synéchie postérieure périphérique et qui reste stationnaire. L'opacité, cachée par la membrane irienne, ne gêne pas la vision.

b) Inflammation. — Elle ne manque presque jamais, à moins qu'il ne s'agisse de simples piqûres du cristallin faites avec un instrument aseptique.

Elle résulte à la fois de l'intumescence de la lentille, de l'irritation mécanique de l'iris au contact des masses opacifiées et de l'infection concomitante déterminée par le corps vulnérant.

De degré variable, elle peut aller jusqu'à la panophtalmie si la blessure cornéenne ou sclérale est très large, compliquée de prolapsus étendu, et si l'instrument piquant est septique. Ce peut être un corps étranger qui, après avoir traversé le cristallin et déterminé une cataracte traumatique, s'implante dans les membranes profondes du globe et y reste retenu. Il peut s'enkyster sans donner de troubles appréciables ou devenir le point de départ d'irido-choroïdites et de décollements rétiniens. Ailleurs le fragment, métallique ou non, reste retenu dans le cristallin, s'y enkyste ; puis la cataracte se complète et masque le corps étranger. Celui-ci plus tard ne peut être soupçonné que par la teinte rouillée de l'opacité et par la participation de la capsule en regard du point de pénétration ou par une petite synéchie postérieure existant à ce niveau.

L'inflammation, quelle qu'en soit la cause, est généralement modérée. Elle se traduit par une injection ciliaire assez vive, des douleurs péri-orbitaires et quelquefois aussi un chémosis assez marqué de la conjonctive ; en même temps la membrane irienne a perdu son brillant et se montre épaissie. Au début, on peut la confondre avec la simple irritation résultant de l'accident dont elle se distingue seulement par l'intensité des phénomènes réactionnels. Plus tard, la persistance de l'injection ciliaire, des douleurs péri-orbitaires, ou même la présence de quelques synéchies postérieures ne permettront pas d'en méconnaître l'existence et devront faire réserver le pronostic, toujours assombri en pareil cas. Dans les cas légers, l'infection se traduit seulement par des adhérences de l'iris à la capsule ou par des troubles du vitré qui rendent l'opération plus difficile, gêneront plus tard la vision et constituent une menace pour l'avenir. Un œil une première fois infecté est toujours susceptible de s'enflammer de nouveau et même de devenir le point de départ d'une ophtalmie sympathique. Dans les cas graves, l'inflammation se complique d'irido-cyclite avec hypotonie et peut aboutir à la phtisie du globe.

c) *Glaucome*. — L'hypertonie résulte de l'intumescence rapide de la lentille cristallinienne lorsque la cristalloïde a été largement ouverte. Elle s'observe surtout chez les jeunes sujets, alors que le cristallin est encore entièrement mou et que le gonflement s'étend à tout le contenu du sac capsulaire. En général, la sclérotique, plus extensible que chez l'adulte, se laisse un peu distendre et limite les troubles pouvant résulter de l'élévation du tonus. Celle-ci lorsqu'elle persiste, peut entraîner une perte définitive de la vision, la rétine et la papille ne pouvant supporter longtemps sans dommage une pression exagérée.

TRAITEMENT. — Il varie avec le moment de l'intervention, suivant que l'accident est récent ou ancien, la présence ou l'absence de complications. Médical au début, il devient chirurgical à la fin, une fois l'inflammation disparue.

a) *Traitement médical*. — Comme tout traitement médical intelligent, il se bornera, se basant sur la marche de l'affection, à aider la guérison naturelle en évitant les complications.

Aussitôt après l'accident, on combattra l'inflammation par les moyens antiphlogistiques habituels : compresses chaudes fréquemment renouvelées, sangsues à la tempe, purgatifs légers et surtout par l'emploi de l'atropine. Le mydriatique, en dilatant la pupille, empêche l'irritation mécanique de la membrane irienne au contact des masses cristalliniennes et favorise la pénétration de l'humeur aqueuse dans le sac capsulaire et par là même la résorption. Les instillations seront répétées chaque jour et longtemps continuées.

Il est important de **surveiller fréquemment le tonus** au cours de la cataracte traumatique. Il est généralement diminué et l'atropine, outre son action antiphlogistique, est destinée à prévenir une hypotonie excessive d'où pourrait résulter la phtisie du globe. Si le tonus est très faible, on multiplierait les instillations du mydriatique (deux par jour) et les compresses chaudes afin de le relever.

Mais on n'oubliera pas que l'intumescence de la lentille et le gonflement des masses cristalliniennes joints à l'irritation mécanique de la membrane irienne peuvent déterminer des poussées d'hypertonie. L'atropine elle-même, qui, on le sait, élève la tension intra-oculaire, est capable de les provoquer sur un œil prédisposé. Elle serait donc abandonnée toutes les fois que le tonus semble supérieur à la normale.

En résumé on se bornera, au début, à combattre l'inflammation en surveillant le tonus qui peut être diminué ou exagéré ; l'atropine, nécessaire dans le premier cas, serait funeste dans le second. Le malade sera donc suivi de près les premiers jours et l'action du mydriatique exactement contrôlée.

Plus tard, lorsque les phénomènes inflammatoires ont cédé et que l'œil a une tension suffisante, on continuerait seulement les instillations du mydriatique répétées tous les trois ou quatre jours afin de maintenir la pupille suffisamment dilatée et de favoriser la résorption des masses cristalliniennes. Celle-ci peut être totale chez les sujets très jeunes, surtout si l'inflammation du début a été peu accentuée. La totalité des masses cristalliniennes est peu à peu entraînée et il ne reste plus que le sac capsulaire transparent, comme après l'extraction simple de la cataracte. Mais le plus souvent, après plusieurs semaines ou plusieurs mois, la résorption s'arrête et une intervention devient nécessaire.

b) *Traitement chirurgical.* — La conduite à tenir est très différente suivant que l'évolution de la cataracte traumatique se fait d'une façon normale ou, au contraire, est interrompue par des complications inflammatoires ou glaucomateuses qui peuvent réclamer une opération immédiate.

1° *Dans le premier cas* on attendra, pour intervenir, que toute trace d'inflammation ait disparu. Sans établir ici une règle fixe, nous croyons prudent de n'opérer que cinq à six mois après le début de l'accident, après s'être assuré que la résorption demeure stationnaire et ne semble pas devoir continuer. Le pansement témoin appliqué la veille de l'opération renseignera sur la tolérance de l'organe ; si l'œil s'irrite et s'enflamme sous le bandeau, l'opération serait remise.

Le chirurgien a le choix entre plusieurs procédés : paracentèse, discission, extraction linéaire ou extraction totale.

La *paracentèse* sera réservée aux cas dans lesquels la résorption s'arrête, lorsque des masses molles restent retenues dans la chambre antérieure, surtout s'il y a en même temps une légère hypertonie. La ponction de la cornée en donnant issue à ces masses et en diminuant la tension favorisera la résorption. Elle peut être répétée plusieurs fois à quelques jours d'intervalle.

La *discission* a aussi été conseillée lorsque la résorption demeure stationnaire, mais en raison des dangers auxquels elle expose, mieux vaut recourir à l'extraction linéaire.

Extraction linéaire. — Elle sera faite suivant le procédé indiqué plus haut, avec ou sans iridectomie. La cataracte se trouve ensuite réduite au sac capsulaire avec ou sans débris cristalliniens dans son intérieur et celui-ci peut être enlevé quelques mois après avec la pince spéciale après ponction à la pique comme une cataracte secondaire (v. p. 177). S'il y avait des adhérences iriennes étendues, on laisserait la membranule intacte, car elle peut permettre le passage des rayons lumineux et le résultat optique après l'opération est toujours médiocre. En effet, si l'œil congénère est normal, la vision binoculaire est définitivement perdue en raison de l'anisométropie considérable résultant de l'aphakie, quelle que soit la pureté du champ pupillaire obtenue. Il est donc inutile, une fois la cataracte réduite à une mince membranule en partie transparente, de risquer par une nouvelle intervention l'irritation consécutive et les poussées d'hypertonie qui peuvent suivre l'extraction. On se montrera donc très réservé pour n'intervenir que si la projection est bonne et ne permet pas de soupçonner la moindre trace de décollement rétinien [1].

Extraction totale dans la capsule. — L'opération étudiée plus loin, ne serait faite que si la cataracte est en même temps subluxée, ce qui arrive surtout chez les sujets âgés, lorsque la subluxation détermine des phénomènes inflammatoires ou des poussées d'hypertonie. Elle se présente toujours dans de mauvaises conditions ; c'est, en somme, le traitement des subluxations du cristallin (v. p. 208) avec toutes ses incertitudes et il sera prudent de faire au préalable une ou plusieurs sclérotomies antérieures afin de diminuer le tonus.

2º *Intervention d'urgence.* — Le temps, dans la cataracte traumatique, est un des principaux agents de réparation, nous l'avons vu. Une intervention immédiate ne serait indiquée qu'en présence de complications glaucomateuses qui ne céderaient pas rapidement aux myotiques et au traitement médical habituel.

On peut, suivant l'intensité des phénomènes réactionnels, se contenter de paracentèses ou de sclérotomies antérieures ou bien recourir à l'iridectomie et même à l'extraction totale.

Les paracentèses conviennent aux poussées légères d'hypertonie susceptibles de céder à l'évacuation de l'humeur aqueuse ; elles peuvent être répétées à quelques jours d'intervalle. Si l'effacement de l'humeur aqueuse ne permet pas l'emploi de la pique, on ferait une sclérotomie antérieure.

Si le gonflement de la cataracte est considérable et l'élévation du tonus très marqué, il faut pratiquer aussitôt l'iridectomie en laissant sortir les masses molles qui s'échappent par la plaie cornéenne. Cette sorte d'extraction linéaire avec excision large de l'iris suffit le plus souvent à faire disparaître les phénomènes glaucomateux. A moins qu'il ne s'agisse de cataracte subluxée, on aurait recours alors à l'extraction totale de la lentille.

B. — **Cataractes pathologiques diverses.** — a) CATARACTES ADHÉRENTES. — Le pronostic de cette variété comme de toutes celles qui suivent sera toujours réservé. Il est d'autant moins favorable que les adhérences entre le bord pupillaire et la cristalloïde antérieure sont plus nombreuses et les membranes profondes plus altérées. La présence de synéchies témoigne d'une inflammation antérieure du tractus uvéal et coïncide en général avec des

---

[1] Si la cataracte traumatique résulte de la pénétration d'un corps étranger qui est resté retenu dans la lentille elle-même ou dans l'intérieur du globe, on ne se hâterait pas d'intervenir. Si le fragment est dans le cristallin, la cataracte serait enlevée plus tard comme une cataracte ordinaire après iridectomie préalable, lorsque toute trace d'inflammation aura disparu. Le pronostic est moins favorable en raison des altérations du vitré qui peuvent exister en même temps. Si le corps étranger est dans l'intérieur du globe et bien toléré mieux vaut s'abstenir de toute intervention.

troubles du vitré et des foyers de chorio-rétinite disséminés. L'examen ophtal-moscopique n'est ici d'aucun secours ; on se basera pour intervenir sur l'état de la sensibilité lumineuse et la projection de l'œil qui doivent être conservées en partie.

L'extraction sera précédée d'une ou plusieurs iridectomies préparatoires suivant que les adhérences sont partielles ou totales. La première serait d'abord faite en haut, la seconde en bas, quelques semaines après, au point diamétralement opposé, sans craindre l'éblouissement qui peut en résulter. Le point important est de bien dégager la capsule afin de faciliter l'extraction ultérieure de la cataracte. Un examen attentif de l'œil après la première iridec-tomie montrera si une deuxième iridectomie préparatoire est nécessaire avant l'opération définitive. Au moment de l'extraction, après avoir donné au lam-beau une hauteur suffisante, on fera une discission très large et il peut arriver que le cristallin sorte facilement. S'il reste retenu entre les lèvres de la plaie cornéenne il serait harponné avec le crochet coudé ou même extrait dans sa capsule (v. plus bas).

b) CATARACTES COMPLIQUÉES DE DÉCOLLEMENT RÉTINIEN. — L'aspect même de la cataracte, d'apparence crayeuse, tout à fait blanche ou de teinte jaune roussâtre, adhérente ou non à l'iris, quelquefois subluxée en même temps, permet de faire le diagnostic. L'interrogatoire du malade apprendra que la perte de la vision a été rapide et que plus tard seulement est apparue la teinte blanche spéciale de la pupille, preuve que l'altération des membranes profondes a précédé la cataracte. Si de plus le tonus est très diminué, le décollement est évident.

La sensibilité lumineuse et la projection seront soigneusement examinées. Elles peuvent être abolies ou seulement très diminuées. Dans le premier cas l'intervention est inutile et même dangereuse pour l'autre œil et doit être rejetée. Elle est permise dans le second à condition que l'autre œil soit déjà perdu, le traumatisme opératoire pouvant déterminer la perte de l'œil opéré et même celle du congénère. Elle sera rarement suivie de succès et ne peut jamais amener qu'une très légère amélioration.

On fera tout d'abord une large iridectomie préparatoire, puis le cristallin sera extrait quelques semaines plus tard, soit par le procédé habituel, rarement applicable ici, ou mieux dans sa capsule. Car la cristalloïde, souvent très épaisse et adhérente à la cataracte, ne se laisse pas déchirer, crie sous le kysti-tome et l'extraction d'un fragment de celle-ci avec la pince kystectome n'est pas toujours possible. Quelle que soit la méthode employée, l'opération est généralement suivie de l'issue de vitré. La quantité perdue varie avec l'état de ce dernier et la nature de la cataracte ; elle n'est jamais minime et assombrit beaucoup le pronostic. Le vitré plus ou moins altéré, souvent complètement liquide, s'échappe avec le cristallin en dépit des précautions prises. Il est prudent, en présence de ces cataractes blanches, crayeuses, surtout si la sensibilité lumineuse est très diminuée, d'enlever le blépharostat aussitôt ou même avant la discission afin de réduire au minimum la perte de vitré.

La cataracte est quelquefois réduite à une mince membrane opaque qui serait extraite avec la pince si les adhérences à l'iris sont peu nombreuses.

c) CATARACTES MYOPIQUES OU SUBLUXÉES. — On observe souvent les deux en même temps en raison des altérations concomitantes de la zonule qui accompagnent la myopie forte. Ces cataractes myopiques se présentent dans des conditions spéciales. Elles sont généralement incomplètes et marchent avec une lenteur désespérante, restant presque indéfiniment stationnaires.

Le trouble apporté à la vision est néanmoins suffisant pour nécessiter une intervention toujours très vivement réclamée par le malade. Celle-ci peut être faite si le sujet est suffisamment âgé pour avoir un cristallin sclérosé et dur et le pronostic dépend de l'étendue des lésions choroïdiennes et de la présence ou l'absence d'une subluxation du cristallin. L'œil le moins bon ou sur lequel la cataracte est plus avancée serait opéré le premier.

On peut tenter tout d'abord l'extraction du cristallin par la méthode habituelle, à condition que la lentille ne soit pas subluxée, mais il est prudent de faire une iridectomie aussitôt la section. La discission sera *très superficielle* et si, après des pressions très légères, le noyau ne sort pas facilement on ferait aussitôt l'extraction à la curette.

Extraction du cristallin dans la capsule. — Elle est indiquée dans ce dernier cas lorsque le cristallin, loin de sortir après la discission, bascule en arrière et semble devoir se luxer dans le vitré. Elle serait pratiquée d'emblée toutes les fois que la lentille est subluxée (cataractes trémulantes) ou lorsque le vitré s'échappe aussitôt la section. Cet accident n'est pas rare dans les cataractes myopiques, qu'il y ait ou non subluxation du cristallin.

Bien entendu l'iridectomie serait toujours faite, soit aussitôt après la section ou au cours de l'extraction. Elle facilitera l'introduction de la curette et la sortie du noyau et préviendra l'enclavement de l'iris, très fréquent en pareil cas.

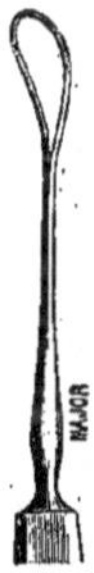

La section faite, une curette mince ou mieux l'anse de Snellen (fig. 136) est introduite presque horizontalement au-dessus du bord supérieur du cristallin. Puis le manche de l'instrument est relevé et ramené vers la verticale, tandis que la concavité de la curette glisse le long de la face postérieure de la lentille qu'elle embrasse et refoule contre la cornée. En même temps la spatule,

Fig. 136. — *Anse de Snellen.*

appliquée à plat sur la moitié inférieure de la cornée, déprime cette membrane et le noyau s'échappe aisément.

L'issue du vitré est fatale ; la quantité perdue varie avec la consistance de ce dernier plus ou moins altéré et la rapidité d'exécution. L'écarteur sera enlevé rapidement, souvent même aussitôt après la section et le procédé ne sera employé que dans le cas de nécessité absolue, car le résultat optique est toujours médiocre et une perte de vitré abondante peut être suivie de phtisie du globe.

La même opération est aussi indiquée dans les subluxations du cristallin d'origine non myopique.

d) Cataracte sans chambre antérieure ou compliquée d'hypertonie. — La disparition de la chambre antérieure s'observe lors de cataractes molles, intumescentes et peut s'accompagner d'un léger degré d'hypertonie. Il est alors prudent de ne pas trop attendre pour intervenir afin d'éviter une nouvelle élévation du tonus résultant du gonflement de la cataracte. On se trouvera bien d'une petite iridectomie préparatoire, et si, au moment de l'extraction, le peu de profondeur de la chambre antérieure ne permet pas de donner au lambeau une étendue suffisante, la section serait aussitôt agrandie à chaque extrémité avec les ciseaux. Un fragment d'iris peut même être emporté dans la section, mais la crainte de cette petite complication ne doit pas faire diminuer la hauteur du lambeau. Sans doute la cataracte, presque toujours molle en pareil cas, exige une incision moins large, mais elle peut renfermer un noyau central dur et nous avons déjà vu les inconvénients d'un lambeau trop petit. Si une iridectomie est faite au couteau, elle serait régularisée ensuite, après la section, et cette petite complication n'a aucune importance.

L'hypertonie peut encore être le résultat d'un glaucome antérieur à l'apparition de la cataracte (cataracte glaucomateuse). L'opacité n'apparaît alors que comme épiphénomène, alors que la sensibilité lumineuse est déjà totalement abolie et l'opération est à la fois inutile et dangereuse. L'extraction de la lentille et la section cornéenne qu'elle nécessite peuvent être suivies sur ces yeux hypertones d'hémorrhagie intense avec expulsion totale du contenu du globe oculaire.

Dans les cas exceptionnels où un reste de sensibilité lumineuse permet de tenter l'extraction, elle devrait être précédée d'une ou plusieurs sclérotomies afin de diminuer le tonus et l'iridectomie préparatoire serait faite au préalable. Même avec ces précautions, l'opération n'est pas sans danger et elle est rarement suivie de succès.

C. — **Résumé**. — En résumé, toutes ces cataractes compliquées nécessitent une thérapeutique spéciale et comportent un pronostic réservé.

a) *Les unes ne doivent jamais être opérées.* Ce sont les cataractes avec irido-cyclite ancienne ou hypotonie due à un décollement de la rétine, ou bien les cataractes glaucomateuses, lorsque la sensibilité rétinienne n'existe plus. L'opération ne donnerait aucun résultat et expose à des complications inflammatoires de l'œil opéré ou même de l'œil congénère. Elle ne serait donc jamais tentée, à moins que le second œil soit déjà entièrement perdu et qu'une apparence de sensibilité lumineuse persiste du côté cataracté. On risque seulement en pareil cas de faire une opération inutile et le malade sera prévenu de son inefficacité probable.

b) *D'autres peuvent être opérées.* Ce sont les cataractes adhérentes compliquées de synéchies postérieures ou les cataractes traumatiques non compliquées d'hypertonie et dont la résorption est incomplète, à condition de faire dans le premier cas une ou deux iridectomies préparatoires avant d'intervenir et d'attendre dans le second que les phénomènes inflammatoires aient tout à fait disparu. De même les cataractes myopiques ou subluxées peuvent être opérées en prenant les précautions précédemment indiquées (extraction dans la capsule, etc...).

c) *D'autres doivent être opérées sans retard.* Ce sont les cataractes traumatiques avec hypertonie, lorsque la poussée de glaucome ne cède pas aux moyens habituellement employés, les luxations du cristallin dans la chambre antérieure et enfin les cataractes molles, intumescentes, avec effacement de la chambre antérieure et hypertonie légère, bien qu'ici l'opération soit moins urgente et puisse être différée.

APPENDICE

Opérations sur le cristallin.

SOMMAIRE

Historique.

§ 1. — **Abaissement de la cataracte.** — Indiqué seulement si l'extraction sur le premier œil a été suivie d'hémorrhagie expulsive. — DEUX PROCÉDÉS : Abaissement proprement dit et réclinaison. — MANUEL OPÉRATOIRE : *Premier temps*. Ponction. — *Deuxième temps*. Lacération de la paroi postérieure de la capsule et déchirure du corps vitré. — *Troisième temps*. Introduction de l'aiguille dans la chambre postérieure. — *Quatrième temps*. Réclinaison ou abaissement. — RÉSULTATS : L'opération échoue le plus souvent et n'est pas sans danger.

§ 2. — **Extraction du cristallin dans la myopie forte.** — INDICATIONS : L'opération, excellente en théorie, est mauvaise en pratique et ne doit pas être tentée, à moins de circonstances exceptionnelles. — MANUEL OPÉRATOIRE : *a) Extraction en une seule séance* chez les sujets âgés. — *b) Extraction en plusieurs séances* par des discissions répétées et par l'extraction linéaire chez les sujets jeunes. — COMPLICATIONS : Décollement de la rétine, hémorrhagies intra-oculaires, glaucome, progression de la myopie, sans compter toutes les autres complications inhérentes à l'opération de cataracte. — RÉSULTATS.

§ 3. — **Luxation du cristallin. Extraction.** — SUBLUXATIONS : Moyen de les reconnaître. Conduite à tenir. Extraction du cristallin dans la capsule. — LUXATIONS : *Variétés*. Luxation sous-conjonctivale. Luxation dans le vitré. Luxation dans la chambre antérieure. Conduite à tenir suivant les cas. — *Luxation traumatique* et *luxation spontanée*. — Extraction.

Historique. — Les Anciens ne connaissaient pas l'extraction de la cataracte et se contentaient de refouler celle-ci dans le corps vitré (*abaissement*). Les tentatives d'extraction faites dans l'antiquité (Pline, Antyllus), à part la discission et l'aspiration, restent problématiques. Il faut arriver à Saint-Yves (1707) et Pourfour du Petit (1708) qui tentèrent l'extraction de cristallins autrefois abaissés et remontés dans la chambre antérieure, pour voir des essais d'extraction isolés, mais l'honneur de l'extraction érigée en méthode régulière revient tout entier à Jacques Daviel (1748). Après lui, on continua à pratiquer concurremment l'abaissement et l'extraction; puis, on renonça peu à peu à l'abaissement en raison de l'incertitude du procédé et des dangers auxquels il expose, et aujourd'hui la méthode appartient à l'histoire.

Il faudrait un volume pour retracer les différentes phases traversées par l'opération de cataracte et décrire les sections multiples qui ont été successivement proposées depuis J. Daviel : lambeau scléral, ogival, elliptique, trapézoïde et même transversal ! (Küchler). Leur étude n'offre aucun intérêt pratique : après les tâtonnements multiples qui ont marqué l'évolution de l'opération, il ne semble pas qu'elle puisse être modifiée à l'heure actuelle.

Nous ne ferons donc pas l'historique de l'extraction qui n'offre qu'un intérêt rétrospectif. Deux points seulement en sont à retenir : la forme du lambeau se rapprochant de plus en plus de celui de Daviel, et la possibilité de combiner à l'extraction l'excision de l'iris (de Græfe).

Un coup d'œil rapide jeté en arrière montrera les principaux procédés qui ont marqué les étapes successives de l'opération.

SECTION DE DAVIEL. — La section siégeait au niveau du limbe et intéressait toute la moitié inférieure de la cornée, peut-être même les deux tiers, mais ce point est contesté. La section était d'abord faite avec la lance, puis agrandie de chaque côté avec les ciseaux sur une étendue d'autant plus considérable que le noyau était plus volumineux (fig. 138). Beer (1817), en imaginant le couteau qui porte son nom (fig. 137), obtint une section plus franche et, partant, une meilleure cicatrisation : l'incision portait un peu en avant du limbe et occupait presque toute la moitié inférieure de la cornée (fig. 139). Celle de Jacobson (1863), sensiblement identique, empiétait un peu sur la sclérotique (fig. 140).

Puis Critchett (fig. 141), Waldau et Bowman placent la section en haut et cherchent à la réduire au minimum : aussi, le cristallin n'ayant aucune tendance à sortir à travers une pareille incision, il faut aller le chercher avec la curette ou le crochet et quelquefois même le broyer au préalable contre la face postérieure de la cornée (Desmarres) ; le procédé est essentiel-

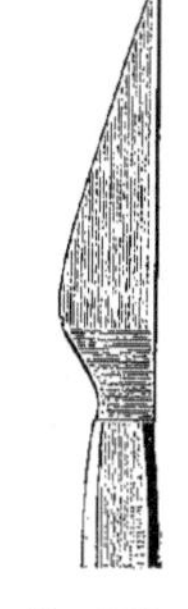

FIG. 137.—
*Couteau
de Beer.*

Schémas des différentes sections successivement employées [1].

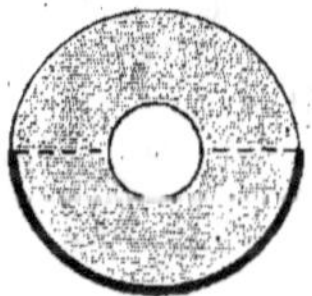

FIG. 138. — DAVIEL.

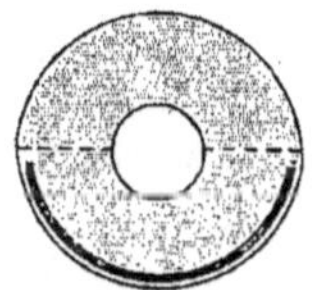

FIG. 139. — BEER.

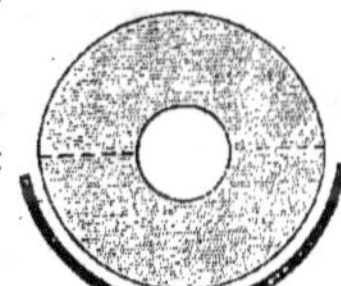

FIG. 140. — JACOBSON.

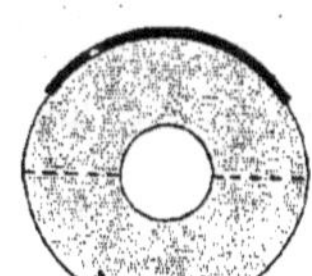

FIG. 141. — CRITCHETT.

lement mauvais. De Græfe (1887), recherchant le maximum de linéarité, reporte la section en pleine sclérotique, mais y adjoint l'iridectomie (fig. 142). Puis viennent les sections mauvaises de Küchler (1868), Lebrun et Liebreich (1872).

Weber, en 1867, essaie de revenir aux petits lambeaux et se sert de la lance. Le procédé est définitivement condamné aujourd'hui comme tous ceux qui tendent à s'écarter de la section de Daviel.

[1] La ligne pointillée horizontale indique le méridien horizontal de la cornée.

L'incision de la cornée, nous l'avons vu, sera faite toujours d'une manière identique, exactement au niveau du limbe, en haut, et presque toujours de même étendue, à moins que l'absence de chambre antérieure, lors de cataractes molles, ne permette pas de

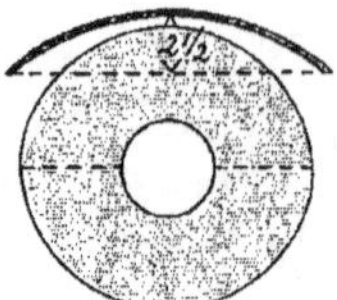

FIG. 142. — DE GRAEFE.

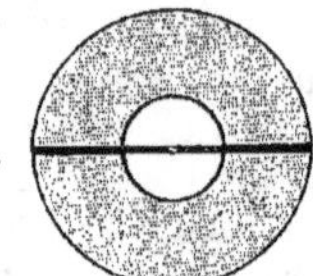

FIG. 143. — KÜCHLER.

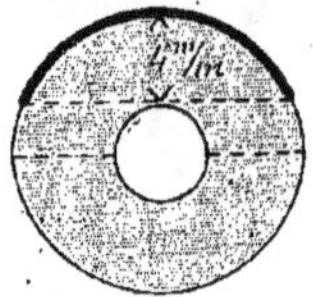

FIG. 144. — DE VECKER.

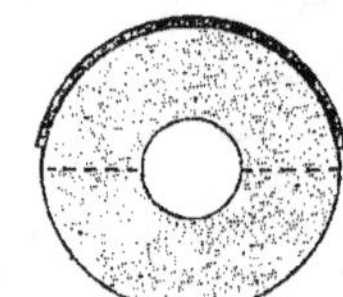

FIG. 145. — *Section typique.*

tailler un aussi grand lambeau. L'inconvénient serait d'ailleurs minime, le noyau central étant très petit et entouré de masses molles qui s'échappent facilement.

L'extraction de la cataracte se réduit donc à un seul procédé, celui que nous avons décrit. Exceptionnellement cependant l'abaissement peut trouver son indication, c'est pourquoi nous le décrivons ici.

§ 1. — Abaissement de la cataracte.

Indication. — L'opération consiste à refouler le cristallin dans le corps vitré. Elle est complètement tombée en désuétude aujourd'hui, et cela à juste titre, car elle expose à des complications multiples : iritis, irido-cyclite, glaucome, rétraction du vitré avec atrophie du globe, etc. Elle pourrait cependant être indiquée dans un seul cas : lorsque l'extraction faite sur un œil cataracté a été suivie d'hémorrhagie expulsive. Si l'autre œil est aussi cataracté, on ne peut songer à pratiquer l'extraction en raison du danger possible d'hémorrhagie (voy. 173) et on est autorisé alors à pratiquer l'abaissement. C'est là, croyons-nous, la seule indication de l'opération.

Manuel opératoire.—L'opération comprend deux procédés : *l'abaissement proprement dit* et la *réclinaison.* Dans le premier, le cristallin, après avoir été déplacé, présente la face antérieure tournée en bas et en avant, la face postérieure en haut et en arrière, le bord supérieur étant dirigé en haut et en avant et le bord inférieur en bas et en arrière (fig. 146). Dans le second, le cristallin, en même temps qu'il est abaissé, est renversé en arrière sur son bord inférieur et externe, la face antérieure devenant supérieure et la face postérieure regardant en bas (fig. 147).

La réclinaison est préférable à l'abaissement, car elle expose moins que lui à la réascension de la cataracte. La technique est d'ailleurs sensiblement identique ; le dernier temps seul est différent.

INSTRUMENTS. — On se sert de l'aiguille dite à cataracte en fer de lance, droite ou courbe.

TECHNIQUE. — L'abaissement et la réclinaison peuvent s'effectuer en introduisant l'aiguille à travers la sclérotique (*scleratonyxis*) ou à travers la cornée (*keratonyxis*). Nous décrirons seulement la première méthode.

PREMIER TEMPS. — *Ponction*. — L'ecarteur mis en place et l'œil fixé avec la pince au niveau de l'extrémité nasale du diamètre horizontal de la cornée, tout contre le limbe, l'opérateur pénètre avec l'aiguille à 4 centim. du bord temporal de la cornée au niveau de son diamètre transverse. Si on se sert d'une aiguille droite, la pointe avec les bords tranchants dirigés en avant et en arrière et les faces en haut et en bas, est tenue perpendiculairement à la surface du globe et enfoncée vers le centre de l'œil au niveau du point de ponction, jusqu'à ce que le fer de lance disparaisse Si on se sert d'une aiguille courbe, sa convexité doit regarder en haut et sa concavité en bas et, afin que

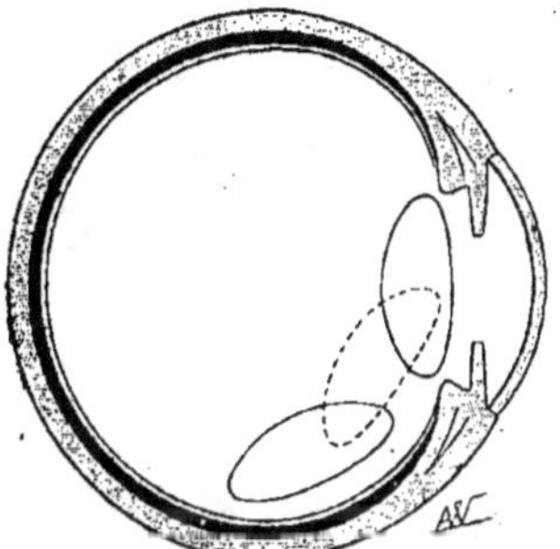

FIG. 146. — *Abaissement*.

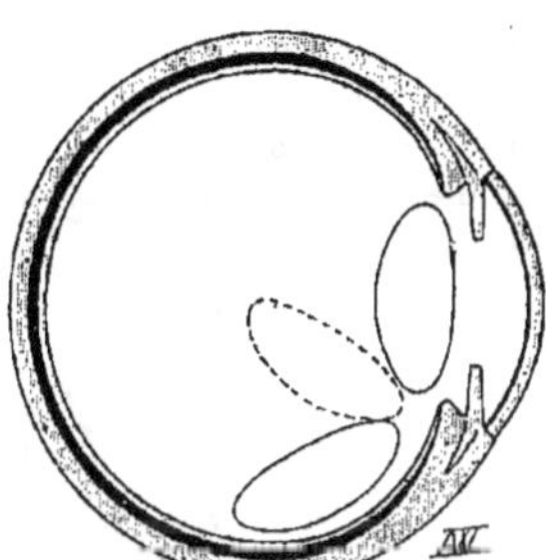

FIG. 147. — *Réclinaison*.

sa pointe puisse être appliquée perpendiculairement au lieu de la ponction, on abaisse le manche de l'instrument qui est ramené vers l'horizontale à mesure que l'aiguille pénètre dans l'œil.

DEUXIÈME TEMPS. — *Lacération de la paroi postérieure de la capsule et déchirure du corps vitré pour recevoir le cristallin*. — Imprimant alors à l'aiguille un quart de tour de manière à diriger les bords tranchants en haut et en bas et la concavité en avant si c'est une aiguille courbe, le manche de l'instrument est légèrement ramené vers la tempe droite tandis que l'aiguille est portée vers la paroi postérieure de la capsule pour la déchirer et lacérer le corps vitré derrière et au-dessous du cristallin dans l'étendue nécessaire pour le recevoir.

TROISIÈME TEMPS. — *Introduction de l'aiguille dans la chambre postérieure*. — L'aiguille est retirée jusqu'au niveau du col ; après s'être assuré, par les marques du manche, que les bords tranchants regardent en haut et en bas et, si l'aiguille est courbe, que la con_ vexité est tournée en avant et la concavité en arrière, le chirurgien fait passer lentement l'aiguille au-dessus du bord supérieur du cristallin ou au-dessous de son bord infé- rieur, et l'amène dans la chambre postérieure. L'aiguille est alors visible dans la pupille au-devant de la cataracte, et, par des mouvements alternatifs d'élévation et d'abaisse- ment, l'opérateur divise la capsule antérieure dans toute son étendue (fig. 148).

Quatrième temps. — *Réclinaison ou abaissement.* — Le reste de l'opération diffère suivant qu'on abaisse ou qu'on récline la cataracte.

a) *Abaissement.* — Le chirurgien élève la pointe de l'aiguille en abaissant le manche jusqu'à ce que la pointe ait atteint le bord supérieur du cristallin. Puis, appliquant la face concave de l'aiguille sur le sommet de la cataracte, il en élève de nouveau graduel-

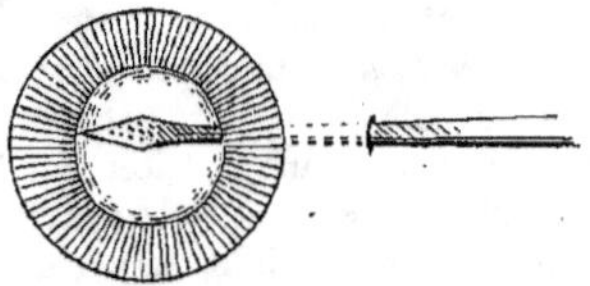

Fig. 148. — *Abaissement.*

Situation de l'aiguille à la fin du troisième temps. L'instrument a été ramené dans la chambre postérieure en avant du cristallin qu'il va récliner.

lement le manche, ce qui en abaisse la pointe, et il refoule la cataracte en bas et en arrière jusqu'à ce qu'on ne la voie plus.

Le manche, à ce moment, doit avoir dépassé la ligne horizontale.

L'aiguille est maintenue pendant une ou deux minutes en contact avec la cataracte

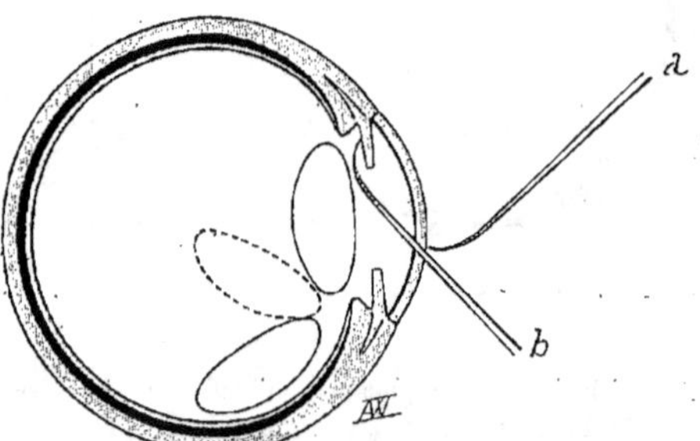

Fig. 149. — *Réclinaison par la cornée.*

a. Position de l'aiguille prête à ponctionner la cornée ; le manche est dirigé en haut, la convexité de l'aiguille en bas, de manière à pénétrer perpendiculairement dans la cornée. — b. Après la ponction, le manche est graduellement abaissé vers la joue et l'aiguille dirigée vers le sommet de la lentille s'apprête à faire la réclinaison. Le manche va être alors doucement relevé de manière à venir reprendre la position première tandis que le cristallin sera refoulé en arrière ; puis l'aiguille est retirée.

abaissée, puis le chirurgien l'en éloigne lentement en abaissant le manche. Si la lentille ne remonte pas, la pointe de l'instrument est ramenée dans la chambre postérieure en retirant le manche un peu en arrière. Elle y est laissée pendant une demi-minute environ et si la cataracte demeure abaissée, on retire l'aiguille par une série de mouvements exactement inverses de ceux qui ont servi à l'introduire. Lorsque l'extrémité arrive au niveau des enveloppes de l'œil, les faces doivent être tournées en haut et en bas, dans la même position que lors de leur introduction, et l'aiguille doit sortir à angle droit de la sclérotique ; on devra donc, si elle est courbe, abaisser le manche à mesure qu'on la retire.

b) *Réclinaison*. — La pointe de l'aiguille est ramenée à 3 centim. environ au-dessus du diamètre transverse du cristallin, la face concave tournée vers la lentille si l'instrument est courbe et bien appuyée sur elle (fig. 148). Portant alors le manche de l'instrument en haut et en avant, ce qui en dirige la pointe en bas et en arrière, la cataracte est refoulée dans le vitré en bas, en arrière et un peu en dehors et maintenue quelques instants dans cette position ; puis l'aiguille est enlevée avec précaution comme après l'abaissement.

La position de l'aiguille à la fin de la réclinaison est différente, on le voit, de celle occupée à la fin de l'abaissement : dans celui-ci elle est presque horizontale ; dans l'autre le manche est dirigé en haut, en dehors et en avant.

La réclinaison en pénétrant par la cornée, comme le montre la figure 149 (keratonyxis), se fait d'une manière sensiblement identique. Elle ne sera d'ailleurs jamais employée.

Un pansement binoculaire est appliqué et les soins sont les mêmes qu'après l'opération de cataracte (repos au lit dans une chambre obscure, aliments liquides au début, etc...).

Résultats. — L'opération est d'une exécution difficile, expose à des échecs (souvent le cristallin reprend sa place ou même apparaît dans la chambre antérieure) et de nombreuses complications peuvent survenir : douleurs atroces du côté du globe et dans tout le côté de la tête correspondant, vomissements biliaires dus peut-être à la blessure des nerfs ciliaires, glaucome, irido-cyclite et atrophie du globe. Aujourd'hui la méthode est définitivement condamnée : elle ne pourrait être employée, nous le répétons, que dans le cas d'hémorrhagie expulsive apparue après l'opération du premier œil pour éviter le même accident sur le second.

<h3 style="text-align:center">§ 2. — Extraction du cristallin dans la myopie forte.</h3>

L'idée de guérir la myopie forte par la suppression du cristallin transparent remonte à l'abbé Desmonceaux[1] et l'opération aurait été exécutée par Wenzel qui probablement n'en a pas été satisfait, car il n'en parle pas dans son traité[2]. Depuis, cette opération, qualifiée par Donders de « téméraire et criminelle », fut reprise par Fukala[3], Vacher[4] et d'autres opérateurs. Excellente en théorie puisqu'elle diminue la réfringence de l'œil qu'elle peut rendre sensiblement emmétrope, elle est mauvaise en pratique et ne doit pas être tentée, à moins de circonstances tout à fait exceptionnelles. Ses résultats sont incertains et elle expose à trop de dangers. Nous traitons ici la question pour être complet, mais l'accord est loin d'être fait sur ce point et il faut attendre de nouvelles observations et surtout des observations plus longtemps suivies avant d'ériger le procédé en méthode définitive.

Indications. — 1º La myopie doit être *très forte* (18 à 20 dioptries au moins). On tiendra compte aussi de l'âge du sujet et l'opération serait indiquée chez l'enfant toutes les fois que le nombre de dioptries égale le nombre d'années du sujet plus une (Vacher, Pflüger). Une myopie très forte, 30 à 35 dioptries par exemple, ne constituerait pas une

[1] DESMONCEAUX. *Traité des maladies des yeux et des oreilles*. Paris, 1776, t. II, p. 140.
[2] WENZEL. *La cataracte*. Paris, 1876.
[3] FUKALA. Operative Behandlung der Höchstgradigen Kurzsichtigkeit. *Von Græfe's Archiv*, t. XXXVI, 1890.
[4] VACHER. *Soc. fr. d'ophtalm.*, 7 mai 1890.

contre-indication et le bénéfice retiré de l'opération, quant à la diminution de réfringence, peut être appréciable. Car l'extraction de la lentille ne produit pas une diminution de réfraction toujours identique, même en supposant la myopie purement axile. Cela tient à la différence existant entre l'œil pourvu de cristallin et l'œil aphaque. Un allongement de l'axe optique d'un millimètre détermine sur le premier une augmentation de réfraction de trois dioptries et sur le second une augmentation de 1,5 dioptrie seulement.

L'effet obtenu est d'autant plus considérable que la myopie est plus forte. Une myopie de 18 à 20 dioptries est convertie en emmétropie; une myopie de 16 dioptries devient plus tard une hypermétropie de 2 dioptries et ainsi de suite [1].

2° Les milieux doivent être *suffisamment transparents* et l'œil indemne de lésions maculaires. Des lésions choroïdiennes étendues constituent une mauvaise condition de succès; elles s'accompagnent souvent de subluxation du cristallin et rendent ainsi l'opération très précaire.

3° *Acuité visuelle*. Certains auteurs exigent, pour intervenir, une acuité visuelle d'au moins un dixième.

Nous croyons, au contraire, qu'une acuité visuelle suffisante constitue une contre-indication formelle en raison de la gravité de l'intervention qui ne doit être considérée, à l'heure actuelle, que comme un pis-aller.

Celle-ci ne serait donc pratiquée que sur l'un des deux yeux, le plus mauvais de préférence. Même en cas de réussite le résultat optique est insuffisant : l'accommodation n'existe plus et le malade est très gêné par l'anisométropie énorme résultant de l'opération. Aussi le second œil ne serait opéré que plusieurs mois après le premier, alors qu'on peut être certain du résultat définitif.

Manuel opératoire. — L'extraction peut se faire en une ou plusieurs séances.

a) EXTRACTION EN UNE SEULE SÉANCE. — Elle ne convient qu'aux sujets âgés, chez lesquels le cristallin est dur et sclérosé, et ne diffère pas de l'opération de cataracte. On fera l'extraction simple ou combinée suivant les cas. Il est rare qu'on puisse enlever la totalité des masses corticales en une seule séance et les parties non extraites sont souvent le point de départ de cataractes secondaires.

Certains opérateurs pratiquent l'extraction simple ou combinée toutes les fois que le sujet a atteint l'âge de 25 à 30 ans. Bien qu'on ait peut-être exagéré le danger du décollement résultant de l'extraction du cristallin en une seule séance, l'extraction en plusieurs séances semble plus sûre chez les sujets jeunes.

b) EXTRACTION EN PLUSIEURS SÉANCES. — On pratique, à plusieurs semaines d'intervalle, des discissions répétées; l'opération est complétée par l'extraction linéaire et plus tard, au besoin, par l'extraction de la membranule. L'iridectomie, conseillée dans tous les cas par Fukala, n'est pas toujours nécessaire. La conduite à tenir après la première discission est identique à celle exigée dans la cataracte traumatique. Le chirurgien se trouve, en réalité, en présence d'une véritable cataracte traumatique et nous renvoyons à ce qui a été dit à ce sujet (v. Discission, Extraction linéaire et Cataracte traumatique, p. 186 et suiv.).

Complications. — Indépendamment des accidents inhérents à toute opération de cataracte et pouvant résulter de l'extraction simple, de la discission ou de l'extraction linéaire, accidents pouvant survenir après toute opération de cataracte sénile ou congénitale, mais plus fréquents ici que partout ailleurs, il faut compter avec une

---

[1] HIRSCHBERG. Ueber die Verminderung der Kurzsichtigkeit durch Beseitigung der Kristallinse. *Centralbl. für pr. Aug.*, mars 1897.

série de complications tenant à la nature même de l'œil opéré qui est un œil essentiellement pathologique.

1° Décollement de la rétine. — L'œil myope y est particulièrement exposé. L'accident peut survenir pendant l'opération ou plusieurs mois après et il est alors difficile de faire la part de l'intervention qui pour beaucoup d'auteurs ne doit pas être incriminée (Fukala, Vacher). Il n'est pas absolument prouvé que l'opération suffise à elle seule pour provoquer cet accident, mais l'opérateur devra toujours y penser et cette éventualité suffira dans certains cas à la faire rejeter.

2° Hémorrhagies intra-oculaires. — La myopie prédispose aux hémorrhagies de la choroïde. Elles peuvent apparaître sans cause appréciable et on comprend que le traumatisme opératoire puisse les déterminer. Otto les a observées deux fois sur 85 cas[1]. La gravité varie avec l'abondance et surtout le siège de l'hémorrhagie.

Une hémorrhagie maculaire a été rencontrée une fois dans la statistique précitée ; elle aboutit nécessairement à la perte de la vision centrale.

3° Glaucome. — L'hypertonie, qui peut être la conséquence de la discission et du gonflement des masses cristalliniennes, est souvent déterminée aussi par la subluxation du cristallin à la suite de la discission.

4° Progression de la myopie. — L'extraction du cristallin transparent arrêterait la marche progressive de la myopie et par là même pourrait prévenir le décollement. Cet arrêt serait dû à la suppression de l'accommodation qu'on accuse de favoriser les congestions du globe et, par suite, l'augmentation de la myopie et la progression des lésions choroïdiennes. Mais ceci est purement théorique et les faits cliniques sont peu probants car les malades n'ont pas été suivis assez longtemps après l'opération. Chez un malade revu quatre ans après, l'acuité visuelle n'était nullement améliorée et les lésions choroïdiennes avaient progressé (Panas) ; depuis, nous avons observé trois cas semblables.

Résultats. — L'acuité visuelle est généralement très améliorée après l'opération à la suite de la diminution de réfraction. Une myopie très forte devient insignifiante ou même fait place à l'emmétropie ou à une hypermétropie faible et le bénéfice retiré est réel et rapide. Mais il n'est pas certain à l'heure actuelle que les résultats soient durables. Il paraît donc nécessaire d'attendre de nouvelles observations et surtout des observations plus longtemps suivies avant de pouvoir généraliser la méthode qui, jusqu'à plus ample informé, ne nous paraît pas devoir être employée.

§ 3. — Luxations du cristallin. Extraction[2].

Toute luxation du cristallin ne doit pas nécessairement être extraite.

Subluxations. — Les subluxations, traumatiques ou post-opératoires, une fois reconnues (tremblement partiel de la pupille, profondeur inégale de la chambre antérieure suivant les points examinés, pupille déformée et de coloration inégale, plus noire au point où le cristallin fait défaut, bord de la lentille visible sous forme de croissant, diplopie monoculaire possible, etc.), seront traitées tout d'abord par les myotiques en instillations répétées afin d'éviter l'hypertonie qui manque rarement.

[1] Otto (Fr.). Beobachtungen über hochgradige Kurzsichtigkeit und ihre operative Behandlung. *Von Græfe's Archiv*, Bd XLIII, Abth. 2, 1897.

[2] Nous laissons de côté dans tout ce chapitre les luxations congénitales qui sont très rares et ne nécessitent d'ordinaire aucune intervention.

La réduction, tentée par Weber et de Wecker (page 90), est infidèle et très problématique. Si l'hypertonie persiste on pratiquera, de préférence à l'iridectomie, des sclérotomies antérieures dans la partie la plus profonde de la chambre antérieure pour éviter l'iris et le cristallin (de Wecker). L'iridectomie est difficile en pareil cas et donne peu de résultats ; c'est pourquoi de Wecker recommande alors l'iridotomie plutôt que l'excision de l'iris (voy. Iridotomie, page 117).

Enfin, lorsque le cristallin se trouble, ce qui est la règle au bout d'un certain temps, et en présence d'accidents glaucomateux ou même sympathiques, l'extraction s'impose. On fera alors l'*extraction dans la capsule* après iridectomie préalable. L'opération est peu satisfaisante, car le vitré ne manque jamais et le résultat demeure très incertain.

Luxations. — La luxation peut se faire au dehors du globe, comme cela s'observe dans les traumatismes graves avec rupture de la sclérotique (luxation sous-conjonctivale), en avant dans la chambre antérieure, ou en arrière dans le corps vitré.

a) Luxation sous-conjonctivale. — C'est là une complication des ruptures de la sclérotique qui s'observe plus souvent chez le vieillard et chez l'adulte que chez l'enfant, par suite de la diminutio n d'élasticité de la coque oculaire. La rupture se fait en général en avant de l'insertion des muscles droits, à la partie supéro-interne de la cornée, et le cristallin fait saillie sous la conjonctive. Il y a souvent en outre une iridodialyse étendue et des hémorrhagies intra-oculaires.

Si la conjonctive est intacte, on attendra, pour extraire la lentille, que toute trace d'inflammation ait disparu et que la plaie sclérale soit cicatrisée (six semaines environ) afin de ne pas risquer, par une ouverture intempestive, l'infection du vitré et la panophtalmie. Passé ce laps de temps, la conjonctive est incisée au niveau de la lentille, et celle-ci est enlevée par la boutonnière conjonctivale qui est ensuite suturée au catgut. L'opération ne présente aucune difficulté et se fait après anesthésie à la cocaïne.

b) Luxation dans le corps vitré. — On ne peut songer ici à aller chercher le cristallin qui nage en quelque sorte au milieu du vitré : on risquerait d'évacuer tout le contenu du globe, excepté le cristallin. Deux cas peuvent se présenter : ou la lentille est bien tolérée et ne détermine pas d'accident, ou bien on voit survenir des complications analogues à celles qui suivent quelquefois l'abaissement ou la réclinaison (douleurs, glaucome, irido-cyclite, etc.). Celles-ci seront traitées par les moyens habituels et souvent l'exentération ou l'énucléation terminent la scène.

c) Luxation dans la chambre antérieure. — Il faut distinguer ici entre la luxation du cristallin d'origine traumatique et la luxation spontanée qu'on rencontre quelquefois lorsque le cristallin est très réduit de volume. On le voit alors apparaître de temps en temps dans la chambre antérieure, puis repasser dans le vitré. Ceci s'observe surtout dans les cataractes très anciennes et régressives.

1° *Luxation traumatique.* — Elle apparaît d'ordinaire après un choc violent sur la face antérieure du globe, celui-ci ayant été comprimé d'avant en arrière, et l'apparition subite de la lentille dans la chambre antérieure s'accompagne généralement d'une élévation de tension considérable et de phénomènes réactionnels violents. L'extraction immédiate s'impose.

Extraction. — Le malade sera chloroformé de préférence pour éviter tout effort expulsif au moment de l'extraction et l'ésérine aura été largement instillée au préalable. Dans un *premier temps* on fait au couteau une incision cornéenne le plus souvent en haut, quelquefois en bas suivant les cas, au niveau du limbe, de manière à tailler un lambeau de même étendue à peu près que pour l'extraction simple. Le couteau, après la ponction, embroche forcément la lentille, mais il n'y a pas à s'en inquiéter.

Au moment du *second temps*, le cristallin sort généralement de lui-même après la section. Dans le cas contraire, la curette mousse, ou mieux l'anse de Snellen, est introduite franchement, dans la chambre antérieure, en arrière de la lentille, tandis qu'une très légère pression est faite avec la spatule appliquée à plat sur la cornée au point opposé à l'incision.

Si le cristallin, aussitôt la section, se présente entre les lèvres de la plaie, on s'abstiendra d'introduire la curette et la lentille sera harponnée avec le crochet coudé (voy. Complic. de l'opération de cataracte).

L'extraction est d'ordinaire suivie d'un peu de corps vitré ; une rondelle humide est aussitôt appliquée et, après s'être assuré que le lambeau est bien en place, de l'ésérine est instillée et un pansement binoculaire est appliqué.

Le malade est surveillé comme après l'opération de cataracte, car les complications sont ici très fréquentes et le résultat optique toujours très médiocre, quelquefois même tout à fait nul, en raison des lésions concomitantes qui ont favorisé la luxation (myopie forte, choroïdite étendue, etc...).

2° *Luxation spontanée.* — L'anesthésie locale suffit et l'extraction peut être faite à la pique si le noyau est très petit ou peu consistant, ou au couteau dans le cas contraire

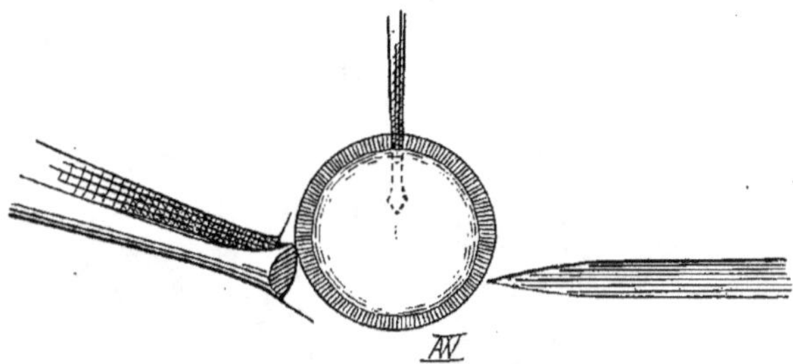

FIG. 150. — *Extraction du cristallin luxé dans la chambre antérieure.*

On se rappellera qu'il est très difficile d'apprécier par l'éclairage oblique le degré de consistance du cristallin et, en cas de doute, mieux vaut faire la section au couteau plutôt que de faire avec la pique une incision trop petite.

Le malade a le tronc et la tête suffisamment relevés pour que le cristallin occupe la partie la plus déclive de la chambre antérieure et ne risque pas, aussitôt la section, de franchir l'orifice pupillaire et se perdre dans le corps vitré. Quelquefois même on peut être obligé d'opérer le malade assis dans un fauteuil. Les instillations d'ésérine seront multipliées la veille et le jour de l'opération.

L'incision est faite en haut; aussitôt après, la curette est introduite derrière la lentille et l'extrait tandis que la spatule déprime doucement la moitié inférieure de la cornée. Quelquefois, à l'occasion du moindre mouvement de la part du malade, le noyau s'enfonce dans le corps vitré et devient inaccessible.

L'opération est alors remise et il n'est pas rare de voir quelques jours plus tard le cristallin venir reprendre sa position première dans la chambre antérieure. Il est prudent, en pareil cas, de fixer le noyau par une aiguille très fine, directement enfoncée dans le cristallin à travers la partie supérieure de la cornée et maintenue par l'aide, tandis que l'opérateur exécute une section inférieure ou oblique et va ensuite rapidement saisir avec la curette le cristallin harponné (de Græfe, Arlt) (fig. 150).

DEUXIÈME PARTIE

CHAPITRE PREMIER

OPÉRATIONS SUR LA TOTALITÉ DU GLOBE OCULAIRE ET SUR L'ORBITE

SOMMAIRE

§ 1. — **Opérations sur la totalité du globe oculaire.** — ÉNUCLÉATION. — *Manuel opératoire. Premier temps.* Incision de la conjonctive tout contre le limbe, afin de ménager la muqueuse le plus possible, en vue de la prothèse. — *Deuxième temps.* Section des muscles droits. — *Troisième temps.* Section du nerf optique et ablation du globe. — *Complications.* 1° *Pendant l'opération :* perforation de la coque oculaire, facile à éviter ; hémorrhagie post-opératoire, généralement minime. 2° *Après :* hémorrhagie secondaire, hématome de l'orbite, infection, bourgeons charnus et brides conjonctives. — *Indications.* — Plus restreintes aujourd'hui qu'autrefois : a) Tumeurs malignes intra-oculaires. L'opération sera faite de bonne heure, aussitôt le diagnostic de tumeur bien établi, afin d'éviter les métastases. b) Ophtalmie sympathique déclarée ou menaçante. Irritation sympathique. c) Tumeurs malignes de l'orbite, lorsque le globe ne peut pas être conservé. — RÉSULTATS ET PROTHÈSE. — Introduction et extraction de la pièce prothétique. — Inconvénients de la prothèse. Nécessité de renouveler l'œil artificiel au moins une fois par an.

§ 2. — **Opérations conservatrices.** — AMPUTATIONS PARTIELLES. — 1° OPÉRATION DE CRITCHETT. — *Manuel opératoire. Résultats.* — 2° AMPUTATION DU SEGMENT ANTÉRIEUR. — *Manuel opératoire.* Trois temps. — 3° KÉRATECTOMIE COMBINÉE. — *Manuel opératoire. Premier temps.* Ponction et contre-ponction avec l'aiguille courbe de Reverdin. — *Deuxième temps.* Excision de la cornée. — *Troisième temps.* Irido-dialyse et ablation du cristallin. — *Quatrième temps.* Sutures. — *Indications et résultats.* — 4° EXENTÉRATION DU GLOBE OCULAIRE. — *Manuel opératoire.* Trois temps. — *Indications et résultats.* L'opération sera réservée à la panophtalmie ; elle expose à moins de dangers que l'énucléation en pareil cas. — Opération de Mules.

§ 3. — **Opérations pratiquées dans l'orbite.** — 1° PONCTION EXPLORATRICE. — 2° INCISION. — *Indications. Manuel opératoire.* L'incision peut être faite par la conjonctive ou par la peau. Se rappeler, pour la direction à donner au bistouri, la profondeur de la cavité orbitaire (4 centim. et demi d'avant en arrière chez l'adulte) et la direction de ses parois. — *Lieu d'élection :* partie inféro-externe de l'orbite. — 3° RÉSECTION TEMPORAIRE DE LA PAROI EXTERNE DE L'ORBITE. PROCÉDÉ DE KRÖNLEIN. — *Anatomie de la région.* — *Manuel opératoire. Premier temps.* Section des parties molles. — *Deuxième temps.* Résection du volet osseux. — *Troisième temps.* Extirpation du néoplasme. — *Quatrième temps.* Sutures. — *Résultats et indications.* — 4° EXENTÉRATION DE L'ORBITE. — *Indications.* Tumeurs de l'orbite, sarcomes du globe ayant envahi l'orbite et surtout gliome de la rétine. — *Manuel opératoire.* Trois temps. *Résultats.*

§ 1. — Opérations sur la totalité du globe oculaire.

ÉNUCLÉATION.

Manuel opératoire. — INSTRUMENTS : Blépharostat, deux paires de ciseaux courbes : l'une pointue, de dimensions moyennes, l'autre mousse, plus grande, pour le nerf optique ; un crochet à strabisme (fig. 178), une ou deux aiguilles courbes munies de catgut et une pince porte-aiguille (fig. 151).

TECHNIQUE. — Le sujet étant chloroformé et l'œil aseptisé, l'écarteur est mis en place [1] et l'opérateur se tient à la droite du sujet s'il s'agit de l'œil droit, à gauche s'il s'agit de l'œil gauche.

PREMIER TEMPS. — *Incision de la conjonctive.* — Le chirurgien saisit avec

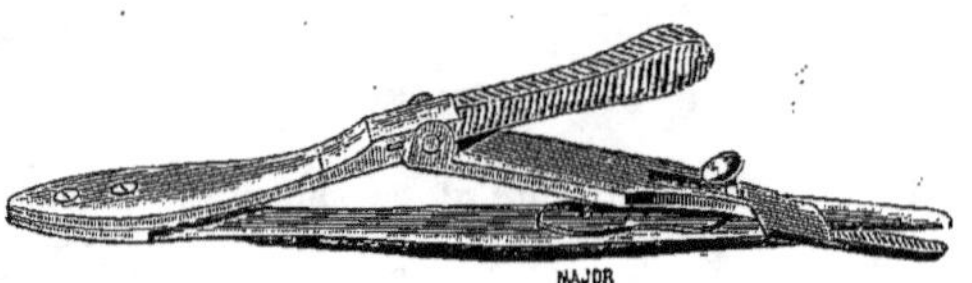

FIG. 151. — *Pince porte-aiguille.*

la pince à disséquer la muqueuse tout près de la cornée et pratique une boutonnière à ce niveau avec les ciseaux pointus. Introduisant alors l'une des branches de l'instrument dans la boutonnière ainsi faite, il détache la conjonctive de tout le pourtour du limbe scléro-cornéen. Il est important de se tenir *très près du limbe* afin de bien ménager la conjonctive et de laisser très peu de muqueuse attenant à la cornée : le futur cul-de-sac conjonctival en sera augmenté d'autant et le port de l'œil artificiel rendu plus facile.

La muqueuse, une fois détachée, est soulevée avec la pince à disséquer ; les ciseaux introduits fermés, entre elle et la sclérotique, libèrent par de petites sections pratiquées tout autour du globe la conjonctive bulbaire de ses adhérences sous-jacentes. Ce premier temps est quelquefois délicat sur les yeux ayant déjà subi de nombreuses poussées inflammatoires : la muqueuse, alors très adhérente, se laisse difficilement détacher.

DEUXIÈME TEMPS. — *Section des muscles droits.* — Chargeant avec le crochet à strabisme l'un des muscles droits, le droit interne par exemple, on coupe le tendon au ras de la sclérotique comme s'il s'agissait d'une ténotomie ; les trois autres droits sont de même chargés et sectionnés au ras du globe.

---

[1] On se servira d'un écarteur rigide capable de remplacer les releveurs de Desmarres employés par quelques auteurs. L'écarteur de M. Panas, une fois fixé, ne risque pas de céder à la contraction des paupières et convient très bien.

Troisième temps. — *Section du nerf optique et ablation du globe.* — Le globe ainsi libéré est saisi entre les mors d'une forte pince ou, mieux, avec une pince érigne en arrière de la ligne d'insertion du tendon du droit externe et fortement luxé en haut et en dedans. Puis, avec une paire de forts ciseaux mousses tenus de la main droite et introduits fermés, on pénètre du côté externe et on glisse le long du globe oculaire, tout contre la paroi externe,

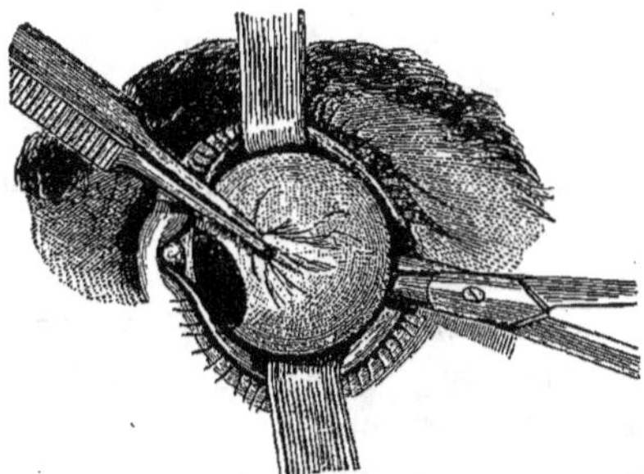

FIG. 152. — *Énucléation du globe oculaire. Troisième temps.*

jusqu'à ce qu'on ait senti le nerf optique qui se présente comme un cordonnet dur ; les ciseaux sont entr'ouverts et le nerf sectionné au ras du globe (fig. 152)[1].

L'œil est attiré au-devant des paupières, libéré de ses adhérences avec les deux muscles obliques ou avec d'autres brides aponévrotiques, lesquelles sont coupées tout contre la paroi, et l'énucléation est terminée.

Un tampon bien exprimé introduit aussitôt dans la cavité arrête l'hémorrhagie, d'ordinaire peu abondante ; puis, une ou deux sutures verticales au

[1] Lors d'énucléation pratiquée pour une tumeur intra-oculaire, pour un gliome de la rétine par exemple, la section du nerf optique sera faite le plus loin possible du globe, la propagation du néoplasme se faisant d'ordinaire par les gaines. Pour cela le globe est fortement attiré en avant et soulevé au besoin avec une cuiller de Weltz (fig. 153) ou de Trélat avant de pratiquer la section. L'œil énucléé est examiné aussitôt et pour peu que sa surface de section présente cet aspect grisâtre, gélatiniforme, rappelant, un peu celui du frais de grenouille et caractéristique de l'envahissement des fibres nerveuses par les cellules gliomateuses, la portion orbitaire du nerf demeurée en place doit être extirpée en totalité.

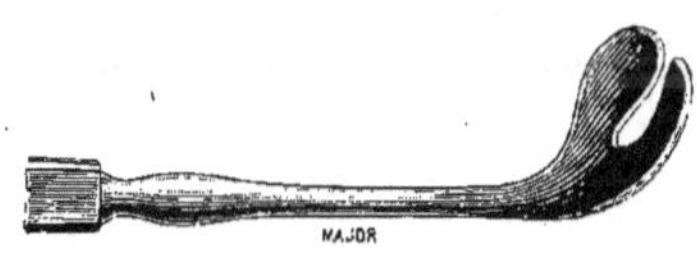

FIG. 153. — *Cuiller de Weltz.*

La recherche en est difficile au milieu des parties molles de l'orbite où il est impossible de la voir. Avec l'index gauche profondément introduit dans la cavité on ira sentir sa portion terminale ; puis, une pince de Museux tenue de la main droite est introduite à son tour, glisse le long du doigt indicateur et va saisir le nerf. Après s'être assuré que la prise est solide, on attire l'instrument fortement en haut tandis qu'avec les ciseaux courbes on sectionne le nerf très loin, le plus près possible du trou orbitaire. Ce procédé nous a toujours donné les meilleurs résultats et cette reprise du nerf, très difficile est indispensable si l'on veut avoir quelques chances d'éviter la récidive du gliome. On peut même se demander s'il ne vaut pas mieux en pareil cas recourir d'emblée à l'exentération de l'orbite, malgré la difformité qu'elle entraîne.

catgut rapprochent les deux lèvres de la boutonnière conjonctivale et ferment complètement le cul-de-sac qu'elles isolent de la cavité orbitaire.

Un petit drain assurerait au besoin l'écoulement des liquides. La plaie est saupoudrée de poudre iodoformée et un pansement compressif est appliqué, laissé en place deux ou trois jours et renouvelé dans les jours qui suivent.

Le malade garde le lit le premier jour et peut être congédié trois ou quatre jours après l'opération [1].

Complications. — 1° AU COURS DE L'OPÉRATION. — a) *La perforation de la coque oculaire*, due à une manœuvre maladroite de l'opérateur, est quelquefois difficile à éviter sur les yeux staphylomateux, à paroi très amincie, ou déjà perforés (traumatismes, etc...). La diminution du tonus qui l'accompagne n'a d'autre inconvénient que de rendre l'opération plus laborieuse. A moins qu'il ne s'agisse de tumeurs intra-oculaires, d'irido-choroïdites septiques ou de panophtalmie ; une infection généralisée peut alors en être la conséquence [2].

b) *L'hémorrhagie post-opératoire* est généralement minime. Dans le cas contraire (hémophilie, dyscrasies, etc...) le tamponnement soigneux de la cavité de l'orbite combiné à une compression énergique sera le plus sûr moyen d'assurer l'hémostase. L'emploi du thermo-cautère ou des pinces hémostatiques est impraticable : le sang qui remplit rapidement la cavité empêche de rien voir.

2° APRÈS L'OPÉRATION. — a) *Hémorrhagie secondaire.* — Cet accident est très rare, plus encore que le précédent. Il suffirait, pour arrêter l'écoulement, d'enlever aussitôt le pansement et de tamponner fortement la cavité.

b) *Hématome de l'orbite.* — Survient sans douleur et se révèle lors du premier pansement. Les paupières sont le siège d'une large ecchymose et le cul-de-sac conjonctival, de teinte violacée, est refoulé en avant et comme soulevé par une masse qui remplit la cavité de l'orbite et est formée par un amas de sang épanché et coagulé. Le sang disparaît les jours suivants et le pronostic n'a aucune gravité. Deux ou trois sangsues à la tempe, du même côté, et des compresses humides appliquées sur l'œil opéré activeront la résorption.

c) *Infection.* — Les complications septiques (phlegmon de l'orbite, thrombophlébite orbitaire) sont exceptionnelles et généralement imputables à une faute d'antisepsie, à moins que l'œil énucléé ne soit déjà infecté ou rempli de pus (panophtalmie). On a même publié, en pareil cas, des observations de méningite

---

[1] Cette technique diffère de celle employée par Arlt qui coupait l'un des muscles droits, le droit externe, assez loin de la sclérotique, laissant adhérent à la membrane un tendon solide qui servait à attirer le globe en avant au moment de la section du nerf. Mais une bonne pince ou mieux un crochet érigne rendent le même service et mieux vaut, si l'on veut obtenir un bon moignon pour la prothèse, ne pas sacrifier inutilement la moindre parcelle, si petite soit-elle, de tissu intra-orbitaire.

[2] Cette perforation ne doit donc pas être recherchée, comme certains auteurs le faisaient autrefois, en ponctionnant l'œil pour le réduire si celui-ci était volumineux et ectatique. De même le vieux procédé consistant à passer dans le globe une anse de fil pour mieux l'attirer en avant a été abandonné pour cette raison. D'autant plus que celle-ci altère les rapports anatomiques et gêne l'étude ultérieure de la pièce.

mortelle, l'infection s'étant propagée de l'orbite aux méninges par l'intermédiaire des gaines lymphatiques du nerf optique : c'est une des raisons pour
lesquelles l'énucléation doit être rejetée dans la panopthalmie (v. Exentération).

d) *Bourgeons charnus et brides conjonctives.* — S'observent surtout si le
chirurgien n'a pas pris soin de fermer la plaie conjonctivale après l'opération.
Celle-ci, nous l'avons dit, doit être exactement suturée, à moins de violente
inflammation concomitante de l'orbite, mais on aurait recours alors à l'exentération bien plus qu'à l'énucléation. Les bourgeons charnus seront excisés et
cautérisés de même que les brides fibreuses qui peuvent gêner le port de l'œil
artificiel.

Indications. — Pratiquée autrefois couramment, souvent même avec une
trop grande facilité, l'énucléation doit être réservée aujourd'hui à un petit
nombre de cas bien limités.

On peut réduire à trois ses indications :

a) *Dans les tumeurs malignes intra-oculaires* elle s'impose et sera faite
de bonne heure si on veut éviter la généralisation du néoplasme. Mais lorsque
la tumeur est petite et la vue en partie conservée, l'énucléation est difficilement acceptée par le sujet. D'autant plus que le diagnostic ne peut toujours
être fait avec certitude, car il peut n'y avoir qu'un seul symptôme appréciable,
le *décollement de la rétine.* Aussi, en présence de tout décollement une
triple question se pose : l'affection est-elle d'origine myopique, traumatique,
ou due à une tumeur ?

Le décollement myopique apparaît d'ordinaire brusquement et il est facile
de constater en même temps des lésions de myopie et d'atrophie choroïdienne
dans l'œil atteint ou dans l'œil congénère. Le décollement traumatique
aura pour lui les commémoratifs. Enfin le décollement déterminé par une
tumeur apparaît peu à peu sur un œil jusque-là normal et augmente avec les
progrès du néoplasme. Mais on n'oubliera pas qu'il existe des décollements
spontanés survenant sur des yeux emmétropes et que rien ne peut expliquer.

Toutefois l'âge du malade (les néoplasmes intra-oculaires, exception faite
pour le gliome, n'apparaissent que chez les sujets ayant dépassé l'âge moyen de
la vie), la fixité du décollement, l'**absence d'hypotonie,** ou même la présence
d'un *certain degré d'hypertonie* sont des signes importants de présomption
en faveur de la tumeur. On s'aidera, en cas de doute, pour faire le diagnostic
de l'éclairage de contact et, enfin, de la ponction exploratrice.

L'éclairage de contact se fait avec un éclaireur spécial (éclaireur de Rochon-
Duvigneaud par exemple, fig. 154), appliqué sur la sclérotique, au niveau du
décollement, après avoir instillé de la cocaïne au préalable pour anesthésier
la conjonctive. Si la pupille s'éclaire au moment où le courant passe, c'est que
la paroi se laisse traverser et que très probablement il n'y a pas de néoplasme.

Mais la proposition inverse n'est pas vraie et, de même que pour les sinus, on ne peut conclure à la présence d'une tumeur si l'éclairement ne se produit pas. Les rayons lumineux peuvent être arrêtés par un épanchement de sang organisé.

La ponction exploratrice au niveau du décollement avec le couteau de de Græfe fournit de meilleurs renseignements. Elle donne issue à un liquide brunâtre qui s'épanche sous la conjonctive dans le cas de décollement simple, myopique ou traumatique, et détermine une diminution du tonus. Lors de néoplasme, au contraire, le couteau éprouve une résistance anormale,

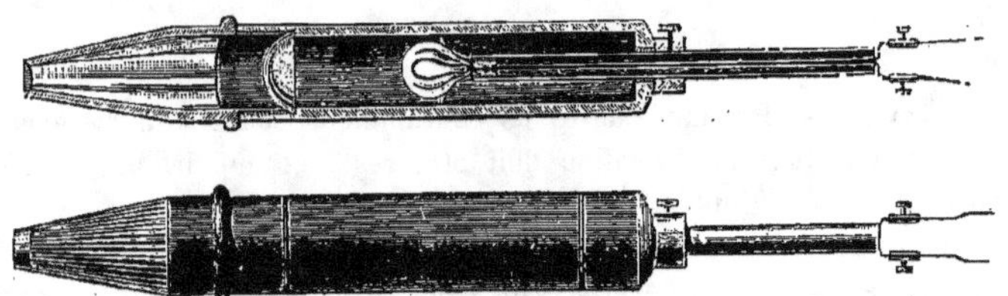

Fig. 154. — *Éclaireur* de Rochon-Duvigneaud.

donne issue seulement à un peu de sang, et le tonus ne diminue pas ou à peine [1].

b) *Ophtalmie sympathique déclarée ou menaçante*. — Cette affection, beaucoup plus rare qu'on ne le croyait autrefois, s'observe surtout avec les yeux devenus atrophiques et phtisiques à la suite d'une irido-cyclite ancienne. Des moignons résultant d'un traumatisme remontant à vingt ou trente ans peuvent aussi la déterminer; il n'est pas rare de voir certains de ces moignons, qui n'avaient jamais été le siège d'aucune douleur et fait éprouver aucune gêne au sujet, devenir tout à coup rouges, douloureux à la pression et menacer l'œil congénère. Cette *douleur à la pression* est caractéristique; si elle est accompagnée de phénomènes sympathiques de l'autre œil, l'énucléation doit être pratiquée sur-le-champ.

Il y a lieu toutefois de distinguer entre *l'irritation sympathique*, qui peut être calmée par le repos absolu de l'œil combiné à un traitement antiphlogistique et la véritable *inflammation sympathique*. Celle-ci nécessite l'énucléation immédiate de l'œil sympathisant, mais le plus souvent l'opération est impuissante à enrayer la marche de l'affection. Aussi l'ablation de cet œil ne

---

[1] Si le diagnostic demeure incertain et la vision perdue (décollement de la rétine non myopique avec hypertonie par exemple), on peut toujours recourir à l'amputation du segment antérieur. Aussitôt celui-ci excisé, l'exploration digitale renseignera sur la présence ou l'absence de néoplasme : s'il existe, on terminerait l'opération par l'énucléation ; dans le cas contraire, les deux lèvres de la plaie sclérale seront suturées et l'opération laissera au sujet le bénéfice d'un excellent moignon (Terrien, *Thérap. ocul.*, p. 82).

sera-t-elle faite *que si la vision est entièrement abolie*; elle sera rigoureusement rejetée dans le cas contraire et la tenter serait folie, quelque minime que soit le degré de vision conservé par cet œil[1]. C'est là une différence essentielle entre l'inflammation et l'irritation sympathiques. La première étant toujours de nature infectieuse, quelle que soit l'origine de l'infection, (œil sympathisé ou endo-infection générale), on comprend que l'énucléation de l'œil sympathisé ne puisse pas arrêter la marche de l'infection. La seconde, au contraire, étant déterminée par une irritation des nerfs ciliaires venue de l'œil congénère, est toujours définitivement arrêtée par l'énucléation de ce dernier. Elle sera donc faite dans tous les cas, si la vision de l'œil irritant est perdue, lorsque les phénomènes irritatifs ne cèdent pas promptement aux moyens habituels. La guérison immédiate est la règle et tous les phénomènes irritatifs, quelle que soit leur intensité, disparaissent aussitôt ou dans les heures qui suivent l'opération[2].

c) *Si l'un des yeux doit être opéré de cataracte*, l'autre étant réduit à l'état de *moignon atrophique*, l'énucléation préalable de ce moignon sera une mesure de prudence, car le fait seul d'opérer l'œil cataracté peut suffire à réveiller le processus inflammatoire dans l'œil atrophié, lequel réagit à son tour sur l'œil opéré (Panas).

d) Enfin, *dans les tumeurs malignes* de l'orbite, l'énucléation du globe oculaire constitue le premier terme de l'intervention. Lorsque la vision n'est pas complètement abolie de ce côté, on tente généralement de respecter le globe (voy. opération de Krönlein, page 231). Il est permis de se demander si cette conduite n'est pas plus nuisible qu'utile : l'opération, de ce fait, est généralement incomplète ; les récidives sont plus fréquentes et le globe, demeuré en place mais profondément désorganisé, ne tarde pas à s'atrophier par suite de la destruction des nerfs et des vaisseaux ciliaires.

Dans tous les autres cas : ectasies du globe, staphylomes de la cornée,

---

[1] Un de nos malades, à la suite d'un traumatisme violent de l'œil gauche ayant déterminé une hémorrhagie profuse du vitré avec irido-dialyse étendue, présentait deux mois après des signes évidents de papillo-rétinite diffuse sympathique de l'œil droit. V. = 1/6 de cet œil ; l'œil gauche, non douloureux, montrait de larges florons du vitré et pouvait compter les doigts à 50 centim. Je ne pus me résoudre à l'énucléation de cet œil capable de rendre au sujet certains services si l'autre venait à se perdre et me contentai du traitement médical. La guérison se fit avec 1/6 d'acuité du côté droit et la vision de l'œil gauche s'améliora encore un peu par la suite.

[2] Nous avons observé tout récemment un cas d'irritation sympathique chez un malade dont nous avions exentéré l'œil droit six mois auparavant pour une panophtalmie consécutive à un volumineux corps étranger septique intra-oculaire. Le petit moignon scléral résultant de l'exentération était très légèrement douloureux à la pression. Les phénomènes irritatifs, qui duraient depuis une quinzaine de jours (photophobie, douleurs péri-orbitaires, injection ciliaire légère, diminution de l'acuité visuelle), n'ayant pas cédé au traitement médical, l'énucléation de ce moignon fut pratiquée sous le chloroforme et fit cesser presque instantanément tous les symptômes d'irritation. Ces faits sont assez rares ; en général, les nerfs ciliaires étant détruits par le processus suppuratif, les phénomènes sympathiques sont peu à craindre après l'exentération.

glaucome absolu même, etc., l'énucléation doit céder la place aux opérations conservatrices qui remplissent le même but et laissent à l'opéré le bénéfice d'un excellent moignon.

Les indications de l'opération sont donc très restreintes : nous écartons tout d'abord les traumatismes graves du globe oculaire, quelles que soient l'étendue et la gravité des lésions.

La suture conjonctivale, afin de prévenir l'infection, le repos, la médication antiphlogistique et des pansements antiseptiques fréquemment renouvelés feront d'abord les frais du traitement. Il sera toujours temps, plus tard, alors que tout espoir de sauver le globe a disparu, de recourir à des opérations plus complètes (amputation du segment antérieur, exentération, etc...); mais l'énucléation est rarement nécessaire. D'autant plus que ces yeux, qui au premier abord semblaient perdus, peuvent se réparer beaucoup mieux qu'on ne l'avait espéré et même conserver un certain degré de vision. M. Panas en a observé un exemple frappant et nous-même en avons rapporté plusieurs cas [1].

De même une hémorrhagie intra-oculaire profuse survenant en cours d'opération (voir plus haut, cataracte), et pour laquelle on conseille d'ordinaire de recourir à l'énucléation lorsque l'hémostase est impossible, sera facilement arrêtée par la compression à l'aide d'une forte pince courbe appliquée sur le pédicule de l'œil et combinée ensuite à l'exentération (Panas).

Cette dernière opération est aussi indiquée dans la panophtalmie, car l'énucléation, en pareil cas, a souvent déterminé des méningites mortelles ; on n'y aurait recours que si le pus avait déjà perforé les parois du globe oculaire. Plus tard, lorsque la suppuration a entraîné l'atrophie du globe, l'énucléation est encore inutile, car de tels moignons ne déterminent, pour ainsi dire, jamais d'ophtalmie sympathique, les nerfs ciliaires ayant été détruits (de Wecker).

On ne peut, d'ailleurs, donner ici de règles précises. Nous avons énuméré les cas dans lesquels l'énucléation est formellement indiquée et où l'opération ne peut être différée.

Dans tous les autres, elle peut quelquefois s'imposer ; mais les indications sont toujours relatives et l'opération ne devra être faite qu'après avoir essayé, par tous les moyens, de conserver le globe.

C'est ainsi que pour les tumeurs conjonctivales épibulbaires malignes on ne devra, pour ainsi dire, jamais énucléer. Quels que soient le volume et l'ancienneté de la tumeur, le globe est généralement respecté. Cette idée, déjà soutenue par M. Panas en 1879 [2], n'a fait que se confirmer depuis. Dans presque tous les cas où l'énucléation a été faite pour ces tumeurs, l'œil a été trouvé

---

[1] F. TERRIEN. Conduite à tenir en présence des plaies du globe oculaire. *Presse médicale* juillet 1899. — DAUBAN. *De l'intervention précoce dans les plaies du globe oculaire.* Th. de Paris, 1899.

[2] PANAS et REMY. *Anat. pathol. de l'œil*, p. 6, 1879.

intact (observations de Desmarres, Badal, Lagrange, etc...). L'opération ne serait donc tentée que si l'ablation complète avec large cautérisation ignée de toute la surface d'implantation était suivie de repullulation ou laissait voir la propagation vers l'intérieur de l'œil. Encore faudrait-il, dans le premier cas, tenter une nouvelle extirpation plus complète que la première avant de sacrifier le globe.

Résultats et prothèse. — Après l'opération le cul-de-sac conjonctival est capable de recevoir un œil artificiel.

Celui-ci est constitué par une coque d'émail, à convexité antérieure, dont la forme et les dimensions varient suivant l'étendue de la fente palpébrale, la grandeur de l'orbite et le volume du moignon (fig. 155 et 156).

L'œil artificiel ne doit pas être appliqué trop tôt après l'énucléation (deux à

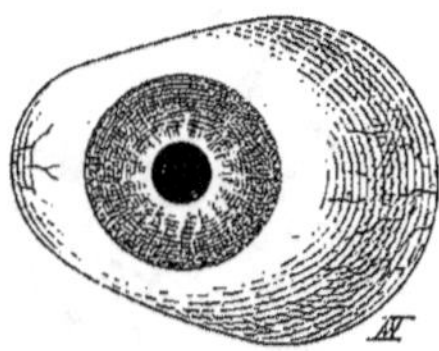

FIG. 155. — *Œil artificiel vu de face.*

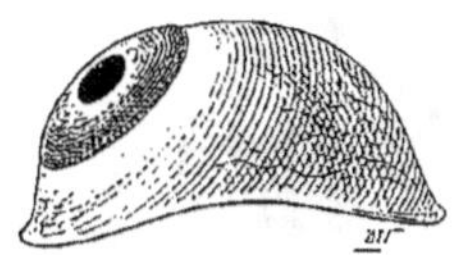

FIG. 156. — *Œil artificiel vu de profil.*

trois semaines environ). Si celle-ci a été pratiquée pour une ophtalmie sympathique, il est prudent d'attendre plus longtemps, de peur que le frottement de la pièce sur la conjonctive n'irrite l'œil congénère.

Le jeune âge n'est pas une contre-indication et la prothèse peut être faite chez les très jeunes sujets (quinze à dix-huit mois); elle s'opposera en partie à l'atrophie de l'orbite [1].

Introduction et extraction de la pièce prothétique. — Le cul-de-sac conjonctival, soigneusement lavé, est anesthésié les premières fois avec le collyre à la cocaïne et la coque elle-même est humectée.

Soulevant alors la paupière supérieure avec le pouce ou l'index gauches (à supposer qu'il s'agisse de l'œil droit), l'opérateur introduit au-dessous d'elle la coque tenue entre le pouce et l'index de la main droite, la grosse extrémité tournée en haut (fig. 157); puis il la dirige obliquement en haut et en dehors, de manière à faire glisser toute la moitié supérieure au-dessous de la paupière qu'il laisse ensuite retomber. L'œil artificiel étant maintenu entre le pouce et l'index gauches (fig. 158), le chirurgien abaisse avec un doigt de la

[1] Cette atrophie de l'orbite consécutive à l'énucléation est beaucoup plus rare qu'on le dit en général. C'est ainsi que nous avons observé encore récemment une jeune fille de vingt-deux ans qui à l'âge de dix-huit mois avait subi l'énucléation de l'œil gauche et dont l'orbite de ce côté avait les mêmes dimensions qu'à droite.

main droite la paupière inférieure qu'il ectropionne légèrement et l'œil s'engage dans le cul-de-sac inférieur.

Pour l'œil gauche, la technique est identique, avec cette différence que la pièce est saisie de la main gauche et la paupière soulevée de la main droite.

Pour retirer la pièce, le malade regarde en haut tandis qu'on abaisse forte-

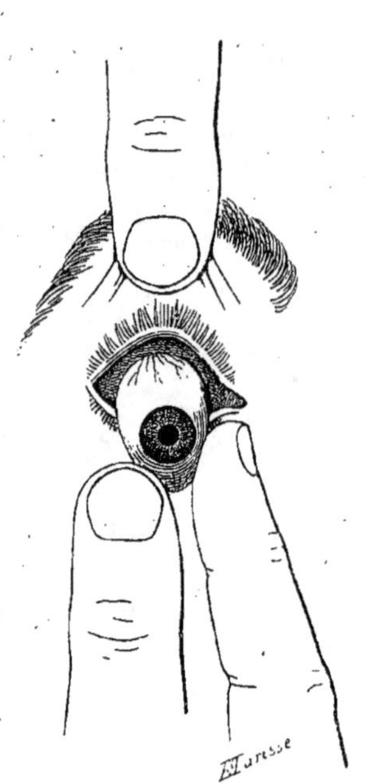

Fig. 157. — *Introduction de la pièce prothétique. Œil droit. Premier temps.*

La main gauche soulève la paupière supérieure tandis que la pièce, maintenue verticalement entre le pouce et l'index droits, est introduite la grosse extrémité dirigée en haut.

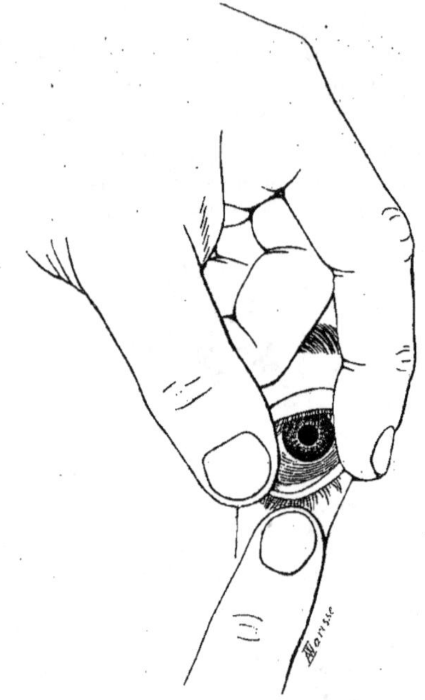

Fig. 158. — *Introduction de la pièce. Œil droit. Deuxième temps.*

L'œil artificiel est maintenu par le chirurgien avec le pouce et l'index gauches tandis qu'un doigt de la main droite abaisse la paupière inférieure.

ment la paupière inférieure, de manière à l'ectropionner ; l'œil tombe de lui-même. Dans le cas contraire, il est facilement enlevé avec la tête d'une épingle ou, mieux, avec un crochet que l'on fait glisser de dedans en dehors sous le rebord inférieur.

INCONVÉNIENTS DE LA PROTHÈSE. — La pièce dans les premiers temps ne sera portée que quelques heures et ne doit pas être trop volumineuse, car elle peut être le point de départ d'une irritation sympathique.

L'œil est enlevé la nuit, soigneusement entretenu et renouvelé dès que l'émail, altéré sous l'influence des larmes et des mucosités conjonctivales, a perdu son poli *(tous les ans environ [1]).* Passé ce laps de temps, l'œil devenu rugueux irrite la conjonctive ; des brides cicatricielles se forment, qui rétrécissent le cul-de-sac, et nous avons observé deux fois un petit épithélioma de la paupière déterminé par le port de la pièce prothétique. D'autres fois, la conjonctive s'hypertrophie au contact de l'œil artificiel ou devient le siège d'une suppuration abondante.

Dans le premier cas la coque, d'ordinaire trop volumineuse, *sera changée* et les bourgeons charnus excisés ou cautérisés au crayon de nitrate d'argent. La conjonctivite sera traitée par les moyens habituels, et le port de l'œil supprimé pendant ce temps.

La prothèse, indépendamment de toute considération esthétique, a certains avantages immédiats : elle facilite l'écoulement des larmes qui, sans elle, s'amassent dans le cul-de-sac inférieur, s'oppose à l'entropion de la paupière supérieure et, chez les enfants, assure le développement régulier de la face. Enfin elle remédie, en partie tout au moins, à une difformité choquante ; mais l'illusion est rarement parfaite.

L'absence du globe oculaire amène un enfoncement très marqué de l'œil artificiel et le retrait de la coque est encore rendu plus net par la persistance d'un sillon transversal au-dessous du rebord orbitaire supérieur. Cette dépression est causée par le releveur de la paupière qui, privé du globe oculaire sur lequel il se réfléchit, agit alors directement d'avant en arrière. De plus, la pièce est généralement peu mobile et n'a que des mouvements d'emprunt très limités, ce qui rend la difformité visible pour l'œil le moins exercé, malgré le port de verres légèrement foncés (un peu plus du côté de l'œil énucléé que de l'autre).

Si on ajoute à cela les ennuis mentionnés plus haut : irritation conjonctivale, larmoiement, sécrétion muco-purulente, on comprend que l'énucléation constitue une difformité pénible pour le malade et qui doit être évitée par tous les moyens.

Ses inconvénients découlent de l'insuffisance même du moignon : la coque de verre, demi-sphère concave, est reçue dans le cul-de-sac conjonctival également concave et ne repose sur lui que par ses bords ; les deux surfaces ne peuvent se correspondre et il n'y a aucune adaptation. Aussi a-t-on cherché, dans ces dernières années, à restreindre le domaine de l'énucléation en lui substituant des opérations moins radicales telles que les amputations partielles qu'il nous faut maintenant étudier [2].

[1] L'entretien de la pièce prothétique est très important et celle-ci doit être attentivement surveillée par le sujet. Cette limite d'une année n'est pas absolue, car l'émail peut s'altérer plus ou moins vite. La coque serait renouvelée aussitôt. Nous renvoyons à l'intéressant livre de Pansier pour plus de détails sur ce sujet (PANSIER. *Traité de l'œil artificiel.* Paris, 1896).

[2] Lorsque l'énucléation s'impose, on a tenté de renforcer le moignon à l'aide de morceaux d'éponge, de pelotes de soie introduites dans l'orbite (*moignons artificiels*), ou en suturant les muscles au cul-de-sac conjonctival ; nous verrons plus bas ce qu'il faut en penser (voy. Appendice).

§ 2. — Opérations conservatrices.

Amputations partielles.

1° OPÉRATION DE CRITCHETT

L'opération est réservée au staphylome total de la cornée dont l'ablation était déjà pratiquée depuis longtemps avant Critchett : la portion ectatique était enlevée à l'aide d'un couteau spécial dit *couteau à staphylome ;* puis un pansement était appliqué sur la plaie largement béante et celle-ci se cicatrisait peu à peu. A Critchett revient le mérite d'avoir fait le premier la suture des lèvres de la plaie après l'ablation [1].

Manuel opératoire. — Le sujet chloroformé et les paupières écartées par le blépharostat, la base du staphylome est traversée par quatre ou cinq aiguilles munies de soie fine. Celles-ci sont laissées en place, la tumeur est enlevée en totalité jusqu'à 2 millim. au delà du bord cornéen et l'œil est ensuite fermé par le rapprochement des fils.

Un pansement est appliqué et les fils sont enlevés le sixième ou le septième jour.

Résultats. — Le moignon fourni à la prothèse est excellent ; mais le principal inconvénient de la méthode est la perforation de la zone ciliaire dont une partie est emportée avec le staphylome tandis que l'autre, demeurée en place et chroniquement irritée par les sutures, peut être le point de départ de douleurs très vives capables de déterminer une irritation sympathique de l'œil congénère. De plus, les deux angles saillants résultant de la fermeture de la plaie rendent le port de la coque oculaire très pénible [2].

2° AMPUTATION DU SEGMENT ANTÉRIEUR

Manuel opératoire. — L'opération de Critchett doit donc être abandonnée ; toutefois, si on veut enlever la totalité du corps ciliaire, l'opération demeure sensiblement identique et voici la technique qui nous paraît la meilleure :

---

[1] CRITCHETT. *Ophtalmic Hosp. Rep..* t. IV, 1863.

[2] Knapp, pour y remédier, suture la conjonctive ; mais la fermeture incomplète de la plaie favorise l'issue du vitré. De Wecker combine les deux procédés : après avoir dégagé la conjonctive, il excise le staphylome et fait deux plans de sutures, l'un profond, sclérotical, à l'aide duquel il obtient un rapprochement incomplet des lèvres de la plaie, et l'autre superficiel, conjonctival.

Instruments : Blépharostat, pinces fixatrices, cinq ou six grandes

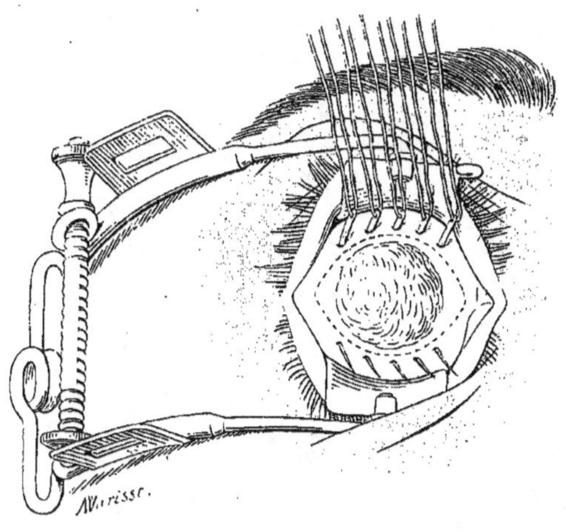

Fig. 159. — *Amputation du segment antérieur. Œil droit. Premier temps.*

La ligne d'incision, représentée par la ligne pointillée, est un peu plus éloignée du limbe aux deux extrémités du diamètre horizontal, de manière à ce que les angles de la plaie se trouvent naturellement arrondis après le rapprochement des lèvres de celle-ci.

aiguilles courbes munies de fil, pince porte-aiguille, couteau de de Græfe, ciseaux.

Technique. — Dans un premier temps les aiguilles courbes, qui doivent être très grandes puisqu'elles auront à traverser toute l'épaisseur du globe au voisinage de l'équateur, pénètrent très en arrière du limbe à 7 ou 8 millim. de celui-ci et ressortent du côté opposé à la même distance (fig. 159).

Deuxième temps. — Elles sont laissées en place et toute la partie antérieure est enlevée avec le couteau de de Græfe. On a soin de faire porter la section très loin du limbe aux deux extrémités du diamètre horizontal (fig. 160).

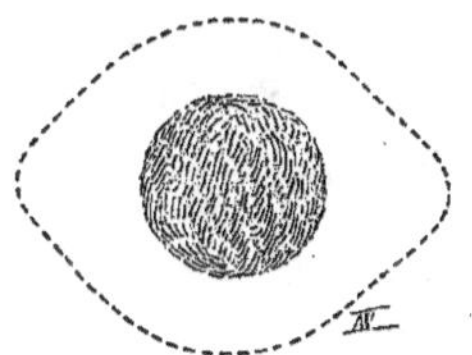

Fig. 160. — *Ligne d'incision pour l'amputation du segment antérieur avec la totalité du corps ciliaire.*

Troisième temps. — La plaie est rapidement suturée afin de s'opposer à l'écoulement du vitré et on obtient une cicatrice linéaire dont les deux angles sont peu saillants, grâce au mode de section ndiqué ; ceux-ci seraient d'ailleurs réséqués si la saillie était un peu marquée.

3° Kératectomie combinée (Panas) [1].

Manuel opératoire. — INSTRUMENTS : Une aiguille courbe de Reverdin, un couteau de de Græfe, une paire de ciseaux courbes, une pince fixatrice, une

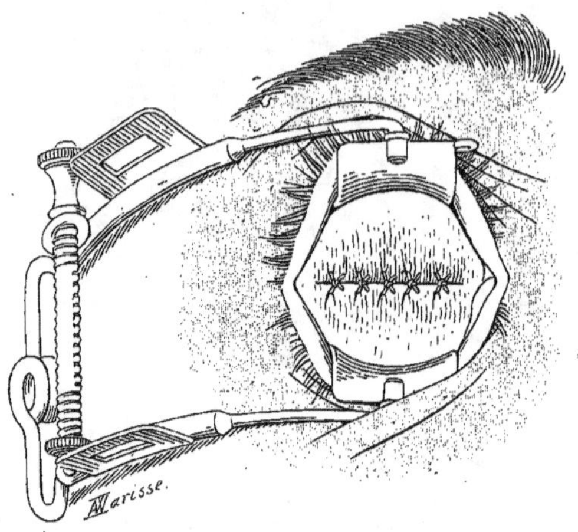

FIG. 161. — *Amputation du segment antérieur. Œil droit. Résultat.*

pince porte-aiguille et deux ou trois aiguilles courbes munies de soie n° 00.

TECHNIQUE. — Le sujet est chloroformé, l'écarteur mis en place et le globe fixé avec la pince.

Dans un PREMIER TEMPS, l'opérateur embroche de part en part le limbe scléro-cornéen suivant le diamètre vertical avec l'aiguille demi-courbe de Reverdin qu'on fait cheminer derrière l'iris et le cristallin ; au chas de l'aiguille laissée en place, on passe un fil de soie qui servira, par la suite, de premier point de suture médian (fig. 162).

DEUXIÈME TEMPS. — *Excision de la cornée.* — Le couteau de de Græfe, introduit à plat, pénètre et ressort au niveau du limbe et détache par de petits mouvements de scie les trois cinquièmes supérieurs du staphylome ; celui-ci est alors saisi entre les mors de la pince et les deux derniers cinquièmes sont coupés avec les ciseaux (fig. 163).

TROISIÈME TEMPS. — *Irido-dialyse totale et ablation du cristallin.* — L'iris, en général adhérent à la cornée, est emporté avec elle. Dans le cas contraire, il sera arraché en totalité avec la pince, de façon à libérer l'angle iridien de filtration dans la plus grande étendue possible.

PANAS. Kératectomie combinée. *Bulletin de l'Académie de médecine*, 23 août 1898, p. 108.

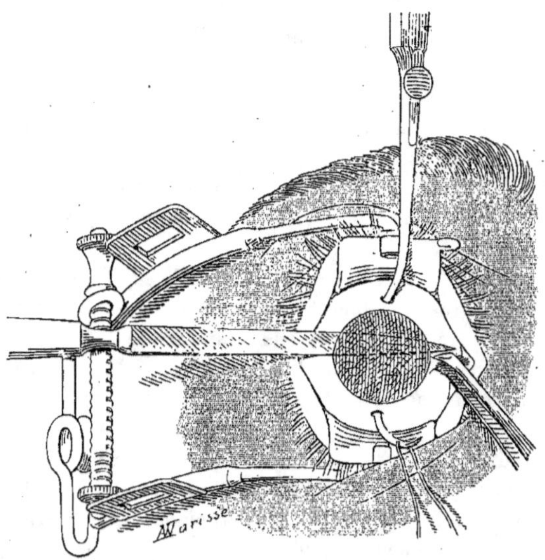

Fig. 162. — *Kératectomie combinée. Œil droit. Premier et deuxième temps.*

L'aiguille courbe, laissée en place et munie de son fil, est maintenue par un aide tandis que le chirurgien va procéder à l'excision du staphylome avec le couteau de de Græfe.

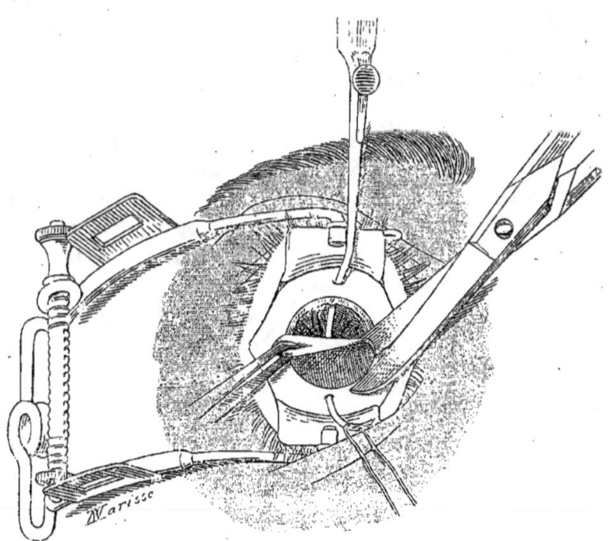

Fig. 163. — *Kératectomie combinée. Œil droit. Achèvement du second temps.*

Le cristallin, cataracté ou non, est de même enlevé avec la cuiller tandis qu'un aide soulève un peu l'écarteur afin de ne pas perdre de vitré, ou le moins possible.

QUATRIÈME TEMPS. — *Sutures.* — L'aiguille de Reverdin armée de son fil est retirée, la suture est faite aussitôt et la plaie sclérale se trouve affrontée. Une nouvelle suture est faite de chaque côté avec les deux aiguilles courbes enfilées. Puis, afin que le moignon revête une forme régulièrement ronde, on abrase avec les ciseaux les deux angles latéraux de la ligne de suture.

Un pansement sec est appliqué ; les fils sont enlevés le septième jour et la cicatrisation se fait sans aucune réaction. Si une hémorrhagie se produisait au cours de l'opération (complication rare), elle serait arrêtée au moyen de la pince courbe à forcipressure appliquée sur le pédicule de l'œil et on terminerait l'opération par l'exentération du globe.

Indications et Résultats. — Ainsi comprise, l'opération peut être généralisée ; après l'avoir employée dans les seuls staphylomes, M. Panas la fait maintenant dans presque tous les cas de glaucome chronique absolu. Le résultat est excellent : le moignon, doué d'une mobilité parfaite, est d'un volume très peu inférieur à celui de l'œil normal et la prothèse, lorsqu'elle est bien faite, donne une illusion absolue.

La diminution du tonus, dans le glaucome, s'observe d'ordinaire après l'opération. Attribuée par M. Panas à un décollement rétinien qui se produirait dans le moignon et que nous avons presque toujours constaté dans les expériences entreprises avec lui sur ce sujet, elle est due sans doute aussi à l'ablation du cristallin, à l'irido-dialyse de l'iris et à l'évacuation d'une partie du corps vitré [1].

L'ophtalmie sympathique, signalée quelquefois (Knapp, Chevallereau, et d'autres), est peu à craindre, surtout à la suite de glaucome absolu (de Wecker). La véritable cause en est encore à trouver. D'autant plus que, comme le faisait déjà remarquer Wharton-Jones, on ne peut pas toujours invoquer une cause excitante immédiate et il faut tenir compte de la fatigue imposée à l'œil sain trop tôt après l'accident de l'œil blessé.

Lorsqu'une même fonction est assurée par deux organes symétriques, la suppression lente de l'un des deux est compensée par une sorte de suppléance

---

[1] Cependant, on peut quelquefois observer de nouvelles poussées d'hypertonie après l'opération. Nous l'avons constaté chez une malade atteinte de glaucome absolu de l'œil gauche qui avait nécessité l'ablation du segment antérieur, toutes les autres interventions étant demeurées sans résultat. Deux mois après l'opération, la malade fut reprise de douleurs péri-orbitaires avec élévation du tonus dans le moignon et, chose curieuse, les instillations d'ésérine firent cesser les douleurs et amenèrent la diminution du tonus. Peut-être était-ce seulement une simple coïncidence ; mais il est bien certain, néanmoins, que l'ésérine n'agit pas seulement par la contraction de la pupille qu'elle détermine puisque son action est manifeste, même après l'iridectomie.

qui ne peut s'établir lors de suppression brusque. De même on peut admettre
que le surcroît de fatigue imposé tout à coup à l'œil sain le mette en état de
moindre résistance et favorise beaucoup le développement de l'ophtalmie
sympathique. On prescrira donc le repos prolongé de l'œil ; le travail appliqué
ne sera repris que peu à peu, progressivement, et surtout l'œil artificiel ne
sera pas porté trop tôt. On attendra au moins un mois ou six semaines
pour la prothèse ; plus longtemps, par conséquent, qu'après l'énucléation, afin
d'éviter toute cause d'irritation.

4° EXENTÉRATION DU GLOBE OCULAIRE (NOYES, DE GRÆFE).

Manuel opératoire. — INSTRUMENTS : Blépharostat, pince fixatrice, couteau de de Græfe, une paire de ciseaux courbes, curette tranchante, aiguille
courbe munie de soie et pince porte-aiguille.

TECHNIQUE. — Le malade étant chloroformé, dans un PREMIER TEMPS la
moitié supérieure de la cornée est emportée à l'aide du couteau de de Græfe [1],
comme pour l'opération de la cataracte et l'excision du reste de la membrane
est achevée avec les ciseaux.

DEUXIÈME TEMPS. — Tandis que la lèvre sclérale du globe, largement
ouvert en avant, est saisie à l'aide d'une forte pince, une curette tranchante est
introduite dans la cavité du bulbe et en extrait tout le coutenu, comme l'on
vide un œuf demi-cuit.

TROISIÈME TEMPS. — *Suture médiane.* — Lorsqu'il ne reste plus aucune
parcelle de corps vitré ni de choroïde et la face interne de la sclérotique étant
partout mise à nu, la cavité est irriguée avec une solution antiseptique et un
point de suture médian rapproche les deux lèvres de la plaie.

Avant de la fermer, M. Panas conseille de toucher légèrement le disque
optique avec la pointe du thermo-cautère portée au rouge sombre. On évite
ainsi plus sûrement la propagation de l'infection par les gaines lymphatiques
du nerf ; mais la recherche du disque est quelquefois difficile dans le fond de
la cavité où il est plus ou moins masqué par le sang. Cette cautérisation
n'est pas indispensable.

Nous conseillons de ne prendre dans la suture (surtout s'il s'agit d'une
panophtalmie) que la conjonctive généralement épaissie et quelques fibrilles
du tissu épiscléral sous-jacent. Le drainage de la plaie se trouve facilité et la
réaction consécutive est moins vive.

L'hémorrhagie au cours de l'opération, nulle dans les cas de panophtalmie, est insignifiante dans les autres cas ; elle serait d'ailleurs arrêtée
facilement avec un peu de compression ou en touchant l'endroit qui donne
avec la pointe du thermo-cautère.

---

[1] DE GRÆFE. Enucleatio oder Exenteratio Lulbi. *Naturforscher Versammlung zu Magde-
bury,* 1884.

Un pansement humide est appliqué et les compresses sont fréquemment renouvelées afin de calmer la douleur et de diminuer les symptômes réactionnels qui manquent rarement. On observe une tuméfaction marquée de tout le contenu orbitaire avec œdème des paupières, chémosis conjonctival et protrusion du moignon. Mais cet œdème, purement inflammatoire, n'aboutit jamais à la suppuration ; les douleurs ont disparu vers le troisième ou quatrième jour et les autres symptômes diminuent rapidement d'intensité. Elles seraient calmées au besoin par une injection de morphine le soir ou le lendemain de l'opération.

L'exfoliation nécrotique de la sclérotique n'est pas à craindre si on intervient de bonne heure, avant que le pus ait envahi le tissu scléral [1].

L'opération sera toujours faite aussi complète que possible en ayant soin de ne rien laisser dans la cavité. C'est pourquoi les curages partiels sont, croyons-nous, à rejeter, car les parties demeurées en place (choroïde ou corps ciliaire) peuvent être le point de départ d'ophtalmie sympathique ou d'ossification intra-oculaire ultérieure [2].

Indications et Résultats. — L'opération est indiquée surtout dans la panophtalmie. L'énucléation qui, en pareil cas, n'est pas sans danger (voy. p. 218) ne serait faite que si le pus avait déjà perforé les parois du globe. L'exentération peut encore être faite dans les cas de glaucome hémorrhagique ou de corps étranger intra-oculaire si celui-ci n'a pu être extrait et détermine de l'hyalite, à condition, dans ce dernier cas, de surveiller attentivement le malade et d'énucléer le moignon devenu douloureux à la moindre menace d'ophtalmie sympathique.

En résumé, l'opération est indiquée dans tous les cas où l'énucléation ne s'impose pas d'une manière absolue et où on ne peut songer à la résection seule du segment antérieur.

La prothèse peut être faite vers la fin du premier mois après l'intervention. Le moignon qui en résulte est petit, irrégulier, par suite de la rétraction des muscles droits et de la sclérotique, mais bien préférable cependant à celui fourni par l'énucléation. L'œil artificiel, moins enfoncé, jouit d'une mobilité beaucoup plus grande, comme on le voit par les chiffres

---

[1] M. de Lapersonne préconise dans la panophtalmie la cautérisation ignée. Le premier temps de l'opération est identique ; mais, après l'ablation du segment antérieur, le thermo-cautère est introduit dans la cavité à la place de la curette tranchante et détruit tout le tissu purulent. L'auteur préfère de beaucoup cette méthode à l'exentération dans tous les cas de panophtalmie ; il semble, d'après lui, que le thermo-cautère agisse par rayonnement sur les germes infectieux qui ont déjà dépassé la sclérotique. (DE LAPERSONNE. De la cautérisation ignée dans la panophtalmie. *Arch. d'opht.*, 1900 et *XIII° Congrès internat. de méd. Sect. d'ophtalm.*, août 1900.)

[2] Sans doute ces ablations limitées à la partie antérieure du vitré avec cautérisation espacée dans le reste du corps vitré laissent après elles un moignon plus volumineux et meilleur pour la prothèse (Truc) ; mais les éléments laissés dans la cavité constituent un danger pour l'avenir et le procédé n'est pas à conseiller.

ci-dessous qui indiquent le degré de mobilité de la coque oculaire dans les deux cas [1] :

	EN DEHORS	EN DEDANS	EN HAUT	EN BAS
Énucléation....	15°	23°	15°	25'
Éviscération....	20°	25°	20°	40° [2]

§ 2. — Opérations pratiquées dans l'orbite.

1° PONCTION EXPLORATRICE

Elle sera faite dans tous les cas de tumeur ou d'abcès de l'orbite lorsque le diagnostic est hésitant et après que tous les moyens dont le chirurgien peut disposer pour s'éclairer auront été essayés (orbitoscopie, radiographie, etc.). Dans un cas observé par nous où le diagnostic de sarcome de l'orbite avait été porté chez une jeune fille de 18 ans, on fut étonné de trouver au cours de l'opération un kyste hydatique volumineux qui avait passé par les phases de l'inflammation ; le diagnostic était impossible autrement que par la ponction. Faite avec la petite aiguille de Pravaz et avec une antisepsie rigoureuse, l'opération est exempte de danger et peut donner des indications précieuses.

Elle sera faite de préférence au moment de l'opération, afin d'éviter l'inflammation si le liquide retiré est toxique (kyste hydatique, par exemple) et s'infiltre dans les mailles du tissu voisin. L'examen chimique et histologique du liquide (sang, pus ou liquide transparent) fournira aussi d'utiles renseignements. Le liquide *hydatique*, transparent comme de l'eau de roche, contient souvent des crochets d'échinocoques visibles au microscope. Il ne se laisse pas coaguler par les acides et ne renferme pas d'albumine, excepté lorsque les hydatides sont mortes (Gubler). On pourra donc le différencier du liquide céphalo-rachidien (méningocèle ou encéphalocèle). Cette dernière affection est rare et a son siège de prédilection à la partie supéro-interne de l'orbite, au niveau de la suture fronto-ethmoïdale.

---

[1] TRUC. *Éviscération et énucléation dans la panophtalmie.* Montpellier, 1888.

[2] OPÉRATION DE MULES. — Mules, afin d'obtenir un moignon plus volumineux, imagina de remplacer le contenu normal du globe oculaire par de petites sphères creuses en verre qu'il appelle *corps vitrés artificiels*. Après l'exentération, il introduit dans l'intérieur du globe une petite boule de verre et les deux lèvres de la plaie sont suturées par-dessus.

L'opération, reprise depuis par Bickerton, puis par Schmidt, qui remplacèrent la boule de verre par une boule métallique évidée, est mauvaise. Le corps étranger intra-oculaire, très mal supporté, ne peut être toléré dans les premiers jours qu'à l'aide de compresses froides, de sangsues à la tempe et de fréquentes injections de morphine. Il détermine des phénomènes réactionnels très violents qui peuvent être le point de départ d'une ophtalmie sympathique, et il est souvent expulsé quelque temps après ; aussi l'opération a-t-elle été abandonnée. — MULES. Éviscération du globe oculaire et corps vitré artificiel. *Opht. Society*, mars 1885.

2° Incision

Indications. — L'incision des parties molles de l'orbite est généralement faite dans l'abcès ou le phlegmon de l'orbite et dans l'ostéo-périostite phlegmoneuse. Elle peut être indiquée à la suite de fractures des parois orbitaires, pour extraire des esquilles osseuses ou un corps étranger. Elle est inutile dans les hématomes de l'orbite, car la collection sanguine se résorbe facilement : elle ne serait pratiquée que lorsque le globe, fortement refoulé en avant et comprimé, est lui-même menacé. Faite à titre d'incision exploratrice, de préférence en bas et en dehors, au lieu d'élection (voy. plus bas), au niveau du rebord inféro-externe de l'orbite, elle permettra l'introduction d'un stylet à bout olivaire, d'une sonde cannelée ou même d'un explorateur électrique de Trouvé, et peut éclairer le diagnostic. Enfin, elle constitue le premier temps d'une opération plus complète lorsqu'il s'agit d'extirper une tumeur intra-orbitaire de petit volume et superficielle.

Manuel opératoire. — L'incision peut être faite par la conjonctive ou par la peau.

a) Le premier procédé convient surtout aux abcès fluctuants, dont le siège est bien établi et qui viennent faire saillie directement sous la muqueuse. Le bistouri pénètre dans le fornix, au niveau du point le plus saillant et parallèlement à lui. Mieux vaut, dans les autres cas, pénétrer directement par la peau.

b) Le point de pénétration est alors réglé par le siège même de la collection à ouvrir. On tiendra compte, pour faire le diagnostic, du siège de celle-ci, du degré de rénitence des parties molles, de la situation du globe et surtout de la limitation des mouvements de ce dernier, plus marquée au niveau de l'abcès. Enfin, l'examen ophtalmoscopique peut quelquefois révéler un enfoncement de la paroi oculaire, celle-ci étant refoulée par la tumeur vers le corps vitré [1].

On se rappellera, pour la direction à donner au bistouri, la profondeur de la cavité orbitaire (4 centim. et demi environ chez l'adulte dans l'axe antéro-postérieur) et l'inclinaison de ses parois d'avant en arrière : la supérieure très mince, obliquement dirigée de haut en bas et quelquefois perforée chez les sujets âgés; l'interne, la plus mince de toutes, à peu près parallèle au plan médian et légèrement saillante du côté de l'orbite; la paroi inférieure, plus épaisse et un peu oblique de bas en haut, et la paroi externe, très résistante et très oblique de dehors en dedans. Enfin, le globe oculaire n'occupe pas le milieu de la cavité, mais est plus rapproché de la paroi supérieure et de la paroi externe (fig. 164).

[1] Uszynski. Beitrag zur Casuistik retrobulbärer Abscesse. *Klin. Monatsbl. f. Augenheilk.*, XXX, 1892.

Il résulte de tout ceci que le lieu d'élection est la *partie inféro-externe de l'orbite* [1]. Le bistouri est plongé profondément à travers la paupière préalablement tendue au voisinage de l'arcade orbitaire. On donne à la lame une direction horizontale en se rapprochant le plus possible de la paroi osseuse afin de ne pas léser le globe. L'incision faite, la sonde cannelée est introduite à la place du bistouri afin de ne pas blesser les gros vaisseaux qui rampent dans la cavité ; si le siège de l'abcès est profond, l'instrument renseignera en même temps sur l'état du périoste et de l'os, ou même sur la présence d'une esquille osseuse qui serait alors extraite après agrandissement de l'incision. Celle-ci, lors de suppuration, devra toujours être faite de bonne heure et, si le pus ne

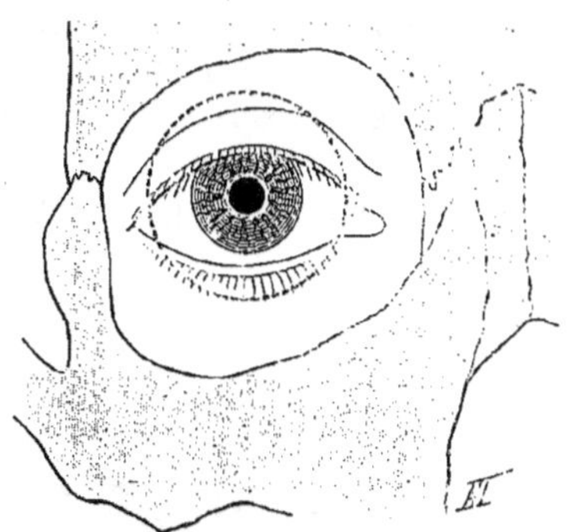

Fig. 164. — *Situation du globe dans l'orbite (d'après* MERKEL).

La ligne pointillée indique la limite de l'œil vue par transparence à travers les paupières.

sort pas, le débridement partiel du tissu enflammé et la déplétion sanguine qui en résulte amènent toujours un soulagement immédiat [2].

L'abcès vidé, un petit drain est introduit dans la plaie et renouvelé les jours suivants. Un pansement humide est appliqué, et on pratique dans le drain des injections qui seront toujours faites avec précaution afin d'éviter que le liquide vienne se répandre dans le tissu cellulaire de l'orbite.

3° RÉSECTION TEMPORAIRE DE LA PAROI EXTERNE DE L'ORBITE. PROCÉDÉ DE KRÖNLEIN.

Cette résection temporaire, pratiquée d'abord par Wagner pour extraire des corps étrangers [3], puis par Krönlein [4], peut, en facilitant l'accès de certaines tumeurs, permettre leur ablation tout en conservant le globe.

---

[1] L'incision peut être faite en tout autre point si le siège de l'affection l'exige, à condition d'être très prudent en raison des rapports dangereux que nous venons de signaler. On se gardera, en outre, de blesser en haut et en dedans les gros vaisseaux et la poulie du grand oblique, en bas et en dedans le petit oblique, directement en haut le releveur de la paupière.

[2] Si l'incision est faite le long de la paroi supérieure, on redoublera de prudence afin d'éviter de perforer soit le globe lui-même, soit la paroi osseuse très mince, et de pénétrer ainsi dans le cerveau. Mieux vaut, en pareil cas, faire une incision très peu profonde et se servir ensuite de la sonde cannelée.

[3] W. WAGNER. Die Behandlung der complicirten Schädelfracturen. *Sammlung klinischer Vorträge*-VOLKMANN, n°s 271-272. Leipzig, 1886.

[4] KRÖNLEIN. Zur pathologie und operat. Behandlung der Dermoidcysten der Orbita. *Beiträge zur klin. Chir. IV*, I, Tübingen, 1877.

Anatomie de la région. — Avant d'aborder le manuel opératoire, rappelons brièvement l'anatomie de la région.

La paroi externe de l'orbite, de forme triangulaire, est obliquement dirigée en dedans et en arrière. Son sommet répond à la partie inférieure de la fente sphénoïdale ; sa base forme le bord externe de l'orbite (fig. 165). Son bord supérieur répond à la fente sphénoïdale et à la fossette lacrymale, son bord inférieur à la fente sphéno-maxillaire. Mince au centre, elle s'épaissit à son sommet et à sa base.

La base surtout nous intéresse. De forme le plus souvent triangulaire, elle

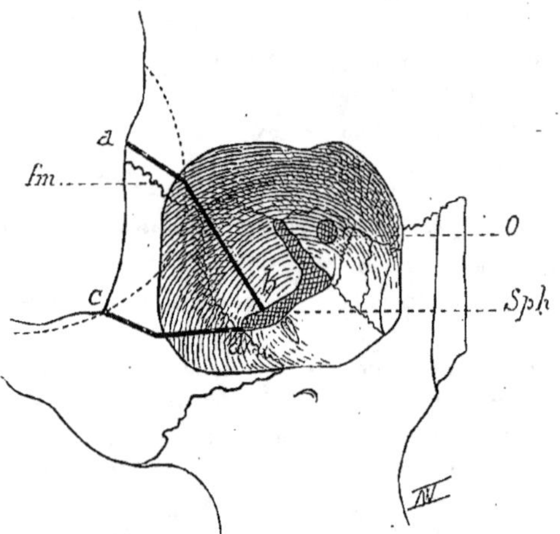

FIG. 165. — *Opération de Krönlein. Schéma.*

La ligne courbe pointillée montre le trajet de l'incision cutanée. — *f m.* Suture fronto-malaire. — *O.* Trou optique. — *Sph.* Partie antérieure de la fente sphéno-maxillaire à laquelle viennent aboutir les deux incisions obliques *a b, c d,* qui limitent le volet osseux.

s'amincit vers l'apophyse orbitaire externe du frontal et est un peu moins large à ce niveau qu'à sa partie inférieure, mais ceci n'est pas absolu (fig. 165). Toute la partie postérieure de la paroi externe, qui appartient à la grande aile du sphénoïde, n'est pas comprise dans la section osseuse.

Le volet à réséquer répond en dehors à la fosse temporale, au muscle et au tendon de même nom. Ce tendon limite en arrière les mouvements du volet réséqué et on peut, pour donner au fragment osseux une mobilité plus grande, abaisser le maxillaire inférieur pendant l'opération, afin de relâcher le muscle temporal.

Manuel opératoire. — PREMIER TEMPS. — *Section des parties molles* par une incision courbe, à convexité antérieure. Elle commence en haut, un peu

au-dessus du plan du sourcil et à 2 centim. environ en arrière de l'apophyse orbitaire supéro-externe, atteint à sa partie moyenne le rebord orbitaire
qu'elle déborde même en avant, se dirige légèrement en bas et en dehors et
vient se terminer au bord supérieur de l'arcade zygomatique, à 2 centim. en
arrière de l'apophyse orbitaire inféro-externe (fig. 165).

L'incision, longue de 6 à 8 centim., intéresse la peau et le périoste ; puis
une forte rugine plate est insinuée sous ce dernier dont on détache le feuillet
externe jusque dans la fente sphéno-maxillaire.

Deuxième temps. — *Résection de l'os.* Les pinces hémostatiques qui ont pu

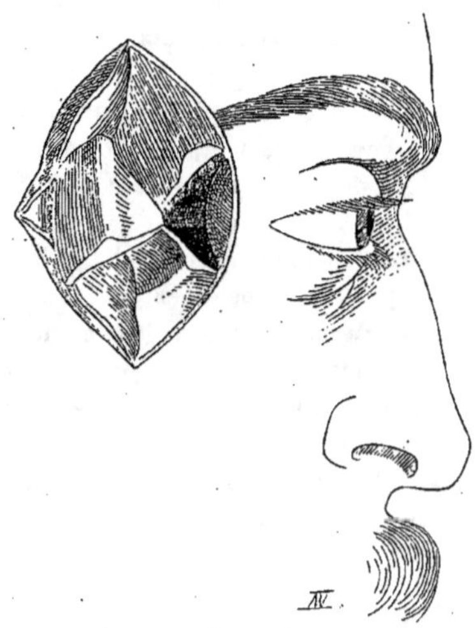

FIG. 166. — *Opération de Krönlein. Troisième temps.*
Le volet externe ostéo-périostique est récliné en dehors et laisse voir la profondeur de la
cavité orbitaire.

être appliquées au cours de la section sont enlevées et le chirurgien récline
fortement la peau et le périoste à l'aide d'un écarteur confié à un aide.

L'os étant bien mis à nu, on résèque un volet triangulaire de cette paroi
externe par deux incisions obliques faites avec le ciseau et le maillet. La première, obliquement dirigée de haut en bas, commence un peu au-dessus de
la suture fronto-malaire, facile à reconnaître (fig. 165, a, b); la seconde, obliquement dirigée de bas en haut, commence à la base de l'apophyse orbitaire de
l'os malaire *(c. d.)* et toutes deux aboutissent à la partie la plus antérieure de
la fente sphéno-maxillaire.

Troisième temps. — *Extirpation du néoplasme.* — Le volet osseux,
mesurant environ 3 centim. de hauteur sur 3 centim. de profondeur, est récliné
en dehors (fig. 166), et tout le côté externe de la cavité de l'orbite se trouve mis à

nu. Le globe est fortement attiré en bas et en avant et on extirpe le néoplasme.

Si la tumeur siège dans l'entonnoir musculaire et qu'il soit nécessaire de sectionner le droit externe pour l'atteindre, on place une anse de fil à chaque extrémité du fragment sectionné et après l'extirpation les deux bouts du muscle sont exactement suturés.

La brèche osseuse donne un jour très suffisant et laisse voir la moitié postérieure du globe, l'entonnoir musculaire et les deux tiers antérieurs du nerf optique. Le tiers postérieur reste caché par le reste de la paroi externe, mais il peut être atteint par le doigt ou par l'instrument.

QUATRIÈME TEMPS. — *Sutures.* — A la fin de l'opération, le volet osseux est remis en place et le lambeau périosto-cutané est suturé. Un pansement sec est appliqué et la guérison est la règle.

Les fils sont enlevés le sixième ou septième jour, à moins que des signes d'infection de la plaie (rougeur, gonflement, élévation de la température) nécessitent l'enlèvement immédiat des points de suture et le drainage de la cavité [1].

Résultats. — Cette résection temporaire rend très accessible l'accès des parties profondes de l'orbite et est d'une exécution assez facile. La réparation se fait sans difficultés et on n'a pas à craindre de complications. Le danger de pénétrer dans le crâne au moment de la section de l'os n'est pas à redouter en raison de l'obliquité de la ligne d'incision supérieure et de l'épaisseur de la paroi osseuse à ce niveau ; on devra seulement récliner fortement la glande lacrymale pour éviter de la blesser au cours de l'opération.

La section osseuse doit être nette ; la présence d'esquilles retarderait la réparation.

Indications. — L'opération peut être faite dans tous les cas de tumeur de l'orbite où il semble possible de conserver le globe.

Elle peut faciliter l'extraction de corps étrangers (esquilles osseuses, balles de revolver, etc.) implantés profondément dans la cavité et dont l'ablation est devenue nécessaire. Mais on n'oubliera pas que l'élimination du fragment survient souvent naturellement par la suite, ce qui rend généralement inutile une intervention immédiate.

Elle est l'opération de choix dans les tumeurs du nerf optique ou les kystes hydatiques de l'orbite, si la ponction suivie d'une injection de sublimé à 1 p. 1000 ne fait pas disparaître les symptômes [2].

---

[1] M. Jonnesco, afin d'obtenir un jour plus considérable dans un cas de tumeur du nerf optique, a modifié un peu le procédé. Il fait, au lieu d'une incision courbe, une incision rectangulaire. La première incision, verticale, est située un peu en dedans du rebord orbitaire externe et correspond à toute la hauteur de l'orbite ; les deux incisions latérales partent de chacune des deux extrémités de celle-ci et se dirigent horizontalement vers l'oreille, mesurant environ 6 centim. de long. Le reste de l'opération est identique. On la trouvera décrite dans la thèse du Dr Raff (*Institut d'anatomie topographique et de chirurgie de Bucharest.* Bucharest, 1899).

[2] J. CHAILLOUS. *L'opération de Krönlein dans les affections de l'orbite.* Th. de Paris, 1900.

Enfin elle est encore indiquée s'il s'agit d'ouvrir le pôle postérieur de l'œil et d'extraire un cysticerque sous-rétinien implanté au voisinage de la papille, ou à titre d'intervention exploratrice, pour renseigner sur la nature d'une tumeur dont le diagnostic est incertain et lorsque le globe se trouve déjà plus ou moins compromis.

4° EXENTÉRATION DE L'ORBITE

Indications. — Lors de tumeurs de l'orbite de petit volume, bien limitées et siégeant en dehors de l'entonnoir musculaire (kystes, angiomes, etc.) on peut se borner à l'extirpation de la tumeur seule en respectant le globe oculaire. La voie de choix est la partie inféro-externe de l'orbite et on se trouvera bien de faire précéder l'opération de la résection d'un volet ostéo-périostique.

Mais pour les tumeurs malignes, volumineuses et diffuses, ayant perforé le globe après avoir été primitivement intra-oculaires, l'œil ne peut être conservé, et l'exentération est indiquée si on veut éviter les récidives ; d'autant plus que cette conservation du globe est généralement illusoire : elle empêche l'ablation totale de la tumeur et le globe, laissé en place, ne tarde pas à s'atrophier et doit être enlevé ensuite.

Il faut distinguer ici entre les tumeurs de la choroïde (sarcomes en général) qui s'observent chez les adultes, et le gliome de la rétine qui ne s'observe guère après l'âge de 4 ou 5 ans.

Contrairement à l'opinion qui avait cours jusqu'ici, le pronostic du gliome n'est pas toujours fatal. Il s'est amélioré dans ces dernières années et le nombre des cas de guérison est de 13,7 p. 100 d'après H. Wintersteiner [1], chiffre encore au-dessous de la réalité d'après Panas et Rochon-Duvigneaud [2].

Tandis que pour le sarcome choroïdien l'exentération n'est indiquée que s'il existe des nodules épiscléraux qui montrent que la tumeur a envahi l'orbite, dans le gliome au contraire il est permis de se demander s'il ne serait pas prudent de vider l'orbite et de n'en laisser que la paroi osseuse dans tous les cas où la tumeur est arrivée à la période glaucomateuse.

Le gliome a une tendance excessive à fuser hors de l'œil, soit par le nerf optique, soit à travers les nombreux pertuis de la sclérotique. De très bonne heure le tissu orbitaire peut être infecté, et cela à *un degré cliniquement inappréciable*. Il faut donc avec lui lutter de vitesse; car les métastases sont rares et le gliome se propage de proche en proche, envahissant surtout les parties contiguës à la tumeur oculaire ou orbitaire (tissu orbitaire, cerveau, méninges, os du crâne).

On devra donc énucléer le globe avec extirpation du nerf optique si on a

[1] HUGO WINTERSTEINER. *Das Neuro-epithelioma Retinæ*, 1897.

[2] PANAS et ROCHON-DUVIGNEAUD. *Recherches anatomiques et cliniques sur le glaucome et les néoplasmes intra-oculaires*, 1898.

chance d'intervenir avant la période glaucomateuse et, une fois cette période établie, il devient sage de pratiquer d'emblée l'exentération de l'orbite (Panas et Rochon-Duvigneaud).

Dans tous les cas le nerf optique sera réséqué le plus loin possible, jusqu'au fond de l'orbite, et la surface de section cautérisée avec le thermo-cautère toutes les fois que cela est possible.

Manuel opératoire. — Premier temps. — Le sujet étant chloroformé et la région aseptisée, dans un premier temps l'opérateur fend d'un coup de ciseaux la commissure externe jusqu'au rebord orbitaire.

Puis le globe, fortement attiré en avant avec une pince de Museux, est libéré de ses adhérences à la conjonctive par deux incisions semi-circulaires très profondes, allant jusqu'au rebord osseux : l'une inférieure, le long du cul-de-sac inférieur, étendue du canthus interne au canthus externe ; l'autre supérieure, le long du cul-de-sac supérieur, allant également du canthus interne au canthus externe et rejoignant la précédente à ses deux extrémités.

Deuxième temps. — Le globe est attiré en dedans et on détache à petits coups tout le tissu orbitaire de la paroi externe de l'orbite en allant d'avant en arrière ; la masse, fortement relevée en haut, est ensuite libérée de ses adhérences avec la paroi inférieure, puis avec la paroi interne et, enfin, avec la paroi supérieure. On procède très lentement, à petits coups, afin de ne pas perforer la paroi osseuse, surtout en haut où cette complication pourrait entraîner une méningite mortelle[1].

Troisième temps. — Toute la masse, qui n'est plus retenue au fond de l'orbite que par un large pédicule formé par le nerf optique et les muscles, est fortement attirée en avant avec la pince et sectionnée aussi loin que possible en arrière avec les ciseaux courbes. Un tampon bien exprimé est aussitôt introduit dans la cavité pour arrêter l'hémorrhagie qui ne manque jamais.

Après quelques minutes on s'assure, avec le doigt promené le long de la cavité, qu'aucune parcelle de tissu n'est restée adhérente ; dans le cas contraire elle serait excisée jusqu'à l'os, au besoin même avec le périoste qui serait détaché avec la rugine[2].

---

[1] S'il s'agit d'une tumeur de petit volume, en particulier pour les tumeurs du nerf optique Lagrange essaie de conserver le globe sans recourir à l'opération de Krönlein.

Après section du canthus externe, il détache le muscle droit externe qui est conservé dans une anse de fil et dégage la tumeur avec la sonde cannelée. Une pince à forcipressure est placée sur le pédicule vasculo-nerveux au sommet de l'orbite, c'est-à-dire en arrière de la tumeur et le nerf est sectionné en avant de la pince, derrière la tumeur. On fait basculer avec une pince érigne ou une pince de Museux le nerf dégénéré qui est détaché des parties voisines et sectionné au ras du globe.

L'hémisphère postérieur de l'œil est nettoyé, l'hémorrhagie arrêtée et l'œil est remis en place. Il ne reste plus qu'à suturer la conjonctive, le muscle droit externe et les lèvres de l'incision cutanée (Lagrange. De la conservation du globe dans l'extirpation des tumeurs du nerf optique. *Congrès fr. de chirurgie*. Paris, 1892).

A. Terson, pour avoir plus de jour, conseille une large incision externe en T ; mais l'opération de Krönlein, qui n'expose pas à plus de dangers, nous paraît préférable.

[2] Cette pratique nous semble supérieure à celle qui consiste à détacher d'emblée le périoste de la cavité avec tout le tissu intra-orbitaire.

Le pédicule, s'il s'agit d'un gliome, sera touché légèrement avec la pointe du thermo-cautère portée au rouge sombre. La cavité de l'orbite est soigneusement tamponnée avec une bandelette de gaze stérilisée, dont le chef externe est laissé au dehors entre les paupières, et deux points de suture rapprochent les lèvres de l'incision cutanée au niveau du canthus externe.

Le pansement est renouvelé seulement à partir du troisième jour, à moins de complications qui sont exceptionnelles. L'infection sera évitée avec une rigoureuse antisepsie et aussi la perforation de la paroi supérieure de l'orbite, si on a soin de procéder avec lenteur. L'hémorrhagie cède au tamponnement de la cavité et il est inutile, pour l'arrêter, de recourir à l'emploi du thermo-cautère.

Résultats. — Peu encourageants ; les récidives sont toujours à craindre, surtout lors de gliome, même après une opération tout à fait complète. De nouvelles interventions deviennent nécessaires et la tumeur se reproduit d'autant plus vite que celles-ci sont plus rapprochées.

Avec cela le résultat prothétique est déplorable : peu à peu la cavité se remplit de bourgeons charnus qui attirent les paupières vers la profondeur ; celles-ci s'enfoncent dans l'orbite, rendent le port de la pièce prothétique impossible et constituent une difformité des plus choquantes.

On a cherché à y remédier par l'emploi de greffes de Thiersch afin de modérer l'entropion et de permettre la prothèse [1] ; mais les résultats obtenus ne sont guère satisfaisants. Dans tous les cas l'autoplastie ou la greffe ne seraient faites que dans les tumeurs du globe ou de l'orbite (sarcome) n'ayant pas envahi la paroi périostique de cette cavité. Elles sont absolument contre-indiquées dans le gliome. L'avantage esthétique est minime, en effet ; elles peuvent créer des cicatrices faciales nouvelles et surtout masquer les repullulations qui peuvent se produire au-dessous du lambeau rapporté. Le simple curage, au contraire, permet de surveiller le bourgeonnement de la cavité et les proliférations, souvent bénignes et sans aucun rapport avec la tumeur, qui peuvent survenir. Elles seraient traitées par la cautérisation (A. Terson) [2].

[1] KUSTER. Die Deckung der Augenhöhle nach Ausräumung derselben. *Centralbl. f. Chir.*, 1890, n° 2.

BUSACHI. Come si debba coprire la cavita orbitaria dopo averla svuotata. *Rif. med.*, 1891, 4, p. 467.

V. NOORDEN. Ein Fall von Thiersch'scher Transplantation der ganzen Orbitalhöhle. *Berliner Kl. Wschr.*, 1891, n° 4.

ROMANO-CATANIA. Un nuovo processo di plastica per la copertura della cavita orbitaria nella exent. orb. *Arch. di ottalmol.*, vol. I, p. 209.

[2] A. TERSON. *Chirurgie oculaire*, Paris, 1901.

APPENDICE

OPÉRATIONS SUR LE GLOBE OCULAIRE ET L'ORBITE

SOMMAIRE

§ 1. — **Opérations sur la totalité du globe oculaire.** — I. EXTRACTION DES CORPS ÉTRANGERS INTRA-OCULAIRES. *Détermination du siège du corps étranger :* par l'éclairage oblique, l'examen campimétrique et ophtalmoscopique si les milieux de l'œil sont encore transparents ; à l'aide de l'aiguille aimantée, des rayons Rœntgen et des symptômes concomitants dans le cas contraire. — CORPS ÉTRANGERS MAGNÉTIQUES. *Manuel opératoire :* Petit électro-aimant d'Hirschberg et gros électro-aimant de Haab. Leur emploi. — *Technique :* 1° *L'accident est récent.* Intervention rapide après ponction sclérale au lieu d'élection (Hirschberg). — 2° Si *l'accident est ancien* et le fragment mal toléré, on peut intervenir. Choix du procédé. — *Résultats.* — CORPS ÉTRANGERS NON MAGNÉTIQUES. — Parasites (cysticerques). — II. SECTION OPTICO-CILIAIRE (Boucheron). *Manuel opératoire. Résultats et indications :* L'opération est toujours insuffisante et souvent dangereuse. — III. AMÉLIORATION DU MOIGNON APRÈS L'ÉNUCLÉATION. — Moignons artificiels. — *Énucléation. Procédé de Priestley-Smith. Technique.* — Suture des muscles à la conjonctive. *Résultat :* inférieur à celui fourni par l'énucléation.

§ 2. — **Opérations pratiquées sur l'orbite.** — I. OPÉRATIONS SUR LES PARTIES MOLLES. — *Kystes dermoïdes.* — Leur lieu d'élection. — Ablation. — Fibromes, névromes, sarcomes, etc. — II. RÉSECTION DÉFINITIVE. OSTÉOTOMIE. *Indications.* — III. TRÉPANATION DU SINUS FRONTAL. — Indiquée surtout dans les formes chroniques. — Disposition anatomique des sinus frontaux. — *Manuel opératoire :* Incision cutanée, trépanation du sinus, curettage du foyer, cautérisation et drainage. — *Complications :* Pneumosinus, phlegmon frontal, empyème récidivé. — Cathétérisme du sinus par la voie nasale. — IV. SUPPURATION DES CELLULES ETHMOÏDALES. TRAITEMENT. — Incision de la peau, curettage, drainage et sutures.

---

§ 1. — Opérations sur le globe oculaire.

I. — EXTRACTION DES CORPS ÉTRANGERS INTRA-OCULAIRES

L'extraction des corps étrangers intra-oculaires est définitivement entrée dans le domaine de la pratique depuis les travaux de Hirschberg en Allemagne[1] et de Haab en Suisse[2] ; mais elle ne s'applique guère qu'aux corps étrangers magnétiques et c'est eux que nous aurons seulement en vue dans tout ce chapitre.

Diagnostic. — L'intervention doit être rapide ; de là dépend le succès. On s'assurera au préalable de la présence du corps étranger dans l'intérieur du globe et les commé-

---

[1] HIRSCHBERG. *Die Magnetoperation in der Augenheilkunde*, 2 Aufl., Leipzig, 1899.
[2] O. HAAB. *Beiträge zur Augenheilk.*, 1894.

moratifs de l'accident ne suffisent pas toujours à l'établir. Deux cas peuvent se présenter.

1° LES MILIEUX DE L'ŒIL SONT TRANSPARENTS.

a) *L'examen à l'éclairage oblique* démontrera la présence du corps étranger dans la chambre antérieure ou sur la face antérieure du cristallin. On se gardera de prendre pour un fragment métallique de petites plaies linéaires de l'iris ou de petits dépôts hémorrhagiques.

b) *L'examen campimétrique* déterminera la situation d'un corps étranger situé dans les couches profondes. Celui-ci se traduit par un scotome, d'autant plus étendu que le corps est plus volumineux, et dont la grandeur est toujours un peu supérieure, proportionnellement, aux dimensions du corps étranger.

On peut déterminer la situation de celui-ci en se reportant aux tableaux de Donders qui donnent la relation entre la distance d'un point donné de la rétine au limbe (côté nasal ou temporal) et le point du champ visuel correspondant.

SITUATION DU SCOTOME DANS LE CHAMP VISUEL CÔTÉ TEMPORAL	DISTANCE DU POINT CORRESPONDANT DE LA RÉTINE (CÔTÉ NASAL) AU LIMBE SCLÉRO-CORNÉEN
90°	8.0 millim.
80°	9,3 —
70°	11.2 —
60°	13,2 —
50°	15.3 —
40°	16.2 —
20°	19.0 —

SITUATION DU SCOTOME DANS LE CHAMP VISUEL CÔTÉ NASAL	DISTANCE DU POINT CORRESPONDANT DE LA RÉTINE (CÔTÉ TEMPORAL) AU LIMBE SCLÉRO-CORNÉEN
70°	11.6 millim.
60°	13.5 —
50°	15.7 —
40°	17.2 —
20°	18.2 —

c) *L'examen ophtalmoscopique* permettra aussi sa localisation. On se rappellera que la distance qui sépare le bord pupillaire du limbe scléro-cornéen est de 23 millim. environ du côté temporal et 20 millim. du côté nasal. Sachant que le diamètre de la pupille mesure 1 millim. 5, si par exemple le point lésé est séparé du bord de la pupille par une distance mesurant six fois la largeur du disque optique, le corps étranger siégera à 9 millim. en avant de celui-ci, soit à 14 millim. du limbe pour le côté temporal et à 11 millim. pour le côté nasal.

2° LES MILIEUX DE L'ŒIL NE SONT PLUS TRANSPARENTS.

a) Le *procédé de Mac Hardy*, très simple, consiste à approcher très près de l'œil blessé un aimant très puissant. Le passage du courant détermine une douleur très vive due au déplacement de l'éclat métallique dans l'intérieur du globe, douleur qui peut être nulle si le fragment est enkysté.

b) *Localisation à l'aide de l'aiguille aimantée.* — Après s'être débarrassé de tout objet métallique et après avoir recommandé au malade de faire de même, on approche de l'œil une aiguille aimantée suspendue à l'extrémité d'un fil de cocon et renfermée dans un tube de verre : la déviation de l'aiguille indique la présence du corps étranger dans l'intérieur du globe.

On se servira pour la déterminer plus exactement d'instruments plus précis, le magnétomètre de Gérard[1] et le sidéroscope d'Asmus[2], tous les deux basés sur le même principe. La déviation est d'autant plus grande que le corps étranger est plus volumineux et plus rapproché de l'appareil : après avoir fait regarder l'œil successivement dans toutes les directions, on note à quel moment la déviation est la plus grande. On peut arriver par ce procédé à déceler la présence d'un fragment d'un poids inférieur à un milligramme; mais ces instruments sont d'un emploi peu pratique.

c) *Les rayons Rœntgen* peuvent être utilisés à condition que l'intervention ne s'impose pas d'une manière immédiate ; dans le cas contraire, on agirait sans s'inquiéter du siège du corps étranger.

La radiographie, quand elle réussit, donne la preuve formelle de la présence du corps étranger et permet de préciser, avec les points de repère appropriés, le point et la distance de la cornée où il se trouve.

Elle a de plus l'avantage de s'appliquer aussi aux corps *non magnétiques* (fragments de cuivre, éclats de capsule, grains de plomb, verre, échardes, etc.), pour lesquels l'aimant ne donne aucun renseignement. Mais, si la présence du corps étranger est généralement décelée, il n'est pas toujours facile d'affirmer que le corps étranger est bien intra-oculaire ou en dehors du globe (A. Terson).

Manuel opératoire[3]. — INSTRUMENTS. — L'extraction se fait à l'aide de l'électro-aimant, soit avec le *petit électro-aimant d'Hirschberg*, facilement maniable et à la

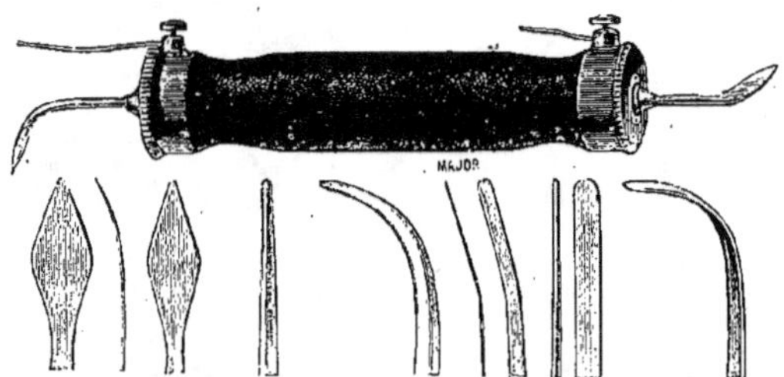

FIG. 167. — *Petit électro-aimant de Hirschberg.*

portée de tous (fig. 167) ; [soit avec le *gros aimant de Haab*, capable de soulever jusqu'à dix kilogrammes et nécessitant un courant électrique très puissant fourni par des accumulateurs ou par des dynamos (fig. 168). Chaque instrument a ses avantages et ses inconvénients ; leur emploi respectif ou simultané dépend des indications et du moment de l'intervention qui a une importance capitale.

---

[1] GALLEMAERTZ. Magnétomètre de Gérard. 10° *Congrès intern.*, *Berlin, 1891, t. IV*, *section 10*.

[2] ASMUS. Sidéroscope. Appareil pour le diagnostic d'éclats de fer ou d'acier dans l'intérieur de l'œil. *Græfe's Archiv*, t. XI, 1, p. 289-325. *Archiv für Augenheilk.*, t. XXXI, 1, p. 49-54, 1895.

[3] Si le corps étranger est visible dans la chambre antérieure ou sur la membrane irienne, on l'extrairait après paracentèse, suivant la technique indiquée à propos des corps étrangers de la cornée (page 33).

Technique. — Deux cas sont à considérer :

1° *L'accident est récent et ne remonte pas à plus de vingt-quatre heures.* — L'intervention doit être très rapide, afin de ne pas laisser au fragment le temps de s'enkyster et tâcher de prévenir l'infection si le corps étranger est septique. Cette intervention rapide est de telle importance que, lorsque Hirschberg est appelé à intervenir dans ces conditions, il ne s'écoule pas, d'après lui, quinze minutes entre le moment où le malade entre à la clinique et celui où le corps étranger est retiré de l'œil.

Après avoir déterminé la présence du corps étranger par les procédés indiqués plus haut, et les instruments étant soigneusement aseptisés (l'extrémité terminale de l'aimant est plongée dans une solution d'eau bouillante et de soude), le malade est chloroformisé

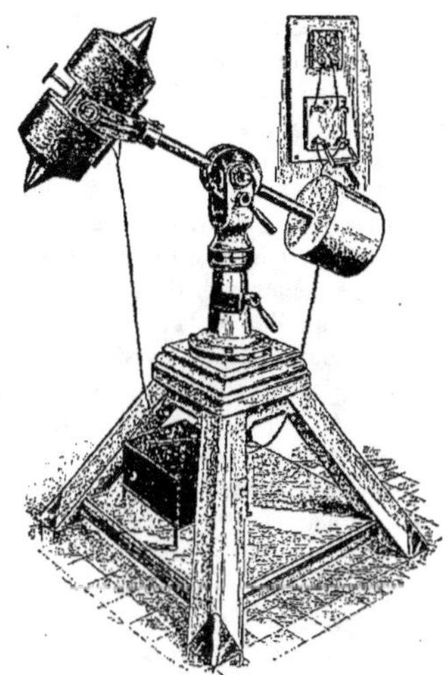

Fig. 168. — *Gros électro-aimant de Haab.*

et on procède à l'extraction à l'aide du petit électro-aimant d'Hirschberg. Afin d'éviter l'issue du corps vitré au cours de l'opération, une narcose complète est nécessaire.

Par quelle voie aller à la recherche du corps étranger ? On devra tenir compte du siège et de l'étendue de la blessure en se rappelant que *le lieu de l'élection est la ponction sclérale* aux environs de l'équateur.

a) *Lorsque le fragment a pénétré par la sclérotique,* entre les lèvres de la plaie sclérale et au besoin en l'agrandissant un peu à l'aide des ciseaux on introduit la pointe de l'aimant assez profondément et dans la direction du corps étranger, si le siège de celui-ci a pu être déterminé. Puis on fait passer le courant et l'instrument est laissé en place cinq, dix, et même vingt secondes, jusqu'à ce qu'on entende un petit bruit spécial déterminé par le choc du fragment métallique qui se déplace et vient frapper contre la pointe de l'aimant. On retire alors ce dernier très lentement et avec précaution pour éviter que le petit éclat de fer n'abandonne la pointe et ne reste retenu entre les lèvres de la plaie ; on pourrait, dans ce cas, approcher de nouveau l'aimant ou l'extraire avec une petite pince à iridectomie aimantée au préalable. Si au bout de vingt secondes on n'a pas entendu le petit choc métallique, on retire l'instrument qui est introduit de nouveau après quelques minutes, et il est rare qu'on soit obligé de s'y prendre à plus de deux ou trois reprises pour extraire le corps étranger. A moins que le fragment ne soit très petit, le choc est toujours perceptible, à condition, bien entendu, qu'on ne fasse pas de bruit autour de l'opérateur.

b) *Si le fragment a pénétré par la cornée* et s'il est visible dans la chambre antérieure, enclavé dans l'épaisseur de l'iris ou sur la cristalloïde antérieure, on ira le chercher avec la pointe de l'aimant introduite par la blessure ou avec une pince à iridectomie aimantée auparavant ; la portion herniée de l'iris sera réduite ou excisée suivant les cas.

Le fragment est-il implanté plus profondément, la plaie siégeant au niveau du limbe scléro-cornéen ne sera utilisée que dans deux cas :

α) Lorsqu'il s'agit d'un sujet jeune et que le fragment situé immédiatement derrière la lentille a déterminé une cataracte traumatique qui doit être extraite en même temps. Mais si l'accident avait entraîné l'inflammation de la choroïde et du corps vitré, ici encore il serait plus prudent d'aller enlever l'éclat métallique au moyen d'une section sclérale méridienne et d'attendre quelques semaines avant d'extraire la cataracte, notamment chez les sujets âgés.

β) Lorsque le cristallin est absent, soit qu'il ait été enlevé antérieurement, soit qu'il ait disparu du fait même du traumatisme (Hirschberg).

Dans tous les autres cas, si la blessure siège en pleine cornée, le lieu d'élection pour l'introduction de l'aimant est la section méridienne faite à travers la sclérotique au voisinage de l'équateur, sans s'inquiéter de la blessure cornéenne.

2° *L'accident est ancien* et la plaie cornéenne ou sclérale est fermée depuis longtemps.

Si l'acuité visuelle est bonne, les milieux transparents, si l'œil n'est le siège d'aucune douleur ni d'aucune réaction, en un mot, si le corps étranger est bien toléré, on se bornera à l'expectation armée, en recommandant au malade d'accourir à la moindre menace d'irritation. Au contraire le fragment métallique, enkysté jusque-là, devient mobile et est le point de départ d'accidents : rougeur, douleurs, menace de suppuration du corps vitré ; il faut intervenir. Comment ? On aura le choix entre le petit électro-aimant introduit dans l'intérieur du globe par une ouverture artificielle faite à travers la sclérotique et le gros aimant de Haab.

Dans le premier cas, si on recourt à *l'extraction avec le petit électro-aimant*, après avoir déterminé le plus exactement possible le siège probable du corps étranger, on fait à ce niveau à l'aide du couteau à cataracte une incision longue de 6 à 8 millim. Cette incision, qui intéresse d'abord la conjonctive dont les lèvres sont écartées et qu'il peut être nécessaire de disséquer au préalable, puis la sclérotique, doit être dirigée suivant l'un des méridiens obliques de l'œil (entre les muscles droits) ; elle commencera en arrière du corps ciliaire et se terminera au voisinage de l'équateur. L'incision méridienne est très importante : une incision parallèle à l'équateur exposerait le globe à la rétraction ultérieure et à l'atrophie, étant donné le trajet des fibres sclérales qui toutes ont une direction méridienne. Le couteau est enfoncé assez profondément dans le vitré jusqu'au siège probable du corps étranger ; cette incision du vitré a pour but de préparer la voie à la tige aimantée et d'éviter les déchirures du tissu avec la rétraction et le décollement de la rétine qui peuvent en résulter. Puis, l'aimant étant introduit entre les lèvres de la plaie, on fait passer le courant et on procède à l'extraction. Après l'opération, la conjonctive est suturée par-dessus la sclérotique afin d'éviter l'infection ; une goutte d'un collyre au sublimé à 1 p. 5000 est instillée et un pansement sec est laissé en place quarante-huit heures pendant lesquelles le malade garde le lit. Puis le pansement est renouvelé et maintenu au moins une dizaine de jours ; le malade reste au repos et ne doit être définitivement congédié qu'après avoir été suivi pendant quatre ou cinq semaines. Si l'opération a été bien conduite, la suppuration ne survient pour ainsi dire jamais et la guérison est la règle.

Pour l'*extraction à l'aide du gros électro-aimant* de Haab, le malade est assis sur une chaise, à hauteur de l'appareil, et la pointe mousse de l'aimant est approchée tout contre la paroi externe du globe oculaire, à l'endroit où a pénétré l'éclat métallique. Après s'être assuré que l'aimant est bien placé, on fait passer le courant : en raison de la très grande puissance de l'instrument, le fragment suit le même trajet par lequel il a pénétré et peut même se présenter au dehors après avoir traversé les enveloppes de l'œil. Comme l'a démontré Haab, il ne traverse jamais le cristallin en ligne droite, mais le contourne en passant tout près de l'équateur ; on ne peut donc prévoir en quel point de l'iris ou de la chambre antérieure il apparaîtra.

L'application est douloureuse : elle doit durer cinq à dix secondes et peut être répétée une ou deux fois de suite. L'humeur aqueuse devient légèrement sanguinolente et le corps étranger apparaît, ou bien une infiltration circonscrite d'une portion quelconque de l'iris en indique la présence dans la chambre postérieure. Il suffit alors de pratiquer l'iridectomie à ce niveau et d'introduire dans la chambre postérieure, par l'incision cornéenne, la pointe du petit électro-aimant pour extraire l'éclat métallique.

L'avantage du gros aimant est qu'il n'est pas nécessaire de faire à l'avance le diagnostic du siège et du volume du corps étranger. Il suffit d'en soupçonner la présence pour recourir à son emploi ; de plus, il agit à distance, à travers la paroi externe du globe.

Résultats. — Il faut le plus souvent combiner l'emploi des deux aimants : celui de Haab transportera le fragment du segment postérieur dans le segment antérieur, et le petit, introduit ensuite par une incision scléro-cornéenne, l'amènera au dehors.

Ajoutons que le gros aimant, malgré sa bénignité apparente, outre la douleur violente et les graves désordres qu'il peut provoquer (hémorrhagies, etc.), peut entraîner le corps étranger en des points difficilement accessibles ou lui faire traverser un cristallin jusqu'alors demeuré intact. Enfin le petit électro-aimant, dont l'action est plus directe, s'est montré souvent efficace là où le gros aimant avait échoué ; d'autant plus qu'il est toujours possible d'en augmenter la puissance au moyen d'un accumulateur.

L'intervention, si elle est faite aussitôt l'accident, peut suffire à sauver l'œil blessé et à restituer au malade un certain degré d'acuité visuelle ; aussi doit-elle toujours être tentée, à moins que le fragment ne soit très volumineux. Hirschberg divise les corps étrangers suivant leur poids : en *petits*, lorsque celui-ci ne dépasse pas 20 à 30 milligr. ; *moyens*, si le poids varie entre 50 et 150 milligr., et *très gros*, s'il atteint 200, 300 et même 500 milligr. L'extraction des premiers surtout donnera un résultat favorable ; pour les derniers, il est permis de se demander si le globe oculaire doit être conservé [1].

A côté de ces corps étrangers magnétiques, il peut exister d'autres corps étrangers dans l'œil.

Pour les *corps étrangers non magnétiques*, après avoir déterminé avec l'ophtalmoscope, si les milieux sont transparents, ou à l'aide de la radiographie le siège du corps étranger, on peut tenter d'aller l'extraire, après incision préalable de la paroi, à l'aide de la pince-curette à longues branches. A Terson, après avoir tenté un assez grand nombre d'expériences sur le lapin, rapporte un cas dans lequel il a pu enlever le grain de plomb et conserver le globe.

L'extraction, qui serait toujours faite sous *le chloroforme*, ne peut être tentée que tout à fait au début, lorsque le corps étranger est mal toléré et que le corps vitré n'est pas encore purulent. « On n'introduira qu'une fois la pince dans l'œil, et, si on ne sent pas le grain de plomb en serrant à deux ou trois reprises ses cuillers sans la retirer de l'œil, on terminera de suite par le curage ou même par l'énucléation, si les phénomènes réactionnels sont très violents déjà (A. Terson). »

---

[1] HIRSCHBERG. Fünf und zwanzigjähriger Bericht über die Augenheilanstalt. Berlin, 1895.

Mais le plus souvent l'extraction est impossible et, suivant que le corps étranger est bien ou mal toléré, on s'abstiendra de toute intervention ou on aura recours à l'énucléation.

Si le corps étranger est un *parasite* (cysticerques, etc.), on détermine exactement à l'aide de l'ophtalmoscope le siège du parasite. Si celui-ci est situé dans la partie postérieure du corps vitré, on l'aborde par une incision méridienne faite entre les muscles droits ou même à leur niveau après avoir sectionné temporairement le muscle. Si au contraire il est situé très en avant, on pratique une incision tout près du limbe et parallèle à lui, puis, après avoir fait une large iridectomie ou même l'extraction du

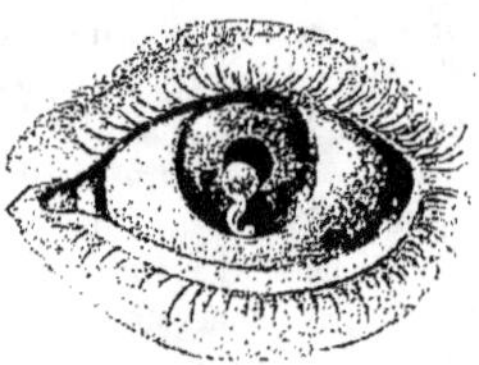

FIG. 169. — *Cysticerque de la chambre antérieure.* (LAGRANGE.)

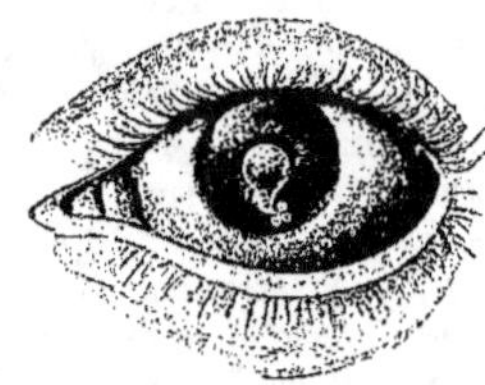

FIG. 170. — *Cysticerque de la chambre antérieure.* (LAGRANGE.)

cristallin, on tente de l'extraire avec la pince courbe et la curette. Après l'opération la sclérotique et la conjonctive sont exactement suturées.

Si le parasite est bien fixé, on a chance de réussir et même de conserver à l'œil un certain degré de vision (de Græfe, Leber, Hirschberg). Dans le cas contraire, lorsque celui-ci est mobile dans le corps vitré, il est impossible de l'atteindre autrement que par l'énucléation.

II. — Section optico-ciliaire (Boucheron).

L'opération a été conseillée lors de globes douloureux à la pression et capables de déterminer une ophtalmie sympathique. S'appuyant sur la théorie migratrice de Deutschmann, elle se propose, par la section du nerf optique et des nerfs ciliaires de l'œil perdu, d'interrompre la communication de ce dernier avec le congénère et de prévenir l'ophtalmie sympathique.

Manuel opératoire. — Le malade étant chloroformé et l'écarteur mis en place, le globe oculaire est fortement attiré en dehors et l'opérateur met à nu le tendon du droit interne qu'il charge avec le crochet à strabisme comme pour une ténotomie. Le tendon est traversé à 7 ou 8 millim. de son insertion sclérale avec la lèvre interne de la conjonctive par une aiguille courbe munie de catgut et sectionné à 5 millim. environ de son attache à la slérotique; les deux chefs du fil sont noués et confiés à un aide. Un second fil est placé de même sur la portion de tendon restée adhérente au globe et sur la lèvre conjonctivale. Puis, l'œil étant fortement attiré en avant et en dehors, une paire de ciseaux courbes mousses est introduite, le plat tourné contre le globe, et enfoncée jusque vers le nerf optique après que les adhérences à la capsule de Tenon ont été détachées [1].

[1] La section préalable du droit interne n'est pas indispensable ; on peut, en pénétrant entre le droit inférieur et le droit interne, sectionner très facilement le nerf, retourner complètement le globe ensuite et examiner la surface de section.

Les ciseaux sont entr'ouverts de manière à saisir le nerf optique qui est sectionné d'un seul coup, très loin du globe, afin de laisser un moignon nerveux très long adhérent à ce dernier.

L'écarteur est enlevé rapidement et un tampon compressif est appliqué sur les paupières afin de s'opposer à la propulsion du globe en avant déterminée par l'hémorrhagie rétro-oculaire généralement considérable. L'hémostase faite, on peut faire rouler fortement le globe en dehors afin de mettre à découvert la section du nerf optique, et, après s'être assuré que celle-ci est complète [1], le globe est réduit et les deux chefs du muscle suturés ainsi que la conjonctive. Un pansement modérément compressif est appliqué et le malade garde le lit pendant les premières vingt-quatre heures.

Résultats et indications. — L'opération, comme celles qui l'ont précédée (névrotomie ciliaire et névrotomie optique), ne prévient pas l'ophtalmie sympathique et rend le plus souvent l'énucléation nécessaire dans les jours qui suivent, soit à cause de l'exophtalmie énorme déterminée par l'hémorrhagie rétro-bulbaire, soit en raison de la nécrose de la cornée privée de ses nerfs trophiques. Dans un cas observé par nous, l'exophtalmie consécutive était considérable et il fallut recourir à l'énucléation le cinquième jour de l'opération.

L'opération est inefficace puisque Leber a vu l'ophtalmie sympathique se déclarer dans un œil sain deux ans et demi après la section du nerf optique et des nerfs ciliaires de l'œil malade [2] et, depuis, des cas semblables ont été signalés (Deutschmann [3], Chuffart [4], Landolt [5] et d'autres). La section optico-ciliaire, en tant qu'opération préventive de l'ophtalmie sympathique, doit donc être rejetée.

Mais elle peut être indiquée dans l'*irritation sympathique* qui, on le sait, n'est jamais infectieuse et est sous la dépendance de l'irritation des nerfs ciliaires de l'œil sympathisant (c'est du moins la théorie la plus vraisemblable). La section optico-ciliaire en pareil cas amène un soulagement immédiat, au même titre que l'énucléation ; mais le résultat n'est pas durable. Le bout central des nerfs ciliaires sectionnés prolifère, pousse de nombreux prolongements qui pénètrent dans le globe, les uns par l'intermédiaire des anciens tubes nerveux, les autres par des voies nouvelles et redonnent à l'œil une sensibilité nouvelle (Redard [6], Krause [7]) pouvant être le point de départ d'une nouvelle irritation sympathique et nécessiter l'énucléation [8].

Enfin, l'opération serait encore indiquée dans le glaucome absolu pour supprimer les douleurs inhérentes à l'affection. Malgré ses avantages possibles, l'opération, nous le répétons, nous paraît devoir être rejetée en raison des complications qui surviennent le plus souvent (hémorrhagie intra-orbitaire, propulsion énorme de l'œil en avant, etc.).

---

[1] Si la section a porté très en arrière du globe, une portion du nerf optique y attenant peut être réséquée et l'opération devient la neurectomie optico-ciliaire.

[2] LEBER. Bemerkungen über die Ent. der sympathischen Augenerkrankung. *Klinisch. opht. misc.*, 1881.

[3] DEUTSCHMANN. Zur neurotomia optico-cilia. *Klin. opht. misc.*, 1881.

[4] CHUFFART. *Traitement de l'ophtalmie sympathique*. Th. de Paris, 1881.

[5] LANDOLT. Section optico-ciliaire. *Archiv. d'opht.*, juillet 1881.

[6] REDARD. Recherches expérimentales sur les suites éloignées de la section des nerfs ciliaires et du nerf optique. *Arch. d'opht.*, 1881, p. 260.

[7] KRAUSE. Ueber die anatomischen Veränderungen nach der Neurotomia optico-ciliaris. *Archiv f. Augenheilk.*, XI, p. 166.

[8] PEPPMÜLLER. *Beitrag zur Frage nach dem prophylaktischen und therapeutischen Wert der Resektion des Opticus*. Diss. inaug. Halle, 1895.

III. — AMÉLIORATION DU MOIGNON APRÈS L'ÉNUCLÉATION

Moignons artificiels. — En présence des inconvénients de la prothèse après l'énucléation, on comprend que tous les opérateurs aient cherché à améliorer le moignon. Les essais faits par Chibret[1], puis par Terrier[2], qui tentèrent de remplacer le globe oculaire après l'énucléation par l'œil de lapin fraîchement enlevé et introduit en ses lieu et place, ne donnèrent aucun résultat mais furent le point de départ de nouvelles tentatives.

Belt[3], après les essais infructueux de Lang[4], imagina d'employer de petits morceaux d'éponge aseptiques à la place de corps durs et résistants. L'énucléation faite et la cavité nettoyée, un petit morceau d'éponge fine, de forme sphérique et représentant environ les trois quarts du volume du globe, après avoir été stérilisé au préalable dans une solution de formol à 5 p. 100 et lavé dans une solution stérilisée de sel, est introduit dans la cavité orbitaire ; puis les muscles droits sont suturés par-dessus, et enfin la conjonctive.

Au bout de quelque temps, l'éponge est pénétrée par des bourgeons charnus et se remplit d'un tissu de nouvelle formation qui donne un moignon solide et définitif. Bien souvent aussi les fragments d'éponge s'éliminent à travers un pertuis fistuleux.

La difficulté de bien stériliser l'éponge la fit remplacer par une petite pelote de soie noire représentant une petite sphère de 1 centim. de diamètre[5]. Tout récemment Trousseau revient à la greffe d'éponges et tâche d'éviter l'élimination consécutive des fragments d'éponge grâce à une stérilisation plus complète[6]. Il obtint dans un cas un très bon résultat et Valude, lui aussi, rapporta deux observations suivies de succès[7]. Mais peu à peu l'éponge se résorbe et disparait et il semble qu'il n'y ait rien à attendre de ce procédé. Il faut de plus tenir compte de la difficulté qu'il y a à obtenir une asepsie absolue de l'éponge ; nous avons toujours échoué pour notre part dans les expériences que nous avons entreprises à ce sujet sur le chien. Il en résulte dans tous les cas qu'un corps étranger stérile peut être supporté un certain temps dans la capsule de Tenon au même titre qu'un testicule artificiel dans les bourses, et ceci est intéressant à signaler.

Mentionnons, en terminant, un procédé imaginé tout récemment par Rohmer, de Nancy, et destiné à améliorer le moignon après l'énucléation[8]. Il consiste à injecter dans le cul-de-sac conjonctival de la vaseline liquide.

Après avoir fait fondre la vaseline au préalable dans une capsule aseptique, la seringue de Pravaz stérilisée est chargée et l'aiguille passée légèrement à la flamme afin que la vaseline ne bouche pas sa lumière en se solidifiant. Le cul-de-sac ayant été lavé et cocaïnisé, on pique l'aiguille en pleine cicatrice (quinze jours à trois semaines après l'énucléation) à une profondeur de un demi-centimètre environ et on injecte à peu

---

[1] CHIBRET. La question de la transplantation de l'œil. *Rev. gén. d'opht.*, mai 1885.

[2] TERRIER. Quelques recherches et quelques remarques sur la greffe oculaire. *Archiv. d'opht.*, 1886.

[3] BELT. Greffe d'éponges dans l'orbite comme soutien de l'œil artificiel. *Medical News*, juin 1886.

[4] LANG. Insertion of artificial globes into Tenon's capsule after excision of the eye. *Opht. Soc. of the Unit. Kingdom* in *Opht. rev.*, juin 1887.

[5] BOURGEOIS. Sur le développement artificiel du moignon après l'énucléation. *Rec. d'opht.*, juin 1897.

[6] TROUSSEAU. La greffe d'éponge comme renforcement du moignon après l'énucléation. *Ann. d'ocul.*, 1897.

[7] VALUDE. *Congrès d'ophtal.*, mai 1898.

[8] ROHMER. Nouveau procédé pour constituer un moignon artificiel après l'énucléation. *La Clinique ophtalmologique*, fév. 1901, n° 4.

près un centim. cube de vaseline. Si après trois ou quatre jours le moignon artificiel ne paraît pas suffisant, on injecte un nouveau centim. cube de vaseline.

Le résultat immédiat est très satisfaisant : le pli de la paupière supérieure disparaît, l'œil artificiel n'est plus enfoncé et acquiert une mobilité plus grande. L'effet est-il durable et le moignon artificiel n'est-il pas éliminé avec le temps? C'est là un point sur lequel on ne peut encore se prononcer, la méthode étant toute nouvelle, mais l'idée est ingénieuse et mérite d'être suivie.

Énucléation. — Procédé de Priestley-Smith. — En présence de ces difficultés, on a cherché à améliorer le moignon sans recourir à l'introduction de corps étrangers. C'est ainsi que Meyer recommande, afin de ne rien perdre du cul-de-sac conjonctival, de détacher la muqueuse le plus près possible du bord de la cornée : le passage du globe

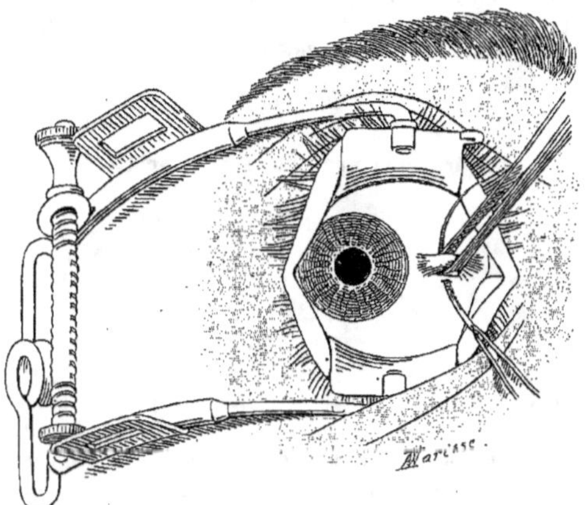

Fig. 171. — *Énucléation. Suture des muscles à la conjonctive.*

Avant de détacher la conjonctive tout autour du limbe l'opérateur commence par suturer les muscles à la conjonctive. La pince fixatrice a saisi largement le muscle droit interne avec la muqueuse et une aiguille courbe est passée dans l'épaisseur du tendon.

oculaire au travers de l'ouverture obtenue sera facilité par deux petites incisions horizontales pratiquées dans la conjonctive des deux côtés de la cornée[1]. Pendant l'application des sutures, on déplissera avec le plus grand soin, à l'aide de deux pinces, les lèvres de l'ouverture conjonctivale que l'on veut réunir.

Priestley-Smith[2], dans le but de renforcer le moignon, propose, à l'exemple de Schmidt, de suturer les muscles à la conjonctive et voici comme il procède :

Technique. — Le blépharostat mis en place et l'œil fortement tourné en dehors, on saisit avec une pince fixe à dents pointues un mince repli horizontal au niveau du droit interne, de manière à saisir en même temps la muqueuse et le muscle. Une suture à la soie noire est alors placée au travers des tissus au moyen d'une aiguille courbe (fig. 171); puis les deux chefs sont noués par un double nœud et coupés à quelques

[1] MEYER. Quelques remarques sur la technique opératoire de l'énucléation. *Revue gén. d'opht.*, avril 1898.

[2] PRIESTLEY-SMITH. *The Ophthalmic Review*, may 1899.

millimètres de celui-ci. Une deuxième suture est de même appliquée sur le droit externe et les droits supérieur et inférieur sont aussi suturés.

L'énucléation est alors pratiquée en ayant soin de ne pas couper les sutures pendant la section des muscles et l'ouverture conjonctivale est fermée suivant le procédé habituel.

Résultats. — Sur deux malades opérés par nous par ce procédé la suture des muscles à la conjonctive nous a paru diminuer la motilité de la coque artificielle [1]. Les muscles, en se rétractant, entraînent avec eux le cul-de-sac conjonctival et le résultat prothétique était même inférieur à celui fourni par l'énucléation.

Enfin, tout récemment Snellen a modifié la forme de la coque artificielle. Il en arrondit les bords tranchants et adapte en arrière d'elle une plaque faite avec une sorte de gutta-percha (*Gilbert's temporary stopping*) [2]. Ces yeux, essayés dans le service de M. le prof. Panas, ne nous ont guère paru plus mobiles que les autres, mais c'est là un essai très intéressant et c'est probablement de ce côté que devront être dirigés les efforts en vue d'améliorer la difformité créée par l'énucléation.

§ 2. — Opérations pratiquées sur l'orbite.

I. — OPÉRATIONS SUR LES PARTIES MOLLES

KYSTES DERMOIDES. — Le lieu d'élection de ces tumeurs est la queue du sourcil.

Ablation. — La tumeur est mise à nu par une incision cutanée suivant son grand axe et soigneusement disséquée, tandis que les lèvres de la plaie sont écartées par un aide au moyen de crochets érignes. L'hémostase est faite en même temps et on évite de perforer le kyste qui est largement saisi avec une pince de Museux ou même avec une pince hémostatique si la paroi se déchire. Puis on termine l'opération par le raclage de l'os avec la curette tranchante, car le kyste adhère fortement à la paroi osseuse, souvent déprimée en cupule à son niveau. Les lèvres de la plaie sont réunies et la guérison se fait sans aucune réaction.

Les autres tumeurs, fibromes, névromes, sarcomes, etc., seraient enlevés d'une manière identique.

En plus des opérations pratiquées sur les parties molles et précédemment décrites (ponction, incision, ablation de tumeurs, exentération), on peut être amené quelquefois à réséquer certaines parties des parois de l'orbite, soit d'une manière temporaire, soit définitivement.

La résection temporaire a déjà été étudiée (opération de Krönlein); il nous reste à décrire la résection définitive.

II. — RÉSECTION DÉFINITIVE. OSTÉOTOMIE

Indications. — L'ostéotomie peut devenir nécessaire à la suite de fractures du rebord orbitaire ayant entraîné un cal vicieux, soit qu'il s'agisse d'exciser un fragment du cal ou de dégager un nerf sensitif enclavé dans la cicatrice. L'opération se fait avec le maillet et le ciseau ou la gouge et ne comporte pas de règles spéciales.

[1] CHOUQUET. *Énucléation du globe oculaire et opérations conservatrices.* Th. de Paris, 1900.
[2] SNELLEN. Globes oculaires artificiels en verre. *Klin. Monatsbl. f. Aug. heilk.*, mars 1899.

De même, la résection partielle d'une des parois de l'orbite peut précéder l'ablation de tumeurs osseuses (exostoses ou ostéomes) provenant de celles-ci et faisant saillie dans la cavité.

L'opération offre peu de dangers, exception faite pour les ostéomes de la paroi supéro-interne et du sinus frontal, qui ne sont pas toujours pédiculés comme on le croyait autrefois et peuvent avoir des prolongements dans le crâne (Panas). L'intervention peut alors avoir une issue fatale et ne doit pas être tentée.

L'examen radiographique, qui sera toujours pratiqué au préalable, renseignera sur la forme et le volume de la tumeur, la présence ou l'absence de pédicule, de prolongements intra-crâniens, etc.

Si celle-ci est rattachée à l'os par un pédicule étroit, une incision péri-orbitaire la met à découvert et elle est sectionnée au niveau du pédicule avec une petite scie à main ou avec la scie à chaîne. Lors de tumeur éburnée très dure, il peut être nécessaire d'employer la gouge et le maillet, procédé lent et plus dangereux, car il expose à des ébranlements et à des fissures. On évitera dans tous les cas l'arrachement du pédicule qui peut mettre à nu la dure-mère et favorise l'infection.

Le globe, s'il est intact, sera respecté et l'opération de Krönlein peut permettre l'extirpation de la tumeur seule.

Après l'opération, les lèvres de la plaie sont suturées et celle-ci est drainée pour permettre les jours suivants des injections antiseptiques dans la cavité.

Enfin l'empyème du sinus frontal, affection très fréquente si on veut bien la rechercher, nécessite souvent la trépanation du sinus. Abandonné à lui-même, il entraîne des complications multiples parmi lesquelles les manifestations oculaires tiennent la première place, alors que le pus vient se faire jour au point le plus déclive et le moins résistant, à la partie supéro-interne de l'orbite le plus souvent. L'intervention rentre donc dans le cadre de la chirurgie spéciale de l'œil et doit être décrite ici.

III. — TRÉPANATION DU SINUS FRONTAL. DRAINAGE FRONTO-NASAL.

Indications.— On interviendra surtout dans les formes chroniques, les formes aiguës ayant une tendance naturelle à guérir spontanément. Le traitement de l'empyème aigu reste exclusivement médical à moins qu'il ne survienne des signes certains de rétention purulente : douleur frontale violente, gonflement sus-orbitaire, diminution ou suppression de l'écoulement de pus par la narine correspondante.

L'opération s'impose au contraire dans les formes chroniques, et non content de donner issue au pus, on devra s'attacher à exciser les fongosités revêtant la cavité. La technique opératoire est identique dans les deux cas, avec cette différence que les limites de l'incision des parties molles ne peuvent être fixées à l'avance, car elles dépendent des dimensions du sinus et de l'étendue des lésions. S'il s'agit d'une forme chronique, il faut non seulement pratiquer sur la paroi antérieure du sinus une ouverture suffisante pour évacuer le pus, mais il faut que la brèche osseuse permette à la curette d'atteindre les limites extrêmes de la cavité. La paroi antérieure du sinus devra donc être dénudée sur une plus grande étendue.

Notions anatomiques. — Les sinus frontaux, au nombre de deux, résultent de l'écartement des deux lames de l'os frontal à la partie inférieure du front. Chaque sinus mesure en moyenne 3 centim. chez l'homme, aussi bien dans le sens vertical que dans le sens horizontal ; leur capacité est d'ailleurs essentiellement variable et peut manquer tout à fait. Des trois parois, l'antérieure, épaisse, mesure 5 à 6 millim. et contient une couche de diploé, d'où hémorrhagie quand elle est intéressée ; les deux autres, postéro-supérieure ou crânienne et postéro-inférieure ou orbitaire, sont très

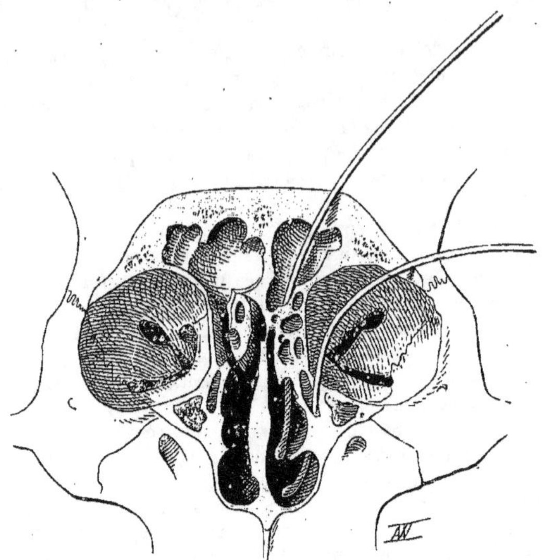

FIG. 172. — *Coupe frontale des deux sinus frontaux.*

La figure montre les rapports des deux sinus entre eux, avec la cavité de l'orbite et avec les fosses nasales. Le cathéter supérieur, introduit dans le sinus frontal, a pénétré dans le canal fronto-nasal et vient ressortir dans le méat moyen. L'inférieur pénètre dans le canal lacrymo-nasal et vient ressortir dans le méat inférieur.

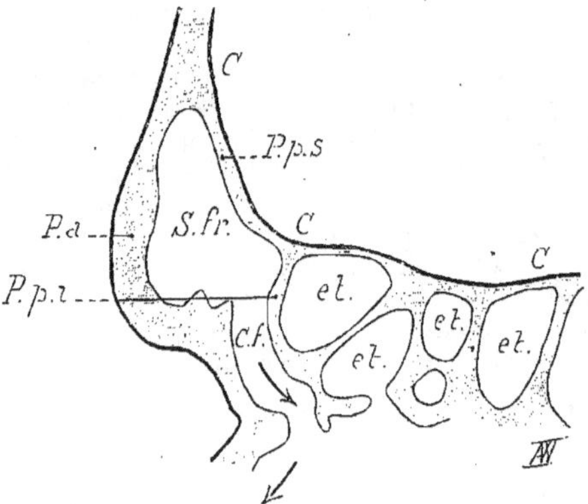

FIG. 173. — *Coupe antéro-postérieure du sinus frontal.*

S. fr. Sinus frontal avec ses 3 parois, l'antérieure *(P. a.)*, la postéro-supérieure *(P. p. s.)* en rapport avec la cavité crânienne *C.* et la postéro-inférieure en rapport avec les cellules ethmoïdales *(et.)* et se continuant en bas avec le canal fronto-nasal *(C. f.)*.

minces. Les deux sinus sont séparés par une mince cloison, souvent irrégulière et correspondant rarement au plan médian.

Chaque sinus va s'ouvrir en bas dans les fosses nasales, au niveau du méat moyen, par l'intermédiaire d'un canal creusé dans les cellules antérieures de l'ethmoïde, le *canal fronto-nasal* (fig. 173 et fig. 176, *C. f.*).

Ce canal, large de 2 à 3 millim., part de la partie la plus déclive, immédiatement en dehors de la cloison médiane, se dirige obliquement en bas, en dedans et en arrière, et aboutit après un trajet de 15 millim. à la partie antérieure du méat moyen. Dans ce trajet, il est en rapport en arrière avec les cellules ethmoïdales antérieures. Depuis sa terminaison jusqu'à la narine, sa direction est oblique en bas et en avant.

Ces deux directions représentent donc un angle ouvert en avant, ou une ligne courbe à concavité antérieure, et le cathéter introduit par le sinus ne peut ressortir par la narine qu'à la condition de décrire une courbe correspondant à un peu plus de la moitié d'une circonférence.

Manuel opératoire. — Le malade est chloroformé, le sourcil préalablement rasé et la région frontale soigneusement antiseptisée.

PREMIER TEMPS. — *Incision cutanée.* — On fait le long de la partie interne de l'arcade orbitaire et immédiatement au-dessous d'elle une incision courbe à concavité inférieure longue de 35 millim. environ. L'incision intéresse toutes les parties molles, y compris le périoste, et les petites artérioles qui donnent sont pincées et liées séance tenante (Luc).

DEUXIÈME TEMPS. — *Ouverture du sinus.* — Les lèvres de la plaie étant fortement écartées, l'os est attaqué avec la gouge et le maillet et on pratique une couronne de trépan large de 2 centim. en moyenne et éloignée à la fois du rebord orbitaire et de la ligne médiane de 5 millim. environ. Plus en dedans, l'os est très épais et on risquerait d'ouvrir le sinus du côté opposé, la cloison intersinusienne ne correspondant pas toujours à la ligne médiane. Le copeau osseux bien circonscrit est mobilisé par des coups de gouge plus profonds, le maillet étant manié avec prudence afin d'éviter la lésion de la paroi profonde du sinus ou *paroi dangereuse*, puis excisé par des mouvements de levier exécutés avec la gouge ou à l'aide du davier. La muqueuse mise à nu, généralement épaissie, est à son tour excisée et le pus s'écoule (fig. 174).

TROISIÈME TEMPS. — *Curettage du foyer.* — La cavité du sinus est irriguée avec une solution de sublimé ou d'eau oxygénée et toute la muqueuse est enlevée avec les fongosités à l'aide de la curette tranchante conduite dans tous les prolongements du sinus. Puis la cavité du sinus est explorée avec un stylet recourbé, et si celle ci est étendue et les fongosités abondantes, on pratique une seconde incision cutanée verticale partant de l'extrémité interne de l'incision sourcilière et longue de 25 millim. environ. Le lambeau triangulaire périosto-cutané qui en résulte est isolé avec la rugine, fortement écarté en haut et en dehors, et l'ouverture osseuse initiale agrandie au moyen d'une forte pince coupante. La curette peut alors atteindre facilement les limites extrêmes du sinus. D'ailleurs, la première incision courbe, prolongée en bas et en dedans du côté du nez, donne un jour suffisant et laisse une cicatrice moins apparente. Il faut donc éviter l'incision verticale.

En bas, la curette est poussée dans le canal fronto-nasal afin de lui rendre sa perméabilité et d'en extraire les fongosités qui s'étendent habituellement jusque dans le méat moyen. Si le canal est très étroit, on se servira de curettes de plus en plus larges introduites dans son intérieur et auxquelles on imprime un mouvement de rotation énergique pour en élargir le calibre.

QUATRIÈME TEMPS. — *Cautérisation et drainage.* — Toute la surface du sinus et du canal fronto-nasal est touchée avec une solution de chlorure de zinc au 10e puis saupoudrée d'iodoforme et, s'il s'agit de suppuration chronique, ce qui est le cas le plus habituel, on procède au drainage de la cavité.

On se sert du stylet courbe de Panas (fig. 175) ; on engage dans l'ouverture supérieure du canal frontal le bec de l'instrument dont le manche est tenu en bas, contre la joue. En l'enfonçant on le redresse peu à peu de façon à lui faire décrire un demi-

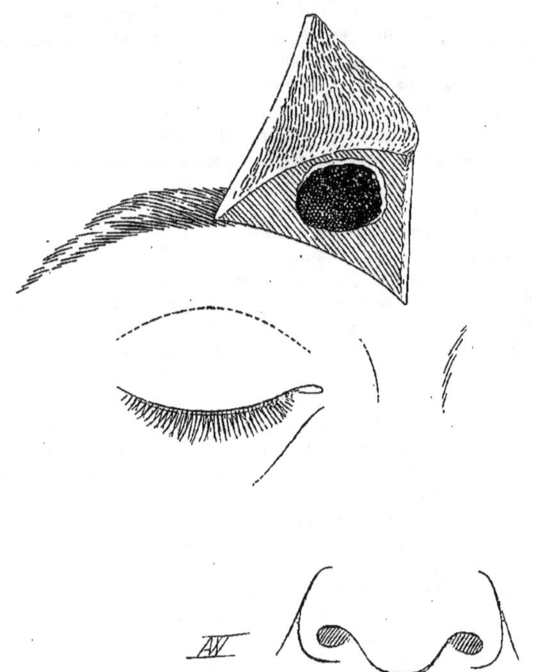

FIG. 174. — *Trépanation du sinus frontal.*
Le triangle cutané est rabattu et une rondelle de la paroi antérieure du sinus a été enlevée pour mettre à nu la cavité.

cercle, si bien que quand la manœuvre est terminée, le manche se trouve appliqué sur le front. Il faut agir avec lenteur et prudence pour éviter les fausses routes. Le passage du cathéter du sinus dans la fosse nasale se fait brusquement et à ce moment l'on sent un ressaut [1]. On n'hésitera pas si l'instrument, une fois bien engagé dans le canal, éprouve une résistance, à pousser fortement afin d'effondrer la barrière formée par les fongosités, sans craindre la blessure des cellules ethmoïdales antérieures qui est sans importance.

Un drain est fixé à l'extrémité du bec de la sonde, et une manœuvre inverse de la précédente amène le cathéter au dehors en entraînant avec lui le drain. On peut,

---

[1] GUILLEMAIN. Étude sur les abcès des sinus frontaux considérés principalement dans leurs complications orbitaires ; leur diagnostic et leur traitement. *Arch. d'opht.*, I, 11, 1891.

au lieu du drain, se contenter d'une mèche de gaze iodoformée très longue dont l'extrémité inférieure ressort par la narine correspondante tandis que le chef supérieur sert à bourrer la cavité (Luc).

La plaie est suturée, sauf au niveau du drain par lequel des injections antiseptiques peuvent être faites les jours suivants. Si on a mis seulement une mèche, le pansement, en l'absence de tout symptôme inquiétant, est laissé en place quatre à cinq jours ; puis

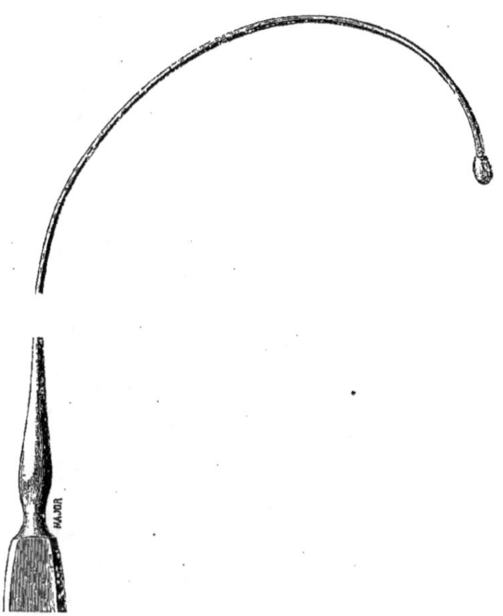

FIG. 175. — *Cathéter pour le sinus frontal* (PANAS.)

les fils sont enlevés et un nouveau pansement compressif est appliqué et renouvelé deux ou trois fois pendant deux à trois semaines (Luc).

Complications. — PNEUMO-SINUS. — Cette compression prolongée a pour but de suppléer à l'absence de la paroi osseuse antérieure et de prévenir la distension brusque des parties molles, à la suite d'un éternement ou d'un effort dans l'action de se moucher (pneumo-sinus de Lermoyez). Une compression énergique maintenue quelques jours suffirait à le faire disparaître.

PHLEGMON FRONTAL. — Peut survenir par le même mécanisme si du pus provenant de la cavité nasale s'est trouvé projeté en même temps dans les mailles du tissu cellulaire sous-cutané. Il sera ouvert au bistouri et drainé.

EMPYÈME RÉCIDIVÉ. — Si le pus se reforme, la cavité sera ouverte et drainée de nouveau. Dans les cas rebelles où plusieurs ouvertures du sinus suivies de curettage sont demeurées sans résultat, Dünnt obtient la guérison par la suppression de la cavité sinusienne : il résèque toute la paroi antérieure du sinus et applique le tégument sur la paroi osseuse profonde respectée. L'opération est excellente mais entraîne une déformation disgracieuse de la face, surtout visible si la résection est limitée à un seul sinus ; aussi est elle surtout applicable aux cas de sinusite double frontale rebelle. D'ailleurs cette dépression progressive des téguments, conséquence de l'adhésion de ceux-ci à la paroi osseuse profonde, est un excellent élément de pronostic, car la disparition de la cavité sinusienne coïncide avec la disparition progressive de la suppuration nasale[1].

IV. — SUPPURATION DES CELLULES ETHMOÏDALES. TRAITEMENT

En raison des rapports intimes du labyrinthe ethmoïdal avec tous les sinus (fig. 176), on comprend que la suppuration de ces derniers puisse se propager aux cellules ethmoïdales et, de fait, l'empyème ethmoïdal est rarement primitif. Une fois celui-ci

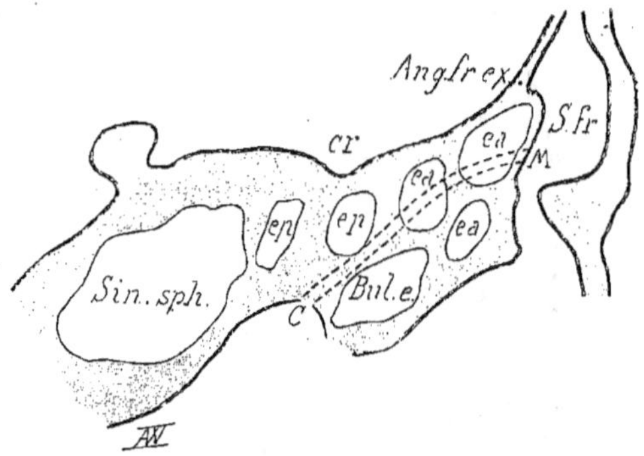

FIG. 176. — *Coupe antéro-postérieure schématique du labyrinthe ethmoïdal*. (LUC.)

Cr. Étage moyen du crâne. — *Sin. fr.* Sinus frontal. — *Sin. sph.* Sinus sphénoïdal. — *C. M.* Ligne d'insertion du cornet moyen avec *(ep)* cellules ethmoïdales postérieures qui s'ouvrent au-dessus et *(ea)* cellules ethmoïdales antérieures qui s'ouvrent au-dessous de ce cornet. Ces dernières surtout sont envahies dans les processus suppuratifs des sinus maxillaire ou frontal et, en raison de leurs rapports intimes avec l'ethmoïde et l'unguis en dehors, l'inflammation se propage facilement dans l'orbite. — *Ang. fr. ex.* Angle fronto-ethmoïdal. *Bul. e.* Bulle ethmoïdale.

constitué, les cellules minces et peu résistantes sont alors rapidement détruites (ostéite fongueuse raréfiante), et souvent le pus vient fuser dans l'orbite en raison de la grande minceur de la paroi externe ou orbitaire du labyrinthe ethmoïdal, surtout au niveau de l'unguis. Le pus, arrêté par la capsule orbitaire qui lui oppose une barrière efficace, s'amasse sous l'angle orbitaire interne et vient former collection sous le tégument de la paupière supérieure.

L'affection, à ce titre, nous intéresse et le traitement ne saurait être que chirurgical. On se basera, pour faire le diagnostic, sur le siège de la saillie fluctuante située sous

---

[1] CATHÉTÉRISME DU SINUS FRONTAL, PAR LA VOIE NASALE. — Très en faveur en Allemagne où il fut d'abord pratiqué par JURASZ, il ne conviendrait qu'au début dans les catarrhes simples ou purulents du sinus. On se sert d'une sonde métallique coudée à son extrémité et plus ou moins contournée en S. L'extrémité de la sonde introduite dans la narine, le bec tourné en avant, pénètre dans le sinus par l'infundibulum et, s'il y a en même temps fistule fronto-orbitaire, on peut pousser une injection antiseptique à travers la sonde ; mais le moyen est insuffisant et mieux vaut recourir d'emblée à la trépanation du sinus.

l'angle orbitaire interne, déplissant et abaissant la paupière, et rétrécissant d'autant
l'ouverture palpébrale L'examen rhinoscopique, ou même l'exploration avec le stylet
s'il y a déjà un trajet fistuleux, compléteront le diagnostic.

Manuel opératoire. — Le curettage par la voie nasale ne peut suffire puisque nous
envisageons seulement le cas où l'empyème, non content de 'se limiter aux cellules
ethmoïdales, se complique de phlegmon orbito-palpébral, qu'il coexiste ou non avec un
empyème frontal. Il faut ouvrir le foyer par la voie orbitaire antérieure.

PREMIER TEMPS. — *Incision.* —Courbe à concavité inférieure et externe, immédiatement
au-dessous de l'angle orbito-nasal. L'incision intéresse toutes les parties molles. y compris
le périoste, et la partie antérieure et supérieure de la paroi interne de l'orbite est dénudée
avec la rugine. Le périoste orbitaire est décollé, le contenu de l'orbite est abaissé au
moyen d'un écarteur mousse et on découvre la totalité de la surface osseuse intra-
orbitaire correspondant au plancher du sinus frontal et à la paroi externe du labyrinthe
ethmoïdal.

DEUXIÈME TEMPS. — *Curettage.* —La perforation osseuse une fois découverte est agrandie
avec la pince coupante et on nettoie à la curette toutes les parties envahies du labyrinthe; on peut, pour ouvrir plus largement le foyer ethmoïdal, réséquer la tête du
cornet moyen.

Si le sinus frontal est aussi envahi, après avoir prolongé l'incision cutanée un peu en
dehors, on agrandit la brèche osseuse qui doit alors intéresser à la fois le plancher du
sinus frontal et la paroi externe des cellules ethmoïdales, et les deux cavités sont
soigneusement curettées.

TROISIÈME TEMPS. — *Drainage et sutures.* — Le foyer, désinfecté, est cautérisé avec la
solution de chlorure de zinc à 1 p.10, puis les lèvres de la plaie cutanée sont suturées
et on laisse le drainage consécutif se faire spontanément et exclusivement par la voie
nasale (Luc). Les points de suture sont enlevés le huitième ou neuvième jour et le
pansement définitivement supprimé quelques jours après [1].

---

[1] Il resterait à décrire ici les différents procédés de débridement du nerf optique pour
drainer et désinfecter l'espace inter-vaginal dans les papillites (DE WECKER), l'élongation du
nerf optique dans les atrophies tabétiques, mais tous ces procédés n'ont pas donné de résultats
sérieux. Seule la section du nerf optique dans quelques cas de photopsie pourrait être tentée
suivant la technique précédemment indiquée (page 244).

CHAPITRE II

OPÉRATIONS PRATIQUÉES SUR LES MUSCLES

SOMMAIRE

Généralités. — Redresser l'un ou les deux yeux à la fois, lorsque les axes visuels ne viennent plus converger vers le point fixé (strabisme). Celui-ci est une affection d'ordre cérébral (trouble du réflexe de la convergence), et les muscles n'y ont aucune part. Néanmoins la seule ressource, lorsque le traitement optique ou fonctionnel est demeuré sans résultat, est de s'adresser au muscle dont on reculera (*ténotomie*) ou avancera l'insertion (*avancement*).

§ 1. — Recul du tendon (ténotomie). — MANUEL OPÉRATOIRE. — *Instruments.* — *Technique : Premier temps.* Section de la conjonctive à 2 millim. environ du limbe scléro-cornéen et parallèlement à lui. — *Deuxième temps.* Saisie du tendon chargé sur le crochet à strabisme. — *Troisième temps.* Section du tendon au ras de la sclérotique avec ou sans élongation préalable du muscle suivant le degré de la déviation. — *Quatrième temps.* Suture de la muqueuse au catgut. — COMPLICATIONS. Exceptionnelles au *cours de l'opération* : hémorrhagie, insignifiante, et perforation de la sclérotique peu à craindre. — *Après l'opération* : enfoncement de la caroncule, dû généralement à une ténotomie trop large et à une section de la capsule ; agrandissement de la fente palpébrale, exophtalmie légère ; formation de bourgeons charnus ; déviation de l'œil opéré en sens inverse ; diplopie consécutive, d'un bon pronostic, car elle permet d'espérer le retour de la vision binoculaire. — RÉSULTATS. Le tendon reculé contracte, en arrière, de nouvelles adhérences. La correction de la déviation obtenue après la section est, en général, de 4 millim. après la ténotomie du droit interne et de 2 millim. après celle du droit externe ; mais on ne peut poser de règles fixes et la mensuration du strabisme, qui doit toujours être faite cependant, n'a pas l'importance qu'on lui accordait autrefois. — TRAITEMENT CONSÉCUTIF. — Correction exacte de la réfraction, combinée aux exercices stéréoscopiques et autres moyens orthomorphiques destinés à rétablir la vision binoculaire.

§ 2. — Avancement. — Deux grands procédés : *avancement musculaire* et *avancement capsulo-musculaire.* Dans le premier, on fait d'abord la ténotomie du muscle avant de l'avancer ; dans le second, le muscle est simplement plissé, puis avancé. — 1º AVANCEMENT CAPSULO-MUSCULAIRE. — MANUEL OPÉRATOIRE. *Premier temps.* Boutonnière conjonctivale et excision d'un lambeau de muqueuse. — *Deuxième temps.* Saisie du tendon en totalité avec sa gaine ténonienne. — *Troisième temps.* Placement des fils. Nécessité de pénétrer dans les couches superficielles de la sclérotique afin d'avoir une prise solide. — *Quatrième temps.* Sutures. — Pansement et soins consécutifs. — RÉSULTATS. Le degré de correction est toujours inférieur à celui obtenu après la ténotomie. — 2º AVANCEMENT MUSCULAIRE (de Wecker). — MANUEL OPÉRATOIRE. La technique est sensiblement identique, mais le muscle est coupé au lieu d'être avancé. — RÉSULTATS. Avancement après résection d'un fragment de tendon.

§ 3. — Indications de la ténotomie et de l'avancement. — I. STRABISME. *Strabisme convergent.* Ne pas intervenir avant l'âge de 8 ou 9 ans, car cette variété a tendance à disparaître avec l'âge. On fera la ténotomie des droits internes de préférence, combinée ou non à l'avancement des droits externes suivant le degré de la déviation. — *Strabisme divergent.* Ténotomie des droits externes ou avancement des droits internes. Nécessité du traitement dioptrique consécutif et des exercices stéréoscopiques et orthomorphiques en vue de rétablir la vision binoculaire. — II. ASTHÉNOPIE MUSCULAIRE. Traitement médical et dioptrique ; le traitement chirurgical n'intervient qu'à titre exceptionnel. — III. STRABISME PARALYTIQUE. Se montrer très sobre d'intervention : procédés de compensation, de substitution, ténotomie de l'antagoniste. — CHOIX DU PROCÉDÉ. TÉNOTOMIE DU MUSCLE PETIT OBLIQUE. — Technique.

Généralités.

Toutes ces opérations ont pour objet le redressement de l'un des deux ou des deux yeux à la fois, lorsque les deux axes visuels ne viennent plus converger vers le point fixé (strabisme).

Le strabisme paralytique, souvent transitoire et généralement causé par des lésions nucléaires, réclame tout d'abord un traitement médical s'adressant en même temps à l'affection causale (tabes, syphilis, intoxications, etc.). Le traitement chirurgical n'intervient que lorsque la paralysie est devenue définitive et on se montrera sobre d'opérations en pareil cas.

Au contraire, lors de strabisme non paralytique ou concomitant, trouble purement fonctionnel et ayant son siège dans les centres coordinateurs, une intervention est le plus souvent nécessaire.

La théorie musculaire du strabisme est aujourd'hui condamnée depuis que l'on a appris à considérer ce dernier comme une affection d'ordre cérébral consistant en un trouble du réflexe de la convergence, que celui-ci soit exagéré (strabisme convergent), ou diminué (strabisme divergent).

Mais divers facteurs peuvent intervenir à titre de cause occasionnelle. Parmi ceux-ci, les vices de réfraction, que Donders regardait à tort comme la cause déterminante de l'affection, tiennent la première place.

Le traitement optique ou fonctionnel est donc le seul à instituer tout d'abord (atropine, correction exacte des vices de réfraction, exercices orthoptiques et stéréoscopiques). Mais, lorsqu'il est demeuré sans résultat ou insuffisant, lorsque le sujet est arrivé à un certain âge (neuf à dix ans) et que l'affection ne montre aucune tendance à disparaître d'elle-même (ce qui arrive quelquefois pour le strabisme convergent, jamais pour le strabisme divergent), une intervention s'impose et il devient nécessaire de recourir au traitement chirurgical.

Bien qu'il ne puisse être question d'altérations musculaires, l'affection étant purement nerveuse et d'origine centrale, celui-ci doit nécessairement porter sur les muscles, car c'est là le seul élément sur lequel nous ayons prise. Il consistera soit à *reculer* l'insertion du tendon musculaire (*ténotomie*), soit à l'*avancer (avancement)*, souvent même, afin d'obtenir un effet plus considérable, à combiner les deux procédés : reculement d'un muscle et avancement de l'antagoniste.

L'élongation seule, qui s'adresse surtout à l'élément nerveux, n'est efficace que dans les cas légers. Si la déviation est considérable, il est nécessaire de la combiner à la ténotomie (Panas).

Enfin, puisque le centre de la convergence est unique, le strabisme étant une maladie de la convergence est une affection bilatérale et cette notion de la bilatéralité, « aujourd'hui bien établie », doit retentir sur le traitement.

Il ne suffit plus d'opérer l'œil soi-disant incorrect ; mais il faut nécessairement agir sur les deux yeux, et l'intervention doit être aussi bilatérale, car à tout déséquilibre bilatéral il convient d'appliquer une action correctrice également bilatérale (Panas)[1]. Nous reviendrons sur ce point à propos des indications de l'opération.

§ 1. — Recul du tendon (ténotomie).

L'opération fut tentée pour la première fois sur le cadavre par Stromeyer (1838), puis sur le vivant par Cunier et surtout par Dieffenbach.

Elle consistait alors à sectionner le corps charnu du muscle loin de son attache sclérale, et cette myotomie n'avait le plus souvent pour effet que de convertir un strabisme convergent modéré en strabisme divergent, rendant ainsi la difformité beaucoup plus pénible pour le malade.

Ce n'est qu'après les travaux de Bonnet, Boyer, de Graefe, etc., qu'on s'attacha à couper exclusivement le tendon en respectant le muscle. Depuis, l'opération est définitivement entrée dans le domaine de la pratique et a subi peu de modifications.

I. — Ténotomie du droit interne

Nous décrirons d'abord la ténotomie du droit interne, la plus généralement pratiquée. La section des autres muscles est identique : seul le siège de l'incision conjonctivale diffère. On se rappellera que le droit interne vient s'insérer à 5 millim. et demi, soit 6 millim. environ, du limbe scléro-cornéen, et le droit externe à 7 millim.

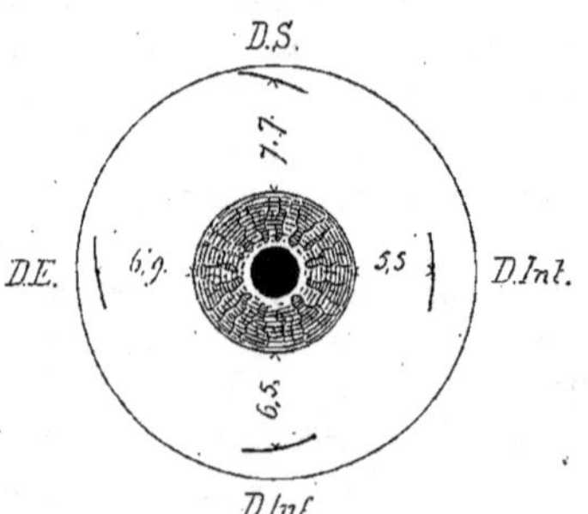

Fig. 177. — *Schéma destiné à montrer la ligne d'insertion des muscles droits sur la sclérotique avec leur distance du limbe scléro-cornéen.*

L'opération est assez peu douloureuse et l'anesthésie locale peut suffire. Après avoir instillé la cocaïne et le blépharostat mis en place, on injecte sous la conjonctive, au niveau du muscle à sectionner, quelques gouttes d'une solution de cocaïne au centième. L'inconvénient est l'œdème sous-conjonctival qui en résulte; aussi est-il souvent nécessaire de recourir au chloroforme qui donne plus de facilité à l'opérateur. On peut d'ailleurs se contenter de la simple instillation sans recourir à l'injection sous-conjonctivale. En ayant soin de ne pas tirailler le

<hr>

[1] PANAS. Pathogénie et traitement du strabisme fonctionnel dit concomitant. *Bulletin de l'Académie de médecine*, juillet 1898.

muscle au moment où celui-ci est chargé avec le crochet et si on ne fait pas
l'élongation, l'opération est peu douloureuse et facilement supportée par un
sujet raisonnable.

Manuel opératoire. — INSTRUMENTS : Un blépharostat, deux pinces fixatrices, une paire de ciseaux courbes à pointes mousses, deux crochets à

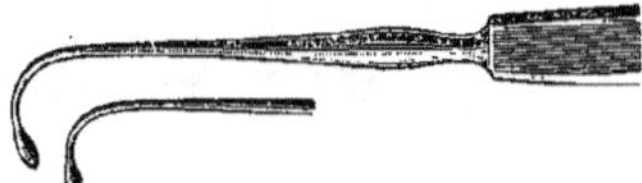

FIG. 178. — *Crochets à strabisme.*

strabisme (fig. 178), une fine aiguille courbe munie de catgut et une pince
porte-aiguille.

TECHNIQUE. — PREMIER TEMPS. — *Section de la conjonctive.* L'opérateur
se place à droite du sujet s'il s'agit de l'œil droit, à gauche s'il s'agit de l'œil
gauche. Avec une pince fixatrice tenue de la main gauche il saisit la conjonctive tout près du limbe, au niveau de l'extrémité externe du méridien horizontal et amène le globe en rotation externe. Puis, avec une seconde pince
fixatrice tenue de la main droite, il saisit la muqueuse tout contre le limbe à
l'extrémité interne du méridien horizontal. La première pince est alors enlevée,
la seconde confiée à la main gauche, et avec les ciseaux tenus de la main droite
dont il dirige la concavité du côté du globe, il sectionne la muqueuse tout
contre la pince et au-devant d'elle à 2 millim. environ du limbe scléro-cornéen.
L'incision conjonctivale doit être faite parallèlement au limbe et mesurer
environ 4 millim. de large [1]. L'extrémité des ciseaux est introduite dans la
boutonnière ainsi faite et détache tout autour le tissu sous-conjonctival jusqu'à
ce qu'on aperçoive la face superficielle du tendon recouvert de sa gaine
ténonienne.

DEUXIÈME TEMPS. — *Saisie du tendon.* Celui-ci, qu'on reconnaîtra à la
direction de ses fibres disposées parallèlement et recouvertes de petits vaisseaux, est chargé avec le crochet à strabisme tenu de la main droite comme
une plume à écrire et introduit à son niveau. Afin de bien charger le tendon
et de ne pas glisser au-dessus de lui, l'extrémité mousse du crochet sera
maintenue bien appliquée contre la sclérotique qu'elle ne doit pas quitter.
L'instrument est introduit assez profondément en arrière, glisse le long de la

---

[1] La direction de l'incision conjonctivale a peu d'importance. La plaie horizontale, sans
diminuer en rien l'effet de la ténotomie, expose moins à l'enfoncement de la caroncule (Boyer).
Nous préférons toutefois l'incision verticale qui donne plus de jour et permet, lorsque la
suture est faite horizontalement, de modérer un peu l'effet de la ténotomie si celui-ci est trop
marqué.

paroi externe du globe et est ramené en avant sous le muscle [1]. Le crochet glisse sous le tendon ; dès que la pointe apparaît sous la capsule, à l'autre bord, on fait, en cet endroit, avec les ciseaux une petite boutonnière qui met à nu l'extrémité mousse du crochet ; un second crochet est introduit de la même manière, tandis qu'on enlève le premier. Le tendon se trouve ainsi chargé en totalité. Au besoin, on introduirait de nouveau le premier crochet, et cette

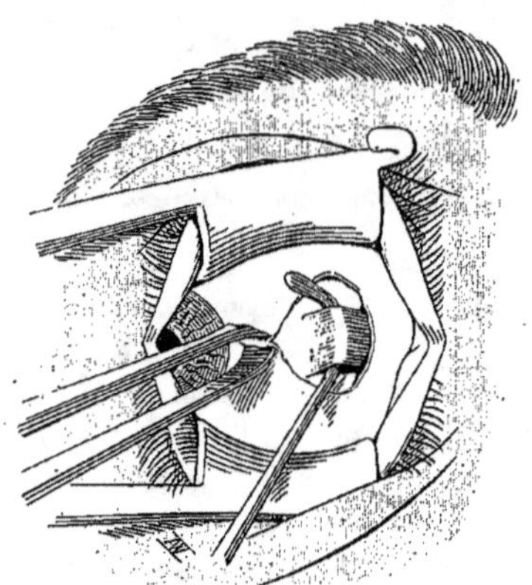

FIG. 179. — *Ténotomie. Deuxième temps. Œil droit.*

L'opérateur est placé à la droite du sujet ; après avoir incisé et libéré la conjonctive il maintient l'œil en rotation externe avec la pince fixatrice tenue de la main gauche, tandis que de la droite il a chargé avec le crochet le tendon du droit interne.

manœuvre des crochets est très importante si on ne veut pas s'exposer à faire une section incomplète.

Troisième temps. — *Ténotomie.* Avant de faire la section il est bon, si la déviation est très marquée, de procéder à l'*élongation du muscle*. Pour cela, tenant le crochet à plat on exerce des tractions lentement progressives jusqu'à ce que le bord interne de la cornée atteigne sans résistance la commissure externe des paupières.

Cette élongation conseillée par M. Panas, qui avait d'abord pour objet de lutter contre la rétraction du muscle [2], est destinée aujourd'hui, d'après lui, à en

---

[1] Un autre procédé consiste, une fois le tendon découvert, à le saisir avec une seconde pince fixatrice. Celle qui tient la conjonctive est alors enlevée ; le tendon est légèrement attiré en avant et on pratique avec les ciseaux, parallèlement à l'un de ses bords, une petite boutonnière. Le crochet est introduit par cet orifice artificiel et charge le tendon.

Une dernière méthode, qui n'a aucun avantage sur les précédentes, consiste, après avoir saisi le tendon à sa partie moyenne, à y pratiquer une boutonnière à ce niveau avec les ciseaux. Chacune des deux moitiés du tendon ainsi divisé est successivement chargée avec le crochet à strabisme et coupée au ras de la sclérotique (Snellen).

[2] Panas. De l'élongation des muscles oculaires dans le traitement du strabisme non paralytique. *Archiv. d'ophtalm.*, janvier 1896.

affaiblir la tonicité et à diminuer l'influx nerveux qui le met en action. L'arrachement tendineux, dû à une traction trop considérable, n'est pas à craindre ; la seule précaution consiste à éviter les à-coups.

Puis, tandis que le crochet tenu de la main gauche soulève fortement le tendon, on sectionne celui-ci à petits coups au ras de la sclérotique, la concavité des ciseaux étant toujours tournée du côté du globe [1]. On s'assure, en

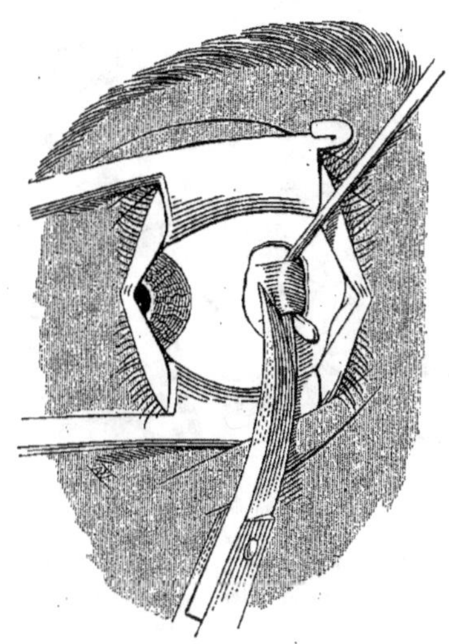

Fig. 180. — *Ténotomie. Troisième temps. Œil droit.*

La pince abandonnée, un second crochet a été introduit de manière à bien charger le tendon en totalité. Ce crochet, tenu de la main gauche, est renversé en dedans et fait saillir le tendon qui est sectionné avec les ciseaux à petits coups en commençant par le bord inférieur.

promenant le crochet à la surface de la sclérotique, que la section est complète et qu'il ne reste aucune fibre adhérente à la paroi.

Quatrième temps. — *Suture.* Après s'être rendu compte, si le sujet n'est pas endormi, de l'effet obtenu, les deux lèvres de la plaie sont rapprochées par un point de suture médian placé verticalement. On emploiera de préférence à la soie le catgut, qui se résorbe de lui-même.

La suture placée horizontalement a l'inconvénient de restreindre un peu l'action de la ténotomie et ne serait employée que si l'effet semblait trop

---

[1] On ne devra jamais, même en cas de déviation très accentuée, sectionner volontairement le tendon un peu en dehors de la sclérotique pour réséquer ensuite le fragment tendineux demeuré adhérent au globe, comme cela se pratiquait autrefois (L. Boyer). Nous sommes suffisamment armés aujourd'hui, avec la double ténotomie ou le double avancement, pour ne pas recourir à ce moyen.

considérable. On pourrait comprendre alors dans la suture un peu de tissu sous-conjonctival afin de diminuer le recul du tendon. La suture détermine quelquefois un plissement de la muqueuse qui vient recouvrir les parties supérieure et inférieure de la cornée; il disparaît naturellement les jours suivants.

Après l'opération, un pansement sec, qu'il y a intérêt à mettre sur les deux yeux, afin d'assurer l'immobilité de l'organe, est appliqué pendant quarante-

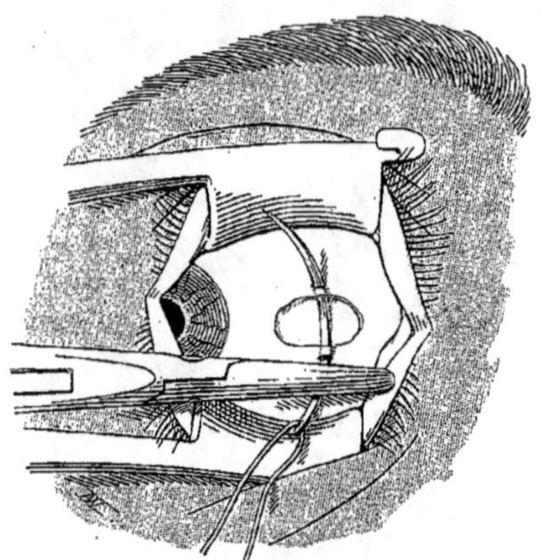

Fig. 181. — *Ténotomie. Quatrième temps. Suture conjonctivale. Œil droit.*
La suture est placée verticalement et intéresse seulement les deux lèvres de la plaie.

huit heures, puis remplacé par un bandeau flottant. L'ecchymose sous-conjonctivale consécutive disparaît vers la fin de la deuxième semaine.

Complications. — AU COURS DE L'OPÉRATION : exceptionnelles.

a) *Hémorrhagie.* — L'écoulement de sang est d'ordinaire insignifiant et une hémorrhagie abondante, accident très rare, serait facilement arrêtée [1].

b) *Perforation de la sclérotique* au moment de la ténotomie. Elle est peu à craindre avec l'emploi des ciseaux mousses, si on procède à petits coups.

APRÈS L'OPÉRATION : les complications septiques ne doivent pas exister et seront toujours le résultat d'une faute d'antisepsie, mais on peut en observer d'autres, du fait même de la ténotomie.

---

[1] L'apparition d'une hémorrhagie se produisant dans la capsule de Tenon avec brusque propulsion du globe en avant est exceptionnelle. Elle est due à la section de quelque gros vaisseau ciliaire antérieur lorsque l'incision a porté trop en arrière et qu'on a voulu débrider la capsule sur une trop grande étendue.

L'écoulement serait arrêté par l'emploi du bandeau compressif, mais il peut empêcher de continuer l'opération. On a toutes chances de l'éviter en ayant soin d'inciser la conjonctive très près du limbe scléro-cornéen.

a) *Enfoncement de la caroncule.* — S'observe surtout lors de reculement considérable ; il est dû à la section des expansions fibreuses prémusculaires qui relient la caroncule à la face externe du muscle. Pour l'éviter, on peut détacher ces expansions avant de procéder à la ténotomie. La conjonctive est alors attirée en avant au moment de la ligature conjonctivale, mais celle-ci devient incapable de remédier à un reculement trop accentué [1].

b) *Agrandissement de la fente palpébrale avec exophtalmie légère.* — Manque rarement, mais passe d'ordinaire inaperçue : elle est déterminée, lorsqu'elle est très marquée, par des ouvertures trop larges faites à la capsule. On peut alors y remédier par la tarsorrhaphie externe des paupières du même côté, ou par une canthoplastie faite à l'œil sain, afin d'égaliser les deux ouvertures palpébrales (de Græfe). Le rétrécissement de la fente palpébrale du même côté, par l'effet réducteur qu'elle exerce sur l'exophtalmie, est préférable à l'agrandissement du côté opposé.

Mais il est rare qu'une intervention s'impose, surtout si la ténotomie a porté sur les deux yeux. Il n'y a en pareil cas aucune inégalité et la légère exophtalmie résultant de l'opération contribue plutôt à l'amélioration du regard.

c) *Formation de bourgeons charnus.* — Ils se montrent au cours de la cicatrisation et doivent être excisés lorsqu'ils sont volumineux. Il est assez rare de les observer lorsque la suture conjonctivale a été soigneusement faite. Leur apparition réduit toujours un peu l'effet de la ténotomie, par suite de la rétraction du tissu qu'ils déterminent.

d) *Déviation de l'œil opéré du côté opposé.* — La déviation ultérieure de l'œil en sens inverse survenait toujours avec l'opération de Dieffenbach qui coupait le muscle à 7 ou 8 millim. de son insertion. Elle est peu à craindre aujourd'hui, en suivant les règles précédemment décrites et en se bornant à ne pas trop débrider la capsule : en raison des adhérences de la capsule de Tenon et des expansions fibreuses de celle-ci, le recul du muscle est forcément limité. Quelquefois même, pour obtenir un effet plus considérable, on sectionne la capsule de chaque côté de l'insertion tendineuse sur une étendue plus ou moins considérable ; mais on devra toujours se montrer très prudent en pareil cas en raison de la surcorrection qui peut en être la conséquence [2]. Il ne resterait, pour y remédier, qu'à faire l'avancement du même côté.

e) *Diplopie consécutive.* — Elle se montre aussitôt l'opération et disparaît

---

[1] Plus tard, si la difformité est appréciable, on peut y remédier par l'opération suivante (de Græfe) : après avoir fait à la muqueuse une incision verticale longue de 6 millim. environ et située à égale distance de la caroncule et du limbe scléro-cornéen, on détache les deux lambeaux conjonctivaux du tissu sous-jacent en sectionnant à petits coups avec les ciseaux courbes les adhérences à la sclérotique, et les deux feuillets ainsi libérés sont réunis par deux ou trois points de suture qui relèvent la caroncule et l'attirent en avant. On peut même, pour augmenter l'effet de l'opération, exciser au préalable un fragment de la muqueuse avant de faire la suture.

[2] Aussi la méthode de Liebreich consistant à sectionner largement la capsule en haut et en bas après la section du tendon est-elle à rejeter. LIEBREICH. Eine modification der Schieloperation. *Arch. für Opht.*, 1886, 2.

rapidement. Elle ne s'observe que lorsque l'œil le plus fortement dévié n'est pas complètement amblyope et, loin d'être une complication, elle constitue un bon élément de pronostic, car elle permet d'espérer le rétablissement de la vision binoculaire [1].

Résultats. — Le tendon, reculé à quelques millimètres en arrière de son insertion primitive, contracte là de nouvelles adhérences avec la sclérotique, par l'intermédiaire d'une sorte de gangue inflammatoire intéressant toutes les parties voisines (Boyer, Motais, Kalt) [2].

Mais cette nouvelle insertion n'est nullement comparable à la première et les principales connexions du muscle avec la sclérotique s'établissent par des adhérences latérales à la capsule. Cependant on est quelquefois étonné, lorsqu'on pratique une seconde ténotomie sur un muscle déjà sectionné antérieurement, de la solidité de la nouvelle adhérence.

C'est qu'en matière de ténotomie on ne peut poser de règles fixes et les résultats sont des plus variables. La correction obtenue après la section est en général de 4 millim. [3] ; ceci, d'ailleurs, est loin d'être absolu, et le dosage de l'opération, comme le voulait de Græfe, est pratiquement irréalisable. Tout au plus peut-on augmenter l'effet opératoire en débridant plus ou moins largement la capsule ; mais il faut craindre la déviation secondaire qui peut survenir ultérieurement.

Mieux vaut faire toujours la section suivant les règles précédemment indiquées et la combiner ensuite à l'avancement de l'antagoniste si la correction obtenue n'est pas suffisante [4].

---

[1] Mentionnons comme complication tardive la présence de petits kystes transparents, de grosseur variable, qui peuvent apparaître sur la sclérotique à l'endroit où a porté la section du tendon. Cette complication, très rare d'ailleurs, a surtout un intérêt histologique et ne gêne en rien l'opéré, à moins que le kyste ne soit volumineux, ce qui, croyons-nous, est exceptionnel. Nous ne l'avons observée qu'une seule fois, chez une jeune fille qui avait subi douze ans auparavant la ténotomie du muscle droit interne et chez laquelle nous pratiquions l'avancement du même muscle pour remédier à la déviation en sens inverse qui était survenue. L'incision de la conjonctive montra, au niveau de la nouvelle insertion du muscle reculé, la présence d'un petit kyste transparent de la grosseur d'un pois.

[2] KALT. Recherches anatomiques et physiologiques sur les opérations du strabisme. *Archiv. d'ophtalm.*, sept. 1886.

[3] Nous n'avons en vue ici que la ténotomie du droit interne ; la correction est seulement de 2 millim., en moyenne, après la ténotomie du droit externe.

[4] C'est pourquoi les différents modes de suture proposés par de Græfe, puis par Knapp pour augmenter l'effet du reculement et destinés à maintenir l'œil dévié dans le sens opposé à la déviation primitive, pendant la période de cicatrisation, sont aujourd'hui peu employés. Ils ont pour but de maintenir la rotation du globe en dehors, après la ténotomie du droit interne : la conjonctive est traversée avec un fil de soie tout près du limbe scléro-cornéen ; puis on perfore d'arrière en avant, avec l'aiguille du même fil, la commissure externe des paupières. On comprend dans l'anse du fil plus ou moins de conjonctive, suivant l'effet à obtenir, et l'on serre fortement, jusqu'à ce qu'on ait rapproché la cornée de la commissure à la distance voulue. Il est bon de comprendre dans la suture le tissu conjonctif épiscléral et la capsule elle-même si on veut éviter la déchirure de la conjonctive. Ces divers modes de sutures, difficilement supportées, ne sont pas à recommander.

Inversement, la ténotomie partielle, conseillée par de Græfe et consistant à respecter quelques fibrilles médianes du tendon, ne donne pas un résultat suffisant. L'effet obtenu est

D'ailleurs, si on a soin de répartir l'opération sur les deux yeux, il est exceptionnel que le résultat ne soit pas suffisant, même dans les très forts degrés de strabisme. Sans doute il persiste alors un certain degré d'hypocorrection ; mais cette partie de strabisme non corrigée ne doit pas inquiéter : elle disparaît avec le rétablissement de la vision binoculaire, lorsque celle-ci est obtenue, ou avec les progrès de l'âge, à mesure que la guérison spontanée tend à se produire.

Traitement consécutif. — Plus tard, après l'opération, lorsque l'ecchymose angulaire résultant de la section a totalement disparu, l'amétropie ou l'astigmatisme seront très exactement corrigés et on y ajoutera des exercices stéréoscopiques et autres moyens orthomorphiques en vue de rétablir la vision binoculaire. Ces exercices seront continués longtemps et progressivement gradués.

Lors d'amblyopie de l'un des deux yeux, on cherchera, si le sujet est encore jeune, à rétablir l'acuité visuelle en faisant travailler l'œil amblyope seul, tandis qu'on recouvre le congénère d'une louchette imperforée [1]. L'atropinisation et, chez les sujets nerveux, un traitement général reconstituant, peuvent aussi rendre des services.

Ce traitement complémentaire, destiné au rétablissement de la vision binoculaire, est d'autant plus important que le sujet est moins avancé en âge et que l'œil qui semblait le plus dévié est moins amblyope. Il s'applique à toutes les variétés de strabisme et doit être fait quel que soit le procédé opératoire employé, ténotomie ou avancement.

Nous n'y reviendrons pas désormais et on se rappellera qu'il ne doit jamais être négligé. Il constitue l'adjuvant nécessaire et essentiel du traitement chirurgical. Celui-ci est avant tout *esthétique* (Abadie) et se propose de rétablir 'harmonie entre les axes visuels en supprimant une difformité choquante. Le traitement médical par les verres, au contraire, s'adresse à la fonction de l'organe. Fait en temps utile, il peut en rétablir l'intégrité et restituer la vision binoculaire.

presque nul et l'opération ne conviendrait que si le degré de strabisme est insignifiant. Ce procédé nous a donné quelquefois des résultats favorables, mais il faut bien savoir qu'alors le muscle est seulement affaibli et non reculé.

[1] Les louchettes, très en faveur autrefois, ne peuvent remplacer l'opération et sont aujourd'hui abandonnées.

L'instrument se compose de deux coquilles : l'une, opaque, s'applique devant l'œil soi-disant normal ; l'autre, percée d'une petite ouverture, est placée devant l'œil dévié. Suivant que l'on désire maintenir le globe en abduction ou en adduction forcées on place cette ouverture du côté externe ou du côté interne, le malade étant obligé de redresser l'œil pour regarder par l'orifice. Ce mode d'action n'est pas admissible et l'emploi des louchettes est mauvais. Témoin le cas du professeur Roux, souvent entendu raconté par M. Panas, qui, louchant depuis son enfance, se prétendait guéri à la suite du port de louchettes. Mais la vérité est qu'il loucha jusqu'à la fin de ses jours.

II. — Ténotomie du droit externe.

L'opération est identique, avec cette différence que l'incision de la conjonctive sera faite ici à 3 ou 4 millim. environ en dehors du limbe scléro-cornéen, en raison de l'insertion plus reculée du tendon (7 millim. du limbe). La correction obtenue est toujours moins grande : elle est de 2 millim. en moyenne[1].

Ceci montre bien que les altérations musculaires ne peuvent être incriminées dans l'étiologie du strabisme. Car, en pareil cas, la ténotomie du droit externe devrait avoir un effet plus considérable que celle de l'interne, le droit externe étant plus long et s'enroulant davantage autour du globe.

La ténotomie des autres muscles est identique, mais elle est rarement faite; car le strabisme supérieur ou inférieur est exceptionnel et dans les déviations d'origine paralytique, on doit s'abstenir d'opération en règle générale (v. page 276)[2].

§ 2. — Avancement.

Imaginé par Jules Guérin pour corriger le strabisme divergent secondaire résultant d'une ténotomie malheureuse, ce procédé a subi depuis de nombreuses modifications (Critchett, Weber, de Wecker, Abadie). Nous décrirons seulement les deux opérations les plus employées, l'*avancement musculaire* et l'*avancement capsulo-musculaire*.

Le résultat dans les deux cas est identique : on se propose de reporter le muscle en avant, plus près du limbe scléro-cornéen. Mais, dans le premier procédé *(avancement musculaire)*, on pratique d'abord la ténotomie du muscle au niveau de son insertion sclérale, pour l'avancer ensuite et le suturer plus près du limbe. Dans le second *(avancement capsulo-musculaire)*, on se borne à plisser le muscle de manière à en diminuer la longueur sans être obligé de le couper.

Tous les deux seront souvent combinés au recul de l'antagoniste afin d'augmenter l'effet de l'opération.

---

[1] Pour augmenter l'effet de l'opération, lorsque la ténotomie est pratiquée simultanément des deux côtés, Grüning passe un fil dans la conjonctive des deux yeux, tout près du bord interne de la cornée, et noue les deux chefs sur le dos du nez, afin d'obtenir l'adduction forcée des deux globes (Grüning. On the operative treatment of divergent squint. *New-York med. Journ.*, 1892, n° 693.)

Mais de même que pour la ténotomie du droit interne, les différents modes de suture appliqués au niveau de l'antagoniste et destinés à maintenir l'œil dévié en sens opposé à la déviation primitive sont mauvais. Mieux vaut, si la correction est insuffisante, pratiquer en même temps l'avancement de l'antagoniste.

[2] La ténotomie du droit supérieur peut quelquefois être faite dans un but optique, si, par exemple, l'un des yeux étant aveugle, on se trouve amené à pratiquer sur l'autre une iridectomie en haut.

La ténotomie du droit supérieur de l'œil iridectomisé, en déplaçant le cololome en bas, en regard de la fente palpébrale, améliorera la vision.

Nous décrirons d'abord l'avancement capsulo-musculaire, plus fréquemment employé que l'avancement musculaire ; le mérite de l'opération revient à de Wecker.

I. — AVANCEMENT CAPSULO-MUSCULAIRE

Manuel opératoire. — INSTRUMENTS : Blépharostat, ciseaux et crochets à strabisme, pince à disséquer, deux pinces fixatrices, deux aiguilles armées de fil de soie assez fort.

TECHNIQUE. — Le blépharostat posé et le sujet anesthésié (il est nécessaire de recourir à l'anesthésie générale en raison de la délicatesse de l'opération), le globe est attiré en dedans avec la pince fixatrice appliquée tout contre le limbe, à l'extrémité externe du diamètre horizontal de la cornée, de manière à mettre à nu la région où vient s'insérer le muscle droit externe sur lequel se pratique le plus souvent l'opération.

PREMIER TEMPS. — *Boutonnière conjonctivale*. La conjonctive est alors saisie largement à ce niveau avec la seconde pince et incisée à 2 millim. environ du limbe scléro-cornéen. Puis la lèvre externe de la plaie est disséquée jusqu'à l'origine du tendon qui est mis à nu.

Afin d'obtenir une correction plus énergique, il est préférable d'exciser un lambeau semi-lunaire de la muqueuse : celle-ci est saisie à 2 millim. du limbe avec la pince et on excise avec les ciseaux courbes le pli ainsi formé. Le lambeau excisé sera d'autant plus grand que l'effet à obtenir est plus considérable. Il ne doit pas dépasser 4 à 5 millim. de large sur 7 à 8 millim. de hauteur. La face externe du tendon recouvert de sa capsule se trouve mise à nu et est débarrassée du tissu cellulaire lâche qui la recouvre.

DEUXIÈME TEMPS. — *Saisie du tendon*. Le tendon est chargé avec le crochet comme pour la ténotomie, et la manœuvre des crochets est ici très importante afin de bien prendre dans l'instrument la totalité du tendon avec sa gaine ténonienne. Le crochet est confié à l'aide qui attire le muscle et le globe en dedans afin de faciliter le placement des fils qui constitue le temps délicat de l'opération (fig. 182).

TROISIÈME TEMPS. — *Placement des fils*. Soulevant avec la pince à disséquer la lèvre externe de la boutonnière conjonctivale, l'opérateur avec un premier fil traverse de dehors en dedans la conjonctive, puis toute l'épaisseur du tendon doublé de sa gaine ténonienne près de son bord inférieur. L'aiguille glisse au-dessous du tendon et du crochet qui le soulève, puis perfore de nouveau le tendon et sa gaine, cette fois de dedans en dehors.

L'aiguille est enlevée de la pince, légèrement attirée de manière à entraîner le fil sur une longueur de quelques centimètres, puis montée de nouveau sur la pince porte-aiguille.

Le chirurgien saisit avec la pince à disséquer la lèvre interne de la boutonnière conjonctivale contiguë à la cornée et l'attire en dehors de manière à entraîner le globe, tandis que l'aide, avec le crochet, attire l'œil également en dehors. Puis, il chemine avec l'aiguille sous la conjonctive en plein épisclère et vient ressortir à quelques millimètres en dehors de l'extrémité inférieure du méridien vertical, à 2 ou 3 millimètres du limbe scléro-cornéen.

Il est nécessaire, si l'on veut avoir une prise solide, de pénétrer dans l'épaisseur même des couches les plus superficielles de la sclérotique sur une étendue de 4 à 5 millim. environ. Le danger est la perforation de la membrane due à une manœuvre maladroite ; on avancera prudemment en se rappelant que l'épaisseur de celle-ci atteint à peine 1 millim. à ce niveau.

On ne peut donner de règles précises pour éviter cette dangereuse compli-

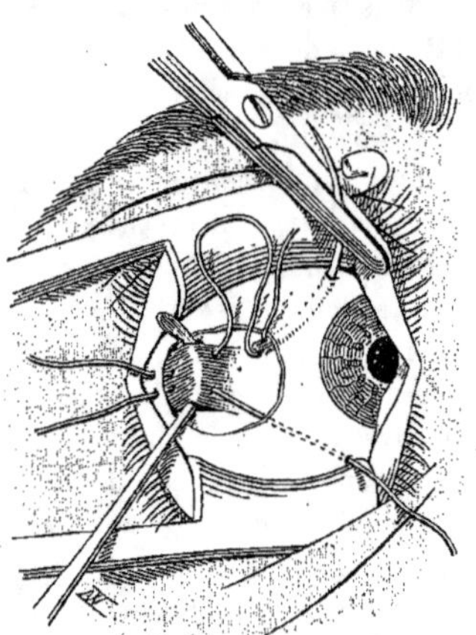

FIG. 182. — *Avancement du muscle droit externe. Œil droit.*

L'opération est presque terminée. L'opérateur, placé à la gauche du sujet, a enlevé un lambeau de conjonctive ovalaire jusqu'à 2 millim. du limbe, de manière à bien mettre à nu le tendon. Celui-ci est soulevé par un aide avec le crochet. Le fil inférieur est placé ; il a traversé successivement la lèvre externe de la boutonnière conjonctivale, le bord inférieur du muscle, en passant en sautoir au-dessous du crochet, puis glissant sous la muqueuse en plein tissu épiscléral, il est venu ressortir à quelques millimètres de l'extrémité inférieure du méridien vertical de la cornée. Le fil supérieur suit le même trajet. A sa sortie du muscle, l'opérateur a repris l'aiguille avec la pince et l'a fait cheminer sous la muqueuse en plein épisclère pour ressortir également à quelques millimètres en dehors de l'extrémité supérieure du méridien vertical de la cornée.

cation. En règle générale, l'aiguille ne doit pas être perdue de vue tandis qu'elle chemine dans l'épisclère au-dessous de la conjonctive et son trajet peut être suivi par l'opérateur, à moins que l'œdème du tissu (surtout si une injection de cocaïne a été faite) ne permette pas de la voir par transparence.

L'opération est alors plus délicate et on se baserait sur la résistance éprouvée par l'aiguille au moment où elle chemine dans le tissu. Il y a là une sensation spéciale que seule l'habitude peut donner.

Les deux chefs du fil sont abandonnés l'un sur le nez, l'autre sur la joue, et le second fil est placé de la même manière au niveau du bord supérieur du muscle (fig. 182).

Quatrième temps. — *Sutures.* Il ne reste plus qu'à nouer les chefs respectifs; on procède lentement, sans à-coups, afin d'éviter la rupture du fil. Le premier nœud fait est saisi par l'aide avec la pince à fil et un deuxième est fait par-dessus.

Il est important de serrer également les deux fils : une traction inégale risquerait d'imprimer au globe une inclinaison anormale qui, plus tard, détruisant l'équilibre du système musculaire, pourrait gêner la vision binoculaire. Les deux chefs sont coupés à quelques millimètres du nœud et un pansement binoculaire est appliqué qui est laissé en place au moins quarante-huit heures.

L'opération sera généralement pratiquée sur les deux yeux (voir plus haut). Si l'intervention est unilatérale, le binocle assure l'immobilité absolue des deux yeux qui est ici nécessaire.

Les fils sont enlevés vers le cinquième ou sixième jour, un peu plus tôt ou un peu plus tard suivant que l'on constate une surcorrection ou une hypo-correction, mais la première est rarement à craindre.

La guérison est la règle et les complications sont exceptionnelles.

Les douleurs, souvent assez fortes et dues à la striction des parties serrées par les fils, disparaissent après vingt-quatre heures.

La perforation de la sclérotique au cours de l'opération, qui sera facilement évitée en prenant les précautions indiquées plus haut, peut être suivie de phtisie du globe. Si elle se produisait, les fils seraient aussitôt retirés.

Les complications septiques pouvant survenir après l'opération (iritis, irido-cyclite, panophtalmie), ne s'observent guère aujourd'hui.

Elles seraient imputables à une faute d'antisepsie, à moins qu'il n'existe déjà une affection des voies lacrymales ou de la conjonctive. L'opération devrait alors être remise.

Après l'intervention, il persiste toujours un *bourrelet* conjonctival résultant du plissement du muscle. Celui-ci, très marqué dans les premiers jours, diminue peu à peu mais ne disparaît jamais complètement [1].

Résultats. — L'œil reste rouge plus longtemps et la correction est bien inférieure à celle obtenue après la ténotomie ou même après l'avancement musculaire. Aussi l'opération, d'une exécution délicate, n'est-elle employée d'ordinaire qu'à titre d'opération complémentaire, comme adjuvant de la ténotomie ou pour remplacer cette dernière, dans certains cas très limités où on peut craindre une surcorrection et un strabisme secondaire [2].

---

[1] La plupart des complications signalées après la ténotomie peuvent également être observées après l'avancement.

La stérilisation des fils employés sera soigneusement surveillée. La moindre faute d'asepsie peut entraîner une suppuration au niveau du fil et faire échouer l'opération.

[2] Le procédé que nous venons de décrire n'est qu'une modification de celui primitivement

II. — AVANCEMENT MUSCULAIRE (DE WECKER)

Manuel opératoire. — INSTRUMENTS : Les mêmes que tout à l'heure avec, en plus, le double crochet de de Wecker, très utile pour la fixation du tendon, mais qui n'est pas indispensable (fig. 183).

TECHNIQUE. — L'opération est sensiblement identique à la précédente : après avoir fait une boutonnière conjonctivale et chargé le tendon, celui-ci est saisi entre les mors du double crochet qui est fermé d'un seul coup de manière à bien saisir le tendon dans toute sa largeur. L'insertion tendineuse est alors

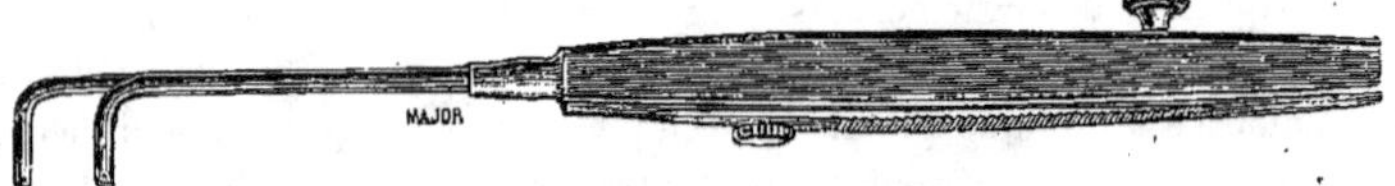

FIG. 183. — *Crochet double de de Wecker.*

détachée à petits coups avec les ciseaux au ras de la sclérotique, tandis que le crochet est maintenu bien fermé pendant tout ce temps afin d'éviter le retrait du muscle..

Les fils sont conduits, comme pour l'avancement musculaire, l'un au niveau du bord supérieur, l'autre au niveau du bord inférieur du tendon, et le crochet est retiré[1]. Il ne reste plus qu'à faire cheminer les aiguilles sous la conjonctive, en plein épisclère, comme précédemment : les deux chefs respectifs de chaque fil sont noués ensemble par un double nœud et le tendon se trouve d'autant plus avancé qu'il a été chargé plus en arrière[2].

Résultats. — L'action du muscle se trouve augmentée par le déplacement en avant de son insertion, mais ici encore, bien que l'effet obtenu soit supérieur

imaginé par de Wecker et décrit par lui sous le nom *d'avancement capsulaire*. Après avoir excisé comme tout à l'heure un lambeau semi-lunaire de conjonctive et mis à nu le tendon, il incise la capsule à ce niveau, la détache tout autour du muscle, puis l'avance au moyen de deux fils comme tout à l'heure.

L'effet obtenu serait d'autant plus considérable que la dissection de la capsule est plus étendue et les sutures plus écartées. D'après M. Kalt, qui a étudié ce procédé sur les chiens, le redressement serait plus prononcé que lorsque le tendon est compris dans les sutures.

Remarquons que là encore il est impossible de doser exactement l'effet de l'opération en raison de l'extensibilité du muscle et de la capsule qui cèdent peu à peu et tendent à reprendre leur position première. (DE WECKER. Sur l'opération du strabisme au moyen de l'avancement capsulaire. *Ann. d'ocul.*, t. XC, p. 188.)

[1] Schweigger place les fils avant de pratiquer la section du tendon, alors que celui-ci est encore soulevé par le crochet à strabisme. Le procédé est un peu plus difficile, mais devrait être nécessairement employé en l'absence du double crochet (SCHWEIGGER. Die Erfolge der Schieloperation. *Arch. für Augenheil.*, XXIX, 1894, p. 165).

[2] Afin d'obtenir un effet plus considérable, Agnew, le premier, a proposé la résection du tendon qu'il exécute en dernier lieu : après avoir placé les sutures, il coupe une languette tendineuse au-devant de celles-ci. Il est plus simple et plus facile de faire la résection avant de placer les sutures, aussitôt le muscle détaché.

L'effet obtenu est réel, mais on se gardera de trop raccourcir le muscle en raison du rapetissement de la fente palpébrale qui peut en résulter. L'inconvénient disparaît, il est vrai, lorsque le procédé est combiné au reculement de l'antagoniste, ce qui est la règle : mais reste le danger de rétraction du muscle, si les fils viennent à lâcher.

à celui de l'avancement capsulo-musculaire, la correction n'est jamais considérable. Le résultat est inférieur à celui de la ténotomie, aussi l'opération est-elle surtout destinée à la compléter.

Ajoutons que la nouvelle insertion est peu solide, surtout dans les premiers temps. Le tendon ayant été sectionné, l'adhérence à la paroi se fait, comme après la ténotomie, par une gangue intermédiaire, avec cette différence que le muscle distendu a tendance à se rétracter, ce qui compromet la solidité de la nouvelle insertion, surtout si les fils viennent à couper.

Cette insuffisance possible, due au relâchement des fils et à la rétraction du muscle, constitue le principal inconvénient de l'opération et fait que l'avancement capsulo-musculaire, bien que moins efficace, lui est généralement préféré [1].

Avancement après résection du tendon. Méthode de Landolt. — Cependant, lorsqu'on a soin de bien avancer le muscle très près du limbe, au besoin même en y ajoutant la résection d'une partie de son tendon et si on répartit l'opération sur les deux yeux, on peut obtenir un résultat égal ou même supérieur à celui de la ténotomie. C'est la méthode préconisée par M. Landolt et dont nous n'avons eu qu'à nous louer toutes les fois que nous l'avons pratiquée.

En voici la technique [2].

Premier temps. — *Incision et excision de la conjonctive.* La muqueuse est saisie avec la pince à dents de souris, tout près du limbe, et incisée sur le bord même de la cornée et parallèlement à lui. De chacune des extrémités de cette première incision verticale on fait partir une nouvelle incision horizontale longue de trois à quatre millimètres et le lambeau rectangulaire de muqueuse ainsi libéré est réséqué à la base.

Deuxième temps. — *Saisie du tendon.* Le tendon étant bien mis à nu, on fait au niveau de l'un de ses bords avec les ciseaux courbes et mousses une ouverture juste suffisante pour permettre l'introduction du crochet. Le tendon est chargé en totalité. La conjonctive est repoussée et le muscle est étalé au moyen des pointes mousses des ciseaux fermés, afin de bien se rendre compte de sa disposition anatomique. Ceci est important, car les droits externes, dans le strabisme convergent, sont parfois tellement pâles, minces et flasques, qu'on les distingue mal du tissu environnant. Un second crochet serait introduit au besoin après avoir pratiqué une nouvelle boutonnière au niveau du bord opposé du tendon. Mais il est utile de ne pas trop libérer le tendon de

---

[1] Motais, pour éviter les dangers du reculement du tendon sectionné, si les sutures viennent à lâcher, laisse une languette médiane adhérente et pratique ensuite l'avancement (Motais. Nouveau procédé opératoire du strabisme par avancement musculaire. *Gaz. des hôp.*, 1890, n° 104). L'opération est certainement plus sûre, mais l'effet obtenu est moins considérable et l'avancement capsulo-musculaire décrit plus haut suffit en pareil cas.

[2] Landolt. Le dosage dans l'opération du strabisme. *Arch. of Ophthalmology*, vol. X, n° 1.

ses adhérences à la capsule et aux parties voisines afin de respecter le plus possible l'intégrité de l'appareil anatomique.

Troisième temps. — *Placement des fils et section du tendon.* Ceci fait, on saisit avec la pince le tiers de la largeur du muscle et on passe deux aiguilles dans le corps du muscle, l'une au-dessus, l'autre à la même distance au-dessous de son axe. On prend dans la suture non seulement le tissu fibreux du tendon, mais encore la capsule de Tenon et le tissu ambiant afin de rendre la prise plus solide.

Prenant alors les quatre chefs de fil dans la main gauche tandis que l'assistant soulève un peu le muscle au moyen du crochet, le tendon est sectionné soit au niveau de son insertion, soit plus ou moins loin en arrière si on désire augmenter l'effet de l'avancement par la résection de son extrémité tendineuse. Dans ce dernier cas, le fragment tendineux demeuré adhérent à la sclérotique est laissé en place et ne sera réséqué qu'à la fin de l'opération, avant de faire les sutures, car il sera tout à l'heure d'un précieux secours pour fixer le globe au moment où les aiguilles pénétreront dans la sclérotique [1].

Soulevant le muscle au moyen des fils, on s'assure qu'il est entièrement détaché et mobile et que les sutures ont passé assez profondément pour ne pas déchirer le tissu dans la suite.

Quatrième temps. — *Sutures.* L'assistant saisit le globe avec une pince fixatrice au niveau du fragment de tendon demeuré adhérent à la sclérotique et qui fournit ici un point d'appui solide et fait tourner l'œil dans la direction du muscle à avancer. Chacune des aiguilles est alors passée respectivement en haut et en bas en plein épisclère pour venir ressortir à quelques millimètres du limbe, tout près des extrémités supérieure et inférieure du diamètre vertical (voy. page 268).

On excise le fragment tendineux demeuré adhérent à la sclérotique si la résection a été faite, puis les deux chefs de chaque fil sont suturés en évitant les à-coups et surtout la rupture du fil. Il est bon de ne faire d'abord que la moitié du nœud de la première suture, puis celle du nœud de la seconde, et de terminer ensuite le premier, puis le second nœud. On évite ainsi de donner trop de puissance à la première suture.

Un pansement binoculaire est appliqué, même si l'opération n'a porté que sur un œil et, s'il s'agit d'un strabisme convergent, l'occlusion des yeux est maintenue quelques jours de plus que ne l'exige l'intervention chirurgicale en elle-même. Cette occlusion supprime la tendance des yeux à converger, et l'atropine instillée pendant quelques jours après l'opération agira dans le même sens. Les sutures sont enlevées le sixième ou le septième jour.

Dans le *strabisme divergent*, l'accommodation et la convergence agissent

---

[1] Cette pratique nous paraît préférable à celle qui consiste à couper le fragment de tendon demeuré adhérent au globe aussitôt après la section du muscle, car on se trouve alors très gêné pour saisir solidement le globe au moment de placer les sutures.

dans le même sens que l'opération. Le pansement sera donc enlevé assez rapidement et après huit à dix jours, on peut commencer à faire faire des exercices méthodiques de convergence afin de chercher à rétablir la vision binoculaire.

§ 3. — Indications de la ténotomie et de l'avancement [1].

I. — STRABISME

On tiendra compte de l'âge du sujet, du degré de déviation qui varie avec l'émotion, la fatigue ou la fixation et surtout de la nature du strabisme sui-. vant qu'il est convergent, fixe, périodique ou alternant.

Strabisme convergent. — Le traitement dioptrique par correction de l'amétropie doit être essayé tout d'abord et s'impose d'autant plus que l'amétropie est plus forte. Il peut suffire à lui seul, si on intervient de bonne heure, lorsque la déviation est peu accentuée.

Même si le résultat obtenu est nul ou insuffisant, ce traitement nous fournit des indications précises sur la conduite à tenir et les effets qu'on peut attendre de l'opération au point de vue du rétablissement de la vision binoculaire.

Lorsque l'intervention chirurgicale est devenue nécessaire (c'est-à-dire lorsque les exercices stéréoscopiques combinés à la correction de l'amétropie n'ont donné aucun résultat et que l'enfant a atteint sept à huit ans) [2], l'opérateur a le choix entre la ténotomie ou l'avancement. En raison de la simplicité d'exécution de la première, c'est elle qui est le plus généralement pratiquée. De plus, le strabisme étant une affection bilatérale, la correction sera répartie sur les deux yeux et M. Panas, en pareil cas, pratique toujours la ténotomie des deux droits internes lors de strabisme convergent, de manière à obtenir la correction en une seule séance [3]. Les suites opératoires sont très simples et les

[1] Pour les autres procédés destinés à remplacer l'avancement ou la ténotomie, voir l'appendice annexé à ce chapitre.

[2] L'âge auquel il convient d'opérer est très discuté. Le strabisme apparaît d'ordinaire vers l'âge de trois ans, au moment où s'établit la vision binoculaire, et quelquefois même aussitôt après la naissance (Panas, Scrini). Il y aurait donc lieu de corriger la déviation le plus tôt possible afin de prévenir l'amblyopie, conséquence nécessaire du trouble de convergence.

Mais il est difficile, chez les très jeunes sujets, de déterminer exactement la réfraction et de prescrire des verres appropriés. Le mieux est de recourir chez eux à l'atropine et de corriger l'amétropie dès que la chose est possible. Puis, lorsque l'affection ne montre aucune tendance à régresser malgré l'emploi des verres correcteurs, on peut intervenir. Mais, en dehors de circonstances exceptionnelles, il est rare qu'on soit amené à le faire avant l'âge de sept ou huit ans, époque où l'on commence à se rendre compte de l'insuffisance du traitement dioptrique.

Enfin, si le traitement optique est inapplicable ou inefficace, on peut opérer de bonne heure en se rappelant que le strabisme convergent a tendance à guérir avec l'âge : aussi la correction cherchée sera d'autant moindre que l'enfant est plus jeune.

[3] PANAS. Pathogénie et traitement du strabisme fonctionnel dit concomitant. *Bulletin de l'Académie de médecine*, juillet 1898.

résultats excellents. L'hypercorrection n'est pas à craindre, comme cela résulte de la statistique publiée par lui, et on peut espérer davantage le rétablissement de la vision binoculaire, puisque la répartition systématique de l'insuffisance opératoire sur les deux yeux a pour corollaire nécessaire un trouble moindre dans l'association des mouvements oculaires.

L'objection tirée de la répugnance des parents ou des malades à laisser opérer l'œil réputé l'œil sain a peu de valeur, ceux-ci n'étant pas juges du procédé à employer pour corriger la difformité.

C'est d'ailleurs la technique adoptée par M. Landolt qui opère aussi les deux yeux à la fois mais donne la préférence à l'avancement (v. plus haut). L'inconvénient est la délicatesse de l'opération. Mais l'avancement a pour avantage, d'après M. Landolt, de pouvoir être pratiqué sur les sujets très jeunes et de permettre d'obtenir plus facilement le rétablissement de la vision binoculaire [1].

C'est là en effet le but que nous devons toujours poursuivre. Il ne peut être obtenu que si on intervient de bonne heure, alors que l'un des deux yeux, celui qui prendra pour son compte la déviation de tous les deux (œil soi-disant dévié) n'est pas encore devenu amblyope.

En résumé, le traitement du strabisme convergent variera avec l'âge du sujet.

Chez le tout jeune enfant qui commence à loucher, on évitera les efforts de convergence par des instillations d'atropine combinées au port de verres fumés. Ces instillations seront répétées tous les jours et continuées longtemps. On peut y ajouter l'emploi de louchettes imperforées appliquées sur l'œil le moins amétrope, afin d'obliger l'œil congénère à la fixation.

L'accommodation se trouve paralysée par l'atropine ; le spasme de convergence lié au spasme accommodatif disparaît, et avec lui le strabisme. Mais l'effet dure peu ; le strabisme reparait après quelques jours, lorsque l'action du mydriatique a cessé de se faire sentir.

Comme on ne peut instiller de l'atropine d'une façon permanente dans les deux yeux, on instillera le mydriatique alternativement dans un œil puis dans l'autre. On fait, par exemple, les trois premiers jours de la semaine deux ou trois instillations quotidiennes d'un collyre à l'atropine à 1/2 0/0 *dans l'œil fixateur*. La vision de cet œil se trouble et l'œil dévié se redresse et fixe à son tour tandis que le congénère se dévie en dedans. Puis après une semaine environ, l'action de l'alcaloïde cessant de se faire sentir, l'œil primitivement atropinisé se redresse et le congénère reprend sa déviation primitive. Après huit ou quinze jours d'attente, on reprend les instillations d'atropine dans l'œil fixateur et ainsi de suite. On peut ainsi par ce procédé empêcher le développement de l'amblyopie par non usage qui deviendrait plus tard le principal obstacle au rétablissement de la vision binoculaire.

---

[1] E. LANDOLT. The incomparable superiority of the advancement of the muscle over its setting back. *VIIIe Congr. internat. d'ophtalm.* Edimbourg, août 1894.

Plus tard, vers l'âge de 4 ans, plus tôt ou plus tard suivant la docilité du sujet, on prescrira les verres correcteurs de l'amétropie, dès que l'enfant sera en âge de les tolérer, et on lui fera exécuter en même temps des exercices stéréoscopiques (Javal).

Lorsque l'enfant a atteint un certain âge et l'opération décidée, après avoir mesuré le strabisme au préalable [1], on fera la ténotomie ou l'avancement comme cela a été indiqué plus haut ; soit le double avancement, soit la double ténotomie si le strabisme est assez accentué et franchement alternant, et si cette première opération ne réussit pas, on agirait plus tard sur les antagonistes.

Strabisme divergent. — Là encore, le traitement dioptrique, bien que moins efficace, doit être institué tout d'abord pour faire place au traitement chirurgical lorsqu'il s'est montré insuffisant.

Lorsque la déviation est assez accentuée, on donnera la préférence à la ténotomie des droits externes. Elle sera pratiquée aussi sur les deux yeux pour les mêmes raisons que tout à l'heure. Mais l'effet obtenu est toujours moindre que dans le strabisme convergent, en raison de la différence d'évolution de cette variété, le strabisme divergent n'ayant aucune tendance à diminuer avec l'âge, bien au contraire. On n'a donc pas à craindre de faire trop, « d'autant plus que l'insuffisance des muscles abducteurs coupés ne devient gênante que vers l'extrême limite de l'abduction, partie dont l'individu se sert rarement et dans laquelle il parvient à se débarrasser de toute diplopie, en inclinant légèrement la tête du côté correspondant (Panas) ».

Le plus souvent l'effet obtenu est insuffisant et doit être complété par l'avancement de l'antagoniste. Si donc la déviation n'est pas corrigée en totalité par la ténotomie, on fera, dans la même séance ou plusieurs jours après, le double avancement des droits internes, et c'est alors seulement, par une intervention sur les quatre muscles à la fois, que l'on peut obtenir une correction parfaite de la difformité (Panas) [2].

L'avancement du droit interne, comme le fait remarquer M. Parinaud, est ici plus rationnel que le reculement de l'externe, puisqu'il agit directement sur le muscle dont il faut augmenter l'action ; aussi est-ce dans le strabisme

---

[1] La mensuration préalable n'a pas l'importance qu'on y attachait autrefois, car nous avons vu que le dosage dans l'opération du strabisme était illusoire. Elle est nécessaire néanmoins à titre d'indication complémentaire et pour renseigner le chirurgien sur l'effet obtenu après l'intervention. Elle se fera au périmètre ; la mensuration linéaire au strabomètre ne donne pas de résultats suffisamment précis. Après une première mensuration, on aura soin d'atropiniser les deux yeux pendant plusieurs jours afin de comparer les résultats et pour délimiter la partie *fixe* et la partie *variable* de la déviation, cette dernière plus susceptible de se modifier que la précédente par le traitement orthoptique.

[2] Chez une jeune myope de 16 ans, atteinte de strabisme divergent prononcé et dont l'œil gauche était plus dévié que le droit, je pratiquai la double ténotomie des droits externes et l'avancement du droit interne gauche. Celui du côté droit ne put être fait que quelques jours plus tard et la correction devint complète seulement après l'avancement de ce dernier.

divergent qu'il trouve sa véritable indication. Mais, pratiqué seul, il peut se montrer insuffisant : on commencera donc par la double ténotomie qui a pour elle la simplicité de son exécution, sauf à la compléter ensuite par le double avancement des antagonistes [1].

II. — Asthénopie musculaire [2]

Dans l'insuffisance de convergence, qui s'observe surtout chez les myopes et improprement appelée par de Græfe « *insuffisance des droits internes* », on se montrera sobre d'opérations. La double ténotomie des droits externes ne serait faite que si l'insuffisance menace de se transformer en strabisme divergent ou s'accompagne de myopie progressive et après qu'un traitement médical et dioptrique (verres concaves pour la vision de près, décentrage des verres, prismes faibles à base interne) longtemps prolongé serait demeuré sans résultat. Mieux vaut alors recourir au double avancement des droit internes plutôt qu'à la ténotomie [3].

III. — Strabisme paralytique

Le traitement du strabisme paralytique est d'ordre essentiellement médical (Panas). Mais lorsque celui-ci, longtemps prolongé, n'a produit aucun effet ; lorsque la diplopie déterminée par l'affection est la source d'une gêne constante pour le malade, on peut être amené à intervenir et l'opérateur a le choix entre divers procédés.

[1] La correction sera presque toujours répartie sur les deux yeux. Il est des cas cependant où l'intervention unilatérale suffit, en particulier lors de strabisme (divergent le plus souvent) consécutif à des taies de la cornée ou à des altérations des membranes profondes rendant l'œil amblyope. L'acuité visuelle étant perdue en tout ou en partie, le réflexe de convergence, fonction essentiellement instable, n'existe plus : l'œil, exclu de la vision binoculaire, tend à prendre la position de repos et se dévie en dehors. C'est ce strabisme externe qu'on observe quelquefois chez les cataractés et qui accompagne fréquemment les opacités de la cornée.

Le mécanisme est toujours le même : c'est encore un trouble de convergence dont le réflexe périphérique est diminué ou aboli du côté de l'œil dévié, mais la déviation, ici, est consécutive à l'amblyopie au lieu de la précéder. L'œil s'est dévié par le fait même de l'amblyopie, parce qu'il n'était plus sollicité à converger, l'impression rétinienne n'existant plus.

Dans le strabisme concomitant, au contraire, l'œil est devenu amblyope par le fait même du strabisme dont l'amblyopie est la conséquence nécessaire. Il faut donc, en pareil cas, agir sur les deux yeux si on veut, par une perturbation moins profonde dans le système musculaire, répartir également la correction et obtenir le rétablissement de la vision binoculaire et l'équilibre des mouvements.

Mais ici, lors de strabisme divergent consécutif à l'amblyopie, la vision binoculaire est perdue et le trouble de convergence est définitif. L'opération sera seulement esthétique et l'intervention unilatérale suffit.

Elle consistera dans la ténotomie du droit externe pratiquée seule ou combinée à l'avancement de l'antagoniste.

[2] Dans l'asthénopie accommodative, Hirschberg a employé avec succès la ténotomie. Le recul des droits internes augmente la difficulté de convergence ; en raison du rapport intime existant entre la convergence et l'accommodation, une partie de celle-ci se trouve supprimée (Hirschberg. *Klin. Beobachtungen*, 1874, p. 75).

[3] Landolt. Sur l'insuffisance de convergence. *XIIᵉ Versamm. der opht. Ges. zu Heidelberg*, 1885.

a) **Procédé de compensation.** — De Græfe, qui le premier s'est occupé de la question de la correction chirurgicale de la paralysie, a proposé un *procédé dit de compensation.* Il pratique *sur l'œil sain* la ténotomie de l'antagoniste. S'agit-il par exemple d'une paralysie du droit externe de l'œil droit, il recule le droit interne gauche afin de rétablir l'harmonie des mouvements et de supprimer la diplopie dans le regard à droite.

Mais le procédé est incertain dans ses résultats et expose à l'insuffisance du muscle coupé avec surcorrection considérable. On est donc un peu revenu de cette opération qui ne sera jamais pratiquée sur le droit inférieur en particulier (c'est pourtant la ténotomie de ce muscle qui fut pour la première fois proposée par de Græfe), en raison de l'insuffisance opératoire qui en résulte.

b) **Procédé de substitution.** — Aussi Éperon donne la préférence à l'avancement, encore appelé *procédé de substitution,* soit qu'on avance le muscle paralysé avec ou sans excision d'un fragment de ce dernier, soit qu'on pratique l'avancement du muscle synergique sur l'œil malade ou l'avancement de l'antagoniste sur l'œil sain [1].

L'avancement du muscle paralysé se comprend sans commentaire et a pour but de renforcer son action.

Un exemple fera saisir les deux autres variétés d'avancement. Soit une paralysie du muscle grand oblique de l'œil droit dont l'action, on le sait, est de porter l'œil en bas et en dehors et qui, avec le muscle droit inférieur, concourt à l'abaissement du globe. Ce muscle étant paralysé, les élévateurs (droit supérieur et petit oblique) l'emportent, puisque le droit inférieur reste seul. On peut donc, pour renforcer l'action de ce dernier, ou bien l'avancer (c'est l'avancement du muscle synergique sur l'œil malade) ou bien avancer le muscle droit supérieur de l'œil sain (avancement de l'antagoniste du côté sain) afin de renforcer aussi de ce côté l'élévation du globe au détriment des deux muscles abaisseurs, grand oblique et droit inférieur.

c) **Ténotomie de l'antagoniste.** — Reste un dernier procédé destiné à rétablir l'équilibre par la ténotomie de l'antagoniste du côté paralysé. Cette ténotomie compensatrice peut être pratiquée seule ou combinée à l'avancement du muscle paralysé.

La ténotomie sera surtout indiquée lors de rétraction secondaire de l'antagoniste consécutive à une paralysie déjà ancienne.

d) **Choix du procédé.** — En règle générale on s'abstiendra le plus possible d'opération et, si celle-ci devient nécessaire, on donnera la préférence à l'avancement du muscle paralysé combiné ou non à la ténotomie de l'antagoniste.

---

[1] ÉPERON. De la correction opératoire des déviations oculaires verticales d'origine paralytique. *Arch. d'opht.,* t. IX, p. 115 et 242.

Exception doit être faite cependant pour les paralysies du muscle droit externe consécutives à une fracture de la base du crâne et résultant, comme l'a montré M. Panas, de l'arrachement du bec du rocher[1]. Ici, lorsque la paralysie est devenue définitive et qu'une opération est réclamée par le sujet, on devra recourir à la ténotomie du droit interne combiné au besoin à l'avancement du droit externe [2].

La technique opératoire dans tous ces cas est identique à celle précédemment décrite. Seul le siège de l'incision est différent et nécessitera la connaissance du lieu d'insertion des muscles moteurs du globe.

Ténotomie du petit oblique. — Exécutée pour la première fois par Bonnet (de Lyon) dans la myopie forte, cette opération mérite une mention spéciale.

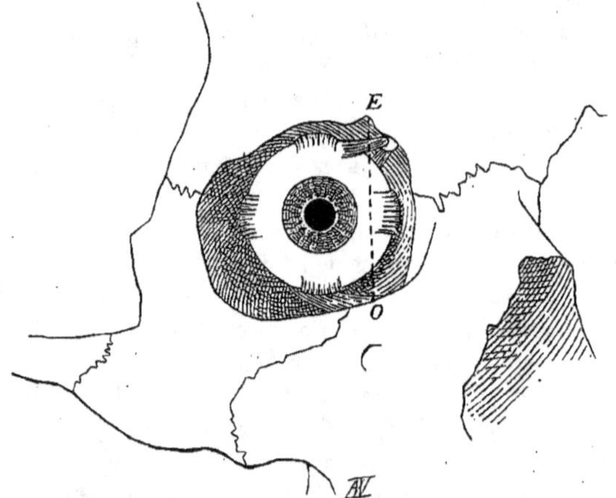

FIG. 184. — *Insertion antérieure des muscles sur le globe.*

On voit en haut la terminaison de la portion réfléchie du muscle grand oblique et en bas le muscle petit oblique dont l'insertion osseuse correspond à la perpendiculaire EO abaissée de l'échancrure sus-orbitaire sur le rebord orbitaire inférieur.

Elle est indiquée dans les paralysies incurables du grand oblique et du droit inférieur.

TECHNIQUE. — En raison de l'insertion très postérieure de ce muscle sur le globe, on s'attaque au tendon orbitaire plus facilement accessible qui s'im-

[1] PANAS. De la paralysie du nerf moteur oculaire externe à la suite des fractures du crâne. *Arch. d'ophtal.*, I, p. 3, 1880 et XIII, 1893.

[2] Chez un de nos malades atteint de paralysie bilatérale des deux droits externes à la suite d'une chute de quinze mètres de haut sur la tête, seule la ténotomie des deux droits internes combinée à l'avancement des antagonistes parvint à corriger le strabisme convergent considérable résultant de la paralysie et à permettre au sujet de travailler.

La déviation était telle que chaque pupille disparaissait sous le canthus interne et que toute vision était rendue impossible.

plante à la partie antérieure et interne du plancher de l'orbite, non loin du sac lacrymal.

Après avoir reconnu l'échancrure sus-orbitaire facile à sentir avec l'ongle, si on abaisse de ce point une perpendiculaire, celle-ci rencontre le plancher de l'orbite exactement au niveau de l'insertion squelettique du muscle et sert de point de repère (fig. 184) [1].

Pour découvrir ce tendon, la peau étant bien tendue, on pratique le long du rebord orbitaire inférieur une incision courbe à concavité supérieure et dont le

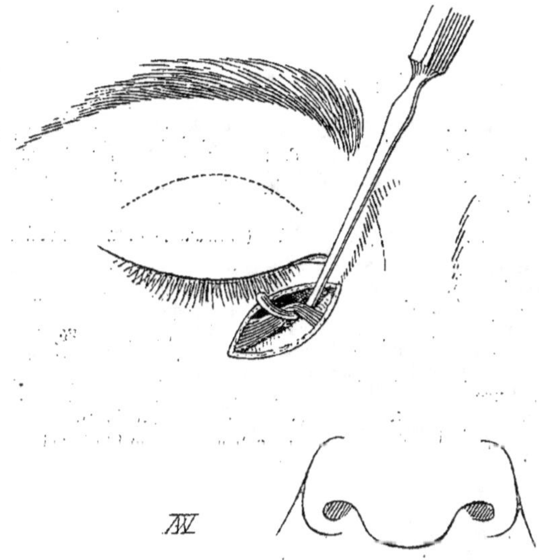

FIG. 185. — *Ténotomie du muscle petit oblique.*

La peau a été incisée au niveau de la partie interne du rebord orbitaire inférieur suivant le point de repère indiqué plus haut et le tendon du petit oblique est chargé sur le crochet à strabisme

milieu correspond à la perpendiculaire abaissée de l'échancrure sus-orbitaire. La peau et l'orbiculaire sont divisés jusqu'au périoste, les lèvres de la boutonnière écartées et, à l'aide de quelques coups de sonde cannelée, on arrive directement sur le tendon. Celui-ci est chargé sur le crochet à strabisme et sectionné au ras de l'os avec les ciseaux mousses ou le bistouri boutonné; puis, la plaie cutanée est suturée [2] (fig. 185).

[1] LANDOLT. La ténotomie de l'oblique inférieur. *Archiv. d'ophtal.*, 1885, p. 403.

[2] Ajoutons, pour être complet, que la ténotomie des muscles droits a encore été pratiquée exceptionnellement pour remédier à l'enophtalmie d'origine traumatique (Fuchs, Darier). L'opération est inoffensive, mais le résultat est médiocre et souvent nul. Nous l'avons essayée une fois sans succès.

APPENDICE

OPÉRATIONS SUR LES MUSCLES

<hr>

SOMMAIRE

§ 1. — **Myectomie.** — Imaginée pour remplacer l'avancement. — TECHNIQUE. Consiste à réséquer une partie plus ou moins étendue du muscle dont les deux chefs sont ensuite suturés bout
à bout. — RÉSULTATS : Peu favorables ; le relâchement et la déviation en sens inverse peuvent
s'observer aussitôt après l'opération si les fils cèdent, ce qui semble devoir être la règle, ou
plus tard, et le procédé ne doit pas être employé.
§ 2. — **Débridement ou reculement capsulaire** (Parinaud). — MANUEL OPÉRATOIRE.
— RÉSULTATS.
§ 3. — **Opération du ptosis.** — MM. Motais et Parinaud ont eu l'idée, récemment, au lieu de
s'adresser au muscle orbito-frontal, lors d'insuffisance du releveur, de substituer à ce dernier
muscle le droit supérieur. — PROCÉDÉ DE MOTAIS. *Manuel opératoire.* Une languette rectangulaire empruntée au muscle droit supérieur est attirée en avant, dans l'épaisseur de la
paupière supérieure dédoublée, et suturée à la face antérieure du tarse, très près du bord libre.
— PROCÉDÉ DE PARINAUD. Basé sur le même principe, mais le muscle n'est pas sectionné et
seulement chargé sur une anse de fil. *Différents temps de l'opération.* — RÉSULTATS ET
VALEUR THÉRAPEUTIQUE DES DEUX MÉTHODES. Ce sont là deux procédés d'exception qu'on
ne peut encore bien juger à l'heure actuelle. Tous les deux semblent devoir exposer à l'insuffisance du muscle.

<hr>

§ 1. — Myectomie.

La résection d'une portion du muscle fut d'abord imaginée par Noyes[1] pour remplacer l'avancement, et cet auteur fut suivi par beaucoup d'autres (Vieusse[2], Driver[3],
Stevens[4], Müller[5]).

Manuel opératoire. — Voici la technique suivie par ce dernier : après avoir pratiqué sur le sujet chloroformé la ténotomie de l'antagoniste, du muscle droit interne par
exemple, on incise la conjonctive au niveau du tendon du droit externe, loin de la

---

[1] NOYES. A new methode of operating for strabismus. *Transact. amer. Ophthalm. Soc.*,
1874, p. 273.
[2] VIEUSSE. Du traitement chirurgical du strabisme (nouveau procédé opératoire). *Rec.
d'ophtalm.*, 1875, p. 330.
[3] DRIVER. Eine modification der Schieloperation. *Klin. Monatsbl. für Augenh.*, 1876, p. 133.
[4] STEVENS. Tendon resection and tendon contraction for shortening the recti muscles.
New-York med. Journ., 1889, p. 345.
[5] MÜLLER. Beiträge zur operativen Augenheilkunde, II. *Klin. Monatsbl. für Augenheil.*,
XXXI, 1893, p. 118.

cornée. Le muscle est libéré de ses adhérences avec la capsule et chargé sur un crochet.

Deux fils de catgut sont alors placés loin du tendon, en plein muscle, l'un près du bord inférieur, l'autre près du bord supérieur, suturés à ce niveau, et le muscle est sectionné immédiatement en avant (fig. 186 *a, b*).

Les quatre chefs sont confiés à un aide et la partie du muscle demeurée adhérente au globe est réséquée sur une longueur de 5 à 7 millim. suivant le degré de correction désiré.

Sur le fragment de tendon large de 2 à 3 millim. qui demeure alors adhérent à la sclérotique on place également deux sutures, l'une au bord supérieur, l'autre au bord inférieur, comme tout à l'heure *(a' b')*.

Coupant alors l'un des deux chefs de chaque suture tout contre le nœud, on noue

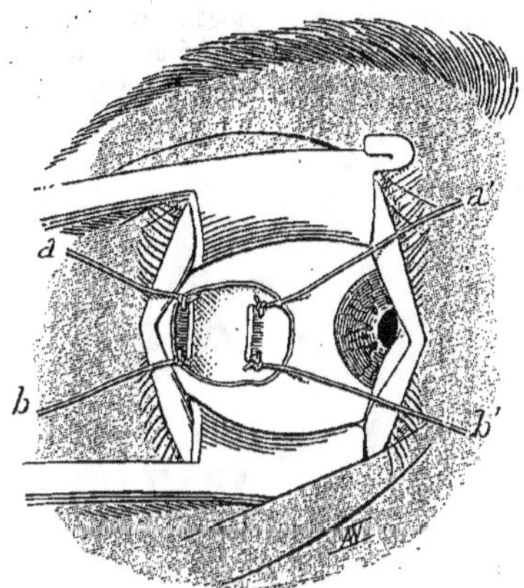

Fig. 186. — *Myectomie du droit externe. Œil droit.*

Une portion du muscle a été enlevée. Une suture a été placée à chacune des extrémités des deux fragments musculaires qui vont être suturés l'un à l'autre.

ensemble les fils qui restent, le supérieur avec le supérieur, l'inférieur avec l'inférieur, et les deux fragments se trouvent affrontés ; la conjonctive est suturée par-dessus (fig. 186).

Un pansement binoculaire est laisssé en place trois jours, puis renouvelé sur l'œil opéré, et le malade est congédié le septième jour.

Résultats. — Le degré de correction obtenue par ce procédé, en y ajoutant la ténotomie de l'antagoniste, est à peu près égal à la longueur du fragment de muscle réséqué, mais elle diminue par la suite, les deux parties de muscle mises en contact ayant tendance à se relâcher ; c'est là un des inconvénients de la méthode.

Celle-ci est d'autant plus à rejeter, croyons-nous, que les fils situés en plein corps charnu, tout au moins pour le fragment de muscle non adhérent au globe, ont tendance à couper, et si pareille complication se produit, le résultat est déplorable. L'œil se dévie en sens inverse et l'hypercorrection qui en résulte rappelle celle qui pouvait être observée autrefois au temps de Dieffenbach, lorsqu'on faisait la myotomie du muscle.

§ 2. — Débridement ou reculement capsulaire.

Le débridement de la capsule, proposé par M. Parinaud [1] pour remplacer, dans certains cas, la ténotomie doit être combiné avec l'avancement capsulo-musculaire de l'antagoniste.

Manuel opératoire. — L'opération est généralement pratiquée sur le droit interne. L'œil étant attiré en dehors, on incise verticalement la conjonctive entre l'insertion du tendon et la caroncule sur une longueur de 12 à 15 millim., et la lèvre interne est disséquée en détachant les adhérences prémusculaires jusqu'au voisinage de la caroncule.

Le muscle mis à nu, on saisit avec la pince la capsule, au ras de chacun de ses bords, et l'on y fait deux boutonnières. Une branche des ciseaux courbes est introduite dans chaque boutonnière et on pratique, en rasant la sclérotique, deux sections de la capsule dirigées respectivement en haut et en bas, un peu en arrière (fig. 187). Chaque

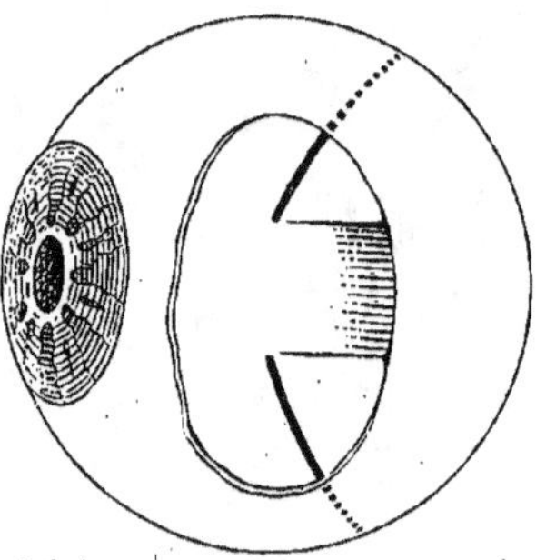

FIG. 187. — *Débridement capsulaire.*

section mesurera 8 à 10 millim. suivant l'effet à obtenir. Puis la conjonctive est suturée par dessus et les fils sont enlevés le deuxième ou troisième jour.

Après le débridement, on pratique aussitôt sur le muscle antagoniste l'avancement capsulo-musculaire (voir plus haut).

Résultats. — L'effet obtenu est, d'après son auteur, en raison directe de l'étendue du débridement, de la situation de ce débridement qui doit être assez éloigné de la cornée, de la section plus ou moins complète des adhérences prémusculaires, et, d'une manière générale, de l'isolement plus ou moins parfait du muscle des parties fibreuses qui l'entourent. Une antisepsie rigoureuse est de rigueur, car l'effet définitif est d'autant plus accusé que la réaction inflammatoire est plus faible au niveau du débridement.

L'avantage de l'opération serait de donner un effet égal à celui obtenu par la ténotomie sans avoir à craindre l'insuffisance musculaire qui peut être la conséquence de celle-ci. Mais, nous l'avons vu, l'insuffisance est peu à craindre en général et c'est, en somme,

---

[1] PARINAUD. Opération du strabisme sans ténotomie. *Note à l'Académie des sciences,* avril 1890.

une partie du résultat cherché. Un certain degré d'insuffisance est, en effet, nécessaire à la correction du strabisme puisque c'est par elle que la ténotomie, combinée ou non à l'élongation, remédie au trouble d'innervation de convergence qui constitue le facteur dominant de l'affection. De plus, M. Parinaud conseille, lorsque le résultat obtenu est insuffisant, de pratiquer en même temps la ténotomie du même côté ; mais il semble que dans ces conditions on ait à craindre une insuffisance considérable, le muscle étant privé de ses expansions aponévrotiques qui, d'ordinaire, limitent l'étendue du reculement.

§ 3. — Opération du Ptosis.

Al 'inverse des opérations décrites plus loin au chapitre V, et qui toutes s'adressent

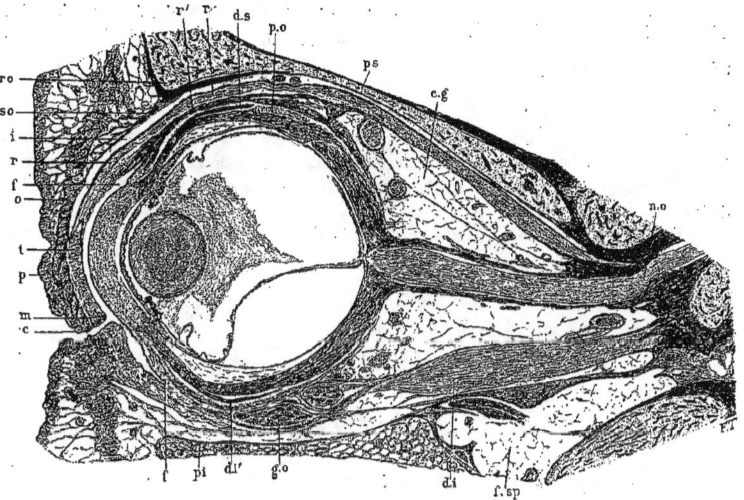

FIG. 188. — *Coupe verticale et antéro-postérieure de l'orbite. Œil d'enfant.* (Préparation de M. ROCHON-DUVIGNEAUD.) Gross. 3 D. environ.

La préparation montre bien les rapports des deux muscles droit supérieur et releveur de la paupière. — *d. s.* Muscle droit supérieur venant s'attacher sur la sclérotique à 6 ou 7 millim. du limbe. La paroi sclérale, on le voit, est beaucoup plus mince à ce niveau. On voit seulement ici la partie tout à fait antérieure du muscle ; le reste n'a pas été figuré dans la préparation. — *r.* Muscle releveur, qui, parti du fond de l'orbite, glisse à la face profonde de la paroi supérieure de l'orbite et va s'attacher sur le tarse *(t)*, tandis que le feuillet inférieur de sa capsule va se fixer au sommet du cul-de-sac supérieur de la conjonctive et former le ligament suspenseur du fornix.

Comme on le voit, le droit supérieur s'avance beaucoup moins loin que le releveur ; il y a entre le niveau des deux insertions une différence de près de 2 centim. d'étendue. — La signification des autres lettres est la même que dans la figure 16 et n'a pas d'intérêt ici.

plus ou moins au muscle orbito-frontal lors d'insuffisance du releveur, M. Motais [1]

[1] MOTAIS. Opération du ptosis par la greffe tarsienne d'une languette du tendon du muscle droit supérieur. *Soc. fr. d'opht.*, mai 1897, et *Ann. d'oculistique*, juil. 1897.

puis M. Parinaud [1] ont eu l'idée de substituer à ce dernier muscle le droit supérieur.

La figure 188 montre les rapports anatomiques entre les deux muscles : partis du fond de l'orbite et suivant un trajet identique, tous deux se moulent sur le globe oculaire ; en arrière, ils ne sont séparés l'un de l'autre que par un tissu cellulaire très lâche et en avant par les deux faces palpébrale et bulbaire du cul-de-sac conjonctival doublées d'une mince couche de tissu cellulaire. Le muscle droit supérieur ne se contracte jamais sans entraîner le releveur et, comme le fait remarquer M. Motais, il y a entre les deux muscles communauté d'origine, de direction et d'enveloppes aponévrotiques, même source d'innervation, et synergie physiologique.

L'idée est donc séduisante et s'appuie sur des données physiologiques.

Procédé de Motais

Manuel opératoire. — Instruments : Pinces à griffes et à arrêt, écarteur à main, deux crochets érignes, un crochet à strabisme et un fil de soie portant à chaque extrémité une aiguille courbe enfilée.

Technique. — L'anesthésie étant faite (Motais se contente de la cocaïne ; l'anesthésie générale nous paraît préférable en raison de la délicatesse de l'opération) et la région aseptisée, la paupière supérieure est fortement relevée à l'aide d'un crochet érigne et le globe attiré en bas avec un nouveau crochet aigu qui pénètre dans la conjonctive et la sclérotique à 4 ou 5 millim. au-dessus de l'extrémité supérieure du méridien vertical de la cornée.

Premier temps. — *Incision de la conjonctive et saisie du tendon.* — Le cul-de-sac supé-

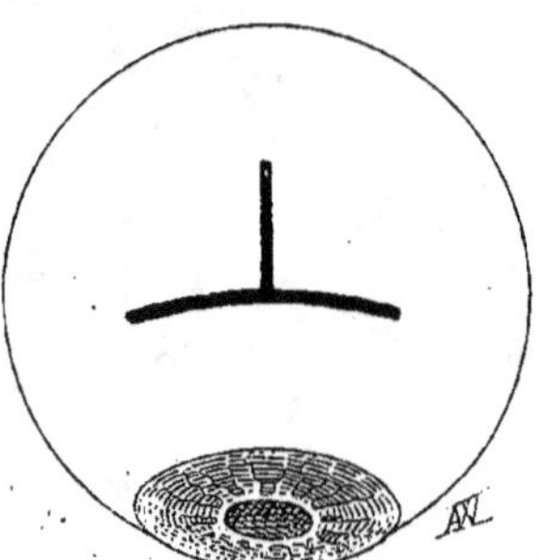

Fig. 189. — *Procédé de Motais.*
L'œil est fortement attiré en bas et la conjonctive bulbaire est incisée.

rieur ainsi largement déplié, on pratique une première incision transversale large de 10 à 12 millim. et située à 6 ou 7 millim. du limbe ; puis on fait une deuxième incision verticale étendue du milieu de la première au bord supérieur du cartilage tarse (fig. 189). Les deux lambeaux conjonctivaux sont disséqués, et le tendon du droit supérieur est mis à nu, dénudé et chargé sur un crochet à strabisme.

Deuxième temps. — *Taille de la languette musculaire médiane.* — Saisissant alors la partie

---

[1] Parinaud. Nouveau procédé opératoire du ptosis. *Soc. fr. d'opht.*, juillet 1897, et *Ann. d'oculistique*, juillet 1897.

médiane du tendon avec une pince à griffes à 2 ou 3 millim. de son insertion, on la
sectionne transversalement sur une longueur de 3 millim. et demi. Puis, des deux
extrémités de cette incision transversale on fait partir une incision verticale remontant
à 10 millim. le long du tendon. On obtient ainsi une languette tendineuse médiane
de 3 millim. de large sur 10 millim. de long.

TROISIÈME TEMPS. — *Avancement de la languette musculaire et suture.* — C'est cette languette médiane qu'il faut maintenant aller insérer sur le cartilage tarse. Pour cela,
elle est saisie par son extrémité libre avec une pince à larges mors et bien étalée. Puis,
avec un fil doublement armé on perfore la languette de la face supérieure vers la face
inférieure à 3 millim. de son extrémité libre et à un demi millim du bord et on répète

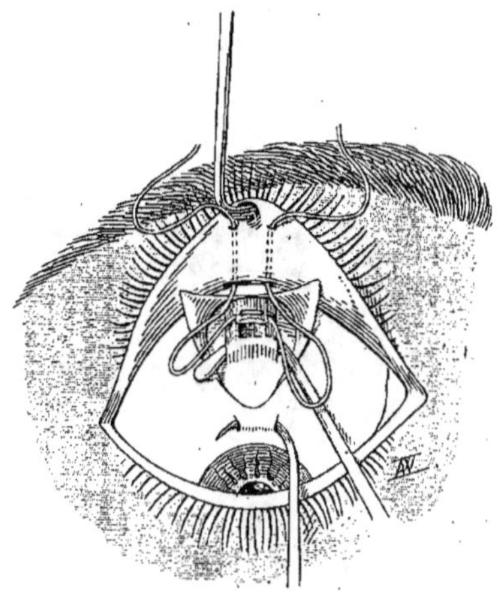

FIG. 190. — *Procédé de Motais.*

Dans le muscle droit supérieur mis à nu et chargé sur le crochet à strabisme, on a découpé
une petite languette médiane rectangulaire. Celle-ci est prise dans une anse de fil et va être
attirée en avant dans l'épaisseur de la paupière supérieure préalablement dédoublée.

la même manœuvre avec la seconde aiguille du même fil pour l'autre bord (fig. 190),
de telle sorte que l'anse du fil repose sur la face supérieure de la languette.

Après avoir retiré la pince à arrêt et abandonné la languette musculaire comprise
dans l'anse du fil, on fait avec les ciseaux une boutonnière, immédiatement au-dessus
du cartilage tarse, à travers l'insertion du tendon du releveur de la paupière, et on
débride par petits coups la face *palpébrale* du cartilage sur une étendue de 5 à 6 millim. Ceci fait, reprendre successivement chacune des deux aiguilles courbes qu'on a déjà
passées dans la languette tendineuse. Introduire ces aiguilles dans la boutonnière sus-
tarsienne, traverser le cartilage de sa face palpébrale à sa face muqueuse à 2 millim.
du bord supérieur, de manière que les aiguilles ressortent à la face muqueuse et soient
écartées de 2 millim. La traction des fils attire la languette tendineuse qui s'engage
dans la boutonnière sus-tarsienne, et les deux fils sont noués par un simple nœud sur
la muqueuse du tarse.

La face profonde du muscle droit supérieur est ainsi en contact avec la face cutanée
du tarse, et la paupière se trouve relevée. Puis la conjonctive est suturée et un pansement sec est laissé en place deux ou trois jours ; les fils sont enlevés le huitième jour.

Procédé de Parinaud

Manuel opératoire. — Le procédé est basé sur le même principe ; mais il laisse intact le tendon du droit supérieur.

Premier temps. — *Incision de la conjonctive.* — Le globe oculaire étant fortement abaissé, la paupière supérieure est retournée : on saisit avec la pince le bord supérieur du cartilage tarse et on pratique, parallèlement à ce bord, une incision de 12 à 15 millim.

Deuxième temps. — *Saisie du tendon.* — La conjonctive est libérée de ses adhérences et on passe sous le muscle droit supérieur mis à nu l'une des aiguilles d'un fil doublement armé en comprenant dans la suture la capsule avoisinante (fig. 191).

Troisième temps. — *Avancement du muscle.* — Chacune des aiguilles est d'abord

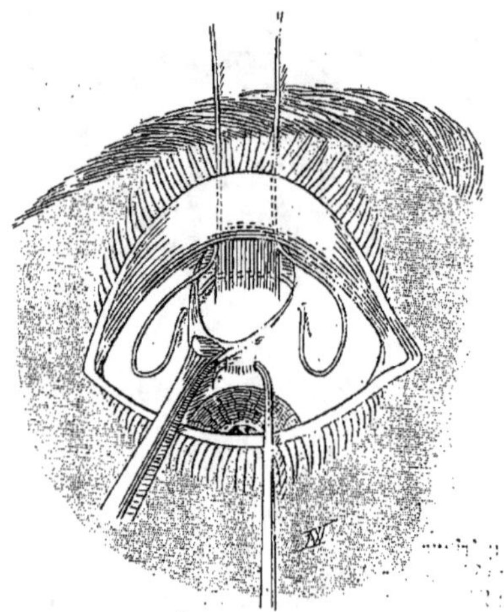

Fig. 191. — *Opération du ptosis. Procédé de Parinaud.*

passée dans le bord du lambeau conjonctival ; puis, traversant le tendon du muscle releveur de la paupière, glisse entre le cartilage et la peau et vient ressortir au niveau des cils.

Les deux aiguilles doivent sortir à 7 ou 8 millim. de distance l'une de l'autre, et les deux chefs du fil sont suturés à ce niveau sur un petit rouleau de coton hydrophile.

Il suffit de serrer plus ou moins pour découvrir non seulement la pupille, mais toute la cornée [1].

Le fil est enlevé le quatrième ou sixième jour, suivant l'effet à obtenir.

---

[1] La traction exercée par le fil a tendance à subluxer le cartilage tarse. Pour éviter cet inconvénient on peut, avant de placer les fils, exciser une languette semi-lunaire, intéressant la moitié supérieure du cartilage tarse.

Cette excision, dans un cas de strabisme congénital opéré par nous, a donné un excellent résultat immédiat.

Résultats et valeur thérapeutique des deux méthodes [1]

Le relèvement de la paupière est obtenu dans les deux cas ; mais il est permis de se demander si dans le procédé de Motais l'opération n'entraîne pas un certain affaiblissement dans la force du muscle avec prédominance de l'antagoniste, et ceci pour deux raisons : la première, due à la diminution dans le volume du muscle par suite de la suppression d'une partie du corps charnu ; la seconde, plus importante, due à la traction en avant exercée par la languette détachée de son insertion.

Comme on le voit d'après la figure 188, le droit supérieur s'avance beaucoup moins loin que le releveur et vient se terminer sur la sclérotique à 8 millim. du limbe. La languette médiane empruntée au muscle est donc fortement reportée en avant pour arriver jusqu'au tarse, et la traction exercée par cette languette médiane relâche les parties latérales du tendon laissées en place.

Sans doute, la languette tend à reprendre sa position première, entraînant à sa suite le cartilage tarse et la paupière supérieure, et c'est le but de l'opération ; mais il y a certainement là une cause d'affaiblissement dans la force du muscle, capable même d'entraîner de la diplopie consécutive.

Celle-ci ne fait jamais défaut dans les jours qui suivent, et chez une petite fille opérée par ce procédé elle n'avait pas disparu six mois après l'intervention.

Si on ajoute à cela la délicatesse de l'opération, il y a lieu de se montrer très réservé dans l'emploi de ce procédé très ingénieux, mais de date encore trop récente pour être jugé avec certitude.

L'opération de M. Parinaud, d'une exécution beaucoup plus facile et pour laquelle l'anesthésie locale suffit, a l'avantage de respecter le tendon du droit supérieur.

Sans doute elle entraîne une diplopie passagère, mais qui disparaîtrait rapidement. Elle pourrait donc être expérimentée sans grand inconvénient, car elle réduit au minimum les inconvénients inhérents à toute opération de ptosis. Il y a lieu toutefois de se demander si les résultats sont aussi durables qu'avec l'opération précédente [2].

[1] Les procédés de Motais et de Parinaud, qui tous deux s'adressent au droit supérieur, dans l'opération du ptosis, devaient être décrits ici avec les opérations sur les muscles. Ce ne sont, en somme, que des procédés d'exception, et nous renvoyons le lecteur qui désire avoir une notion d'ensemble sur le traitement du ptosis au chapitre V : Opérations sur les paupières.

[2] Nous avons essayé récemment le procédé de M. Parinaud chez une petite fille atteinte de ptosis congénital et le résultat immédiat fut très satisfaisant. Mais le fil dut être enlevé deux jours après en raison de l'inocclusion palpébrale résultant du redressement de la paupière, et la guérison ne se maintint pas. Cette inocclusion palpébrale, conséquence directe du relèvement de la paupière, nous paraît inévitable. Celle-ci, appliquée contre le globe auquel elle est fixée, n'obéit plus à la contraction de l'orbiculaire et la cornée demeure découverte.

CHAPITRE III

CONJONCTIVE

SOMMAIRE

§ 1. — **Opérations sur la conjonctive.** — I. Corps étrangers. Extraction. — II. Injections sous-conjonctivales. *Manuel opératoire. Indications et résultats :* on a exagéré la valeur thérapeutique de ces injections, mais elles peuvent quelquefois être utiles. Différentes substances employées : sublimé, gélatine, eau salée, etc... — III. Sutures de la conjonctive. *Indications :* déchirures de la muqueuse, ulcères et blessures de la cornée. — *Technique :* suture en bourse de de Wecker. — IV. Traitement chirurgical du trachome. Demeure essentiellement mécanique. — 1° Massage et brossage des granulations. *Massage.* Technique. Indications. Résultats. Convient surtout au moment de la période floride de l'affection. — *Brossage.* Technique. Mêmes indications que pour le massage. — *Expression des granulations. Raclage.* — 2° Excision des granulations. Peut être totale ou partielle. La première surtout doit être rejetée, car elle expose au symblépharon consécutif. — 3° Cautérisation. Électrolyse. Technique et résultats. — Abrasion conjonctivale. — V. Ptérygion. *Traitement chirurgical. Différents procédés.* — A. Excision du ptérygion : doit être combinée à la cautérisation au thermo-cautère de toute la surface d'implantation sur la cornée, si on veut éviter les récidives. C'est le procédé de choix. Nécessité de suturer bien exactement les lèvres de la plaie conjonctivale. — B. Transplantation du ptérygion. Procédés de Desmarres et de Knapp.— C. Refoulement et ligature du ptérygion. Procédé de Szokalski : peu employé aujourd'hui. — Indications. Ptérygion non stationnaire. — VI. Tumeurs de la conjonctive. *Tumeurs bénignes :* lipomes sous-conjonctivaux, kystes, cysticerques, polypes, dermoïdes. — *Tumeurs malignes épibulbaires.* Leur bénignité relative. L'excision seule de la tumeur combinée à la cautérisation doit toujours être tentée. L'énucléation, conseillée autrefois, est à rejeter.

§ 2. — **Traitement des conjonctivites.** — I. Généralités. Nécessité à l'heure actuelle pour le diagnostic de la nature de l'affection de recourir à l'examen microscopique. Technique de cet examen. Différentes variétés de conjonctivite. — II. Conjonctivites aiguës. 1° *Conjonctivites spécifiques :* conjonctivite catarrhale, conjonctivite subaiguë ou diplobacillaire et conjonctivite blennorrhagique. *Diagnostic* différentiel de ces trois variétés : souvent impossible sans l'examen microscopique. Aspect de la sécrétion au microscope. *Traitement.* Le nitrate d'argent constitue le remède de choix dans la conjonctivite purulente. Médication adjuvante. Traitement prophylactique. — 2° *Conjonctivites non spécifiques :* conjonctivite à streptocoques ou conjonctivite lacrymale (Parinaud), à pneumocoques, à staphylocoques ; conjonctivite diphtérique ; conjonctivites diverses. Diagnostic et traitement. — 3° *Conjonctivites à fausses membranes.* Conjonctivite diphtérique : forme superficielle et forme interstitielle. Diagnostic. Traitement par les injections de sérum antidiphtérique. Conjonctivites pseudo-membraneuses à gonocoques, à bacilles de Weeks ; autres variétés. — 4° *Complications cornéennes des conjonctivites.* Lésions causées par le bacille de Weeks, par le diplobacille de Morax, par le gonocoque, par le bacille diphtérique, etc... *Leur diagnostic. Traitement.* — III. Conjonctivites chroniques. *Conjonctivite granuleuse ou trachome.* Diagnostic et marche de l'affection. Différentes complications : symblépharon, trichiasis, pannus de la cornée, kératites ulcéreuses, xérosis. Leur traitement. — *Conjonctivite folliculaire.* Autres variétés de conjonctivite.

§ 1. — Opérations sur la conjonctive.

I. — Corps étrangers. Extraction

Diagnostic. — Les corps étrangers de la conjonctive s'observent fréquemment. Ce sont des grains de sable, des particules de charbon, des poussières, des ailes de petits insectes, des barbes d'épi, etc..., qui s'introduisent dans les yeux.

La douleur qu'ils déterminent est toujours très vive en raison des frottements qu'ils exercent sur la cornée et très rapidement surviennent de l'hyperhémie de la conjonctive, souvent même avec injection périkératique, de la photophobie et un blépharospasme plus ou moins intense. Quelquefois l'épithélium de la cornée est éraillé par le corps étranger entraîné dans les mouvements de la paupière. Puis, après quelques jours, une conjonctivite avec sécrétion peut survenir.

Le malade accuse la sensation de gravier dans l'œil et ce symptôme joint à l'existence de la conjonctivite peut faire méconnaître la présence du corps étranger. Il faut donc toujours le rechercher systématiquement. On se rappellera que le lieu d'élection est la partie moyenne de la face interne de la paupière supérieure, à quelques millimètres du bord palpébral, à l'endroit du sillon sub-tarsal, sillon peu profond parallèle au bord palpébral et où les corps étrangers viennent s'arrêter de préférence.

Traitement. — Il suffit de retourner la paupière supérieure pour le découvrir. La manœuvre est des plus simples : l'œil ayant été cocaïnisé au préalable chez les sujets très nerveux ou lorsque les phénomènes inflammatoires sont assez marqués, le chirurgien se place en face du sujet qui est engagé **à bien regarder en bas,** condition essentielle pour retourner la paupière.

Saisissant alors le bord libre de la paupière supérieure entre le pouce et l'index de la main correspondant au côté examiné, la main droite si c'est l'œil droit, la main gauche si c'est l'œil gauche, tandis que l'index appuie légèrement sur le bord supérieur du tarse qu'il déprime, on luxe le cartilage tarse en totalité par un petit mouvement de bascule de bas en haut. La paupière se retourne complètement et la face palpébrale de la conjonctive se présente avec le corps étranger implanté à sa surface [1].

Il peut arriver que le corps étranger, implanté dans la muqueuse, s'y enkyste en provoquant autour de lui une inflammation chronique. Il faut alors inciser la muqueuse à son niveau et le mettre à découvert pour en pratiquer l'extraction.

---

[1] Il est inutile de déprimer en même temps la paupière supérieure avec un stylet ou une sonde quelconque tenue de la main gauche et appliquée au niveau du bord supérieur du tarse. La vue de l'instrument n'a d'autre résultat que d'effrayer le malade qui résiste davantage et se prête mal à l'examen.

Ce sont surtout les grains de poudre qui pénètrent dans la conjonctive bulbaire, s'y enkystent et peuvent y séjourner indéfiniment sans occasionner d'accidents inflammatoires ultérieurs. On peut les laisser en place, à moins que, pour des raisons esthétiques, on soit amené à intervenir.

Leur extraction est toujours difficile : les fragments de poudre, en raison de leur force de pénétration, sont généralement implantés sous la muqueuse, dans l'épaisseur même du tissu conjonctif épiscléral dans lequel ils sont fortement enchâssés et quelquefois jusque dans les couches superficielles de la sclérotique. Il faut, après avoir incisé la conjonctive à leur niveau, les sculpter en quelque sorte et les énucléer de la petite loge dans laquelle ils sont incrustés. Souvent un fragment de conjonctive doit être enlevé en même temps, et si les grains de poudre sont nombreux, il est nécessaire de donner le chloroforme, car l'opération est longue et douloureuse lorsqu'on veut enlever tous les grains en une seule séance. Si le tatouage résultant de la blessure est très étendu, on ne cherchera pas à tout enlever et on craindra le symblépharon consécutif.

Après l'opération, la conjonctive est suturée s'il y a lieu et un pansement occlusif antiseptique sec ou humide est appliqué après avoir au préalable introduit dans le cul-de-sac un peu de pommade iodoformée.

II. — Injections sous-conjonctivales [1]

Manuel opératoire. — Le sujet étant couché de préférence et l'œil anesthésié, l'écarteur est mis en place. Avec la pince fixatrice tenue de la main gauche, l'opérateur fixe le globe et soulève un pli de la muqueuse, tandis que l'aiguille de Pravaz pénètre à quelques millimètres au-dessous d'elle, parallèlement à la sclérotique. On injecte de quelques gouttes à un demi-centimètre cube suivant la nature de la solution, et l'injection est poussée très lentement afin de ne pas distendre brusquement le tissu. La boule d'œdème qui en résulte disparaît rapidement, et un pansement humide destiné à calmer la douleur, d'intensité variable suivant la nature du liquide injecté, est appliqué pendant quelques heures. Souvent même, lorsqu'on ne cherche pas à porter le liquide de l'injection en un point précis de la conjonctive, mais seulement à le faire pénétrer au niveau du cul-de-sac, il est inutile de fixer le globe et de mettre l'écarteur. Il suffit d'abaisser la paupière inférieure avec l'index gauche tandis que le malade est prié de regarder en haut, de manière à bien déplisser le cul-de-sac inférieur, et l'aiguille est enfoncée parallèlement à ce niveau.

Indications et résultats. — Il n'est guère d'affection du globe qui n'ait été traitée par cette méthode dont on a exagéré la valeur thérapeutique. On a employé successivement le sublimé, qui donne quelquefois de bons résultats

[1] Reymond (de Turin). *Société fr. d'ophtalmologie*, 1889.

dans les ulcères de la cornée et dans certaines formes d'irido-cyclite (on injecte tous les trois ou quatre jours deux ou trois gouttes d'une solution au millième)[1], la gélatine à 5 p. 100 (de Wecker), l'eau salée en solution physiologique (Mellinger)[2]. Ces dernières ont été recommandées dans les choroïdites maculaires ou disséminées, dans la rétinite pigmentaire, le décollement de la rétine, les irido-cyclites et les troubles du vitré, les sclérites et épisclérites, les kératites parenchymateuses, mais l'effet obtenu est peu réel.

Récemment, Dor (de Lyon) a préconisé les injections sous-conjonctivales de teinture d'iode très diluée (1 gr. d'iode pour 500 gr. d'eau) contre le décollement de la rétine ; il dit en avoir obtenu de bons résultats en y ajoutant le repos au lit et la compression de l'œil malade. Cette méthode donne quelquefois une amélioration passagère, mais ne saurait amener une guérison définitive[3]. Elle a tout au moins l'avantage d'être inoffensive et peut toujours être tentée : elle active la circulation intra-oculaire et facilite les échanges et les phénomènes d'osmose[4].

III. — SUTURES DE LA CONJONCTIVE

Indications. — La suture de la conjonctive forme le complément de la plupart des opérations portant sur les annexes (muscles, glande lacrymale, palpébrale, etc...), ou sur le globe (énucléation, etc...).

A. DÉCHIRURES DE LA MUQUEUSE. — Elle peut être faite en tant qu'opération distincte dans toutes les solutions de continuité de cette membrane, et surtout dans les plaies de la sclérotique, afin de prévenir l'infection (voir page 71). Elle ne diffère pas des sutures ordinaires et sera faite au catgut de préférence, afin de ne pas avoir à enlever les fils quelques jours après.

Elle a aussi été conseillée dans les ulcères étendus ou dans les plaies de la cornée afin de faciliter la réparation.

B. ULCÈRES DE LA CORNÉE. — Schöler[5], considérant le ptérygion comme un processus de guérison des ulcères de la cornée (théorie aujourd'hui abandonnée), chercha à recouvrir les ulcères étendus de cette membrane et situés près du limbe par la conjonctive voisine disséquée au préalable. Il réussit dans quelques cas à obtenir l'adhérence entre les deux membranes.

[1] DARIER. Des injections sous-conjonctivales de sublimé en thérapeutique oculaire. *Arch. d'opht.*, 1891, p. 449.

[2] MELLINGER. Therapeutische Mittheilungen aus dem Gebiete der Augenheilkunde. *Corresp. bl. für Schweizer Aertze Jahrg.*, XXIII, 1893.

[3] Dans un cas observé par nous avec M. Panas, sur un général âgé de 70 ans, le décollement, qui siégeait à la moitié inférieure et s'était produit sans aucun traumatisme sur un œil très légèrement myope, disparut après deux injections faites à huit jours d'intervalle ; mais il se reproduisit trois semaines plus tard et devint total, en dépit du traitement dirigé contre lui.

[4] Tout récemment encore Haitz a repris cette étude et recommande le procédé dans maintes affections des yeux, particulièrement dans les troubles du vitré et les choroïdites centrales (E. HAITZ. Ueber subconjunctivale Injectionen. *Klinische Monatsbl. f. Augenheilk.*, février 1901).

[5] SCHÖLER. Zur Lehre vom Pterygium der Bindehautlappen. *Berl. kl. Wschr.*, p. 45, 1877.

C. Blessures de la cornée. — Il appliqua alors le procédé aux fistules de la cornée, cicatrices cystoïdes, aux blessures de cette membrane, et fut imité par Kühnt [1], Snellen [2], puis par de Wecker qui insista sur la technique à employer [3].

Technique. — Celui-ci détache la conjonctive tout autour du limbe et la dissèque jusqu'au niveau de l'insertion des muscles droits.

La muqueuse est ainsi bien mobilisée et suturée en bourse par cinq ou six points de suture au-devant de la cornée qu'elle recouvre alors en totalité. Elle contracte des adhérences au niveau de sa face profonde avec la plaie cornéenne.

Plus tard, la conjonctive est libérée et reprend sa position première, restant seulement adhérente au niveau de la plaie.

Le procédé est recommandé par l'auteur dans les plaies cornéo-sclérales étendues dont les lèvres bâillent et qui peuvent facilement s'infecter. Le plus souvent il n'est pas nécessaire de détacher la conjonctive tout autour du limbe. La muqueuse est seulement libérée au voisinage de la plaie sur une étendue suffisante pour bien recouvrir la solution de continuité, attirée au-devant d'elle et suturée à la conjonctive bulbaire du côté opposé.

IV. — Trachome

Le traitement chirurgical du trachome est essentiellement mécanique et n'a guère changé depuis Hippocrate qui déjà préconisait le raclage des granulations : les différents moyens proposés contre l'affection reposent tous sur ce principe. Ce traitement demande beaucoup de tact et doit être complété par une bonne hygiène ; il ne sera institué qu'après avoir essayé les caustiques (glycérolé de cuivre ou pommade au sulfate de cuivre à 10 p. 100, attouchements avec un tampon d'ouate trempé dans une solution de sublimé à 1 p. 1000, nitratation à 1 p. 100 si la sécrétion conjonctivale est abondante) [4].

Les procédés mécaniques, multipliés à l'infini, se résument dans les trois méthodes suivantes : massage et brossage, cautérisation, excision des granulations.

---

[1] Kühnt. *Vorschlag einer neuen Therapie bei gewissen Formen von Hornhautgeschwüren* Wiesbaden, 1884.

[2] Snellen. On the subconjonctival treatment of operative and traumatic wounds of the cornea and sclerotic. *VIII Internat. Opht. Congress. zu Edinburgh,* août 1894.

[3] De Wecker. Traitement des blessures de la cornée par l'occlusion conjonctivale. *Ann. d'ocul.,* t. CXII, 1894, p. 293.

[4] Le titre des solutions et pommades varie suivant l'intensité des phénomènes inflammatoires et la présence ou l'absence de complications cornéennes. Dans ce dernier cas, nous nous sommes quelquefois bien trouvé de la pommade au protargol ainsi formulée :

Protargol..	2 gr. 50
Vaseline blonde. .... }	
Lanoline.... ... . }	āā 5 —

1° *Massage et brossage des granulations.*

A. — Massage. — La méthode n'est pas nouvelle, puisque déjà Dioscoride frottait rudement la conjonctive avec la feuille de figuier ou avec l'os de seiche jusqu'à apparition du sang.

Technique. — On se sert d'ordinaire de poudre d'acide borique finement pulvérisée, soit pure, soit mélangée à la poudre de sulfate de cuivre [1].

Après avoir instillé de la cocaïne, car l'opération est douloureuse, la paupière supérieure est retournée et maintenue avec l'index tandis que le pouce du même côté abaisse la paupière inférieure pour bien déplisser le cul-de-sac. Puis avec un petit coton largement saupoudré on frotte énergiquement la conjonctive pendant quelques secondes, jusqu'à ce que le sang apparaisse. Les culs-de-sac sont ensuite lavés avec la solution de biiodure et l'opération est répétée tous les deux ou trois jours.

On fait généralement précéder le massage de scarifications superficielles de la muqueuse afin d'obtenir une action plus énergique.

Indications et résultats. — La méthode est indiquée surtout dans la période floride de l'affection lorsque les culs-de-sac, principalement le supérieur, sont largement infiltrés et montrent des granulations saillantes. Les malades se trouvent améliorés, mais finissent par se lasser de la longue durée du traitement, car les séances doivent être répétées une ou deux fois par semaine pendant très longtemps.

De plus, les granulations logées dans le cul-de-sac supérieur, toujours très abondantes à ce niveau, ne peuvent être mises à nu en retournant la paupière ; il est donc impossible de les atteindre et la guérison tarde indéfiniment. Néanmoins, en raison de sa simplicité, le massage sera exécuté tout d'abord, et ce n'est qu'après s'être convaincu de son inefficacité qu'on aura recours aux opérations suivantes.

B. — Brossage. — Manuel opératoire. — L'opération, reprise par Woolhouse, a été remise en honneur en France par Abadie et Darier.

Premier temps. — Le malade étant chloroformé, l'opérateur saisit entre les mors d'une pince, sans l'écraser, la paupière supérieure qu'il ectropionne fortement de manière à bien déplisser tout le cul-de-sac supérieur [2].

Deuxième temps. — La pince étant maintenue ainsi de la main gauche, avec le scarificateur ou le bistouri on pratique parallèlement au fornix une série de scarifications plus ou moins profondes suivant les cas : elles intéressent en général toute l'épaisseur de la muqueuse (fig. 192).

---

[1] Cette dernière, étant très irritante, ne sera d'abord employée qu'au dixième (1 de sulfate de cuivre pour 9 d'acide borique), sauf à augmenter la dose si le sujet le supporte.

[2] Lors de blépharospasme prononcé on commence, comme le fait Sattler, par débrider la commissure externe afin de bien mettre les culs-de-sac à découvert.

Troisième temps. — Avec une brosse en crins durs, soigneusement
antiseptisée et trempée dans une solution de sublimé à 1 p. 500 (une brosse à
dents suffit), on brosse énergiquement toute la surface scarifiée, sans toutefois
déchirer les ponts de conjonctive qui séparent les incisions [1]. A mesure que la
brosse s'imprègne de sang, elle est nettoyée dans la solution mercurique
à 1 p. 500.

La paupière inférieure est traitée d'une manière identique ; puis les deux
paupières du côté opposé. Les culs-de-sac sont débarrassés du sang coagulé ;
un pansement humide est appliqué et fréquemment renouvelé afin de diminuer
la réaction consécutive toujours très vive et se traduisant par une tuméfaction
marquée des paupières. Les scarifications et le brossage seront pratiqués sur

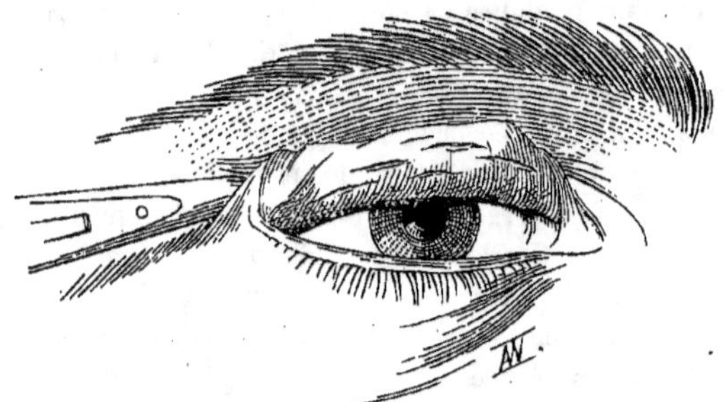

FIG. 192. — Brossage.

La paupière supérieure est retournée avec la pince, de manière à bien déplisser la conjonctive
et mettre à nu toute l'étendue du cul-de-sac, et la muqueuse a été scarifiée.

toute l'étendue de la muqueuse et on aura soin de ne laisser aucun repli
inexploré.

Les jours suivants, les paupières et les culs-de-sac seront lavés avec la
solution de biiodure ou de sublimé au millième afin d'éviter le symblépharon
post-opératoire : on déchirerait au besoin avec la sonde les adhérences de
nouvelle formation. L'exsudation fibrineuse qui survient quelquefois dans les
jours qui suivent disparaît sans laisser de traces [2].

Quelques jours après l'opération, il est nécessaire de reprendre de nouveau les topiques habituellement employés si on veut éviter une nouvelle
intervention.

[1] Darier conseille de faire un brossage préparatoire avant de procéder aux scarifications; mais
la réaction est déjà suffisamment intense avec un seul brossage. Une précaution importante
consiste à éviter la projection dans les yeux de l'entourage ou de l'opérateur, au moment du
brossage, des particules liquides provenant de la conjonctive opérée, en raison du danger de
contagion possible.

[2] Le gonflement considérable de la conjonctive avec accroissement du pannus cornéen qu'on
peut voir survenir cédera rapidement par l'emploi de compresses froides. De même l'infiltration miliaire de la conjonctive s'observe quelquefois et serait traitée par les caustiques habituels (sulfate de cuivre, etc.).

INDICATIONS ET RÉSULTATS. — L'opération est justifiée lors de granulations volumineuses occupant tout le cul-de-sac et s'accompagnant ou non de phénomènes inflammatoires, ou lorsque la conjonctive est très infiltrée et convertie en un tissu lardacé blanchâtre. En dehors de ces cas, le brossage doit être rejeté. Il ne serait alors employé que lorsque le traitement par les caustiques habituels s'est montré insuffisant.

Son action est très énergique et s'étend à toutes les parties malades, car la muqueuse est entièrement déplissée et la majeure partie des granulations ne reste pas cachée en arrière du tarse, comme avec le massage.

Néanmoins l'amélioration, toujours très réelle, n'est généralement pas définitive et il faut de nouveau intervenir quelques mois plus tard.

L'entropion est également à craindre, puisque Darier l'a rencontré 15 fois sur 130 opérés. Peut-être cette complication est-elle due à un brossage trop énergique et nous ne l'avons jamais observée à la clinique de l'Hôtel-Dieu où on ne pratique jamais le brossage préparatoire conseillé par Darier.

C. — **Expression des granulations.** — Knapp préconise un procédé sensiblement identique. Le sujet est chloroformé, à moins qu'il ne s'agisse de gra-

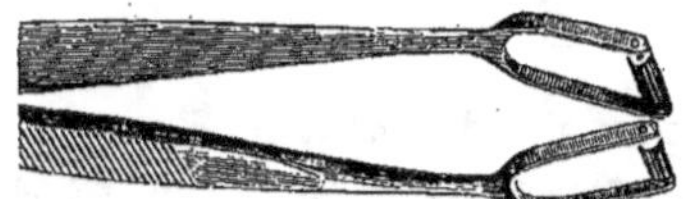

FIG. 193. — *Pince à rouleaux de Knapp, pour l'expression des granulations.*

nulations très superficielles pour lesquelles la cocaïne suffit. La paupière supérieure étant retournée, de manière à bien déplisser le cul-de-sac, on pratique sur la conjonctive des scarifications en série avec le bistouri à trois lames de Johnson qui n'est pas indispensable.

Puis, saisissant entre les deux rouleaux de la pince toutes les parties infiltrées (fig. 193), on exprime le plus possible le tissu mou des granulations, ne craignant pas de s'y prendre à deux ou trois reprises sur un même point afin de bien enlever la totalité du tissu de nouvelle formation.

Si le tarse est infiltré, on applique la pince à cheval sur la paupière, l'une des branches du côté de la peau, l'autre sur la conjonctive, et on agit comme précédemment. La paupière inférieure est traitée de même et aussi la conjonctive du repli semi-lunaire si celle-ci est infiltrée.

Le pansement est inutile : après l'opération, la conjonctive est lavée avec la solution de sublimé à 1/5000 et le lavage est répété les jours suivants. La tuméfaction des paupières disparaît rapidement et les précautions à prendre pour éviter le symblépharon sont les mêmes qu'après le brossage.

Les résultats de la méthode seraient excellents d'après son auteur, surtout dans les trachomes folliculaires ou diffus avec ou sans complications cornéennes. On évitera de détruire la conjonctive et on doit agir prudemment en se gardant de serrer trop violemment les rouleaux de la pince. Kühnt a construit à cet effet des expresseurs spéciaux, mais le mieux, semble-t-il, est de se servir d'un petit épilateur ou même d'exprimer les granulations, si elles ne sont pas trop nombreuses, entre les deux ongles du pouce fortement rapprochés.

D. — Raclage des granulations. — L'emploi de la curette tranchante, très en faveur chez les Arabes, est aussi préconisé par Sattler qui procède de la manière suivante : la paupière supérieure étant ectropionnée et le cul-de-sac mis à nu, on déchire avec une aiguille la surface du follicule granuleux, puis une curette tranchante de 1 à 2 millim. de diamètre, suivant la grosseur de ce dernier, est introduite par l'ouverture et l'extirpe en totalité.

Un pansement est inutile : le cul-de-sac est lavé avec la solution de sublimé à 1/1000 et le malade est congédié. Si le nombre des follicules enlevés est considérable, un pansement humide calmera la réaction inflammatoire qui ne manque pas de se produire en pareil cas.

L'opération est indiquée lors de granulations isolées et peu nombreuses[1].

2º *Excision des granulations.*

Pratiquée par Bénédict, puis de nouveau en France par Galezowski, l'opération peut être totale ou partielle suivant qu'on excise tout le cul-de-sac ou seulement les granulations les plus saillantes. Cette dernière peut être combinée au brossage ou au massage ; l'excision totale, au contraire, ne serait pratiquée que lors d'infiltration étendue de tout le cul-de-sac et, bien que ses partisans s'en déclarent satisfaits, on devra craindre le symblépharon consécutif.

Manuel opératoire. — L'anesthésie à la cocaïne suffit. Le malade étant couché et la conjonctive aseptisée, on fait avec la seringue de Pravaz une injection sous-conjonctivale d'une solution de cocaïne à 5 p. 100 tout le long du fornix, parallèlement au bord supérieur du cartilage tarse. Le bourrelet œdémateux qui en résulte met nettement en évidence le tissu de granulations.

Premier temps. — Après avoir fortement ectropionné la paupière supérieure, la base du bourrelet est traversée par cinq à six aiguilles courbes munies de fin catgut qui sont laissées en place comme pour l'excision du staphylome.

Deuxième temps. — Saisissant alors avec la pince à disséquer l'une des extrémités du bourrelet, l'opérateur excise avec les ciseaux courbes toute la languette de tissu conjonctival infiltré qu'il détache à petits coups du tissu conjonctif sous-jacent.

---

[1] Sattler. Die Trachombehandlung einst und jetzt. *Zeitschrift für Heilkunde*, Bd XII, 1891.

TROISIÈME TEMPS. — Les aiguilles sont retirées et les chefs respectifs de chaque fil noués ensemble. Quelques points de suture intermédiaires achèvent la réunion, favorisent la cicatrisation et empêchent la récidive.

Si le cartilage est aussi infiltré, on peut en exciser le bord supérieur qui serait alors compris en même temps dans les sutures.

La douleur qui suit l'opération est d'ordinaire insignifiante. Un pansement humide est cependant appliqué, car on observe quelquefois un gonflement assez considérable des bords de la plaie qui cède rapidement sous l'influence des compresses humides fréquemment renouvelées.

Résultats. — L'avantage du procédé est d'enlever d'un seul coup tout le tissu infiltré et il est surtout indiqué lors de granulations étendues durant déjà depuis longtemps et ayant résisté au traitement habituel. Mais il ne met pas à l'abri des récidives et expose au symblépharon consécutif, aussi est-il peu employé. Nous ne l'avons jamais essayé et ne conseillons pas d'y recourir.

3° Cautérisation. Électrolyse.

La cautérisation, employée déjà dans l'antiquité à la fois contre les granulations et aussi contre la déviation des cils qu'elle entraîne (voir plus loin), est aujourd'hui remplacée par l'électrolyse.

Technique. — Tentée d'abord par Ombini[1], elle fut de nouveau préconisée par Malgat[2] qui procède de la manière suivante : après cocaïnisation et la paupière supérieure étant renversée, on applique successivement pendant quelques secondes la pointe de l'aiguille (pôle négatif) sur chaque granulation, tandis que le pôle positif est appliqué sur le bras du sujet. L'intensité du courant ne doit pas dépasser 4 à 5 milliampères et le nombre des piqûres varie de 20 à 30 suivant la sensibilité du malade. Le larmoiement est intense au moment de l'opération et l'œil se congestionne légèrement, mais tous ces phénomènes durent peu.

Résultats. — Excellents d'après son auteur, à condition de pratiquer l'excision des culs-de-sac supérieurs avant de commencer l'électrolyse. La conjonctive au bout de quelques semaines redevient souple et lisse sans jamais présenter de cicatrices et ce résultat serait dû à l'action à la fois chimique, antiseptique et modificatrice de l'électrolyse.

Pansier (d'Avignon)[3], qui a essayé la méthode, a obtenu des améliorations,

---

[1] OMBINI. La galvano-caustique chimique dans le traitement de la conjonctivite granuleuse. *Gazetta medica italiana*, 1877.

[2] MALGAT. Du traitement des granulations conjonctivales par l'électrolyse. *Rec. d'ophtalm.*, février 1895.

[3] P. PANSIER. *Traité d'électrothérapie oculaire*, 1896.

mais jamais de guérisons définitives, et c'est là la conclusion qui se dégage
des divers procédés : la thérapeutique du trachome n'est pas univoque ;
quel que soit le mode de traitement employé, l'amélioration n'est que passagère
et le malade doit être suivi et traité de nouveau à chaque nouvelle poussée.

4° *Abrasion conjonctivale.*

Lors de pannus trachomateux on a conseillé, dans le but de diminuer la
vascularisation de la cornée, l'abrasion conjonctivale encore appelée *circonci-
sion, péridectomie, péritomie, syndectomie* [1].

L'écarteur mis en place et l'œil anesthésié à l'aide de la cocaïne, on saisit tout
près du limbe avec la pince un pli de la muqueuse et on excise tout autour de
la cornée une bandelette conjonctivale large de deux à trois millim. environ.

On peut, pour diminuer la douleur, injecter au préalable sous la conjonctive,
tout autour du limbe scléro-cornéen, quelques gouttes d'une solution de
cocaïne à 1 p. 100.

Si on veut éviter le décoiffement trop complet pouvant résulter de l'ablation
d'une bande circulaire de conjonctive tout autour de la cornée *(périectomie
ou syndectomie)*, on peut se contenter de détacher simplement la conjonctive
au niveau du limbe *(péritomie)*. La muqueuse se rétracte d'elle-même et
laisse à nu la sclérotique.

A. Terson conseille, pour limiter le recul de la conjonctive sectionnée, de
laisser en un ou deux endroits un petit pont de muqueuse intact.

Mais, dans les deux cas, il est nécessaire d'arriver jusqu'à la sclérotique
afin d'atteindre la double vascularisation dont le limbe est pourvu.

Furnari conseillait de cautériser ensuite avec le nitrate d'argent la surface
sclérale mise à nu, mais cette pratique est inutile et peut déterminer une
escarre sclérale grave.

La cicatrisation se fait après quelques semaines et laisse après elle une cicatrice blanchâtre privée de vaisseaux.

La guérison est rarement définitive ; mais l'opération, par la saignée locale
qu'elle détermine, amène un soulagement réel et peut toujours être faite
dans les pannus anciens, très épais et stationnaires. Afin d'éviter le symblépharon consécutif, toujours à craindre sur ces yeux qui y sont particulièrement
prédisposés par le fait même des granulations, il est prudent de réduire l'intervention au minimum, c'est-à-dire à l'incision seule de la conjonctive
(péritomie).

On peut aussi, dans le même but, se contenter de cautériser les vaisseaux sur
tout le pourtour du limbe scléro-cornéen avec un crochet à strabisme rougi.

---

[1] Cette opération est des plus anciennes ; on la trouve déjà dans Guy de Chauliac ; il la
tenait des Arabes qui ne l'avaient peut-être pas inventée. On l'employait aussi au XVII° siècle.
On ne sait pourquoi elle est continuellement attribuée à Furnari qui, vers le milieu du siècle,
l'a de nouveau vantée (A. Terson).

V. — Ptérygion

1° Traitement chirurgical. Différents procédés.

A. — Excision du ptérygion. — L'œil étant aseptisé et anesthésié, et l'écarteur mis en place, l'opérateur saisit largement avec la pince à dents de souris la tête du ptérygion qu'il détache à petits coups avec le bistouri du tissu cornéen. Il est important ici d'aller très lentement, en ayant soin de bien enlever tout le tissu membraneux sans intéresser trop profondément la cornée. Le ptérygion est disséqué jusqu'à sa base, toujours à petits coups, et en procédant

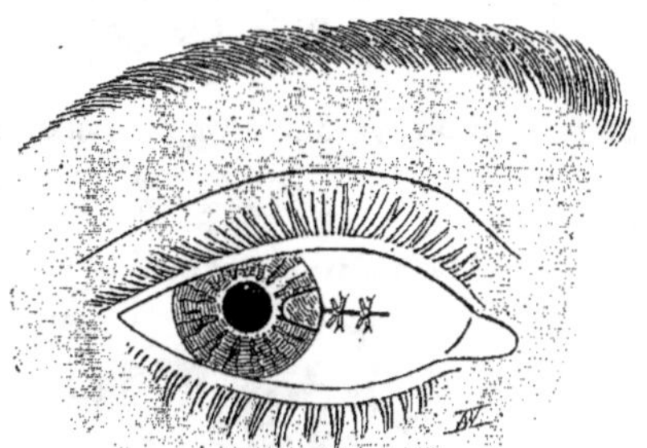

FIG. 194. — *Excision du ptérygion.*
Suture des lèvres de la plaie conjonctivale après l'excision. — La surface d'implantation sur la cornée a été cautérisée.

lentement. Deux incisions obliquement dirigées vers la caroncule sont faites avec les ciseaux et achèvent l'excision. Ces incisions ne doivent pas dépasser les limites du ptérygion.

Puis, avec un petit thermo-cautère olivaire, on touche assez vigoureusement le fond et les bords légèrement opalescents de la cupule cornéenne (Panas). La cautérisation portera de préférence sur la région du limbe et on évitera surtout la partie épisclérale de la plaie.

Les lèvres de la plaie conjonctivale sont réunies par un ou deux points de suture au catgut suivant l'étendue de la perte de substance [1].

Afin d'obtenir une réunion plus exacte, précaution très importante si on veut éviter les récidives, on peut comprendre dans l'anse du fil située tout contre le limbe les couches les plus superficielles de l'épisclère. Deux incisions conjonctivales libératrices pratiquées parallèlement au limbe permettraient le rapprochement des lèvres de la plaie lors de perte de substance étendue.

---

[1] On peut être amené, si le catgut se résorbe très rapidement, à employer la soie fine n° 00 et à prendre dans la suture un peu de *tissu épiscléral* pour rendre la prise plus solide et assurer la fixité profonde de la suture (A. Terson). Les fils seraient alors laissés sept à huit jours en place et enlevés seulement lorsque la cicatrice est à peu près complètement achevée.

La plaie est saupoudrée d'iodoforme et un pansement sec est appliqué et laissé en place deux ou trois jours.

La marche envahissante du ptérygion se trouve arrêtée ; mais le procédé ne met pas à l'abri des récidives. Sans doute on ne peut parler ici de récidive au sens exact du mot : le ptérygion provient de la pinguecula (Horner, Mannhardt, Fuchs) et celle-ci est enlevée avec lui ; mais un tissu cicatriciel de nouvelle formation peut survenir, déterminant un pseudo-ptérygion aussi gênant que l'ancien.

Néanmoins ce procédé est, croyons-nous, le *procédé de choix*, et nous le conseillons à l'exclusion de tout autre. Un point important est de bien cautériser avec le thermo-cautère la surface d'inplantation, et surtout la région du limbe afin d'éviter la formation d'un nouveau tissu ptérygoïde.

B. — **Transplantation du ptérygion.** — On peut aussi, si le ptérygion est volumineux, recourir au procédé de *déviation* ou de *transplantation* imaginé par Desmarres père [1].

Procédé de Desmarres. — Le ptérygion est détaché jusqu'à la base comme

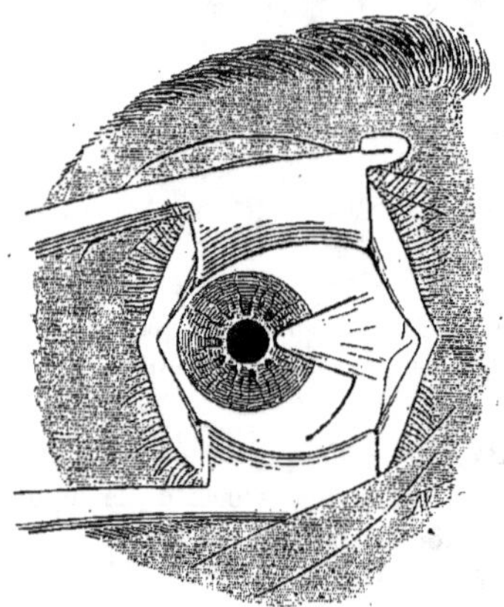

Fig. 195. — *Transplantation du ptérygion* (Desmarres). *Premier temps.*
Tracé des incisions.

précédemment, puis, de l'extrémité inférieure de celle-ci on fait, avec les ciseaux courbes, une incision conjonctivale située à 4 millim. du limbe environ et continuée parallèlement à ce dernier sur une étendue de 10 à 15 millim. (fig. 195).

Les lèvres de la plaie sont disséquées ; la tête du ptérygion est fixée par un

[1] Desmarres père. *Traité des maladies des yeux*, t. II, p. 168, 1855.

point de suture au catgut au sommet de l'incision inférieure, et les deux lèvres de la muqueuse suturées par-dessus par un ou deux points de suture.

La perte de substance résultant de l'ablation est également comblée par un

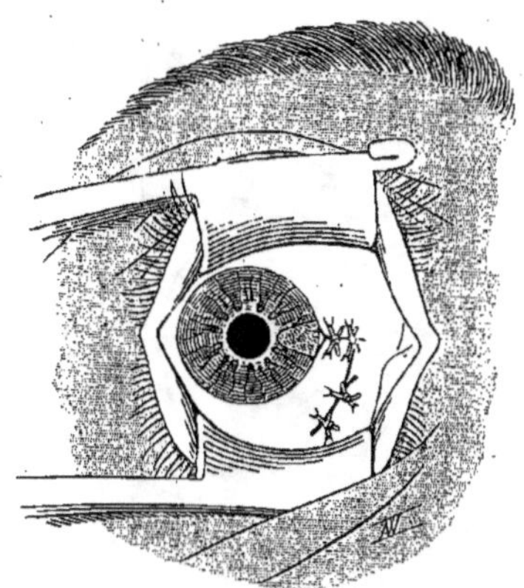

FIG. 196. — *Transplantation du ptérygion* (DESMARRES). *Deuxième temps.*
Le ptérygion, disséqué, a été enfoui sous la conjonctive et la muqueuse suturée par-dessus.

ou deux points de suture qui rapprochent les deux lèvres de la conjonctive voisine (fig. 196).

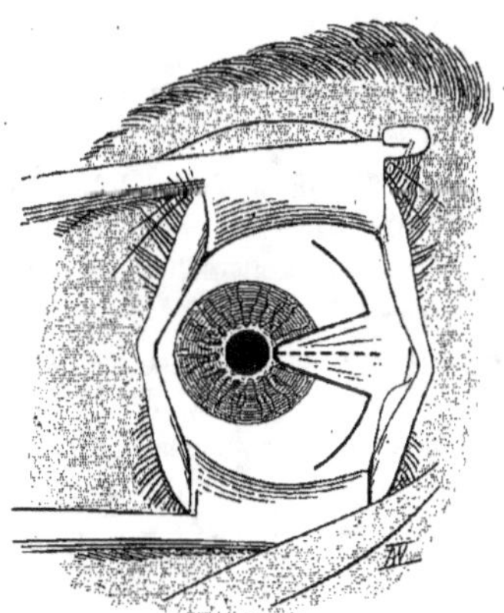

FIG. 197. — *Transplantation du ptérygion* (KNAPP). *Premier temps.*
Tracé des incisions. — Le ptérygion est fendu longitudinalement.

PROCÉDÉ DE KNAPP. — Afin de faciliter le rapprochement de la conjonctive vers le bord cornéen, Knapp, une fois le ptérygion disséqué, le divise longi-

tudinalement et pratique en haut et en bas une incision parallèle au limbe
scléro-cornéen (fig. 197).

Chaque moitié du ptérygion est alors fixée en haut et en bas au-dessous

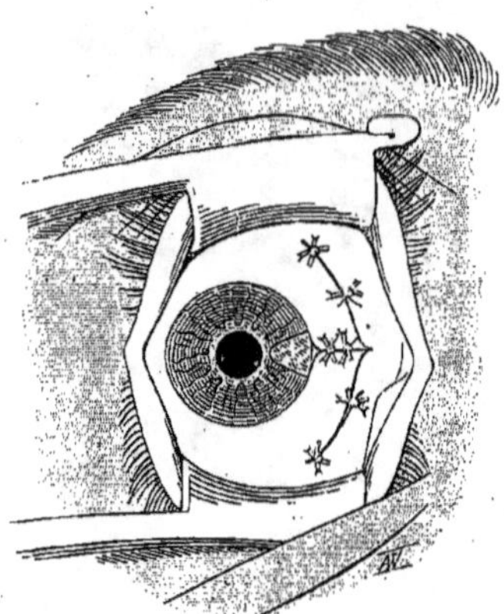

FIG. 198. — *Transplantation du ptérygion* (KNAPP). *Deuxième temps.*
Chacune des deux moitiés du ptérygion a été enfouie sous la muqueuse en haut et en bas et
la conjonctive suturée par-dessus.

de la muqueuse et les lèvres de la plaie conjonctivale suturées par-dessus
(fig. 198)[1].

C. — Refoulement et ligature du ptérygion. — REFOULEMENT. — Le ptérygion est soigneusement disséqué jusqu'à la base, rabattu en dehors et laissé
en place; puis on suture la conjonctive comme précédemment. Si plus tard il
survient un gonflement gênant, il est excisé par un simple coup de ciseaux.
Ce procédé, conseillé par Arlt et Pagenstecher pour éviter plus sûrement les
récidives, n'est guère employé[2].

LIGATURE. — Nous en dirons autant de la *ligature du ptérygion* proposée
par Szokalski : Un fil de soie muni de deux aiguilles courbes est passé sous
le ptérygion, l'une tout contre le limbe au-dessous du col, l'autre sous la base.
Le fil étant coupé en son milieu, on obtient ainsi trois ligatures qui étranglent
le ptérygion, l'externe à sa base, l'interne à son sommet et celle du milieu
à la partie moyenne. Les fils sont laissés trois jours en place et le ptérygion
s'atrophie. Mais le procédé est mauvais, car il augmente la rétraction de la
muqueuse (fig. 199)[3].

---

[1] KNAPP. Ueber einige neue, namentlich plastische conjonctival Operationen. *Arch. für
Ophthal.*, XIV, 1, p. 267, 1868.

[2] ARLT. *Die Krankheiten des Auges.* t. I, p. 164. Prague, 1850.

[3] SZOKALSKI. Roser und Wunderlich. *Arch. f. Physiol. und Heilk.*, 1845, IV, p. 285.

De plus, il laisse intacte la tête du ptérygion qui constitue pour la cornée un danger permanent, forme un bourrelet disgracieux, et cette méthode qui se propose de déterminer l'atrophie du ptérygion par ligature doit être aujourd'hui abandonnée.

C'est pour éviter cette rétraction que Klein [1] avait proposé de compléter

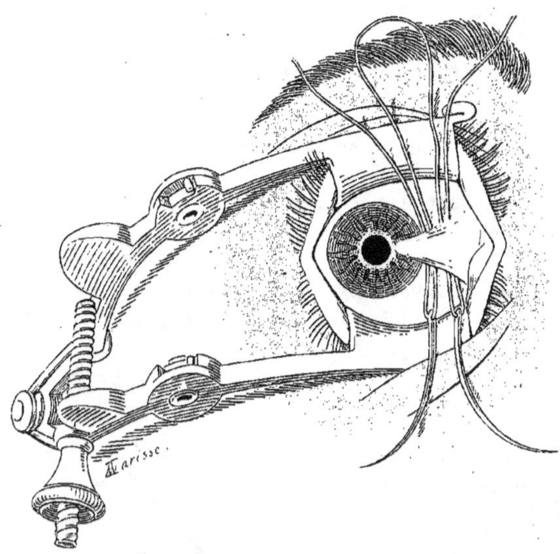

Fig. 199. — *Ligature du ptérygion.*

l'excision par la greffe conjonctivale, procédé très rationnel et repris récemment par Hotz [2], mais qui a l'inconvénient de compliquer l'opération. On peut arriver au même résultat si on a soin, comme nous l'avons dit, de suturer très exactement la conjonctive contre le limbe scléro-cornéen.

2° *Indications et choix du procédé.*

Le ptérygion stationnaire, membraneux, qui ne détermine aucune gêne et n'a aucune tendance à envahir le centre de la cornée ne doit pas être opéré. Lors de ptérygion étendu, progressif, s'accompagnant de phénomènes irritatifs et de diminution de motilité du globe, il est nécessaire d'intervenir : l'opération la plus simple est l'excision combinée à la cautérisation.

[1] KLEIN. Zur Operation des Pterygium und zur Transplantation von Schleimhaut. *Allgem. Wiener med. Zeitung*, n°s 3 et 4, 1876.
[2] C. HOTZ. Four cases of Thiersch's skin-grafting for pterygium. *Annals of Ophthalmology*, 1897.

L'intervention est en somme indiquée dans tous les cas de ptérygion progressif, même peu étendu, car celui-ci est toujours susceptible d'envahir le champ pupillaire.

Les pseudo-ptérygions ou *ptérygoïdes*, qui résultent d'une ulcération cornéenne et sont caractérisés par leur siège excentrique et leur état indéfiniment stationnaire, nécessitent rarement une intervention. Elle serait identique à celle du vrai ptérygion.

Le procédé de choix dans tous les cas est l'excision du ptérygion suivie de la cautérisation de toute la surface d'implantation cornéenne.

VI. — TUMEURS DE LA CONJONCTIVE

L'ablation de ces tumeurs, quelle qu'en soit la variété, bénignes ou malignes, est d'ordinaire très simple.

Tumeurs bénignes. — DERMO-LIPOMES SOUS-CONJONCTIVAUX. — Leur siège de prédilection est la partie externe du cul-de-sac conjonctival supérieur.

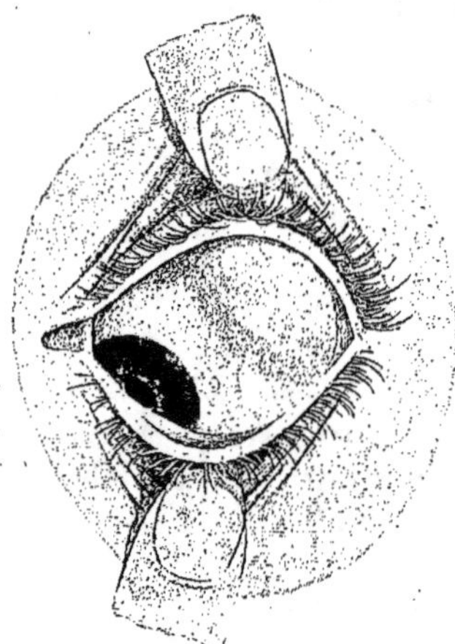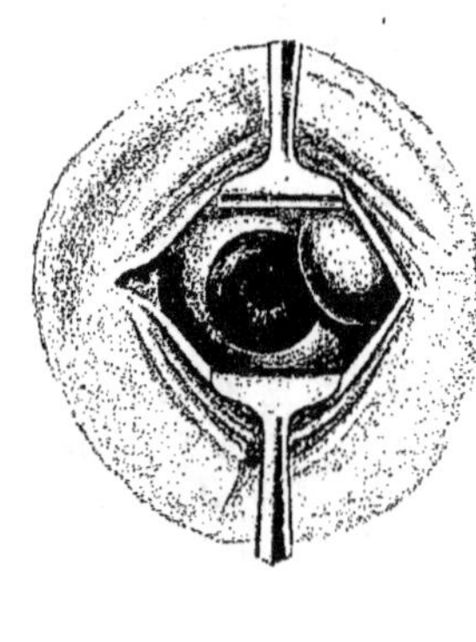

FIG. 200. — *Dermo-lipome sous-conjonctival.*
(LAGRANGE.)

FIG. 201. — *Dermo-lipome sous-conjonctival.*
(LAGRANGE.)

L'expectation est de règle, à moins que la tumeur ne gêne le malade en refoulant la paupière en avant (fig. 200 et 201).

L'extirpation est très simple : la conjonctive est incisée à ce niveau parallèlement au fornix ; la tumeur est disséquée à petits coups avec les ciseaux pointus courbes et enlevée. On se gardera seulement de toucher au tissu cellulo-graisseux de l'orbite qui se continue souvent sans transition avec celui de la tumeur. Après l'ablation, la conjonctive est suturée au catgut.

KYSTES DE LA CONJONCTIVE. — On peut observer des kystes séreux, lymphatiques ou même des cysticerques.

Les kystes lymphatiques se développent aux dépens des espaces lymphatiques de la muqueuse. Le lieu d'élection est la conjonctive bulbaire, dans le voisinage de la cornée (fig. 202). Ici encore, l'extirpation est le seul traitement et la muqueuse est ensuite suturée au catgut.

LES AUTRES TUMEURS BÉNIGNES (polypes, granulomes, papillomes, dermoïdes)

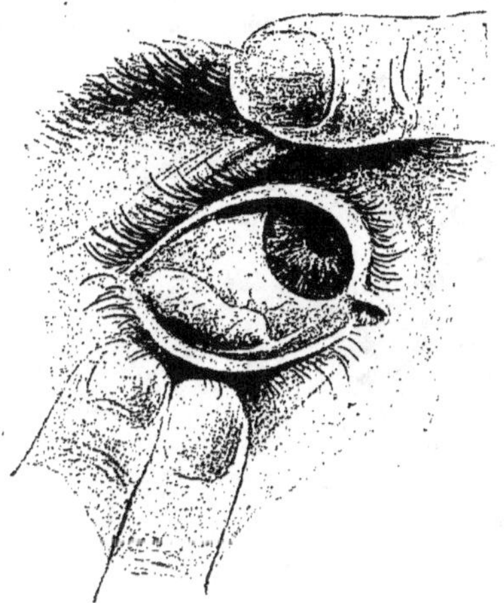

FIG. 202. — *Kyste séreux glandulaire du cul-de-sac inférieur.* (LAGRANGE.)

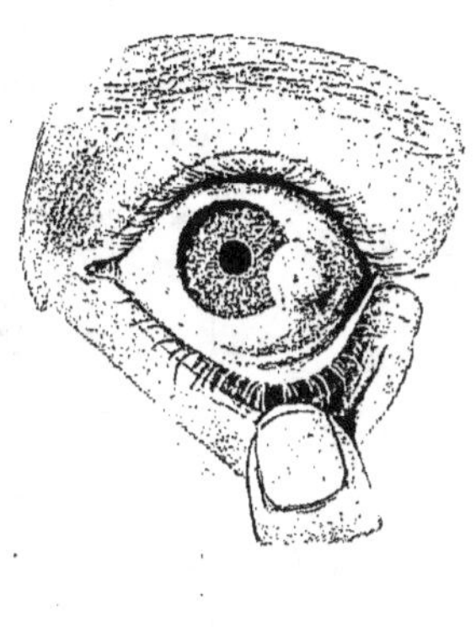

FIG. 203. — *Tumeur dermoïde chez un enfant.* (LAGRANGE.)

seront d'abord enlevées au bistouri et toute la surface d'implantation soigneusement cautérisée à l'aide du thermo-cautère.

Les kystes dermoïdes en particulier, de volume variable, empiètent à la fois sur la cornée et sur la sclérotique, à cheval en quelque sorte sur le limbe scléro-cornéen, et sont souvent très adhérents à cette dernière membrane (fig. 203). On les détachera à petits coups du tissu sous-jacent en tenant le bistouri presque à plat de manière à bien raser la surface et éviter la perforation de la cornée dont l'épaisseur est d'un millimètre en moyenne, dimension importante à se rappeler.

Tumeurs malignes. — La nature des tumeurs épibulbaires malignes a donné lieu à bien des discussions et la question n'est pas encore tranchée. Rangées autrefois dans le groupe des sarcomes mélaniques, on tend aujourd'hui à

les classer parmi les épithéliomes. Les éléments qui les constituent sont souvent
très hétéroclites : cellules épithéliales, cellules sarcomateuses rondes ou fusi-
formes disséminées, pigment mélanique, etc..., d'où le nom d'épithélio-sar-
comes qui leur a encore été donné (Panas).

Mais au point de vue clinique, un point seul nous intéresse, la **bénignité
relative de ces tumeurs,** déjà signalée autrefois par M. Panas et aujour-
d'hui bien établie [1].

Cette notion doit nécessairement retentir sur le traitement et l'énucléation,
conseillée par les anciens chirurgiens (Desmarres, etc...) et pratiquée encore
quelquefois aujourd'hui à tort, doit être absolument rejetée. La cornée et la
sclérotique se laissent très difficilement envahir par les néoplasmes. Quels que

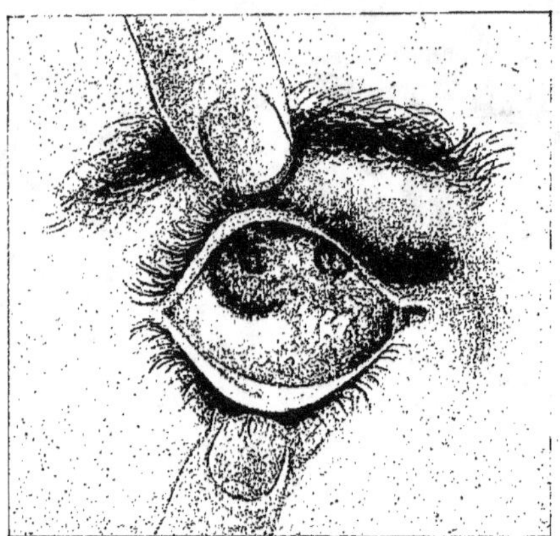

FIG. 204. — *Tumeur épibulbaire du limbe.* (LAGRANGE.)

soient le volume et l'ancienneté de la tumeur, la propagation aux membranes
profondes est exceptionnelle. Même en cas de récidive après une première
ablation incomplète, la sclérotique est généralement respectée et l'extirpation
seule de la tumeur avec conservation du globe peut et doit toujours être tentée,
à condition qu'il n'y ait aucun autre signe de propagation du néoplasme vers
l'intérieur du globe (décollement de la rétine, etc...) [2].

[1] PANAS et RÉMY. *Anatomie pathologique de l'œil,* p. 6, 1879.
[2] Nous avons observé tout récemment à la clinique de l'Hôtel-Dieu une malade atteinte
d'une tumeur mélanique du volume d'une noix, située à la partie inféro-interne du globe, qui
empiétait sur la cornée en haut et en dedans et se prolongeait très loin en bas et en dedans
sur la sclérotique du côté du fornix. Une première tumeur du volume d'un pois siégeant au
même endroit avait déjà été enlevée vingt ans auparavant.
Il s'agissait donc d'une récidive et on pouvait penser à une propagation du côté des membranes profondes. Néanmoins le fond de l'œil ayant été trouvé intact, nous procédâmes à l'ablation seule de la tumeur après anesthésie de l'œil avec la cocaïne. La conjonctive fut incisée,
le néoplasme bien mis à nu et détaché à petits coups de la sclérotique à laquelle il adhérait
fortement; mais celle-ci était parfaitement saine et l'œil put être conservé.

Après incision de la muqueuse, la tumeur est soigneusement mise à nu et détachée à petits coups du tissu scléral sous-jacent en ayant soin de ne laisser aucune parcelle de tissu mélanique adhérente à la sclérotique. On fait suivre l'ablation du raclage à la curette tranchante de toute la surface d'implantation, puis celle-ci est cautérisée au thermo-cautère, spécialement au niveau du limbe et des parties voisines, point d'origine de la tumeur.

Cette cautérisation profonde et soigneuse du tissu cornéen envahi et de toute la surface d'implantation sclérale peut seule éviter les récidives qui seront d'autant plus fréquentes que l'opération aura été plus incomplète [1].

§ 2. — Traitement des conjonctivites.

I. — Généralités

Sous le terme de conjonctivites, on décrit actuellement un groupe de maladies telles que la conjonctivite granuleuse, la conjonctivite folliculaire, la kérato-conjonctivite phlycténulaire, les concrétions de la conjonctive, etc., affections profondément différentes les unes des autres.

Malgré les progrès réalisés dans ces dernières années, la question de l'étiologie des conjonctivites n'est pas encore épuisée. En attendant qu'une classification étiologique fondée sur la bactériologie permette de ranger chaque affection à sa véritable place, au point de vue clinique, les affections inflammatoires de la conjonctive peuvent être divisées en deux grands groupes : les **conjonctivites aiguës** et les **conjonctivites chroniques**.

On peut actuellement établir dans les conjonctivites aiguës deux catégories : l'une comprenant les conjonctivites où l'examen microscopique donne un résultat positif, l'autre formée par les affections dans la sécrétion desquelles on ne constate jusqu'à présent aucun microorganisme.

De plus on sait aujourd'hui, depuis les recherches de Morax [2], que la

---

[1] Les suppurations sous-conjonctivales circonscrites sont exceptionnelles. Nous en avons observé dernièrement un cas à la clinique de l'Hôtel-Dieu chez un malade âgé de 35 ans. Celui-ci se présenta avec un bouton sous-conjonctival situé à 6 ou 7 millim. du limbe et analogue à un bouton d'épisclérite, mais beaucoup plus saillant, non douloureux, de consistance mollasse et légèrement dépressible. Dans les jours suivants, la saillie, loin de rétrocéder, augmenta, devenant plus molle et plus dépressible ; puis la fluctuation apparut nettement et le diagnostic d'abcès sous-conjonctival devint vraisemblable. La muqueuse fut incisée et l'ouverture donna issue à un pus jaunâtre, caséeux, tandis que la surface sclérale sous-jacente se montrait dénudée et laissait voir par places la choroïde par transparence. Bien qu'il n'existât aucune lésion concomitante du fond de l'œil, le diagnostic d'abcès tuberculeux d'origine sclérale semblait bien probable et toute la surface sclérale dénudée fut prudemment cautérisée au thermo-cautère, le seul procédé qui, croyons-nous, permette d'obtenir dans ces cas une guérison durable.

[2] V. MORAX. *Recherches bactériologiques sur l'étiologie des conjonctivites aiguës et sur l'asepsie dans la chirurgie oculaire.* Th. de Paris, 1894. — Le diagnostic microscopique des conjonctivites. *Soc. fr. d'ophtalmologie,* Congrès de 1897. — V. MORAX et P. PETIT. Considérations cliniques et bactériologiques sur les inflammations aiguës de la conjonctive. *Ann. d'oculistique,* septembre 1898.

muqueuse conjonctivale n'est pas indifféremment atteinte par tous les microbes pyogènes et on peut diviser en trois groupes ces conjonctivites de la première catégorie (Morax).

Le premier comprend les maladies de la conjonctive qu'on pourrait appeler *spécifiques*, déterminées par des microorganismes spéciaux, toujours les mêmes, et que le microscope permet de reconnaître. Ce sont : la conjonctivite catarrhale, toujours déterminée par le bacille de Weeks ; la conjonctivite subaiguë, dont l'agent pathogène est le diplobacille de Morax, et la conjonctivite purulente, déterminée par le gonocoque de Neisser.

Un deuxième groupe comprend les maladies causées par des microorganismes divers, hôtes habituels de certaines de nos muqueuses et qui ne provoquent une inflammation conjonctivale que dans certaines conditions spéciales. Ce sont le pneumocoque et certaines variétés de streptocoque.

Un troisième groupe est formé par les microbes qui ne créent d'inflammation conjonctivale que lorsque le terrain leur a été préparé par une infection antérieure. Ce sont : le bacille diphtérique, le staphylocoque et le streptocoque.

Enfin, il faut décrire avec les conjonctivites aiguës les conjonctivites à fausses membranes qui reconnaissent des causes multiples (agents physiques, chimiques ou infectieux) et qui peuvent être souvent déterminées par le bacille de Klebs-Löeffler.

De tout ceci il résulte que l'examen microscopique forme le complément nécessaire de l'examen clinique et ne doit jamais être négligé, d'autant plus que cet examen clinique est souvent mis en défaut. Les symptômes objectifs se réduisent à deux : *injection* de la muqueuse qui prend une teinte rouge vif à peu près uniforme, s'accompagnant quelquefois d'un léger œdème de la portion palpébrale (chémosis) ou des paupières, et *sécrétion* plus ou moins purulente.

Les symptômes subjectifs : photophobie, picotements, sensation de brûlure ou de corps étranger dans l'œil accompagnent toutes les variétés de conjonctivites et l'intensité de ces symptômes dépend naturellement du degré d'inflammation.

En résumé, il n'est pas permis aujourd'hui, dans les cas douteux, de se reposer seulement sur l'examen clinique et le diagnostic bactériologique doit toujours être fait. Il est d'ailleurs ici très facile, car au point de vue pratique, l'examen microscopique de la sécrétion suffit et donne des résultats bien plus nets que le diagnostic par les cultures, toujours sujet à erreur (Morax).

C'est qu'à l'état normal, l'examen microscopique de la sécrétion ne fait voir aucun microorganisme, malgré la présence constante, mais en petit nombre, de saprophytes. A l'état d'inflammation au contraire, l'examen de la sécrétion au microscope montre dans la majorité des cas de nombreux éléments d'une même espèce microbienne en rapport avec la nature de l'inflammation. Mais si on procède à la culture de ces exsudats inflammatoires, il arrive le plus souvent, lorsqu'on n'opère pas avec des milieux de culture spéciaux, que les saprophytes normaux ou accidentels seuls se développent et viennent fausser les résultats de l'examen.

Cet examen microscopique est très simple. On recueille, à l'aide d'une anse de platine, qu'on fait rougir au préalable dans la flamme d'une lampe à alcool puis qu'on laisse refroidir, un peu de la sécrétion conjonctivale dans le cul-de-sac inférieur ou près de la caroncule. On l'étale sur une lamelle de verre qu'on frotte ensuite à la surface d'une autre lamelle afin de rendre la préparation plus fine. Puis on laisse sécher et on fixe à la flamme ; on colore ensuite avec une couleur basique d'aniline. Les micro-organismes se montrent alors en quantité plus ou moins considérable au milieu de leucocytes polynucléaires et de cellules épithéliales.

En général, la coloration par le bleu de méthylène ou la fuchsine diluée à 1 p. 100 est suffisante. Il peut être nécessaire dans certains cas, pour différencier certaines formes microbiennes, de recourir à la méthode de Gram. Elle consiste à faire agir sur une seconde préparation le violet de gentiane en solution phéniquée pendant une demi-minute, puis la solution iodo-iodurée de Lugol pendant un temps égal et à décolorer par l'alcool absolu.

II. — Conjonctivites aiguës

1° *Conjonctivites spécifiques.*

Ce sont les maladies du premier groupe de tout à l'heure ; elles sont au nombre de trois : la conjonctivite catarrhale, la conjonctivite subaiguë et la conjonctivite purulente.

a) **Conjonctivite catarrhale**. — Diagnostic. — Il est généralement facile. L'affection, très fréquente, apparaît sans cause occasionnelle : le matin, au réveil, les paupières sont agglutinées. La muqueuse est injectée, rouge (œil rose), plus lubrifiée que de coutume, et si on déplisse le cul-de-sac inférieur, on aperçoit de petits filaments blanchâtres qui flottent dans la sécrétion conjonctivale. On constate au niveau du limbe scléro-cornéen une légère saillie du bord d'insertion de la conjonctive indiquant un œdème léger de cette membrane.

Les symptômes subjectifs, d'intensité variable, sont ceux de toutes les conjonctivites en général. Les paupières sont sensibles à la pression et les mouvements du globe un peu douloureux. D'ordinaire unilatérale au début, l'affection, abandonnée à elle-même, ne tarde pas à atteindre les deux yeux et dure en général une quinzaine de jours.

Un point important est de ne pas confondre la conjonctivite avec une attaque d'iritis et surtout de ne pas méconnaître cette dernière lorsqu'elle existe en même temps, ce qui arrive quelquefois. Cette iritis apparaît quelques jours après l'inflammation de la conjonctive et pourra toujours être reconnue, grâce à l'injection périkératique qui l'accompagne, facile à distinguer de l'injection conjonctivale concomitante (v. page 55), à la présence de douleurs périorbitaires qui ne manquent presque jamais et à l'aspect de l'iris.

La conjonctivite une fois reconnue, il importe d'être fixé sur sa nature. Le plus ordinairement, l'aspect clinique seul permet de la reconnaître et de poser le diagnostic de conjonctivite catarrhale, encore appelée : « conjonctivite aiguë contagieuse ». Mais dans les cas sévères avec chémosis de la muqueuse, œdème des paupières, sécrétion abondante, ces symptômes peuvent

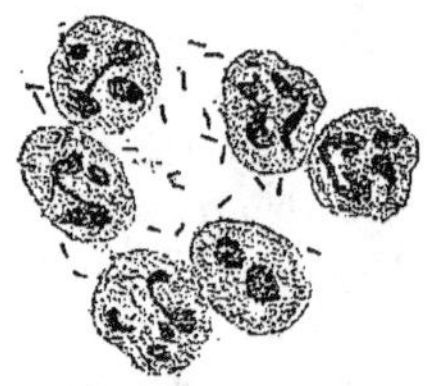

FIG. 205. — *Bacille de Weeks*. Frottis de sécrétion de conjonctivite aiguë contagieuse.

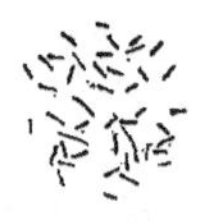

FIG. 206. — *Bacille de Weeks* (cultures).

en imposer pour une conjonctivite purulente et l'examen microscopique s'impose.

Il montrera au milieu de cellules épithéliales, de leucocytes polynucléaires et de filaments de fibrine, la présence de l'agent spécifique, le bacille de Weeks. Ce bacille, isolé pour la première fois par Koch, et bien décrit par Weeks, puis plus tard par Kartulis, a la forme d'un petit bâtonnet fin assez court et se montre toujours en quantité assez considérable (fig. 205 et 206). Ces bacilles sont libres ou inclus dans le protoplasma des leucocytes [1].

TRAITEMENT. — Avant tout on proscrira l'emploi du bandeau qui doit être rejeté, quelle que soit la variété de conjonctivite. L'occlusion de l'œil irrite la muqueuse en déterminant la rétention forcée des produits de la sécrétion conjonctivale. Elle exagère en outre cette sécrétion, la cornée se trouvant sans cesse en contact avec elle, et l'occlusion peut favoriser l'envahissement de cette membrane. On prescrira le port de verres fumés ou d'un bandeau flottant, afin de prévenir une lumière trop vive.

---

[1] Ce petit bacille est bien l'agent spécifique de la conjonctivite aiguë contagieuse, puisque l'inoculation de cultures pures de ces bacilles sur la conjonctive de l'homme a donné des résultats positifs (Morax).

On évitera de laisser la sécrétion s'accumuler entre les paupières et celles-ci seront lavées fréquemment avec un petit coton d'ouate hydrophile trempé dans une solution d'eau boriquée tiède (40 gr. pour un litre) ou mieux dans une solution de cyanure.

> Cyanure d'hydrargyre................... 0.25 centigr.
> Eau distillée........................... 500 grammes.

Dans les cas bénins et lors de sécrétion peu abondante, on se bornera à prescrire en même temps l'usage d'un collyre au sulfate de zinc à 2 p. 100 ou mieux du collyre dit *collyre jaune,* dont l'effet est excellent.

En voici la formule :

> Chlorhydrate d'ammoniaque............... 0.07 centigr.
> Sulfate de zinc......................... 0.15 —
> Camphre................................. ⎱
> Safran.................................. ⎰ ââ 0,01 —
> Eau distillée bouillie.................. 15 grammes.

Les instillations seront répétées trois fois par jour, le matin, à midi et le soir. Elles sont toujours assez douloureuses. On fera donc bien, tout d'abord, surtout si la sécrétion est peu abondante, de diminuer la dose de chlorhydrate d'ammoniaque et de sulfate de zinc.

Dans les cas très légers, lorsque ce dernier est employé seul, on prescrira en même temps quelques gouttes de laudanum ou d'eau de laurier-cerise afin de diminuer la douleur déterminée par l'instillation.

> Sulfate de zinc........................ 0.10 centigr.
> Eau de laurier-cerise.................. 1 gramme.
> Eau distillée bouillie................. 9 —

Le chlorhydrate de cocaïne, qu'on prescrit quelquefois en même temps, est mauvais car il a l'inconvénient d'entraîner la desquamation de l'épithélium de la cornée, et l'infection de cette membrane est ainsi rendue plus facile.

Dans les cas plus sévères on doit recourir au nitrate d'argent introduit par Saint-Yves au siècle dernier dans la thérapeutique des inflammations de la conjonctive. La médication consiste dans l'application de la solution aqueuse à 1 ou 2 p. 100 suivant l'intensité de l'affection sur la surface des conjonctives palpébrales mises à nu après avoir retourné la paupière supérieure. On peut se servir d'un pinceau plongé au préalable dans l'eau bouillante, ou mieux d'un petit tampon d'ouate hydrophile fixé à l'extrémité d'une pince. Aussitôt après on passe sur la surface de la muqueuse un autre tampon trempé dans une solution d'eau salée afin de neutraliser. La douleur qui suit la cautérisation disparaît rapidement et la mince escarre qui en résulte se détache et s'élimine par lambeaux. La cautérisation peut être répétée le lendemain et les jours suivants, mais il faut se garder de cautériser trop fortement afin de ne pas déterminer une escarre trop profonde. En pareil cas, il faudrait remettre à plus tard une nouvelle cautérisation jusqu'à ce que l'escarre ait tout à fait disparu.

Ces applications, qui doivent toujours être faites par le médecin, sont préférables aux instillations (solutions à 1/4 ou 1/2 p. 100). L'action sur la conjonctive est toujours moins énergique et le médicament, venant se mettre en contact avec la cornée, expose à l'inflammation de cette membrane.

Le protargol, combinaison d'une substance protéique avec l'argent, qui a été préconisé comme succédané du nitrate d'argent (Darier), ne peut lui être comparé. Il peut néanmoins rendre des services dans les cas bénins, grâce à ses propriétés bactéricides, à l'absence de douleur et au peu de réaction qu'il détermine. On l'emploiera pour badigeonnages en solution concentrée.

> Protargol.............................. 5 grammes.
> Eau distillée............................ 20   —

ou en collyre :

> Protargol .... 0,25 centigr.
> Eau distillée .... 5 grammes

Enfin le traitement prophylactique ne sera pas négligé et on cherchera à éviter l'envahissement de l'œil congénère, s'il en est temps encore, ou la propagation aux membres de la même famille [1]. Le malade aura à son usage exclusif les mouchoirs, serviettes, etc.

b) **Conjonctivite subaiguë ou diplobacillaire.** — DIAGNOSTIC. — Cette variété de conjonctivite ne donne lieu, le plus souvent, qu'à une sécrétion légère, surtout marquée au réveil. L'inflammation de la muqueuse reste toujours modérée, d'où le nom de « subaiguë » donné à cette forme de conjonctivite. Les symptômes subjectifs sont de peu d'intensité.

Lorsque l'affection a duré un certain temps, on observe habituellement des lésions érythémateuses de la peau des paupières. Ces lésions, généralement limitées aux angles internes et souvent en même temps aux angles externes, ont fait donner, par quelques auteurs, à cette variété de conjonctivite le nom d'*angulaire*. Un autre caractère essentiel de l'affection est de durer très longtemps, plusieurs mois, et de ne présenter aucune tendance spontanée à la guérison.

Dans les cas douteux, l'examen microscopique de la sécrétion conjonctivale, surtout facile à recueillir au niveau de la caroncule, tranche toute difficulté et impose le diagnostic. Elle révèle la présence du diplo-bacille de Morax, dont

---

[1] Un bon moyen de prévenir la participation de l'autre œil, si on est appelé à temps, est de prescrire les instillations bi-quotidiennes de collyre de sulfate de zinc à 1 p. 100 dans cet œil. On ne se servira pas, bien entendu, du même collyre et du même compte-gouttes du côté sain que du côté malade. Cette mesure de prophylaxie est surtout indiquée dans la conjonctivite purulente, où il faut de toute nécessité éviter la propagation à l'œil sain. On remplacerait alors le collyre au sulfate de zinc par un collyre au nitrate d'argent au centième.

l'aspect est caractéristique et qui s'y trouve toujours en quantité considérable. Ce sont de gros bacilles, à bouts arrondis, formés par deux éléments séparés par un espace clair (fig. 207) [1].

Ils sont beaucoup plus volumineux que le bacille de Weeks et un peu plus épais que le bacille diphtérique. On les retrouve dans les leucocytes et on rencontre fréquemment des chaînettes de deux ou trois diplo-bacilles.

TRAITEMENT. — Le nitrate d'argent se montre ici bien inférieur au sulfate

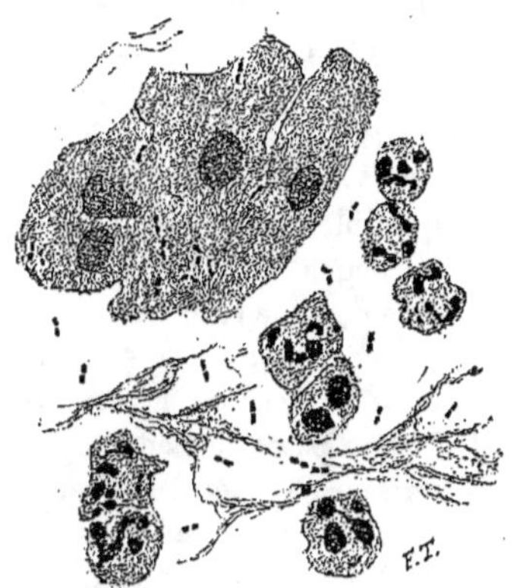

FIG. 207. — *Diplobacille de Morax.* Frottis de sécrétion de conjonctivite subaiguë.

de zinc qui est presque le médicament spécifique de cette variété de conjonctivite, à condition d'être employé en solution forte :

        Sulfate de zinc................. .... 0, 25 centigr.
        Eau de laurier-cerise................... 1 gramme.
        Eau distillée............................. 9   —

On prescrira deux ou trois instillations quotidiennes suivant l'intensité de l'affection.

La douleur déterminée par l'instillation est minime, diminue les jours suivants et la guérison survient rapidement. Le collyre sera néanmoins continué plusieurs jours après la guérison, afin de prévenir toute récidive.

Sehlen et Peters préconisent la pommade suivante qui a l'avantage sur le sulfate de zinc de ne déterminer aucune douleur :

        Ichtyol ammoniacal..... .... 0,2 à 0,5
        Amidon................ ....) ää 10 grammes.
        Oxyde de zinc.......................)
        Vaseline............................ 25   —

____

[1] V. MORAX. La conjonctivite subaiguë, étude clinique et bactériologique. *Ann. d'ocul.*, t. CXVII, janv. 1897.

c) **Conjonctivite blennorrhagique**. — Diagnostic. — L'affection est causée par le gonocoque et les symptômes cliniques, toujours identiques, diffèrent seulement par leur plus ou moins d'intensité. Il n'y a donc pas lieu de retenir les divisions anciennes d'ophtalmie des nouveau-nés, ophtalmie leucorrhéique et conjonctivite purulente de l'adulte.

Au début (stade d'infiltration), deux ou trois jours après l'inoculation, les paupières deviennent rouges, œdémateuses et se laissent difficilement écarter. La conjonctive est épaissie, infiltrée, tomenteuse et présente une coloration rouge framboisé. La portion bulbaire est œdématiée (chémosis) et surplombe la cornée qu'elle semble enchâsser. L'œil est très douloureux ainsi que toute la région environnante, le ganglion préauriculaire est engorgé, une sérosité louche, sanguinolente, s'écoule avec les larmes et il y a souvent de la fièvre.

Après vingt-quatre ou quarante-huit heures au plus apparaît le *stade de pyorrhée.* Les paupières se dégonflent graduellement, la tuméfaction con-

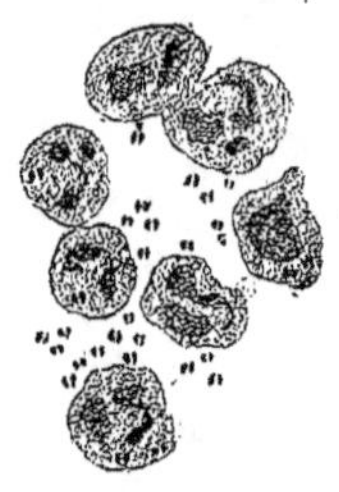

Fig. 208. — *Gonoco-ques.* Frottis de sécrétion de conjonctivite blennorrhagique.

jonctivale diminue et une sécrétion purulente abondante s'établit qui fuse sans cesse entre les paupières. Après deux ou trois semaines, la suppuration se tarit peu à peu et l'affection passe au stade de *blennorrhée chronique,* caractérisé par l'aspect rouge et épaissi de la conjonctive dont la surface demeure inégale et granuleuse. Puis cette hypertrophie de la conjonctive disparaît à son tour, laissant seulement de fines cicatrices indélébiles, et tout rentre dans l'ordre, à moins que des lésions cornéennes ne soient apparues au cours du stade de pyorrhée. Cette complication, très fréquente et particulièrement redoutable, sera étudiée plus loin avec les complications cornéennes des conjonctivites.

Telle est la forme habituelle, mais les phénomènes inflammatoires peuvent être plus accentués *(blennorrhée suraiguë)* ou plus bénins et il y a entre les deux extrêmes de nombreux intermédiaires. Si bien qu'il est nécessaire, pour les différencier de certains catarrhes intenses et trancher le diagnostic, de recourir à l'examen microscopique.

Dès l'apparition des premiers symptômes oculaires, on constate dans l'exsudat séro-purulent ou purulent les diplocoques caractéristiques, libres ou inclus dans les cellules (fig. 208). On se rappellera qu'ils se décolorent par la méthode de Gram, ce qui permet de les différencier aisément des pneumocoques ou des streptocoques.

Le gonocoque se rencontre dans toutes les variétés : conjonctivite leucorrhéique des jeunes filles, toujours d'origine blennorrhagique (Morax), conjonctivite purulente de l'adulte et ophtalmie des nouveau-nés.

Dans ces deux dernières variétés il peut cependant faire défaut. C'est qu'on peut distinguer deux formes d'ophtalmie des nouveau-nés : l'une, qui apparaît vers le deuxième ou troisième jour ; c'est la forme classique, dont le pronostic est favorable si elle est bien soignée, mais qui peut, dans le cas contraire, aboutir à la perforation de la cornée et qui reconnaît pour cause le gonocoque ; l'autre, plus tardive, dont l'évolution est bénigne et désignée pour cette raison sous le nom de conjonctivite bénigne des nouveau-nés. Cette dernière est généralement due au pneumocoque ou au bacille de Weeks (Morax). De même on peut distinguer dans la conjonctivite blennorrhagique de l'adulte deux variétés : la première, celle que nous avons décrite, due à une infection d'origine ectogène ; la seconde, plus rare, décrite sous le nom de conjonctivite blennorrhagique spontanée (Fournier), coïncidant souvent avec des accidents articulaires et rappelant un peu l'aspect de la sclérite. Dans cette dernière variété, qui reconnaît pour cause une infection d'origine endogène, le gonocoque fait généralement défaut[1].

Traitement. — Il doit être avant tout *prophylactique* et tout individu atteint de blennorrhagie sera prévenu du danger d'infection auquel il est exposé. Chez l'enfant on cherchera à éviter l'infection au moment de la naissance par la désinfection complète et répétée du vagin au moyen de lavages au sublimé à 0,25 p. 1000.

Aussitôt la naissance et après la ligature du cordon les paupières de l'enfant seront nettoyées et on instillera dans chaque œil une goutte d'un collyre au nitrate d'argent à 1 p. 150 (méthode de Crédé). Enfin, chez l'adulte, lorsque l'un des yeux est pris, on cherchera à protéger l'autre au moyen d'un bandeau occlusif, en ménageant au milieu du bandeau une ouverture dans laquelle on place un verre de montre, pour permettre au sujet de voir. L'instillation d'un collyre au nitrate d'argent dans l'œil sain est encore une sage précaution.

Lorsque l'affection est constituée, le seul traitement à l'heure actuelle réside dans les *cautérisations de la conjonctive avec la solution de nitrate d'argent* à 2 ou 3 p. 100 qu'aucun autre médicament n'a pu encore remplacer ; il serait donc téméraire de vouloir y renoncer. Les cautérisations seront répétées deux ou trois fois par jour sur les conjonctives retournées, en suivant le procédé indiqué plus haut et en neutralisant ensuite avec la solution salée concentrée. Le précipité blanc de chlorure acide qui en résulte et qui peut être dangereux pour la cornée est enlevé avec un tampon de coton hydrophile mouillé. Si le gonflement des paupières ne permet pas de les écarter, on élargirait la fente palpébrale en sectionnant l'angle externe d'un coup de ciseaux *(Canthoplastie*, chap. V, 2ᵉ partie). L'opération détermine

---

[1] Ajoutons cependant que sur trois cas Morax l'a constaté une fois. Il s'agissait bien cependant, d'après lui, d'une conjonctivite spontanée : la conjonctivite avait été bilatérale d'emblée, son début avait coïncidé exactement avec une poussée de rhumatisme blennorrhagique et la conjonctive avait l'aspect spécial décrit dans la conjonctivite spontanée. Ceci serait à rapprocher de ce qui se passe dans les arthrites blennorrhagiques lorsque le gonocoque existe dans le pus intra-articulaire dans lequel il est alors apporté par la circulation.

une saignée locale et agit en outre favorablement en diminuant la pression exercée sur le globe par les paupières tuméfiées.

En même temps, le malade ou son entourage seront prévenus que le pus ne doit jamais demeurer entre les paupières qui seront nettoyées souvent avec la solution de biiodure d'hydrargyre ou de protargol à 1 p. 100.

Au début, dans le stade d'infiltration, on combattra l'inflammation par l'application de compresses glacées et de sangsues placées à la tempe.

Enfin, on y ajoutera les grands lavages préconisés successivement par Lagrange, Terson, Kalt et d'autres et qui, maniés avec prudence, constituent un adjuvant très utile de la médication argentique, mais ne sauraient être employés seuls, comme cela a été conseillé à tort.

On peut se servir d'un petit entonnoir laveur ou d'un simple bock irriga-teur ordinaire auquel on adapte une petite canule et maintenu à 30 ou 40 centim. seulement au-dessus de la tête du malade. Une pression trop forte pourrait altérer l'épithélium de la cornée. Les paupières de l'enfant ou de l'adulte sont écartées, au besoin à l'aide des releveurs de Desmarres, et on fait toutes les deux ou trois heures un grand lavage des culs-de-sac conjonctivaux avec une solution d'eau boriquée, de biiodure d'hydrargyre, de protargol au centième, de formol ou de permanganate de potasse à 1 p. 4000. Le choix de l'antiseptique n'a pas d'ailleurs une grande importance, car le lavage a surtout une action mécanique. Les releveurs creux de Desmarres, imaginés pour permettre au liquide de mieux atteindre les culs-de-sac, ne sont pas indispensables et sont plus difficiles à nettoyer et à maintenir stériles.

2° *Conjonctivites non spécifiques.*

Elles comprennent les deux derniers groupes mentionnés plus haut. Ce sont toutes les variétés de conjonctivite aiguë déterminées par des microbes autres que le bacille de Wecks, le diplo-bacille ou le gonocoque, c'est-à-dire par des microbes non spécifiques et capables seulement de déterminer une conjonctivite dans des conditions déterminées. Les symptômes cliniques seuls sont impuissants à fixer le diagnostic ; il faut nécessairement recourir à l'examen microscopique, ou même aux cultures, si celui-ci demeure insuffisant.

a) **Conjonctivite à streptocoques.** — Diagnostic. — Il en existe deux variétés : la première se développe chez des malades atteints d'une affection lacrymale, c'est la *conjonctivite lacrymale à streptocoques* (Parinaud). C'est une affection de l'adulte. La muqueuse est très injectée, la sécrétion peu abondante, la tuméfaction palpébrale modérée et l'iritis concomitante est très fréquente. Cette forme correspond à ce qu'on désignait autrefois sous le nom d'érysipèle de la conjonctive. Elle n'est, en somme, que l'extension à la muqueuse conjonctivale d'un processus inflammatoire atteignant simultanément le canal nasal et le sac lacrymal.

La seconde forme se rencontre presque uniquement chez les enfants et, plus particulièrement, dans le cours des maladies éruptives, de la coqueluche ou des oreillons ; elle accompagne les éruptions impétigineuses de la face ou du cuir chevelu. L'affection revêt souvent les allures d'une conjonctivite purulente grave et peut se compliquer de fausses membranes ou de lésions cornéennes [1].

L'examen microscopique de la sécrétion montre, dans les deux formes, des diplocoques et des chaînettes se colorant par la méthode de Gram.

TRAITEMENT. — Le traitement ne diffère pas de celui de la conjonctivite catarrhale, mais l'affection est tenace et résiste au nitrate d'argent. Les instillations biquotidiennes d'un collyre au sublimé au millième donnent de bons résultats (Parinaud). Mais celui-ci, généralement mauvais dans la plupart des conjonctivites, doit toujours être employé avec prudence et serait rejeté si la cornée est intéressée (v. plus bas). On lui associerait les instillations de sulfate d'atropine dans le cas de complications iriennes et le cathétérisme ne serait pratiqué qu'après la guérison ou au déclin de l'affection ; fait en pleine période inflammatoire, il facilite la propagation du microbe.

b) **Conjonctivite à pneumocoques.** — DIAGNOSTIC. — Décrite par Morax et Parinaud en 1894. Les symptômes sont ceux d'une conjonctivite catarrhale d'intensité modérée et le ganglion préauriculaire ne s'engorge pas.

L'affection est monoculaire et s'observe surtout chez les très jeunes enfants. L'enfant le plus âgé observé par Morax avait deux ans et demi et le plus jeune six jours. Souvent il existe en même temps un coryza intense qui peut-être joue un rôle dans l'infection (Axenfeld).

L'examen microscopique de la sécrétion révèle des pneumocoques en quantité considérable, les uns libres, les autres inclus dans

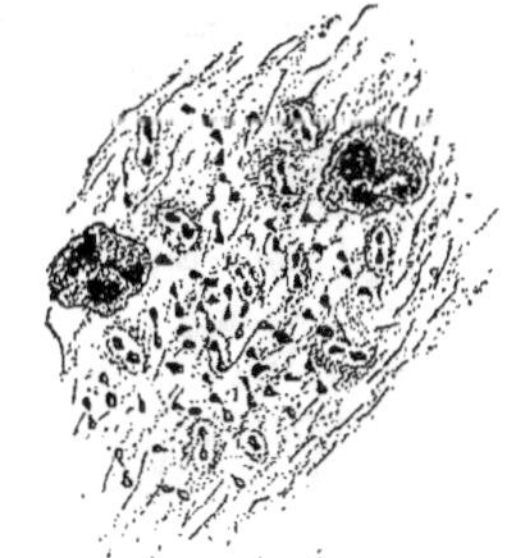

FIG. 209. — *Conjonctivite à pneumocoques.* Frottis de la sécrétion conjonctivale.

le protoplasma cellulaire. On les reconnaît toujours à la présence d'une capsule, celle-ci particulièrement visible surtout autour de ceux qui sont inclus dans les leucocytes (fig. 209). Enfin le pneumocoque prend le Gram, ce qui permet chez le nouveau-né de le différencier du gonocoque.

[1] La forme purulente a été produite artificiellement chez le lapin par Morax au moyen d'un streptocoque très virulent provenant d'une arthrite à streptocoques consécutive à une angine.

A côté de cette forme catarrhale, le pneumocoque peut déterminer une conjonctivite phlycténulaire, une conjonctivite purulente (Haushalter et Viller; Cuénod; Guaita, Gasparrini) et même une conjonctivite pseudo-membraneuse à forme superficielle (Morax) ou interstitielle.

TRAITEMENT. — Le pronostic de l'affection est bénin et la guérison est rapidement obtenue par les instillations de nitrate d'argent.

c) **Conjonctivite à staphylocoques.** — DIAGNOSTIC. — De même et plus encore que le pneumocoque, le staphylocoque se rencontre dans le sac conjonctival sain, mais il ne détermine d'inflammation de la muqueuse que dans des conditions spéciales (érosion préalable de l'épithélium, fièvre éruptive, scrofule, etc.). Peut-être d'ailleurs n'est-ce pas le même qui devient pathogène, car Morax nous dit n'avoir jamais rencontré sur une conjonctive saine le staphylocoque doré, le seul véritablement pyogène.

Les formes, encore peu connues, paraissent nombreuses : catarrhale, purulente, phlycténulaire ou pseudo-membraneuse.

La première s'observe à la fin de la rougeole. La forme phlycténulaire, si fréquente chez les sujets lymphatiques, accompagne les éruptions impétigineuses du visage et du cuir chevelu. Cette *conjonctivite phlycténulaire* est caractéristique : sur un point du limbe scléro-cornéen apparaît une petite élevure rouge, conique, de la grosseur d'un grain de millet. Bientôt le revêtement épithélial se détruit, le sommet du cône disparaît et à sa place se forme un *petit ulcère gris* légèrement saillant au-dessus de la conjonctive saine environnante. Puis l'ulcère s'affaisse, se vascularise et bientôt disparaît, mais les récidives sont la règle ; de nouvelles phlyctènes apparaissent soit sur le limbe, soit sur la cornée, et celle-ci, à la longue, pourra présenter des taies multiples qui amèneront un astigmatisme irrégulier avec gêne considérable de la vision. De plus, si l'affection est négligée, l'ulcère peut gagner en profondeur et aboutir à la perforation de la cornée. Les symptômes subjectifs, variables suivant les sujets, sont généralement très marqués.

Dans tous les cas le diagnostic est facile et il est inutile de recourir à l'examen microscopique qui montrerait la présence caractéristique des cocci réunis en amas.

TRAITEMENT. — Le traitement ne diffère pas de celui de la conjonctivite catarrhale, excepté dans la forme phlycténulaire; on aura recours ici à la pommade au calomel ou au précipité jaune et l'affection sera traitée comme un ulcère de la cornée (v. page 57). Le traitement général dans cette dernière variété prend une importance capitale. L'enfant sera fortifié, envoyé à la campagne ou à la mer si cela est possible; on prescrira des bains salés, l'huile de foie de morue, les préparations iodurées, ferrugineuses ou arsenicales. Enfin on traitera en même temps les autres manifestations scrofuleuses dont le sujet peut être atteint (blépharite ciliaire, eczéma de la face et de la muqueuse nasale, etc.).

d) **Conjonctivite diphtérique.** — Diagnostic. — Elle est surtout caractérisée par la formation de fausses membranes, mais le bacille diphtérique peut aussi déterminer des inflammations conjonctivales non pseudo-membraneuses. Cette forme catarrhale, décrite pour la première fois par Sourdille, diffère de la conjonctivite catarrhale ordinaire : la sécrétion, au lieu d'être muqueuse ou muco-purulente, est peu abondante, glaireuse, filamenteuse. Le gonflement est plus marqué, la conjonctive bulbaire moins vasculaire et l'épithélium est gonflé, vitreux et miroitant. Elle rappelle le début des ophtalmies croupales (v. plus loin) et ce n'est en somme qu'une ophtalmie croupale qui s'est arrêtée avant la production de la fausse membrane ; c'est une *conjonctivite croupale atténuée.*

A côté de cette forme on a décrit une forme chronique, mais le type de la conjonctivite diphtérique est la conjonctivite pseudo-membraneuse que nous étudierons plus bas.

Le TRAITEMENT est le même dans tous les cas et sera décrit avec cette dernière variété.

e) **Conjonctivites diverses.** — Enfin, à côté de ces différents types de conjonctivite, il en est d'autres où l'examen microscopique ne révèle la présence d'aucun microorganisme. C'est ainsi que l'examen de la sécrétion conjonctivale reste négatif dans la conjonctivite printanière, l'herpès de la conjonctive, la conjonctivite granuleuse, etc. Ailleurs, l'examen ne présente rien de net. Terson et Gabrielidès ont décrit dans la sécrétion de la conjonctivite qu'on observe parfois chez les ozéneux un gros bacille encapsulé identique au pneumo-bacille. Sa forme plus courte et moins nettement bacillaire et sa capsule permettent facilement de le différencier du diplo-bacille et de la conjonctivite subaiguë.

Dans tous les cas le traitement demeure toujours sensiblement identique et se borne aux collyres et pommades précédemment indiqués.

3° Conjonctivites à fausses membranes.

Bien que la fausse membrane soit le plus souvent déterminée par le bacille diphtérique, quantité de microbes pathogènes peuvent amener cette production. Il est donc impossible de maintenir, à l'heure actuelle, le terme de conjonctivite diphtérique comme synonyme d'ophtalmie pseudo-membraneuse, car la fausse membrane n'est qu'un symptôme clinique. Ici encore, c'est l'examen microscopique direct de la sécrétion conjonctivale et accessoirement l'examen par les cultures qui permettront, dans les cas douteux, de trancher le diagnostic. Le plus souvent, néanmoins, la diphtérie doit être incriminée et c'est cette variété que nous décrirons principalement.

a) **Conjonctivite diphtérique pseudo-membraneuse.** — DIAGNOSTIC. —
L'affection peut se présenter sous la forme aiguë et la forme chronique. Cette
dernière est beaucoup plus rare et nous la mentionnons seulement. La forme
aiguë comprend également deux types : le type catarrhal décrit plus haut,
avec les caractères qui le différencient de la conjonctivite catarrhale ordinaire,
et la forme pseudo-membraneuse qui constitue la forme classique de la
diphtérie oculaire. C'est elle qu'on a habituellement en vue lorsqu'on parle de
diphtérie oculaire et que nous devons maintenant décrire.

En dehors des phénomènes inflammatoires d'intensité variable, mais
toujours très marqués (paupières gonflées, *dures*, ganglions préauriculaires
et cervicaux tuméfiés), le caractère essentiel est la présence d'une fausse
membrane qui peut siéger à la surface de la conjonctive ou dans son épaisseur.

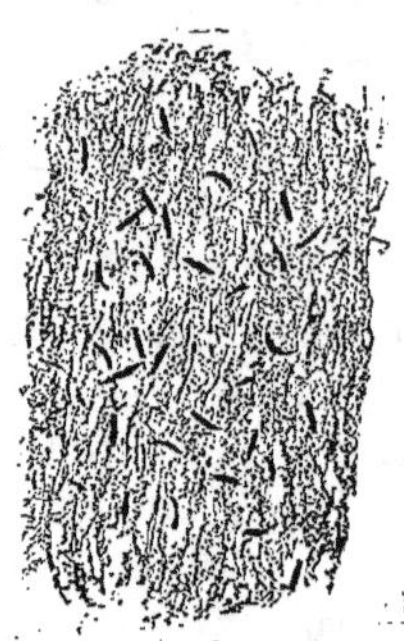

FIG. 210. — *Bacille diphtérique.* Frottis de fausse
membrane.

De là deux formes bien distinctes : la forme *superficielle* et la forme *interstitielle*. La première est
généralement décrite sous le nom de *conjonctivite
croupale*, la seconde sous le nom de *conjonctivite
diphtérique*, mais ces termes croupal et diphtérique
ne répondent à rien de précis et doivent disparaître
aujourd'hui.

La *forme superficielle* est caractérisée par la
présence d'une fausse membrane d'un blanc grisâtre
siégeant à la surface de la conjonctive palpébrale,
mais qui s'en *laisse facilement détacher* avec un
tampon d'ouate ou une petite pince. Au-dessous la
muqueuse est rouge, saignante, et les fausses membranes se reproduisent rapidement. Puis ces membranes
s'éliminent peu à peu et après deux à trois semaines la
guérison se fait régulièrement ; à moins que des ulcères de la cornée, assez rares
d'ailleurs et n'aboutissant jamais à la perforation, ne viennent compliquer la
marche de l'affection. Il y a peu d'engorgement ganglionnaire, l'état général
reste bon et le pronostic est peu inquiétant.

La *forme interstitielle* ou profonde, bien décrite par de Græfe, revêt une
allure beaucoup plus grave et très aiguë.

Au début, avant l'apparition de la fausse membrane, la conjonctive présente
un aspect vernissé : elle est infiltrée et chémotique.

Puis très rapidement, après un ou deux jours, apparaît la période d'infiltration. L'affection atteint généralement les deux yeux et se complique de
symptômes généraux graves : l'enfant est abattu et la température élevée. Un
liquide sanieux suinte par la fente palpébrale ; les paupières sont dures,
brûlantes, énormes et, lorsqu'on arrive à les retourner, on voit la muqueuse
recouverte d'un exsudat blanc grisâtre, qui ne se laisse arracher que par
fragments et très difficilement.

Après quelques jours, les paupières deviennent plus souples et le liquide sanieux fait place à une suppuration abondante (période de suppuration). Puis vient le stade de cicatrisation : la sécrétion se tarit et la muqueuse se recouvre de granulations nombreuses, rappelant celles du trachome, qui mettent des mois à disparaître. Souvent pendant cette période il se fait des adhérences entre les portions palpébrale et bulbaire de la conjonctive (symblépharon). Le cul-de-sac se raccourcit en totalité et il peut survenir un desséchement total de la muqueuse avec opacification de la cornée (xérosis) et perte définitive de la vision. Si on y ajoute les complications qui peuvent survenir à toutes les périodes de l'affection, soit générales (extension de la maladie à la gorge, au larynx et infection de l'économie tout entière), soit locales (complications cornéennes, v. plus bas), on voit que le pronostic est redoutable puisque l'affection menace à la fois la vie de l'œil et celle de l'individu.

Entre ces deux formes, superficielle et interstitielle, existent tous les intermédiaires ; dans tous les cas, l'examen microscopique permettra, le plus souvent, de constater la présence du bacille diphtérique (fig. 210).

Traitement. — Depuis la découverte de la sérothérapie, la thérapeutique locale est passée au second plan et n'intervient qu'accesssoirement. Le traitement est celui de l'angine diphtérique et de toutes les autres manifestations de la diphtérie ; il consiste, avant tout, dans les injections de sérum antidiphtérique. Suivant l'âge de l'enfant et suivant l'intensité de l'affection, on injectera au niveau de l'abdomen, dans le tissu cellulaire sous-cutané, 10, 20, 30 ou 40 centim. cubes de sérum antidiphtérique. Ici encore, comme dans la diphtérie en général, si les phénomènes généraux sont accentués et si l'examen microscopique demeure négatif, on n'attendra pas le résultat des cultures et on n'hésitera pas à faire, le plus tôt possible, l'injection de sérum dont l'action sur les fausses membranes est aujourd'hui incontestée [1]. On peut injecter en même temps sous la conjonctive quelques gouttes de sérum antidiphtérique. Tel est le traitement primordial à instituer tout d'abord, le sérum ayant à la fois une action générale, locale et prophylactique.

Quant à la thérapeutique locale, autrefois conseillée (révulsifs, nitratation, attouchements au jus de citron, avec le sulfate de quinine, l'huile brute de pétrole, ablation des fausses membranes, etc.), elle ne présente aucun avantage et peut être dangereuse, en particulier la nitratation (de Græfe), les révulsifs et l'ablation des fausses membranes. Toutes ces manœuvres menacent la cornée et exposent à l'érosion de son épithélium. On peut en dire autant des

[1] C'est ainsi que sur la petite fille d'un confrère atteinte de conjonctivite pseudo-membraneuse avec infiltration étendue de la cornée et symptômes généraux graves et qui avait été nitratée sans succès depuis quelques jours, nous pratiquâmes une injection de sérum de 20 centim. cubes sous la peau et de quelques gouttes dans la conjonctive, bien que l'examen microscopique fût demeuré négatif et avant de connaître le résultat des cultures. Celui-ci demeura également négatif, mais aussitôt après l'injection, la guérison se fit rapidement, laissant seulement à la suite une opacité de la cornée. (Voy. *Bulletins de l'Académie de médecine*, 26 déc. 1899 et mars 1900.)

grands lavages avec les solutions antiseptiques (permanganate de potasse, etc.),
qui ne seront faits qu'avec une prudence extrême. C'est pourquoi on ne cherchera pas non plus à ouvrir là fente palpébrale trop violemment, de peur de
blesser l'épithélium cornéen.

En résumé, voici la technique à suivre : protéger la cornée au moyen des
corps gras (vaseline neutre additionnée d'iodoforme ou d'aristol) déposés sur
le bord des paupières et dans la fente palpébrale. Laver la face cutanée des
paupières et la fente palpébrale. Abaisser délicatement la paupière inférieure
pour se renseigner sur l'étendue, l'aspect et l'adhérence des fausses membranes. Extraire de celles-ci juste ce qu'il faut pour l'examen bactériologique. Ne chercher à voir les cornées que si celles-ci se laissent découvrir sans
effort. Applications répétées de pommade antiseptique et toilette de la fente
palpébrale. D'heure en heure, compresses boriquées tièdes. Bandeau hermé-
tique sur l'autre œil (Coppez).

b) **Conjonctivite pseudo-membraneuse due au gonocoque.** — Diagnostic. — Elle est souvent confondue avec la diphtérie oculaire et vient
quelquefois compliquer la conjonctivite purulente. D'une manière générale,
l'apparition de fausses membranes dans une ophtalmie à gonocoques aggrave
beaucoup le pronostic (Lor). Ici encore, c'est le microscope qui permettra de
trancher le diagnostic.

Traitement. — Un point à retenir est que le traitement de cette modalité
de conjonctivite blennorrhagique est tout à fait spécial. Tout ce qui convient
à la forme purulente est nuisible dans la forme pseudo-membraneuse (Valude).
On ne peut employer ni le nitrate d'argent, qui exaspère la production des
fausses membranes, ni les scarifications, susceptibles d'augmenter la surface
d'envahissement des fausses membranes et de multiplier les chances d'infection, ni les applications glacées qui augmentent la tendance à la mortification.
On se contentera d'irrigations chaudes et d'attouchements avec le jus de
citron. Ici encore on préviendra les lésions mécaniques de la cornée par des
onctions fréquentes de la muqueuse avec une pommade antiseptique à l'iodoforme ou à l'aristol.

c). **Conjonctivite pseudo-membraneuse due au bacille de Weeks.** —
Diagnostic. — Dans cette variété, bien étudiée par Morax, le gonflement palpébral peut devenir considérable : les paupières prennent un aspect violacé,
ecchymotique, et l'œil est complètement fermé. La conjonctive palpébrale
se recouvre d'un exsudat blanchâtre, pseudo-membraneux, qui s'enlève facilement lorsqu'on promène un linge à la surface. On peut constater en outre
quelques hémorrhagies sous-conjonctivales. Mais le pronostic est généralement bénin.

Traitement. — Après avoir reconnu par l'examen microscopique la nature de la fausse membrane, on peut, dans les formes légères, recourir au nitrate d'argent (Morax). Mais si l'infiltration fibrineuse est considérable, il faut abandonner le caustique et faire le traitement classique des fausses membranes : applications chaudes, lavages, badigeonnages avec le jus de citron, etc.

d) **Autres variétés de conjonctivites pseudo-membraneuses.** — Comme pour les conjonctivites non spécifiques sans fausses membranes, quantité de microbes divers semblent capables, dans des conditions déterminées, de donner lieu à des fausses membranes. C'est ainsi qu'on a décrit une forme superficielle bénigne (Morax) et une forme interstitielle grave (Coppez) de conjonctivite pseudo-membraneuse due au pneumocoque. Valude fait du staphylocoque l'agent pathogène des conjonctivites pseudo-membraneuses chroniques. Enfin on a publié quelques observations assez nombreuses de conjonctivites pseudo-membraneuses dues au streptocoque (Fage, Terson, Darier, Morax, Kalt, Coppez, etc...). Cette dernière variété semble être l'apanage de l'enfance et s'observe le plus souvent à la suite de fièvres éruptives ; Valude la rattache au type suraigu, mais ceci paraît exagéré.

Il est probable que d'autres microbes encore peuvent amener la production de fausses membranes, celles-ci d'ailleurs pouvant être provoquées par certains agents physiques ou chimiques (brûlures, caustiques, etc...). Le traitement, dans tous les cas, demeure sensiblement identique, et, après avoir cherché à déterminer par l'examen microscopique et bactériologique la nature de la fausse membrane, l'affection sera traitée par les procédés habituels.

4° *Complications cornéennes des conjonctivites.*

Toutes ces lésions cornéennes qui accompagnent et compliquent les conjonctivites appartiennent au groupe des *kératites secondaires* d'origine exogène, par opposition aux kératites primitives (v. page 54). Ici encore, c'est l'examen microscopique de la sécrétion conjonctivale et de l'ulcère qui permettra de porter un diagnostic exact et de rattacher la kératite à sa véritable cause ; il devra toujours être fait [1].

a) **Lésions cornéennes causées par le bacille de Weeks.** — DIAGNOSTIC. — Elles s'observent rarement et presque uniquement dans les cas intenses. L'affection apparaît dès les premiers jours. En outre des symptômes habituels de conjonctivite, la cornée présente à son centre le plus souvent, quelquefois près du limbe, une petite infiltration grisâtre, superficielle, à peu près ronde, de 2 à 3 millim. de diamètre. Celle-ci est entourée d'une zone

---

[1] Nous renvoyons le lecteur qui voudrait avoir des notions plus complètes, à l'excellent travail de M. Petit, paru récemment sur ce sujet (P. PETIT, *Recherches cliniques et bactériologiques sur les infections aiguës de la cornée.* Th. de Paris, 1900).

trouble plus ou moins marquée et d'étendue variable. L'iritis et l'hypopyon sont exceptionnels.

L'infiltration fait bientôt place à un petit ulcère qui se cicatrise rapidement et laisse seulement après lui une taie d'épaisseur variable suivant la gravité de l'ulcère. La tache est souvent imperceptible et la vision reste intacte ; le pronostic est donc bénin.

Traitement. — C'est celui de la conjonctivite elle-même ; on évitera seulement, au moment des nitratations, d'atteindre la cornée. En même temps on prescrira les onctions avec la pommade iodoformée ou avec la pommade au protargol.

Vaseline)
Lanoline) ââ .... 5 gr.
Protargol.................................... 1 gr.

Afin de protéger l'iris et de prévenir l'infection, même en l'absence d'iritis, ce qui est la règle, on instillera chaque jour une ou deux gouttes d'un collyre à l'atropine au centième. L'opacité cornéenne qui peut subsister ensuite serait justiciable du traitement habituel (voy. p. 59).

b) **Lésions cornéennes causées par le diplobacille de Morax.** — Diagnostic. — L'examen microscopique prend ici une importance capitale, car les symptômes conjonctivaux sont quelquefois très peu marqués et fréquemment on croit avoir affaire à un ulcère quelconque de la cornée, consécutif à un corps étranger par exemple. La vue est peu ou pas troublée ; le malade se plaint seulement de démangeaisons, de picotements et de quelques douleurs oculaires légères. Mais l'interrogatoire apprendra que depuis plus ou moins longtemps les paupières étaient agglutinées au réveil et les yeux souvent un peu rouges.

Au début, on constate une petite infiltration allongée, de couleur gris blanchâtre, concentrique au limbe et siégeant tout près de lui. Elle s'exulcère rapidement et prend la forme dite *en coup d'ongle.* Ses limites sont très légèrement infiltrées et elle peut atteindre une certaine profondeur. L'iritis et l'hypopyon sont exceptionnels. La guérison est la règle ; il persiste seulement une taie d'épaisseur variable et qui, en raison de son siège excentrique, gêne peu la vision. Le pronostic est donc favorable.

Traitement. — Il est le même que celui de cette variété de conjonctivite à laquelle est dû l'ulcère de la cornée et consiste dans les instillations fréquentes de sulfate de zinc en solution forte (voy. p. 313). On peut y ajouter les pommades à l'iodoforme, au protargol, ou même la pommade jaune ou la pommade à l'ichtyol, en particulier chez les eczémateux (P. Petit).

c) **Lésions cornéennes causées par le gonocoque.** — Diagnostic. — La propagation de l'infection à la cornée est la complication la plus redoutable qui puisse survenir au cours de la conjonctivite blennorrhagique ; elle est très fréquente lorsque le traitement a été fait trop tard et aboutit souvent à la cécité.

Le début est insidieux : un trouble léger, diffus, apparaît en un point quelconque de la cornée, trouble superficiel qui peut passer inaperçu si on ne prend pas soin de le rechercher ; d'autant plus que les paupières, d'ordinaire tuméfiées, se laissent difficilement écarter. Le trouble s'accentue les jours suivants et fait place à l'ulcération ; celle-ci progresse en largeur et en profondeur, et aboutit souvent à la perforation. L'infiltration purulente de la cornée s'arrête alors et, suivant l'étendue de la perforation, la vision est perdue en partie ou en totalité.

Le pronostic est donc redoutable, d'autant plus que l'affection atteint souvent les deux yeux chez le nouveau-né.

TRAITEMENT. — Aussitôt la nature de l'affection reconnue, on devra faire le traitement intensif de la conjonctivite blennorrhagique (voy. p. 315), en se rappelant que chez les enfants l'affection, prise à temps et convenablement traitée, *guérit d'ordinaire sans complications*. Il n'en est pas de même chez l'adulte où la cornée peut s'entreprendre en dépit des précautions les plus sévères et du traitement le plus énergique.

Lorsque l'ulcération est constituée, on aura recours aux instillations d'ésérine qui pourront diminuer les chances de perforation. S'il se produit un leucome adhérent, les myotiques devront être longtemps continués, car les complications glaucomateuses sont fréquentes. Celles-ci peuvent rendre nécessaire une iridectomie qui serait faite après la disparition des phénomènes inflammatoires.

d) Lésions cornéennes au cours de la conjonctivite diphtérique. —

DIAGNOSTIC. — La lésion cornéenne survient presque toujours comme complication d'une conjonctivite diphtérique grave et apparaît deux ou trois jours après le début de l'affection. Il se fait une infiltration, située le plus souvent près du limbe et à la partie interne ou inférieure ; la cornée devient grisâtre à ce niveau, perd son éclat, mais reste lisse. Puis l'infiltration peut s'étendre rapidement à toute l'étendue de la cornée, qui prend un aspect porcelanique, et se compliquer ou non d'ulcération. Celle-ci, favorisée par l'affection antérieure qui l'engendre quelquefois (impétigo, rougeole), peut alors aboutir à la perforation et expose à tous les dangers de l'infection secondaire (staphylocoques, streptocoques). Le pronostic est subordonné à l'infection secondaire et est relativement bénin en l'absence de cette dernière.

TRAITEMENT. — Le traitement est celui que nous avons décrit à propos de la forme pseudo-membraneuse de la conjonctivite diphtérique. Le sérum, en même temps qu'il fait disparaître les fausses membranes, a la plus heureuse influence sur les lésions cornéennes. Après un temps variable, quelquefois très vite, le plus souvent lentement, la cornée finit par recouvrer sa transparence. Tout dépend de l'étendue des lésions. A ce propos, il est utile de rappeler que dans les formes sévères l'injection de sérum *doit précéder* le résultat des cultures si l'examen microscopique est resté négatif, d'autant plus que celui des cultures peut l'être également. On y ajoutera les pommades précédemment indiquées et on évitera soigneusement, par des tentatives maladroites ou trop répétées (écartement des paupières, lavages, etc.), de léser l'épithélium de la cornée.

e) **Lésions cornéennes dues à des microbes divers.** — Enfin le pneumocoque, le staphylocoque, le streptocoque, qui dans des conditions déterminées peuvent donner lieu à des conjonctivites d'intensité variable, avec ou sans fausses membranes, peuvent aussi entraîner des lésions cornéennes, quelquefois très graves, accompagnées d'hypopyon et même de panophtalmie. A part la coïncidence d'une pneumonie, d'impétigo de la face, de phlyctènes de la conjonctive, il est impossible de rattacher la kératite à sa véritable cause, et même les examens microscopique et bactériologique peuvent se trouver en défaut, soit que le microbe qui a provoqué l'affection ait disparu ou qu'il y ait infection surajoutée, ce qui arrive presque toujours dans les formes sévères. Dans tous les cas le traitement est toujours sensiblement identique et ne diffère pas de celui qui a été décrit. Si l'ulcère de la cornée revêt une apparence menaçante, on aurait recours à la cautérisation ignée.

III. — Conjonctivites chroniques

A côté de ces conjonctivites aiguës, caractérisées par l'intensité des symptômes et la marche aiguë de l'affection, existent les conjonctivites chroniques. Elles peuvent quelquefois être déterminées par les microbes précédents, mais elles diffèrent des conjonctivites aiguës par le peu d'intensité des symptômes et par leur marche lente. C'est ainsi qu'on a décrit une conjonctivite pseudo-membraneuse et chronique à staphylocoques (Valude) et des formes chroniques de diphtérie oculaire pouvant présenter tous les degrés de gravité. Dans ce groupe la conjonctivite granuleuse, qui revêt quelquefois une forme aiguë, tient la première place.

a) **Conjonctivite granuleuse ou trachome.** — Diagnostic. — Les symptômes subjectifs sont ceux de toute conjonctivite; mais ils sont généralement modérés, en raison de la marche chronique de l'affection, et peuvent passer inaperçus. La sécrétion est peu abondante ou même n'existe pas.

Si on retourne les paupières, on voit la conjonctive du tarse épaissie, rouge et rugueuse. La muqueuse est hypertrophiée, et cette hypertrophie se présente sous deux formes : dans la première *(forme papillaire)*, qu'on rencontre exclusivement à la conjonctive du tarse, la surface de celle-ci présente un aspect velouté, comme framboisé. Dans la seconde *(forme granuleuse)*, on observe des granulations grises, translucides, d'aspect gélatiniforme, de grosseur variable, et tout à fait comparables aux œufs du frai de grenouille. Elles siègent surtout au niveau du cul-de-sac supérieur où elles sont quelquefois disposées en rangées concentriques et il faut renverser fortement la paupière en haut pour les apercevoir. Généralement les deux formes se trouvent réunies sur le même œil.

L'affection est de nature infectieuse et probablement microbienne; mais l'examen microscopique de la sécrétion ne donne aucun renseignement pour le diagnostic.

Marche. — Abandonnée à elle-même, la conjonctivite granuleuse, souvent entrecoupée de périodes inflammatoires intenses avec sécrétion abondante, aboutit à l'atrophie de la muqueuse et le pronostic est des plus graves en raison des complications qu'elle entraîne, soit pendant la période floride, soit pendant le stade cicatriciel.

Pendant la première, l'apparition du *pannus* est la règle. Son siège à la moitié supérieure de la cornée, la conjonctivite granuleuse étant toujours plus marquée à la paupière supérieure, est caractéristique et suffit presque à lui seul pour faire le diagnostic de conjonctivite granuleuse. Il peut envahir la totalité de la membrane avec perte plus ou moins complète de la vision, et l'iritis à cette période coexiste souvent avec le pannus. Il n'est donc pas rare de voir survenir aussi des ulcères de la cornée revêtant une forme grave et pouvant aboutir à la perforation.

Plus tard, au moment de la période de cicatrisation, reconnaissable à de fines traînées blanches cicatricielles qui apparaissent sur la conjonctive tarsienne et disposées parallèlement au bord libre de la paupière, les complications nombreuses qui sont la règle reconnaissent la plupart pour cause l'incurvation du tarse. Elle est la conséquence de la rétraction cicatricielle : le tarse se courbe en avant, devient convexe et l'incurvation se manifeste à la simple inspection des paupières dont la voussure est plus prononcée. La direction des cils est modifiée; ceux-ci viennent frotter sur la cornée *(trichiasis)*, l'irritent et peuvent être le point de départ d'ulcères de cette membrane.

Puis le cul-de-sac conjonctival s'efface et peut disparaître complètement (symblépharon postérieur). Enfin, si la conjonctive profondément altérée ne fournit plus de sécrétion, le globe oculaire n'est plus lubrifié, le malade éprouve une sensation de sécheresse, la cornée se recouvre d'un épithélium sec, opaque, se transforme elle-même en tissu cicatriciel et on a le *xérosis conjonctival* qui entraîne une cécité complète et définitive.

Traitement. — Il sera commencé le plus tôt possible et consistera tout d'abord en cautérisations avec le nitrate d'argent en solution au centième et avec le sulfate de cuivre employé pur sous forme de crayon qu'on promène sur la conjonctive retournée ou mieux sous forme de glycérolé de cuivre à 10 p. 100 environ. Les cautérisations sont répétées chaque jour ou tous les deux jours, à moins de phénomènes inflammatoires violents qui devraient les faire supprimer, en particulier s'il y a des ulcères de la cornée. Ils seraient alors traités par les moyens habituels et les cautérisations seraient reprises ensuite.

Dans les formes sévères, en particulier lorsque le cul-de-sac est envahi, on aurait recours au traitement chirurgical précédemment décrit, soit au massage, ou mieux au brossage tel que nous l'avons indiqué. Entre temps on pourra faire aussi l'expression des granulations. L'excision des culs-de-sac doit être rejetée, nous l'avons vu, à cause de la forte rétraction de la conjonctive qu'elle entraîne.

Le traitement **sera continué longtemps**, jusqu'à ce que toute trace d'hypertrophie de la conjonctive ait disparu et jusqu'à ce que la muqueuse ait repris sa forme lisse. A cette condition et s'il a été institué en temps utile, la guérison est à peu près certaine.

Si, au contraire, des complications se produisent, soit parce qu'on est intervenu trop tard ou parce que le traitement a été interrompu, on ferait le traitement qu'elles peuvent réclamer et le pronostic serait réservé [1].

Enfin le traitement général et en même temps prophylactique ne sera pas négligé, si on veut éviter la dissémination de l'affection.

b) **Conjonctivite folliculaire.** — Diagnostic. — Elle est caractérisée par la présence de follicules, de la grosseur d'un grain de millet, qui siègent dans le cul-de-sac conjonctival, de préférence au niveau de l'inférieur. Ces granulations, constituées par des amas de cellules rondes de structure lymphoïde, sont souvent rangées en file le long du cul-de-sac et occasionnent peu de désordres. La sécrétion existe à peine; tout se borne à quelques démangeaisons et à une légère injection de la conjonctive. Elles s'observent surtout chez les sujets jeunes, lymphatiques, et durent très longtemps. Quelquefois même les symptômes s'exagèrent, une sécrétion catarrhale abondante apparaît et l'affection revêt la forme aiguë. Le pronostic néanmoins est favorable, car ces granulations disparaissent, quelquefois après un temps très long (plusieurs années), sans laisser de traces. L'affection ne doit donc pas être confondue avec la conjonctivite granuleuse.

---

[1] Notons pour mémoire l'emploi du jéquirity dans le trachome (de Wecker), spécialement dans les vieux pannus dont il peut provoquer la résorption par l'inflammation violente qu'il détermine. On emploie une macération de jéquirity à 3 ou 5 p. 100, fraîchement préparée, avec laquelle on touche chaque jour la surface de la muqueuse. Il en résulte une inflammation violente avec sécrétion abondante et souvent formation de fausses membranes. Puis, lorsque celle-ci a disparu, la cornée redevient plus transparente et l'amélioration est souvent très sensible.

Dans les cas rares aujourd'hui où le jéquirity pourrait être employé (pannus cornéen), il est préférable d'employer son principe actif, l'abrine, plus facile à manier. On agirait dans tous les cas très prudemment, car la méthode n'est pas sans danger

TRAITEMENT. — Il sera à la fois *prophylactique,* car l'affection semble de nature contagieuse, et général. On conseillera les fortifiants, le séjour dans un air frais et une bonne hygiène. Le traitement local consiste dans l'emploi de pommades à l'ichtyol, à l'acétate de plomb (1 à 2 gr. pour 5 gr. d'excipient), à condition qu'il n'y ait pas d'ulcères de la cornée, ou de collyres astringents. Le crayon d'alun, qu'on promène chaque jour sur la surface de la muqueuse, est aussi très bien supporté.

c) **Conjonctivites chroniques diverses.** — DIAGNOSTIC. — Les causes les plus diverses peuvent déterminer une inflammation chronique de la conjonctive. Elle est caractérisée surtout par la rougeur, l'hypertrophie de la muqueuse et les symptômes subjectifs consistent principalement en démangeaisons et pesanteur des paupières. Cette conjonctivite s'observe plutôt chez les adultes et les vieillards ; abandonnée à elle-même, elle dure indéfiniment et aboutit à l'épiphora et à l'ectropion sénile.

TRAITEMENT. — On écartera toute cause d'irritation, les excès de boissons ou de table, les veilles prolongées, le séjour dans un air confiné, l'action du vent, de la poussière, etc... On examinera l'état des voies lacrymales en s'assurant qu'elles sont perméables, car leur obstruction est une cause fréquente de conjonctivites. On traitera aussi la blépharite ; les infarctus des glandes de Meibomius, toujours visibles à la surface de la conjonctive tarsale, seront excisés s'il y a lieu. Enfin on s'assurera que l'affection n'est pas entretenue par un vice de réfraction et par des efforts excessifs d'accommodation, en particulier chez les hypermétropes et les astigmates. La réfraction sera donc toujours examinée et soigneusement corrigée s'il y a lieu. En même temps on prescrira les différents astringents (sulfate de zinc, crayon d'alun, pommades au calomel, à l'oxyde de zinc, etc.), usités en pareil cas.

APPENDICE

OPÉRATIONS SUR LA CONJONCTIVE

SOMMAIRE

Symblépharon et greffe conjonctivale. — Les différents procédés opératoires ne s'appliquent qu'au symblépharon partiel. Le symblépharon total demeure incurable. — A. SYMBLÉPHARON ANTÉRIEUR. — B. SYMBLÉPHARON POSTÉRIEUR. Différents procédés d'opération : 1° *Réunion par attraction* (Arlt). Manuel opératoire et résultats. — 2° *Transplantation.* Procédé de Teale. Manuel opératoire et résultats. — Tous ces procédés échouent le plus souvent. — C. SYMBLÉPHARON COMPLET. GREFFES. Greffe conjonctivale, greffe avec la muqueuse du vagin, de la lèvre, de la face interne de la joue ; greffe cutanée. Tous ces procédés sont impuissants : le lambeau se résorbe et disparaît. — Greffe à l'aide de lambeaux pédiculés : différents procédés.

Symblépharon et greffe conjonctivale.

L'adhérence cicatricielle de la conjonctive palpébrale avec celle du globe, désignée sous le nom de symblépharon, peut être *totale* ou *partielle*. La première variété (ankyloblépharon) s'accompagne d'ordinaire de lésions cornéennes profondes et demeure incurable.

A la seconde s'applique une série d'opérations qui varient suivant l'étendue et le siège du symblépharon, celui-ci pouvant être *antérieur* (lorsque les adhérences entre les deux surfaces conjonctivales ne s'étendent pas jusqu'au cul-de-sac et permettent le passage d'une sonde au-dessous d'elle) ; *postérieur* (si les adhérences se trouvent vers la périphérie, au niveau du cul-de-sac) ou occuper toute la hauteur du cul-de-sac, depuis le limbe scléro-cornéen jusqu'au fornix.

Les chances de réussite sont en raison inverse de l'étendue du symblépharon. L'antérieur est le plus simple : la section seule ou suivie de suture peut suffire. Le postérieur nécessite des procédés plus compliqués qui tous ont pour but d'éviter la reproduction des adhérences : réunion de la muqueuse par attraction (de Arlt), transplantation des lambeaux par torsion (Teale).

Si l'adhérence est large et occupe toute la hauteur du cul-de-sac, on peut être obligé de recourir aux greffes muqueuse ou cutanée ou à différents procédés d'autoplastie et la réussite demeure incertaine.

A. — Symblépharon antérieur

La section simple ou la section entre deux ligatures peut suffire si la bride est étroite. On s'opposera à la formation de nouvelles adhérences à l'aide de pommade iodoformée introduite fréquemment entre les paupières pendant les premières vingt-quatre heures.

Si la perte de substance est suffisamment étendue, on suturera respectivement les lèvres des deux plaies palpébrale et bulbaire.

B. — Symblépharon postérieur [1]

1° *Réunion par attraction* (Arlt).

Manuel opératoire. — Le procédé est analogue à celui déjà imaginé par Laugier.

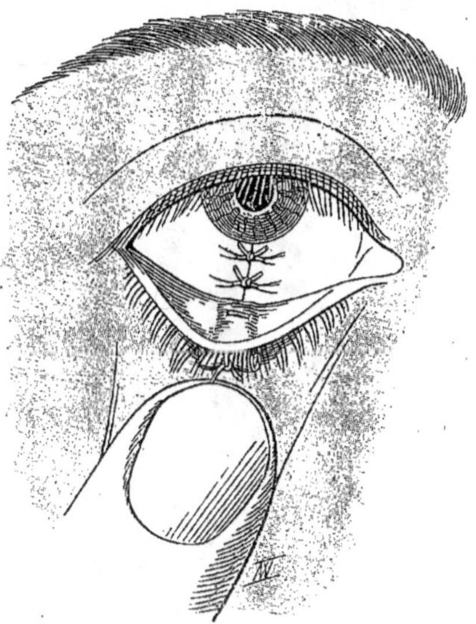

Fig. 211. — *Symblépharon. Procédé de Arlt.*

La paupière inférieure étant fortement écartée du globe par un aide, de manière à bien déplisser le cul-de-sac, un fil doublement armé est passé à travers le sommet du symblépharon qui est soigneusement disséqué du sommet à la base, jusqu'au cul-de-sac conjonctival, et libéré de ses adhérences avec la cornée et la sclérotique.

[1] Fabrice de Hilden traversait l'adhérence le long du cul-de-sac à l'aide d'un fil laissé longtemps en place. Il se forme un trajet permanent qui se revêt d'épithélium et le symblépharon postérieur se trouve transformé en symblépharon antérieur qu'on peut opérer plus tard par simple section. Himly se servait d'un fil de plomb laissé à demeure pendant un mois environ. Le procédé n'est plus employé aujourd'hui.

L'hémostase faite, les deux aiguilles traversent toute l'épaisseur de la paupière au niveau du cul-de-sac, de dedans en dehors, et viennent ressortir sur la peau de la paupière où les deux chefs du fil sont noués sur un petit rouleau de gaze stérilisée. Le sommet de la bride cicatricielle se trouve ainsi fixé dans le cul-de-sac conjonctival : sa face antérieure épithéliale devient postérieure et se trouve en contact avec la plaie conjonctivale.

Cette dernière est réunie par deux ou trois points de fines sutures qu'on laisse tomber d'elles-mêmes. La plaie conjonctivale cicatrisée, on excise le lambeau palpébral les jours suivants [1].

Résultats. — Le résultat immédiat est satisfaisant, mais à la longue les adhérences se reproduisent. Le procédé n'est pas applicable aux symblépharons un peu étendus et il est d'une exécution difficile : la languette fibreuse une fois libérée est friable et se déchire à la moindre traction.

2° Transplantation. — Procédé de Teale.

Manuel opératoire. — On sectionne, par une incision transversale pratiquée au

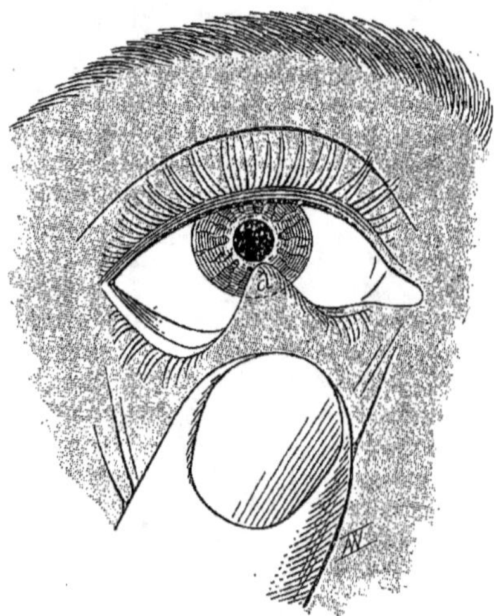

FIG. 212. — Symblépharon. Dissection du symblépharon.

niveau du bord inférieur de la cornée, le triangle cicatriciel adhérent dont le sommet abandonné à lui-même s'atrophiera plus tard (fig. 212, a).

Le triangle et toutes les parties adhérentes sont disséqués jusqu'au cul-de-sac et la perte de substance qui en résulte est comblée par deux lambeaux b et c empruntés aux parties interne et externe de la conjonctive (fig. 213).

---

[1] Un procédé plus simple et pouvant donner le même résultat consiste à sectionner avec les ciseaux le symblépharon dans toute sa hauteur. La paupière étant ainsi libérée de ses adhérences au globe, le tissu cicatriciel qui peut exister est excisé et les deux lèvres conjonctivales soigneusement suturées.

Ces deux lambeaux sont rabattus, suturés l'un à l'autre et à la muqueuse voisine

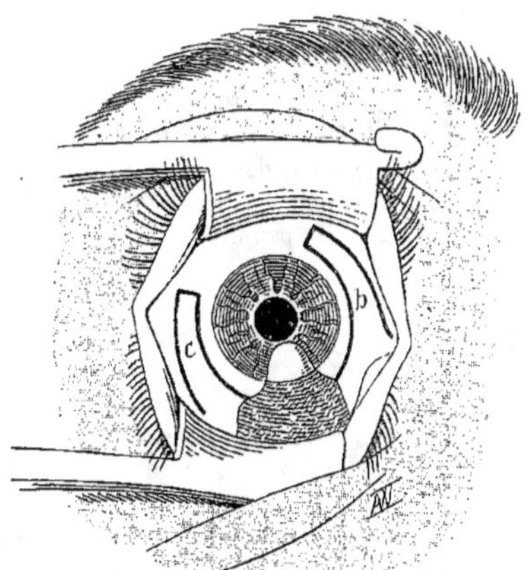

FIG. 213. — *Symblépharon. Taille des deux lambeaux conjonctivaux.*

dans leur nouvelle position et les plaies déterminées par leur excision également suturées (fig. 214).

Résultats. — Le procédé est ingénieux, mais plus simple en théorie qu'en pratique :

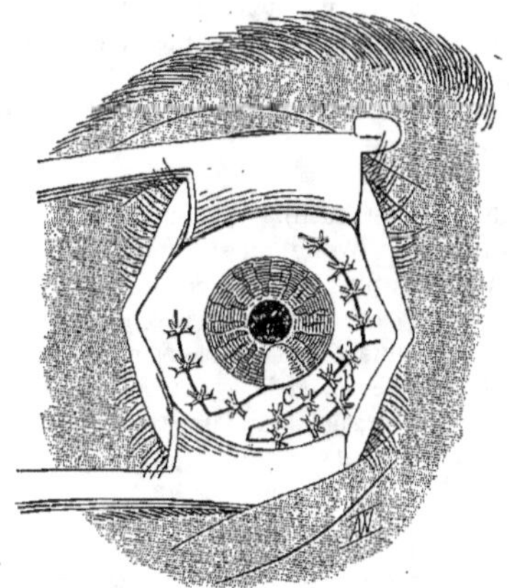

FIG. 214. — *Symblépharon. Résultat.*

la muqueuse se rétracte, s'enroule sur elle-même, souvent même se laisse déchirer, toutes circonstances qui rendent difficile le placement des sutures.

Knapp a imaginé un procédé analogue et moins compliqué : il détache deux lambeaux conjonctivaux longeant les bords interne et externe de la cornée et recouvre la plaie par simple glissement.

C. — Symblépharon complet. Greffes

Si l'adhérence occupe toute la hauteur du cul-de-sac, la méthode de Teale peut aussi être employée [1]. Il est préférable de recourir à la méthode des greffes, soit qu'on prenne la conjonctive du lapin (Wolfe), la muqueuse du vagin (Stellwag), de la lèvre (Illing), ou de petits fragments de peau, destinés à combler la perte de substance. On peut même tailler de petits lambeaux cutanés pédiculés qu'en applique sur celle-ci à l'aide d'une fenêtre pratiquée dans la paupière.

Greffe conjonctivale (Wolfe) [2]. — Le symblépharon ayant été disséqué et excisé, tandis qu'un aide maintient un tampon sur la plaie pour assurer l'hémostase, l'opérateur détache de l'œil d'un lapin un lambeau conjonctival, d'un tiers plus grand que la perte de substance à combler en raison de la rétraction consécutive, et l'applique aussitôt sur la plaie, l'épithélium en dehors. Le lambeau est fixé à la muqueuse environnante par de nombreux points de suture, tandis qu'un aide le maintient en place et l'empêche de s'enrouler sur lui-même.

Afin d'éviter tout déplacement le lambeau est ensuite traversé en son milieu par un fil doublement armé dont les deux chefs, après avoir traversé toute l'épaisseur de la paupière, viennent ressortir à la peau et sont noués sur un petit cordonnet de gaze.

Une antisepsie rigoureuse est de rigueur et un pansement occlusif binoculaire est appliqué pendant les premiers jours.

Greffe avec la muqueuse du vagin (Stellwag). — Le procédé est identique : le fragment de muqueuse détaché est maintenu à une température de 37 à 38° dans une solution de sérum physiologique et appliqué comme précédemment, une fois le symblépharon disséqué. Pansement binoculaire pendant les trois premiers jours.

La muqueuse de la lèvre (Illing), de la face interne de la joue (Abadie), ont aussi été employées.

Greffe cutanée (Kühnt, Eversbuch). — La greffe peut comprendre toute l'épaisseur de la peau (greffe de Lefort-Wolfe) ou seulement les couches les plus superficielles (Thiersch-Eversbuch) (v. plus loin, *paupières*). Le lambeau cutané transplanté est suturé très exactement aux lèvres de la conjonctive et peu à peu la surface épidermique, probablement sous l'influence constante des sécrétions lacrymale et conjonctivale, revêt une apparence muqueuse. Mais le principal inconvénient de tous ces procédés est la résorption lente et graduelle du lambeau transplanté.

La méthode des lambeaux pédiculés a pour objet d'y remédier.

---

[1] Le *procédé d'Ammon* consiste à faire, dans le cas d'adhérences d'une des parties moyennes des paupières, une incision verticale à droite et à gauche de celles-ci, comprenant toute l'épaisseur de la paupière qui se trouve ainsi divisée en trois portions. Les deux portions latérales sont suturées au-dessus de la portion médiane, et, une fois la réunion obtenue, cette dernière est disséquée et excisée. L'inconvénient est le relâchement possible des sutures, si le symblépharon est un peu large, et le procédé n'est guère employé. On pourrait tout au moins limiter l'excision au feuillet tarso-muqueux de la paupière, comme le fait Kühnt pour l'ectropion (v. plus haut). Le feuillet au niveau du symblépharon est libéré de ses adhérences à la conjonctive bulbaire, soigneusement disséqué et les lèvres des deux plaies sont suturées très exactement (Czermak).

[2] WOLFE. Transplantation conjonctivale du lapin à l'homme. *Annales d'ocul.*, t. LXIX, 1873.

Greffe à l'aide de lambeaux pédiculés (Post [1], Taylor [2]). — La paupière déta·
chée du globe et le symblépharon disséqué, on taille à la tempe ou à la joue des lambeaux cutanés à pédicule qu'on insinue à travers une boutonnière pratiquée dans le
sillon orbito-palpébral. Le lambeau est suturé contre la face tarsienne de la paupière.
Plus tard, une fois la prise du lambeau assurée, on sectionne son pédicule et les lèvres
de la boutonnière sont suturées.

Cette méthode, d'une exécution délicate, donne quelquefois de bons résultats. Elle
peut être modifiée suivant le siège et les différentes variétés de symblépharon.

Lors de symblépharon total occupant les deux paupières supérieure et inférieure,
on peut, par un lambeau en forme de raquette pris sur la tempe et ayant son pédicule
près de l'orbite, doubler la face postérieure des deux paupières préalablement disséquées. Plus tard, le lambeau d'emprunt est partagé horizontalement. PANAS. *Traité des
maladies des yeux*, 1894, t. II [3].

Samelsohn emploie le procédé suivant : la paupière supérieure est soigneusement
libérée de ses adhérences au globe et tout le tissu cicatriciel est excisé. On taille
ensuite sur la peau de la paupière inférieure, par deux incisions perpendiculaires au
bord libre et par une parallèle à ce dernier et éloignée de lui de 6 à 7 millim., un
lambeau rectangulaire. Ce lambeau musculo-cutané est disséqué, traversé à ses extrémités par deux fils, complètement retourné et appliqué par sa face cruentée à la face
profonde de la paupière supérieure à laquelle il est exactement suturé. La perte de
substance au niveau de la paupière inférieure est en partie comblée par le rapprochement des lèvres de la plaie.

Le huitième ou dixième jour, la nutrition du lambeau étant assurée, celui-ci est
sectionné de ses adhérences au bord libre de la paupière inférieure ; les fils sont enlevés
et la paupière supérieure se trouve maintenant doublée d'un mince feuillet cutané qui
remplace la conjonctive absente. Peu de temps après, on répète la même opération à la
paupière inférieure, qui est à son tour détachée du globe et revêtue, sur sa face
profonde, d'un lambeau cutané rectangulaire emprunté à la paupière supérieure [4].

[1] POST. Transplantation of rabbits conjunctiva for cure of symblepharon. *The med. Rev.*,
1875, p. 203.

[2] TAYLOR. On a new and effect method of treating incurable cases of symblepharon. *Med.
Times and Gaz.*, july 1876.

[3] Tout récemment nous avons eu l'occasion d'opérer par ce procédé à l'Hôtel-Dieu, avec
M. Panas, un malade dont le cul-de-sac conjonctival du côté droit était fortement rétréci à
la suite d'une énucléation ancienne et ne permettait plus le port de l'œil artificiel. Le malade
étant chloroformé, dans un *premier temps* le cul-de-sac conjonctival fut libéré par une
incision longitudinale allant du canthus interne au canthus externe, et les lèvres de la muqueuse
bien disséquées. — *Deuxième temps* : incision verticale de 2 centim. de hauteur, faite à
1 centim. en dehors du canthus externe et parallèlement à lui. Puis le bistouri fut enfoncé
parallèlement au-dessous du petit pont cutané ainsi formé, de manière à former un trajet
sous-cutané rejoignant le cul-de-sac. — *Troisième temps* : taille d'un petit lambeau en
raquette pris au niveau de la tempe et dont le pédicule venait aboutir à l'extrémité inférieure
de l'incision précédente. — *Quatrième temps* : ce lambeau, préalablement disséqué, fut
alors glissé sous le pont sous-cutané, appliqué la face cruentée en arrière dans la profondeur
du cul-de-sac conjonctival et les bords du lambeau exactement suturés aux lèvres de la
conjonctive. Un mois après, la base du pédicule fut sectionnée ; le résultat fut excellent et la
prothèse parfaite.

[4] SAMELSOHN. Zur operativen Behandlung des Symblepharon. *Ber. der XXII Vers. der
Ophthal. Ges.*, 1892, p. 149.

CHAPITRE IV

OPÉRATIONS SUR L'APPAREIL LACRYMAL

SOMMAIRE

Physiologie de l'appareil lacrymal. — L'épiphora ou larmoiement, peut résulter d'une hypersécrétion ou d'un défaut d'excrétion. De là deux indications opératoires distinctes : nécessité de rétablir les voies d'excrétion et, en cas d'insuccès, ablation de l'appareil sécréteur.

§ 1. — **Opérations sur l'appareil excréteur.** — 1° OPÉRATIONS TENDANT A RÉTABLIR LA PERMÉABILITÉ DES VOIES LACRYMALES. — DILATATION ET INCISION DES POINTS LACRYMAUX. *Technique* : Dilatation des points inférieur et supérieur. — *Indications* : Éversion ou inversion des points lacrymaux, oblitération, lavage, cathétérisme, etc. — LAVAGE. *Technique* : Différents cas pouvant se présenter. — *Indications* : Injections modificatrices. — CATHÉTÉRISME. Sondes métalliques de Bowman. — *Technique* : Différents temps de l'opération. Précautions à prendre pour éviter les fausses routes. — *Complications* : Arrêt de la sonde, rétrécissements infranchissables, déchirures de la muqueuse, fausses routes, troubles nerveux. — *Indications* : Rétrécissements des voies lacrymales avec larmoiement consécutif, mais sans altérations osseuses. Sondes creuses pour injections de liquide caustique (nitrate d'argent, etc.). — ÉLECTROLYSE. Technique et résultats. Indications et précautions à prendre. Sondes à demeure et cathétérisme rétrograde. Ces deux derniers procédés sont abandonnés aujourd'hui. Le cathétérisme rétrograde ne pourrait être repris qu'à condition de le faire précéder de résections partielles du cornet inférieur (ROCHON-DUVIGNEAUD). — 2° OPÉRATIONS SUR LE SAC. — INCISION DU SAC. Ses indications. — A. *Section du ligament palpébral interne.* — B. *Incision du sac par l'extérieur.* Points de repère. — *Technique* : Soins consécutifs. — CAUTÉRISATION DU SAC. — *Manuel opératoire, résultats :* très favorables; cette cautérisation constitue la méthode de choix. — *Complications* : peu à craindre. — CURETTAGE DU SAC. — ABLATION DU SAC : peut être totale ou partielle. La technique est sensiblement identique. — *Manuel opératoire.* Différents temps de l'opération : incision, dissection, extirpation et sutures. — *Suites* : Le résultat aboutit à la destruction du sac, mais la méthode est inférieure à la cautérisation.

§ 2. — **Opérations sur l'appareil sécréteur.** — ABLATION DE LA GLANDE LACRYMALE. — Indiquée lorsque le traitement dirigé contre le rétrécissement ou l'oblitération des voies lacrymales est demeuré sans résultat. On s'adressera, de préférence, à la portion palpébrale, d'un accès plus facile et dont l'ablation est moins dangereuse que celle de la portion orbitaire. — 1° ABLATION DE LA PORTION PALPÉBRALE. — *Manuel opératoire.* Différents temps de l'opération : incision de la conjonctive, dissection soigneuse de la glande et suture des lèvres de la plaie. — *Résultats :* très favorables ; souvent le larmoiement disparaît en totalité, en particulier lors de larmoiement hypersécrétoire avec perméabilité des voies lacrymales. — 2° ABLATION DE LA PORTION ORBITAIRE. — *Manuel opératoire.* Procédé de Laurence. Différents temps de l'opération. — *Résultats et indications :* L'opération, moins bénigne que la précédente, ne serait faite que si la première a échoué. — FISTULE LACRYMALE. Différentes variétés. Traitement. — DÉPLACEMENTS DE LA GLANDE LACRYMALE.

Physiologie de l'appareil lacrymal.

A l'état normal, abstraction faite du larmoiement psychique où la sécrétion des larmes devient considérable, il y a équilibre parfait entre la sécrétion et l'excrétion. Le liquide, sécrété en petite quantité par les glandes lacrymales, après avoir lubrifié la conjonctive et la cornée, s'amasse au niveau du canthus interne dans le lac lacrymal; il pénètre, par un mécanisme sur lequel nous n'avons pas à insister, dans les voies lacrymales, arrive à la partie inférieure des fosses nasales et s'évapore sous l'influence du courant respiratoire. Mais que l'afflux devienne trop considérable ou l'excrétion insuffisante, l'équilibre est rompu : les larmes s'amassent au niveau du lac lacrymal dans le cul-de-sac conjonctival et ne tardent pas à s'écouler au dehors, le long de la joue ; il y a *épiphora* ou *larmoiement*.

Les causes en sont multiples : ce peut être une hypersécrétion causée par une névrose (hystérie, tabes) ou due à une hypertrophie de la glande d'origine réflexe et en rapport avec une affection des voies lacrymales.

Il s'agit le plus souvent d'un défaut d'excrétion résultant d'un obstacle siégeant en un point quelconque du canal lacrymo-nasal, soit à l'origine (déviation ou oblitération des points lacrymaux), dans le canal lui-même (rétrécissement mécanique ou d'origine infectieuse) ou à la partie inférieure (imperforation chez le nouveau-né, crête des cornets, rhinite, etc.).

La conséquence de l'épiphora, indépendamment de l'ectropion de la paupière inférieure qui vient souvent compliquer le larmoiement, est la stagnation des larmes dans le canal lacrymo-nasal. La muqueuse du canal se congestionne, se tuméfie et bientôt on peut, par la pression sur le sac, faire refluer par les points lacrymaux un liquide louche, glaireux. *La blennorrhée* est constituée et une dacryocystite aiguë peut maintenant survenir avec ses diverses complications (fistule, carie, nécrose, etc.).

Le traitement local, auquel on ajoutera s'il y a lieu le traitement de l'affection causale (carie osseuse d'origine syphilitique ou tuberculeuse, altération des fosses nasales, tumeurs, etc.), consistera tout d'abord à rétablir les voies d'excrétion. Puis, celui-ci étant demeuré sans effet ou insuffisant, ou s'il s'agit d'un larmoiement nettement hypersécrétoire, on s'adressera à l'appareil sécréteur.

§ 1. — Opérations sur l'appareil excréteur.

La première indication à remplir est de rétablir la perméabilité du canal lacrymo-nasal par les *injections modificatrices* ou le *cathétérisme*, après avoir tout d'abord *dilaté et incisé* les points lacrymaux. Si ces moyens échouent et lors de suppuration, on s'adressera au sac qu'il faudra inciser soit par l'extérieur, soit par l'intérieur, ou même détruire (cautérisation, extirpation du sac [1]).

1° Opérations tendant a rétablir la perméabilité des voies lacrymales.

Dilatation et incision des points lacrymaux.

A. — Dilatation

Le sujet est assis sur une chaise basse, en face du chirurgien, et une goutte d'une solution de cocaïne à 5 p. 100 est instillée au préalable. Le malade regardant en haut, l'opérateur, avec l'index gauche, abaisse la paupière inférieure en bas et en dehors, de manière à tendre le bord palpébral, tandis qu'avec le stylet conique tenu de la main droite entre le pouce et l'index il cherche à pénétrer dans le point lacrymal inférieur[2]. Celui-ci est quelquefois si étroit qu'on ne peut l'apercevoir qu'à la loupe ou même est complètement oblitéré : on a conseillé en pareil cas d'abraser avec de fins ciseaux la surface de la papille lacrymale (Jüngken) : on trouve alors facilement au milieu de la plaie la petite surface de section blanchâtre du canal lacrymal. Cette pratique est inutile et dangereuse, car elle favorise l'oblitération. Il suffit, lorsque le point lacrymal est invisible, d'enfoncer perpendiculairement le stylet au sommet de la papille lacrymale, là où doit être l'orifice lacrymal, et il est rare que l'instrument ne pénètre pas dans le conduit. Dès que celui-ci a pénétré à 1 ou 2 millim. de profondeur, on abaisse la main, faisant exécuter au stylet un mouvement de rotation de 90° environ, et celui-ci est alors poussé doucement de bas en haut et de dehors en dedans, parallèlement au bord libre de la paupière inférieure, vers la paroi interne du sac lacrymal. Il est laissé quelques minutes en place et retiré dès que la dilatation est jugée suffisante.

B. — Incision

Technique. — On peut se borner à la dilatation simple avant de procéder au lavage ou au cathétérisme des voies lacrymales, mais l'orifice primitivement élargi revient sur lui-même et il est préférable de faire suivre cette première manœuvre de l'incision des points lacrymaux.

Déposant alors le stylet conique et la paupière étant toujours attirée en bas et en dehors avec l'index gauche, on pénètre dans le canal avec le couteau

---

[1] Nous renvoyons le lecteur pour la forme, la direction, l'étendue et les rapports du canal lacrymo-nasal, aux notions anatomiques données au début de l'ouvrage.

[2] Dans tout ce qui va suivre, nous supposerons toujours l'opération pratiquée sur l'œil gauche ; la technique est la même à droite, mais elle est un peu plus difficile : il est nécessaire alors de se tenir non plus en face du malade, mais un peu à droite.

boutonné de Weber auquel on fait suivre le même trajet : l'instrument, introduit le tranchant en haut et un peu en dedans, est poussé obliquement jusqu'à
ce que l'extrémité olivaire vienne buter sur la paroi interne du sac qui donne
une sensation osseuse. On relève légèrement le manche de l'instrument de
manière à sectionner la partie interne de l'orifice palpébral et le tranchant
est d'autant plus relevé que l'on veut donner à la section une étendue plus
considérable. La section doit être petite : 1 à 2 millim. suffisent. Les sections
trop larges, étendues jusqu'à l'angle interne, n'ont souvent d'autre effet que
d'augmenter le larmoiement. La section sera dirigée un peu en dedans du
bord libre. On se basera d'ailleurs sur la situation du point lacrymal qui peut
être éversé ou inversé : la section sera dirigée un peu en dedans dans le premier cas, en dehors dans le second [1].

L'hémorrhagie est insignifiante et un pansement est inutile. On introduira
de nouveau le stylet le lendemain, afin d'éviter l'accolement des lèvres de la
plaie.

INDICATIONS. — 1° L'opération sera tout d'abord pratiquée avant de procéder
au lavage et au cathétérisme méthodique des voies lacrymales.

2° Dans tous les cas d'éversion, d'inversion ou d'oblitération des points
lacrymaux, indépendamment des opérations plus complètes qui peuvent être
dirigées ensuite contre l'affection causale.

3° Dans les rétrécissements des canalicules, quelle qu'en soit la nature [2].

Lavage et cathétérisme des voies lacrymales.

Les deux méthodes marchent de pair et se complètent. La première a
pour but de modifier la muqueuse et d'éliminer les germes infectieux contenus
dans la sécrétion pathologique; la seconde est dirigée contre le rétrécissement du canal.

---

[1] La dilatation de l'orifice supérieur est sensiblement identique. Tandis que le malade regarde
en bas, l'opérateur, avec le pouce gauche, attire fortement en haut et en dehors la paupière
supérieure ectropionnée de manière à tendre le bord palpébral et pénètre dans le canalicule
avec la sonde conique obliquement dirigée en haut et en dedans, puis en bas et en dedans. Le
couteau suit ensuite le même trajet ; il faut alors bien relever la paupière afin de ne pas
inciser le tégument qui forme bourrelet au-devant du tranchant du couteau.

[2] OBLITÉRATION DES CANALICULES LACRYMAUX. — Elle peut être obtenue par la ligature
du canalicule à son origine (Weber, Eversbusch). On traverse, avec une fine aiguille munie de
soie, la paupière à 2 millim. du bord libre et un peu en dedans du point lacrymal ; les deux
chefs du fil sont noués solidement au-dessus du bord libre et le canalicule se trouve oblitéré.
Le fil est enlevé vers le quatrième jour.

Le même résultat peut être obtenu par la cautérisation du canalicule au thermo-cautère
(Haab) ou au galvano-cautère (Tavignot, Samelsohn). L'aiguille rougie est enfoncée dans le
canalicule à une profondeur de 4 millim. environ. L'opération a pour but de supprimer
momentanément la communication entre les voies lacrymales et le cul-de-sac conjonctival
et peut être indiquée lors de blennorrhée légère du sac si une opération sur le globe oculaire
est nécessaire ou comme traitement de la fistule lacrymale (Velpeau). Elle est généralement
peu employée.

A. — LAVAGE

Manuel opératoire. — Après avoir dilaté et incisé les points lacrymaux,

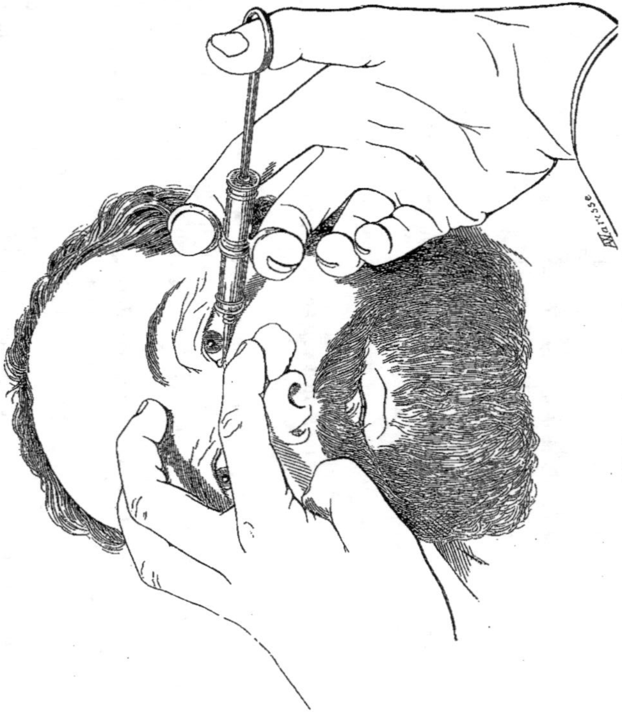

FIG. 215. — *Lavage des voies lacrymales.*

L'injection est poussée lentement tandis que l'index gauche presse sur la région du sac pour empêcher le liquide de pénétrer dans le tissu cellulaire de la paupière.

l'opérateur, placé en face du sujet, pénètre avec la petite aiguille courbe de la seringue d'Anel stérilisable dans le canalicule inférieur (fig. 215).

L'aiguille est enfoncée assez profondément jusque dans la région du sac, tandis que, de l'index gauche, le chirurgien attire la paupière inférieure en bas et en dehors. Prenant point d'appui sur la joue avec le petit doigt (fig. 215), l'opérateur pousse **très lentement** le piston de la seringue chargée au préalable en recommandant au malade de pencher la tête en avant au-dessus du petit bassin qui lui a été confié et qu'il tient sous le menton.

Plusieurs cas peuvent se présenter :

a) L'injection ne passe pas et l'opérateur éprouve une résistance anormale. Redoubler alors de prudence et pousser *très doucement* pour essayer de vaincre l'obstacle, mais en évitant surtout, par une pression trop brusque, d'injecter le liquide dans le tissu cellulaire de la paupière. L'accident se révèle aussitôt par l'œdème et l'infiltration du tissu et par une douleur très vive, d'autant plus intense que le liquide injecté est plus irritant[1].

b) Le liquide ressort par le point lacrymal supérieur, preuve que l'obstacle siège dans le sac ou au-dessous de lui et que les canalicules lacrymaux sont respectés.

c) Le liquide s'écoule par la narine correspondante et d'autant plus facilement que le canal est peu ou pas rétréci, et le but que l'on se proposait est rempli.

Indications. — a) Le lavage est indiqué comme opération préliminaire avant toute intervention sur les voies lacrymales ; ce lavage, explorateur en quelque sorte, nous renseigne sur la présence ou l'absence d'un rétrécissement, sur son siège et même sur son degré. Cette conduite n'est pas généralement adoptée ; mais elle nous paraît préférable au cathétérisme d'emblée, toujours très brutal et souvent capable d'amener des désordres.

Le liquide injecté en pareil cas sera peu irritant ; on se sert habituellement d'une solution de sulfate de zinc à 1 p. 300.

b) Dans le but d'anesthésier la muqueuse du canal avant le cathétérisme chez les sujets pusillanimes. On injecte alors quelques gouttes d'une solution de cocaïne à 5 p. 100 avec la petite seringue de Pravaz munie d'une canule spéciale. Le procédé est à rejeter, car il détermine le gonflement de la muqueuse et rend le cathétérisme plus difficile. Il en est de même du lavage ; aussi est-il préfé-

---

[1] On ne saurait pousser le piston trop doucement, tant que les premières *gouttes* de liquide injecté ne viennent pas ressortir par la narine correspondante. L'injection du liquide dans le tissu cellulaire de la paupière à travers une éraillure de la paroi peut toujours survenir ; mais elle se réduit alors à quelques gouttes lorsque l'opérateur est prévenu : si, en effet, le piston descendant doucement, le liquide injecté ne ressort ni par la narine ni par le canalicule supérieur, il doit nécessairement pénétrer hors des voies lacrymales et il est bon de s'arrêter aussitôt.

L'injection de quelques gouttes de liquide dans le tissu cellulaire est sans importance et passe inaperçue ; mais l'injection de tout ou partie du contenu de la seringue dans ce tissu, toujours due à une maladresse du chirurgien, est vivement ressentie par le malade qui ne manque pas d'attribuer la cause de l'accident à une fausse manœuvre de la part de l'opérateur. Cette petite complication ne nécessite d'ailleurs aucun traitement spécial ; l'œdème disparaît dans les deux ou trois jours qui suivent.

rable, dans ce dernier cas, de ne jamais pratiquer le sondage dans la même séance.

c) Pour modifier la muqueuse. La méthode trouve surtout son indication dans la blennorrhée du sac lacrymal lorsque les voies lacrymales sont perméables ; s'il y a rétrécissement, elle sera combinée au cathétérisme.

Le liquide injecté peut être plus ou moins caustique : sulfate de zinc à 1 ou 2 p. 100, protargol à 1 p. 100, nitrate d'argent à 1 p. 100, 1 p. 50 ou à 1 p. 40. Il est prudent, si on emploie le nitrate d'argent, de se servir des sondes creuses de de Wecker afin d'éviter l'irritation de la conjonctive ou de la cornée (voir plus bas).

On laissera toujours un intervalle de quelques jours entre les injections si celles-ci doivent être répétées, et elles ne seront jamais pratiquées aussitôt après le cathétérisme. Une déchirure de la muqueuse peut toujours résulter du cathétérisme le plus inoffensif et le liquide injecté aussitôt après pourrait alors s'infiltrer dans les tissus voisins et provoquer, avec une douleur vive, une tuméfaction de toute la région maxillaire.

B. — CATHÉTÉRISME

Le cathétérisme se pratique avec les sondes métalliques de Bowman numérotées de 1 à 6 (fig. 216). On se servira de préférence de la sonde n° 3 qui

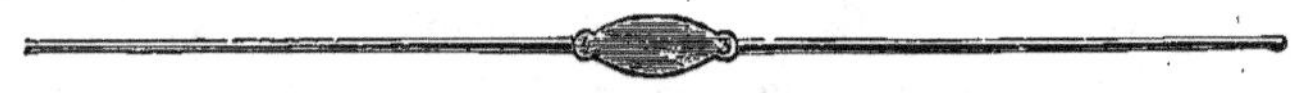

FIG. 216. — *Sonde métallique de Bowman.*

sera même *exclusivement employée* pour le cathétérisme explorateur. Ce numéro passe facilement dans un canal de diamètre normal, franchit un point rétréci souvent avec plus de facilité qu'une sonde d'un calibre inférieur et risque moins de blesser la muqueuse ou de faire fausse route.

Technique. — Le sondage peut être pratiqué par le canalicule inférieur ou par le supérieur.

Nous décrirons tout d'abord la première méthode ; la seconde est sensiblement identique. Nous supposerons le cathétérisme pratiqué sur l'œil gauche, l'opération étant un peu plus facile de ce côté.

PREMIER TEMPS. — Le point lacrymal dilaté et incisé, le canal ayant été ou non anesthésié, et la commissure externe étant attirée en bas et en dehors de manière à tendre le bord palpébral (v. plus haut), l'opérateur assis en face du patient pénètre avec la sonde, préalablement recourbée en avant et stérilisée dans l'eau bouillante, dans le point lacrymal inférieur. La sonde, tenue de la main droite et enduite de vaseline, est poussée doucement dans le canalicule, d'abord à peu près verticalement de haut en bas, puis obliquement en haut et en dedans jusqu'à la paroi interne du sac lacrymal, comme pour la dilatation simple des points lacrymaux (fig. 217).

L'extrémité de la sonde doit venir buter contre cette paroi qui donne une

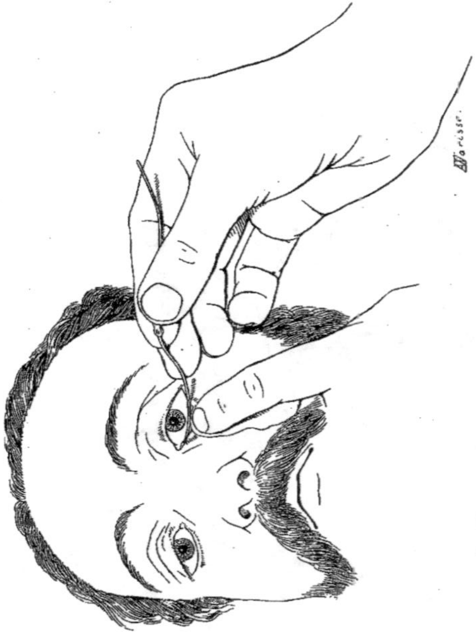

FIG. 217. — *Cathétérisme. Introduction de la sonde. Œil gauche. Premier temps.*
L'index gauche abaisse la paupière inférieure en bas et en dehors avec un petit tampon de coton hydrophile. La sonde est enfoncée obliquement de bas en haut et de dehors en dedans.

sensation osseuse et *l'instrument ne doit pas être redressé auparavant.* Dans le cas contraire on sent, en cherchant à pousser la sonde, que l'extrémité bute contre un obstacle élastique et si on cherche à forcer l'obstacle, on voit se former des plis de la peau au-dessus du canalicule.

On tenterait alors de pousser doucement l'instrument en dirigeant la pointe alternativement le long de l'une ou de l'autre de ses parois ; mais on ne doit relever la sonde que lorsque l'extrémité de celle-ci vient buter contre la paroi interne du sac lacrymal, contre l'os unguis ; ceci est de toute importance.

DEUXIÈME TEMPS. — Redressant alors l'instrument de 90° environ (fig. 218),

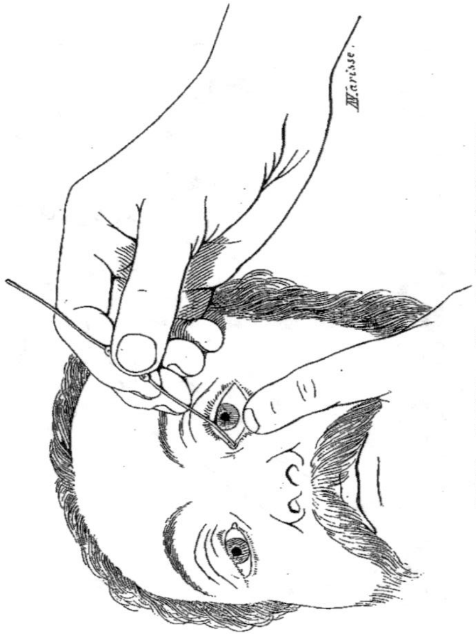

FIG. 218. — *Cathétérisme. Œil gauche. Début du deuxième temps.*
La sonde, après avoir buté contre la paroi interne du sac lacrymal, est redressée.

celui-ci est enfoncé obliquement de *haut en bas*, de *dedans en dehors* et *d'avant en arrière* suivant la direction du canal, dont l'obliquité est assez bien indiquée par le sillon naso-labial auquel la sonde doit rester parallèle. Le moment délicat consiste dans le passage de la sonde du sac dans le canal nasal d'ordinaire rétréci. Souvent alors la partie rétrécie est précédée d'une excavation en cul-de-sac dans laquelle la sonde peut pénétrer, ce qu'on recon-

naîtra à la résistance élastique que l'on éprouve aussitôt. C'est là une affaire
de tâtonnement ; on avancera toujours prudemment en ayant soin de ne jamais
forcer.

TROISIÈME TEMPS. — Ce point franchi, la paupière inférieure est relâchée
et on enfonce doucement la sonde dans la direction du canal, en suivant autant
que possible la paroi postérieure (fig. 220). On se rappelera que l'axe de ce
dernier coupe en haut la tête du sourcil à 2 centim. en dehors de la ligne
médiane et se termine en bas entre la première et la seconde molaire
(fig. 219)[1]. L'instrument est enfoncé lentement jusqu'à ce que l'on éprouve une

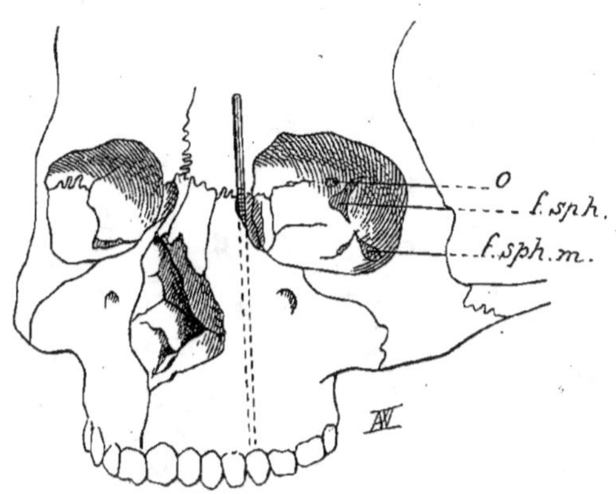

FIG. 219. — *Direction du canal lacrymo-nasal.*

Elle est représentée par une sonde introduite dans la gouttière lacrymale. — *O.* Trou optique
— *f. sph.* Fente sphénoïdale. — *f. sph. m.* Fente sphéno-maxillaire.

résistance assez considérable, quelque peu osseuse, qui indique que l'extrémité de la sonde a franchi l'orifice inférieur. A ce moment la partie plate et
ovalaire située à la partie médiane de la sonde correspond d'ordinaire chez les
adultes à la tête du sourcil ; l'autre extrémité courbée demeurée libre regarde
en avant et un peu en dehors (fig. 221).

L'instrument ne doit pas être retiré aussitôt ; il est laissé en place *un quart
d'heure environ*, car la sonde a une triple action : elle dilate mécaniquement
le conduit, facilite temporairement le courant lacrymal de la conjonctive vers
le nez (Arlt) et surtout modifie la muqueuse. Celle-ci étant légèrement
comprimée, le tissu caverneux sous-muqueux se vide en partie ; puis la sonde

---

[1] Cette direction du canal présente de nombreuses variations individuelles. En haut il peut
se rapprocher davantage de la ligne médiane et s'en écarter en bas ; il vient alors aboutir à
l'intervalle qui sépare la 2e de la 3e molaire. Cette disposition s'observe surtout chez les très
jeunes sujets et chez les vieillards.

une fois retirée, le courant artériel devient plus intense et la résorption des exsudats se trouve activée.

Mais le calibre de la sonde ne doit pas être trop considérable : le numéro 3 est celui qu'on emploiera de préférence et on dépassera rarement le numéro 4. Un calibre supérieur risque de blesser la muqueuse et de déterminer des

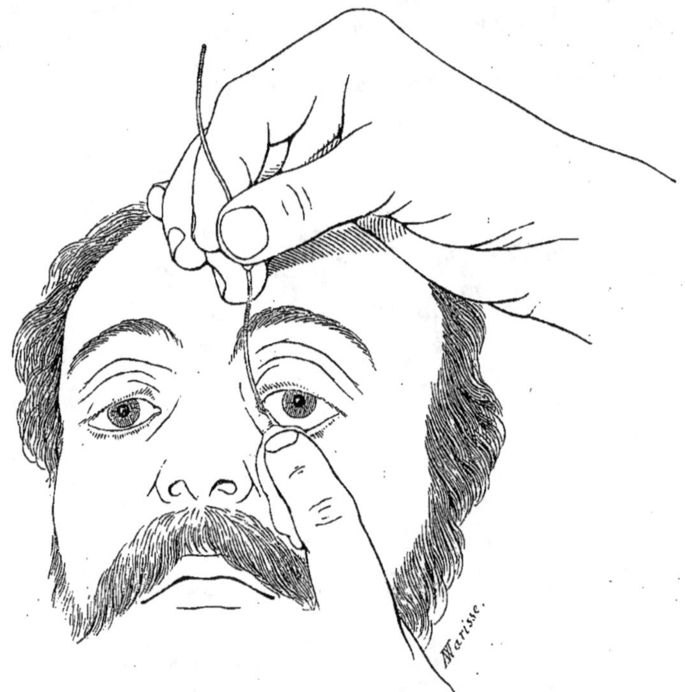

FIG. 220. — *Cathétérisme. Œil gauche. Deuxième et troisième temps.*
La sonde est enfoncée lentement dans la direction du canal lacrymo-nasal, de haut en bas d'avant en arrière et de dedans en dehors.

déchirures qui, bien qu'insignifiantes, peuvent être le point de départ de nouveaux rétrécissements [1].

Pour retirer l'instrument, tandis que la main gauche appuyée en arrière sur la tête du malade s'oppose au recul de ce dernier, avec la droite on saisit l'extrémité de la sonde entre le pouce et l'index et on la retire *lentement,*

[1] Aussi la dilatation forcée, préconisée autrefois, est à rejeter. Elle se faisait avec la sonde biconique de Weber ou à l'aide de tiges de laminaire qui, introduites dans le canal, se gonflaient ensuite sous l'influence de l'humidité (Critchett père).

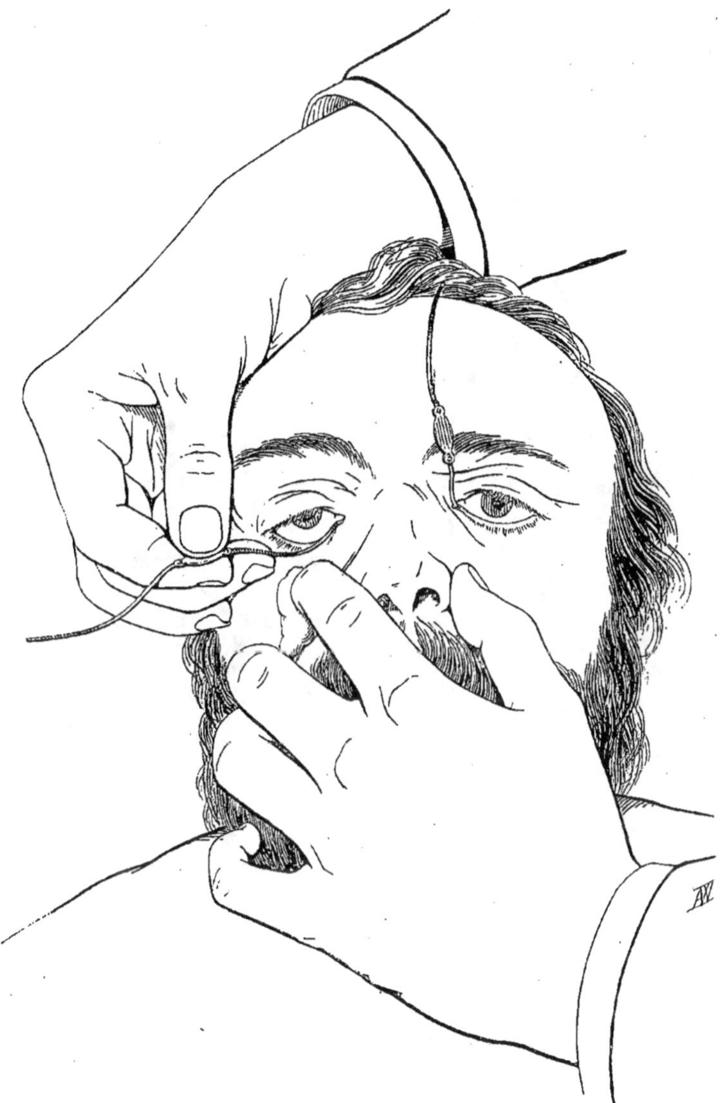

FIG. 221. — *Cathétérisme. Œil droit. Premier temps.*

La sonde est en place à gauche. A droite, la sonde est introduite et poussée obliquement de bas
en haut et de dehors en dedans vers la paroi interne du sac.

sans aucune secousse. L'extraction rapide est douloureuse et risque de blesser la muqueuse, ce qu'on reconnaîtrait à l'apparition d'une petite hémorrhagie.

Il est bon dans tous les cas, pour éviter cet accident, de recommander au

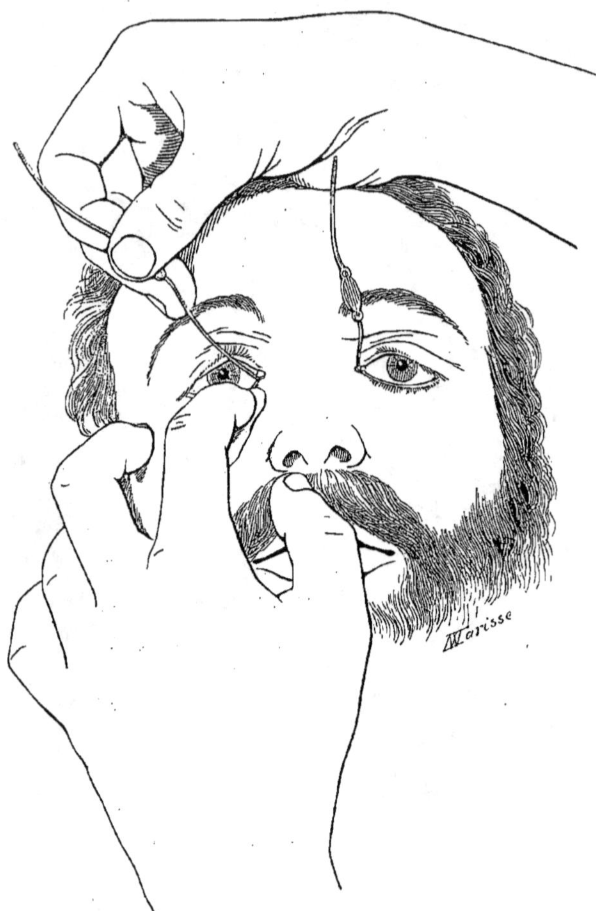

Fig. 222. — *Cathétérisme. Œil droit. Début du deuxième temps.*
La sonde, après avoir buté contre la paroi osseuse, est redressée.

malade de ne pas se moucher aussitôt après le cathétérisme, d'autant plus que la démangeaison nasale qu'il ressent l'y pousse généralement.

Les séances sont répétées tous les deux ou trois jours; au fur et à mesure que le passage de la sonde devient plus facile, on passe à un numéro plus fort.

L'amélioration survient rapidement ; mais le patient sera prévenu que la guérison n'est pas définitive, car le rétrécissement tend à se reproduire. Comme pour le cathétérisme de l'urèthre, on espacera donc les séances de

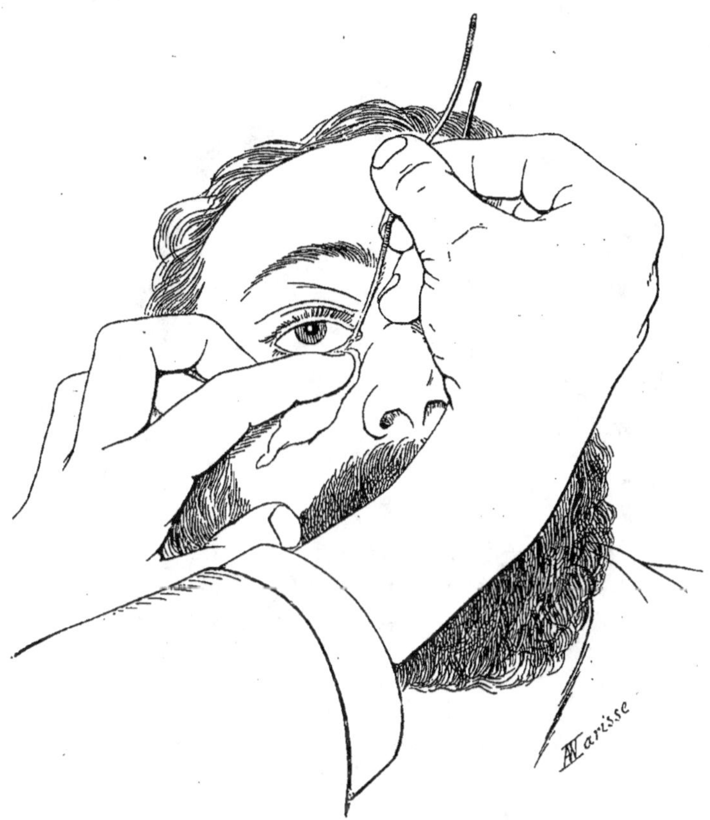

FIG. 223. — *Cathétérisme. Œil droit. Deuxième et troisième temps.*
La sonde est enfoncée dans le canal lacrymo-nasal.

plus en plus ; puis le malade sera définitivement congédié pour revenir quelques mois plus tard se soumettre à un nouveau cathétérisme.

Complications. — Il s'en faut que l'opération s'exécute toujours avec facilité et diverses complications peuvent se présenter :

1° La *sonde est arrêtée* en un point quelconque de son trajet, soit par un rétrécissement véritable, soit souvent par un simple repli de la muqueuse. On

cherche alors par de petites pressions douces, en suivant la paroi postérieure
du canal, à dégager l'extrémité de la sonde, mais sans jamais appuyer trop
fortement. Il suffit souvent de quelques minutes pour vaincre la résistance.
Si la sonde reste arrêtée, on peut essayer un calibre inférieur, mais on se
gardera d'employer des numéros trop fins qui blessent la muqueuse et passent

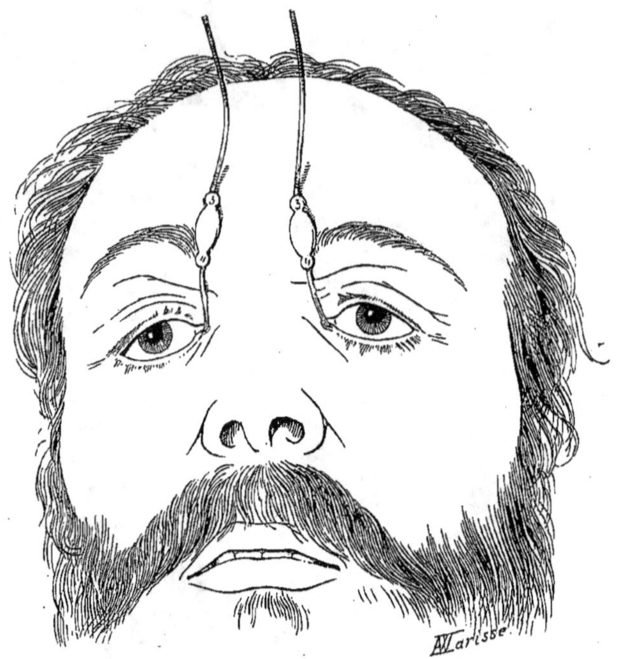

FIG. 224. — *Cathétérisme.*
Les deux sondes sont en place de chaque côté. La partie renflée médiane repose sur la tête du
sourcil.

plus difficilement. En cas d'insuccès et si l'obstacle siège au niveau du sac,
on tentera le cathétérisme par le canalicule lacrymal supérieur.

La sonde, même arrêtée en un point quelconque de son trajet, est laissée en
place un quart d'heure sans chercher à aller plus loin, puis les jours suivants
on pratique un nouveau cathétérisme et on arrive finalement à introduire dans
tout le canal une sonde n° 3 ou 4 [1].

---

[1] Ce procédé de douceur est bien supérieur à la *stricturotomie* de Stilling, employée par cet
auteur lors de rétrécissement prononcé. Le couteau spécial (fig. 225) est introduit dans le sac
le tranchant en avant, puis en arrière, et exécute ainsi trois ou quatre sections longitudinales
dans différents sens. L'incision intéressant à la fois la muqueuse et le tissu caverneux sous-

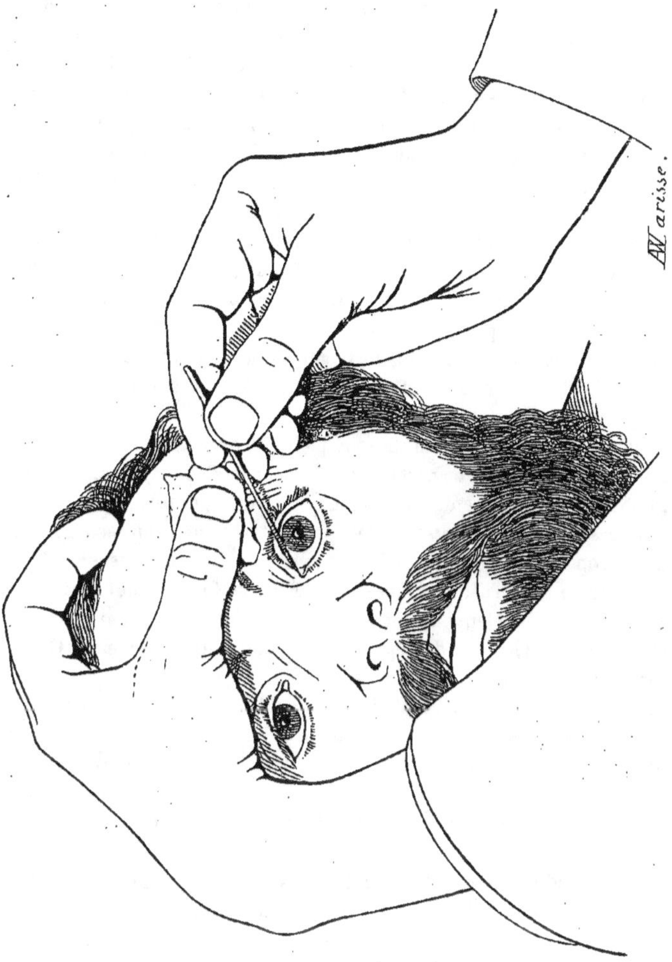

Fig. 226. — *Dilatation du point lacrymal supérieur. Œil gauche.*

L'index gauche attire fortement la paupière en haut et en dehors, tandis que le stylet dilatateur, tenu de la main droite, est poussé obliquement vers le sac.

j icent, une hémorrhagie abondante en est la conséquence et la paupière inférieure s'infiltre de sang.

Aussitôt après, il est possible d'introduire le stylet n° 6 et d'obtenir la guérison après quelques

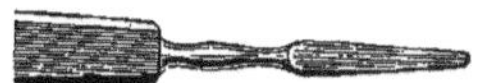

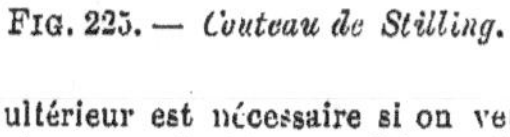

Fig. 225. — *Couteau de Stilling.*

séances, mais ce cathétérisme ultérieur est nécessaire si on veut éviter la formation de nouveaux rétrécissements déterminés par ces incisions multiples (Panas).

Le cathétérisme par le point lacrymal supérieur est sensiblement identique. La paupière supérieure étant fortement attirée en haut et en dehors avec le pouce gauche, la sonde est introduite d'abord obliquement de haut en bas et de dehors en dedans, jusqu'à la paroi interne du sac, puis redresséev. (fig. 226). L'angle figuré ici par le canalicule avec le sac étant beaucoup moins aigu, rend plus facile le passage de la sonde du sac dans le canal nasal. Il n'est pas nécessaire d'imprimer à la sonde un mouvement de rotation aussi accentué que tout à l'heure.

L'orifice d'entrée du canalicule dans le sac se trouve donc moins tiraillé au moment du redressement, et en raison de ces avantages certains auteurs donnent la préférence à ce procédé. Mais l'introduction de la sonde par le point lacrymal inférieur est un peu plus facile : le canalicule inférieur, plus large, permet l'emploi d'une sonde de plus fort calibre et on peut toujours commencer le cathétérisme par lui, sauf en cas d'obstacle à l'essayer par le point supérieur.

2° La sonde, même de très fin calibre, ne passe qu'avec violence et est très difficile à retirer. Mieux vaut, en pareil cas, renoncer aux sondages ultérieurs, souvent impossibles, et qui ne donnent aucune guérison durable.

3° *Déchirures de la muqueuse.* Elles peuvent être déterminées par un cathétérisme trop brutal, par l'emploi de sondes trop volumineuses ou trop fines, ou par le retrait brusque de la sonde. Elles se font surtout au niveau des points rétrécis, se révèlent par une douleur vive, s'accompagnent d'hémorrhagies et peuvent être le point de départ de nouveaux rétrécissements. On ne saurait donc procéder avec trop de douceur.

4° *Fausses routes.* La sonde, mal dirigée, peut perforer le canalicule et pénétrer dans l'épaisseur de la paupière ou glisser entre la muqueuse et le périoste si l'instrument est redressé avant qu'il ait atteint la paroi interne du sac. Elle peut même perforer l'unguis et pénétrer directement dans les fosses nasales ou même dans l'orbite, suivant la direction imprimée au cathéter.

L'accident se produit souvent lors de carie osseuse et le cathétérisme doit être rejeté en pareil cas. Outre les accidents inflammatoires et infectieux qui peuvent survenir, de nouveaux rétrécissements se forment et une première fausse route expose à de nouvelles.

5° *Accidents nerveux.* Il n'est pas rare de voir survenir une syncope chez les sujets impressionnables. On a signalé la mydriase à la suite du cathétérisme et Rampoldi a observé une attaque épileptoïde chez une personne nullement entachée d'épilepsie.

Indications. — Le cathétérisme est indiqué dans tous les cas de rétrécissement des voies lacrymales à condition que celles-ci soient perméables et qu'il n'y ait pas d'altérations osseuses concomitantes. Si le canal est très rétréci, au point de laisser difficilement passer une sonde très fine, mieux vaut ne pas insister.

Même dans les cas favorables, le traitement est toujours très long : la guérison demeure incertaine, et chez certains sujets le larmoiement persiste, bien que l'on réussisse à passer facilement une sonde n° 4.

Le cathétérisme, à part les cas où il existe une contre-indication bien nette (larmoiement récent avec inflammation vive de la muqueuse, carie osseuse, rétrécissement infranchissable), peut et doit toujours être tenté tout d'abord. Mais il est inutile de persister longtemps et si l'amélioration ne survient pas, il faut recourir à d'autres moyens, en particulier à l'ablation de la glande lacrymale palpébrale (voir plus loin).

C'est là le procédé de choix, qui doit être substitué de plus en plus au sondage, méthode aveugle, brutale et peu en rapport avec un appareil aussi délicat que les voies lacrymales.

Le traitement des altérations nasales concomitantes ne sera pas négligé et s'il y a sécrétion abondante, on y ajoutera les lavages (v. plus haut).

Si le liquide injecté est caustique (nitrate d'argent), afin d'éviter toute

FIG. 227. — *Sonde creuse de de Wecker.*

irritation de la conjonctive ou de la cornée on se servira des sondes creuses de de Wecker (fig. 227).

On introduit dans le cul-de-sac conjonctival un peu de vaseline boriquée, puis la sonde est enfoncée avec son mandrin jusque dans la narine correspondante comme une sonde ordinaire. Le mandrin est enlevé et on s'assure, par une injection d'eau boriquée, de la perméabilité de la sonde. La seringue chargée de la solution de nitrate d'argent est alors fixée à l'ajutage de la sonde et celle-ci est retirée doucement tandis qu'on continue à pousser l'injection. Le liquide ne peut donc refluer dans le sac conjonctival qu'à la fin de l'injection et la vaseline protège la muqueuse contre son action irritante.

Électrolyse. — D'autres procédés ont encore été préconisés contre le rétrécissement des voies lacrymales, en particulier l'électrolyse employée par Tripier, Gorecki, Stephenson et, plus récemment, par Lagrange.

TECHNIQUE. — Après avoir dilaté comme tout à l'heure le point et le canalicule lacrymal inférieurs, la sonde est introduite. On peut se servir d'une sonde ordinaire dont la partie supérieure, en contact avec la région du sac et le canalicule, est entourée d'un enduit isolant (gomme laque).

L'emploi d'une sonde spéciale pour électrolyse, présentant à sa partie supérieure une armature destinée à recevoir le fil négatif est inutile (fig. 228). Cette sonde est lourde, plus difficile à introduire dans le canal, et mieux vaut prendre la sonde ordinaire dont on relie l'extrémité au moyen d'une serre-fine avec le fil aboutissant au pôle négatif d'une pile munie d'un galvanomètre. Le pôle positif, constitué par l'extrémité du fil entouré d'un tampon d'ouate imbibé d'eau salée, est introduit dans la narine du même côté.

On fait passer le courant en procédant très doucement et en graduant progressivement l'intensité de 0 à 5 milliampères afin d'éviter toute douleur. La séance dure cinq minutes environ et on diminue graduellement l'intensité pour la ramener au 0 avant de retirer le fil. On ne doit pas dépasser 5 à 6 milliampères.

Des courants plus forts entraînent des escarres et produisent plus tard des rétrécissements incoercibles.

RÉSULTATS. — L'électrolyse a une action à la fois mécanique et antisep-

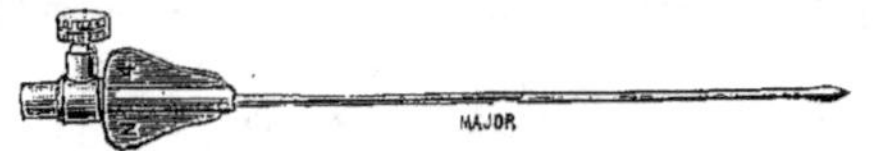

FIG. 228. — *Sonde pour l'électrolyse.*

tique (Lagrange). Elle ramollit la muqueuse et favorise la dilatation sous l'influence du cathétérisme qui doit toujours être pratiqué en même temps.

A la fin de l'opération la sonde, qui était fortement serrée au début, peut être retirée très facilement ; la dilatation du canal est telle qu'on peut, dans la plupart des cas, introduire aussitôt après une sonde n° 5 ou 6. La méthode réussit surtout dans les rétrécissements fibreux et peut toujours être tentée si le cathétérisme simple n'a pas donné de résultats [1]. Elle a été employée avec succès à la clinique de l'Hôtel-Dieu et donne des résultats immédiats satis-

---

[1] *a)* SONDES A DEMEURE. — Très employées autrefois (Woolhouse, Critchett, Sweigger), elles sont aujourd'hui à peu près abandonnées. (HORMAN. Ueber die Verwendung von Dauersonden bei Erkrankungen des Thränennasenkanals. *Klinis. Monastsbl.*, déc. 1897, p. 423.)

b) CATHÉTÉRISME RÉTROGRADE. — Laforest imagina de sonder le canal nasal par sa partie inférieure. Son cathéter fut perfectionné par Gensoul, puis par Serres (d'Uzès) qui, en lui donnant une double courbure, facilita le temps le plus délicat de l'opération, l'introduction de l'extrémité de l'instrument dans l'orifice inférieur du canal nasal. Néanmoins le procédé demeure peu pratique et n'est plus employé. Il est, en effet, impossible d'introduire régulièrement un cathéter quelconque dans la petite fente minuscule qui représente l'orifice du canal. L'opération ne peut être généralisée qu'en la faisant précéder de résections partielles du cornet inférieur, comme le conseille Rochon-Duvigneaud qui en a réglé le manuel opératoire.

Il faut d'abord éclairer la fosse nasale à l'aide du miroir frontal en maintenant son orifice dilaté à l'aide d'un écarteur bivalve. Muni de ciseaux courbes à branches coudées, ou bien d'un ciseau droit (ostéotome), on incise le plus près possible de son insertion au maxillaire le tiers antérieur du cornet ; puis, avec des pinces coupantes on sectionne à sa base le lambeau ainsi détaché. La région où s'ouvre le canal nasal est alors découverte. Cependant, il est très difficile ou même impossible d'en apercevoir l'orifice. Mais il suffit d'introduire un stylet par l'un des points lacrymaux et de le faire descendre dans le canal pour le voir apparaître au-dessous de l'insertion du cornet réséqué, après avoir franchi un trajet sous-muqueux plus ou moins long.

faisants, mais on peut se demander s'ils sont définitifs. Souvent, en dépit de la perméabilité du canal obtenue, le larmoiement persiste.

2° OPÉRATIONS SUR LE SAC

Presque toutes, à part l'incision du sac, tendent à l'oblitération des voies lacrymales.

Incision du sac.

Lorsque l'affection, déjà ancienne, est arrivée au stade de suppuration, que celle-ci soit limitée au sac plus ou moins distendu *(mucocèle)* ou ait envahi les parties voisines *(dacryocystite phlegmoneuse)*, il devient nécessaire de donner issue au pus. On le fera par une incision interne si les voies lacrymales sont perméables, ou par une incision cutanée dans le cas contraire.

A. — SECTION DU LIGAMENT PALPÉBRAL INTERNE. — Préconisée par de Wecker, elle s'effectue à l'aide du couteau de Weber introduit dans le sac par le conduit lacrymal supérieur, comme pour le cathétérisme. Lorsque l'extrémité boutonnée vient buter contre la paroi interne du sac, le couteau est redressé et enfoncé de haut en bas et de dedans en dehors, le tranchant en avant (fig. 229), tandis que la commissure externe est fortement attirée en haut et en dehors. Le ligament palpébral étant ainsi fortement tendu, on porte en avant le tranchant du couteau par un mouvement de bascule et on sectionne ce ligament. Un craquement léger se produit tandis qu'on éprouve la sensation d'une résistance vaincue et le plus souvent le pus vient sourdre par l'orifice lacrymal.

On fait suivre l'opération de lavages antiseptiques et le malade est invité à presser souvent sur le sac pour éviter la reproduction du pus.

A l'aide d'une curette tranchante (sur le vivant, l'instrument de choix serait probablement le galvano-cautère) on détruit sur le stylet la languette muqueuse qui le recouvre.

On obtient ainsi un orifice situé immédiatement sous le bord réséqué du cornet et qui correspond à l'orifice du canal osseux.

Cet orifice est désormais bien visible, assez large; il est très facile d'y introduire un cathéter. Le meilleur est le stylet de trousse en argent fin, auquel on donne toutes les courbures voulues. On peut aussi se servir du cathéter de Laforest et surtout de la sonde de Gensoul, dont la courbure est beaucoup meilleure. (ROCHON-DUVIGNEAUD. Recherches sur l'anatomie et la pathologie des voies lacrymales chez l'adulte et le nouveau-né. *Arch. d'opht.*, mai 1900).

c) CRÉATION D'UNE VOIE ARTIFICIELLE, destinée à donner cours à la sécrétion lacrymale lors de rétrécissement infranchissable ou d'oblitération du sac. La méthode date de loin. Celse et Paul d'Egine perforaient l'unguis, opération reprise par Woolhouse. Saint-Yves créait un nouveau canal à travers la branche montante du maxillaire supérieur. Enfin Laugier proposa la perforation du sinus maxillaire, reprise récemment par Foltz. La trépanation orbitaire du sinus permet le drainage des larmes lors d'obstruction invétérée des voies lacrymales et partant la guérison de l'épiphora. Elle permettrait en outre la guérison rapide de dacryocystites anciennes ou de trajets fistuleux convertis ainsi en abcès ordinaires; mais la difficulté est de rendre permanent l'orifice néoformé. Aussi la méthode n'est guère employée : mieux vaut recourir alors à l'extirpation de la glande.

Si l'intervention est insuffisante ou si les voies lacrymales ne sont pas perméables *(phlegmon du sac)*, il faut recourir à l'incision cutanée.

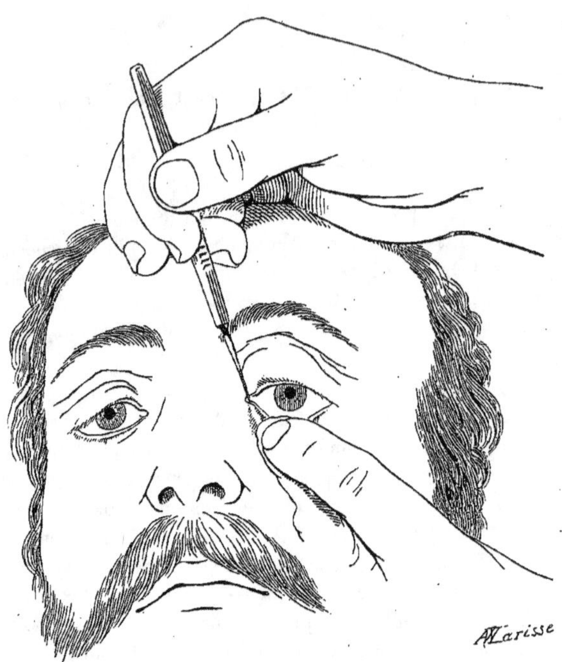

FIG. 229. — *Section du ligament palpébral interne.*

Le couteau de Weber est introduit dans le canal lacrymo-nasal comme une sonde ordinaire le tranchant en avant, et sectionne le ligament d'arrière en avant.

B. — INCISION DU SAC PAR L'EXTÉRIEUR. — La commissure externe étant fortement tendue en dehors de manière à faire saillir le tendon direct du muscle orbiculaire, le chirurgien explore avec l'ongle de l'index gauche l'espace compris entre le tendon de l'orbiculaire et le rebord orbitaire et pénètre dans cet espace avec la pointe d'un bistouri à lame étroite. L'instrument, dont le dos regarde en haut et en arrière, est enfoncé directement au-dessous du tendon direct de l'orbiculaire, le tranchant en avant, et fait une incision légèrement oblique en bas et en dehors, longue de 8 à 10 millim. et profonde de 4 à 5 millim., de manière à respecter la paroi postérieure du sac. La diminution de résistance perçue à ce moment, et souvent aussi l'issue du pus au dehors, indiquent qu'on a pénétré dans l'intérieur du sac. L'incision est-elle jugée insuffisante, le tranchant est dirigé en haut et en dedans et coupe le tendon dont la section est sans inconvénient, contrairement à ce qu'on croyait autrefois.

Il est inutile de conduire ensuite le couteau dans le canal nasal, comme le faisait J.-L. Petit.

Une mèche iodoformée est introduite dans la plaie, un pansement humide est appliqué et, quelques jours plus tard, on cherche à rétablir la perméabilité du canal au moyen du cathétérisme.

Si le sac enflammé est fortement distendu et toute la région voisine infiltrée (phlegmon du sac), on ne peut sentir avec le doigt le rebord orbitaire et le

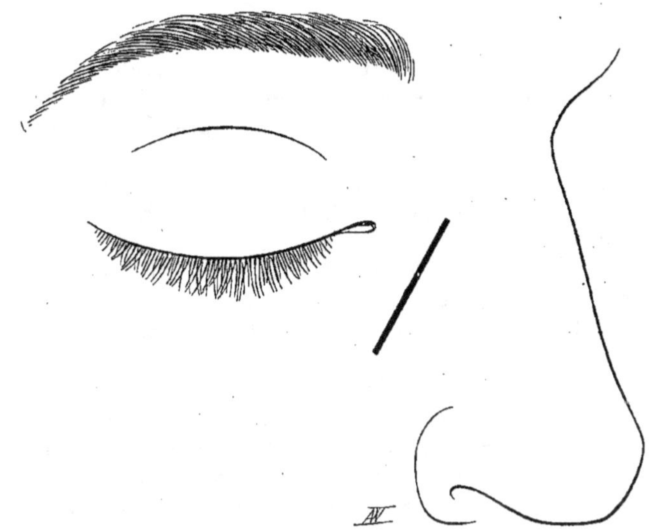

Fig. 230. — *Incision du sac par l'extérieur. Ligne d'incision.*

ligament palpébral. Arlt donne le point de repère suivant : la ligne d'incision se confond avec la bissectrice de l'angle formé par la pointe du nez, la racine du nez et le rebord supéro-externe de l'orbite. Le bistouri, enfoncé directement au-dessous du grand angle de l'œil et mené dans cette direction, tombe dans le sac [1].

---

[1] A. Terson conseille comme point de repère d'inciser à 3 millim. et demi au moins à partir de la commissure interne, si on veut être sûr de pénétrer directement et immédiatement dans le sac. On tendra donc le tendon de l'orbiculaire et on incisera à 3 millim. et demi de la commissure sur une ligne horizontale partant directement de cette commissure. En même temps, Terson conseille de maintenir l'incision verticale, une incision trop oblique prédisposant à l'ectropion, surtout si la réunion est retardée par la suppuration et par des cautérisations répétées.

Cautérisation du sac.

Lors de suppuration chronique ou de fistule [lacrymale invétérée, surtout lorsque l'oblitération est sous la dépendance de la diathèse tuberculeuse ou syphilitique, la destruction ou l'ablation du sac lacrymal demeurent la seule ressource.

La destruction du sac au thermo-cautère, suivant la méthode de Desmarres, a remplacé les caustiques autrefois employés : beurre d'antimoine (procédé de Magne), pâte de Canquoin (procédé de Deval), etc... ; elle constitue la pratique par excellence (Panas).

Manuel opératoire. — PREMIER TEMPS. — Le sujet étant chloroformé, on incise le sac comme précédemment : le bistouri est enfoncé à 1 centim. au-dessus du tendon direct, profondément, jusqu'à l'os, incisant à la fois la peau, le tendon de l'orbiculaire et le sac, sur une longueur de 2 centim. environ, en suivant exactement le contour de l'orbite.

DEUXIÈME TEMPS. — Tandis qu'un aide écarte fortement les deux lèvres de la plaie au moyen d'érignes en forme de rateau et protège la région environnante, le chirurgien introduit dans la cavité le thermo-cautère à boule olivaire chauffé au rouge sombre et cautérise avec soin toute la surface, en descendant jusqu'à l'entrée du canal nasal [1].

Une mèche iodoformée est introduite ensuite, laissée en place deux ou trois jours et renouvelée les jours suivants.

Résultats. — La suppuration se tarit peu à peu et il est rare qu'on soit obligé d'intervenir de nouveau. La cellulite orbitaire et l'érysipèle de la face, qui ont été signalés à la suite de l'opération, sont exceptionnels et doivent être rapportés à d'autres causes. Les récidives (formation de nouveaux abcès, fistule, etc.), peuvent nécessiter une nouvelle cautérisation qu'il ne faut jamais hésiter à faire. La cicatrice consécutive est insignifiante [2].

---

[1] Certains opérateurs remettent au lendemain la cautérisation afin de mieux voir le fond de la plaie ; mais quelques minutes de compression suffisent pour assurer l'hémostase et l'opération en une seule séance évite au malade la crainte et les souffrances d'une nouvelle intervention.

[2] CURETTAGE DU SAC. — L'opération, pratiquée tout d'abord par Mandelstamm, s'exécute de la manière suivante : après avoir fendu le canalicule lacrymal supérieur et pratiqué la section sous-cutanée du ligament palpébral interne avec le couteau boutonné de Weber (voir plus haut), on introduit en son lieu et place une petite curette à bords tranchants, de manière à détruire toutes les fongosités. L'hémorrhagie abondante, qui ne manque jamais, est arrêtée par une injection de sublimé à 1 p. 1000 (*Tartuferi*). On peut, quelques jours plus tard, pratiquer le cathétérisme si le sac n'est pas oblitéré.

L'opération peut être faite après anesthésie à la cocaïne et amène une amélioration passagère mais non définitive. Aussi certains auteurs préfèrent au curettage par les voies naturelles l'incision cutanée directe combinée au raclage de la muqueuse.

Ablation du sac.

L'extirpation du sac, pratiquée surtout en Allemagne (Platner, Berlin [1]), peut être totale ou partielle. Nous décrirons seulement l'ablation totale ; l'extirpation partielle est identique, avec cette différence que la paroi anté-rieure du sac seule est réséquée.

Manuel opératoire. — Le sujet est chloroformé et les paupières du côté

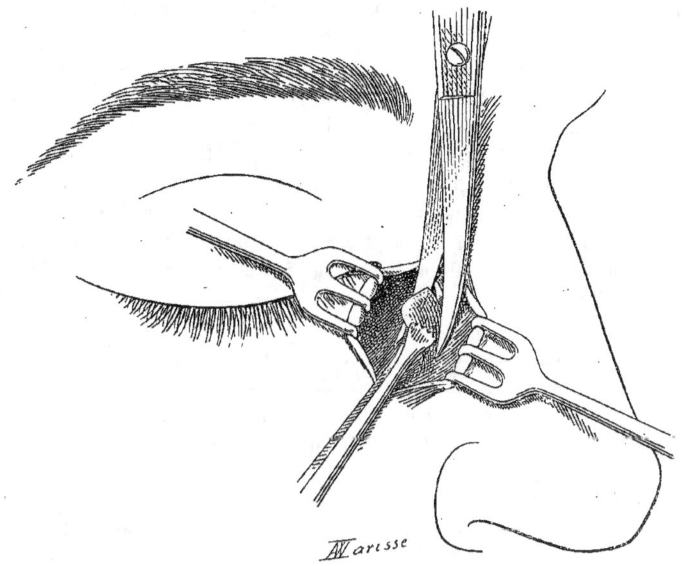

FIG. 231. — *Ablation du sac.*

malade sont recouvertes d'une rondelle mouillée aseptique, afin d'éviter la dessiccation cornéenne au cours de l'opération.

Cette précaution est importante, car les paupières ont tendance à s'écarter, sous l'influence de la traction en dehors exercée par l'aide sur la lèvre externe de la plaie, et une érosion de l'épithélium cornéen pourrait être le point de départ d'un ulcère grave de la cornée si des matières septiques venues du sac venaient toucher la conjonctive.

PREMIER TEMPS. — *Incision.* — La commissure externe étant tirée en dehors, on incise la peau et le muscle sous-jacent dans une étendue de 10 à 12 millim. et suivant la direction indiquée pour l'incision du sac. On évite de

[1] BERLIN. Ueber Exstirpation des Thränensackes. *Sitzsber. der Opht. Ges. in Heidelberg*, 1868.

dépasser en haut le canthus interne, afin de respecter les gros vaisseaux ; mais l'hémorrhagie est toujours abondante néanmoins et rend la dissection très difficile.

DEUXIÈME TEMPS. — *Extirpation du sac*[1]. — Les lèvres de la plaie sont écartées à l'aide de deux érignes et, tandis qu'un aide tamponne constamment la région, l'opérateur cherche le sac en arrière et au-dessous du tendon. Une sonde de Bowman introduite dans les voies lacrymales permet d'éviter toute erreur.

La sonde étant retirée et la paroi antérieure du sac mise à nu, l'extrémité supérieure est saisie, attirée en bas, disséquée avec les ciseaux courbes et coupée aussi bas que possible dans la gouttière lacrymo-nasale (fig. 231). La paroi interne du sac, entièrement confondue avec le périoste et demeurée en place, est raclée ensuite à la curette. Souvent le sac, plus ou moins rempli de fongosités, se laisse déchirer. Il est alors enlevé à la curette et celle-ci, introduite dans le canal nasal, en extirpe tout le contenu.

TROISIÈME TEMPS. — *Tamponnement et sutures*. — La cavité est soigneusement lavée, tamponnée, et trois points de suture rapprochent les lèvres de la plaie. Pour assurer l'accolement des deux surfaces et éviter la formation de fistules, un petit rouleau de gaze aseptique est appliqué sur la fossette correspondant à la région du sac et un pansement bien compressif maintient le tout en place.

Suites. — Le pansement est renouvelé dans les jours qui suivent ; en même temps la pression sur la région du sac fait sourdre au dehors la sécrétion muco-purulente amassée dans le canal. Si celle-ci est abondante, un petit tampon de gaze stérilisée est fortement appliqué sur la région dans le but d'obtenir l'accolement des deux surfaces.

Quelquefois la sécrétion purulente persiste. La cause en est due le plus souvent à une opération incomplète et à des fragments de muqueuse demeurés adhérents au périoste. Il faut en pareil cas ouvrir de nouveau la plaie et curetter la région.

Le résultat de l'opération est l'oblitération complète des voies lacrymales. L'ablation, comme la cautérisation, n'est donc indiquée que lorsque les autres modes de traitement ont échoué ; elle se montre généralement inférieure à la cautérisation[2].

---

[1] On peut injecter au préalable dans le sac de la paraffine à 25° stérilisée, de manière à le distendre et à faciliter la dissection.

[2] L'opération est souvent pratiquée lors d'ectasie ou d'atonie du sac lacrymal, alors que les parois de celui-ci ayant perdu leur élasticité, la sécrétion demeure intarissable, en dépit de la perméabilité des voies lacrymales. On fait alors la résection partielle *(ablation de la paroi antérieure du sac)*. On se rappellera toutefois que la compression du sac, déjà préconisée par Dionis et conseillée par Pellier de Quengsy, combinée à l'inspiration forcée peut donner de bons résultats (PELLIER DE QUENGSY. *Cours d'opérations sur la chirurgie des yeux*, t. II, p. 270, Paris, 1790). Mackenzie rapporte le cas d'un enfant qui fut guéri d'un larmoiement par sa nourrice qui lui suçait le nez. M. Grandclément (de Lyon) a repris la méthode et recommande le massage fréquent de la région du sac combiné à l'inspiration forcée.

§ 2. — Opérations sur l'appareil sécréteur.

ABLATION DE LA GLANDE LACRYMALE

Si, en dépit du traitement institué précédemment, le larmoiement persiste, il devient nécessaire de s'adresser à l'appareil sécréteur. L'ablation de la glande lacrymale, pratiquée tout d'abord par Velpeau [1] et P. Bernard [2] qui enlevaient la portion orbitaire, puis par de Wecker [3] qui simplifia beaucoup l'opération en s'adressant à la portion palpébrale, mérite d'être généralisée.

La glande lacrymale est toujours altérée dans le larmoiement chronique et souvent hypertrophiée [4] ; aussi on comprend que le larmoiement persiste, en dépit de la perméabilité des voies lacrymales.

L'ablation de la glande doit donc être proposée dans tous les cas de larmoiement chronique, lorsque le traitement habituel a échoué. On se bornera à l'ablation de la *portion palpébrale*, opération très simple, ne laissant aucune trace et plus efficace que l'extirpation de la glande orbitaire, car elle supprime à la fois la sécrétion palpébrale et la sécrétion orbitaire par oblitération des canaux excréteurs de cette dernière [5].

1° *Ablation de la portion palpébrale.*

Manuel opératoire. — De Wecker se contente de l'anesthésie à la cocaïne ; mais l'opération est très douloureuse et mieux vaut employer l'anesthésie générale qui permet une dissection plus parfaite de la glande (Panas).

Deux aides sont nécessaires. L'un est chargé de l'hémostase et l'autre de l'anesthésie chloroformique.

La paupière supérieure est renversée en haut à l'aide d'un crochet érigne, tandis que la plaque de corne, introduite profondément dans le sillon oculo-palpébral supérieur, fait saillir la glande sous le fornix (fig. 232). Si la fente palpébrale est rétrécie, chez les trachomateux par exemple, on peut inciser le canthus externe au préalable (canthoplastie).

---

[1] VELPEAU. *Traité de médecine opératoire*, 2e édition, 1839, t. III.
[2] BERNARD (P.). Cautérisation avec ablation de la glande lacrymale. Paris, in-8°, 1845, p. 44.
[3] DE WECKER. Congrès de Heidelberg, 1888.
[4] STANCULEANU et THÉOHARI. État de la glande lacrymale dans le larmoiement chronique *Arch. d'Ophtalm.*, 1898.
[5] L'ablation de la glande palpébrale nous semble être l'opération de choix, destinée à remplacer dans une large mesure le cathétérisme, méthode toujours brutale et souvent insuffisante. Le reproche adressé à l'opération de pouvoir entraîner le dessèchement de la conjonctive et de la cornée n'existe pas, car les glandes lacrymales accessoires de Krause, bien étudiées par A. Terson, sont suffisantes à elles seules pour lubrifier la cornée et assurer l'humidité de la membrane. Elles ne manquent jamais et sont même, suivant nous, beaucoup plus nombreuses que ne l'a décrit Terson.

PREMIER TEMPS. — *Incision*. — On fait suivant le grand axe de la glande, au-dessous du bord supérieur du tarse, depuis la commissure externe jusqu'à l'union du tiers externe avec le tiers moyen du cul-de-sac conjonctival, une incision intéressant seulement la conjonctive.

DEUXIÈME TEMPS. — *Dissection de la glande*. — Les deux lèvres de l'incision sont renversées en haut et en bas à l'aide de deux pinces fixatrices, tandis que la glande apparaît sous forme d'un petit pancréas (fig. 232).

Déposant alors le bistouri, le chirurgien saisit avec une pince à double mors l'extrémité interne de la glande, la renverse en dehors et la détache à petits coups avec les ciseaux courbes pointus, en allant de dedans en dehors, vers

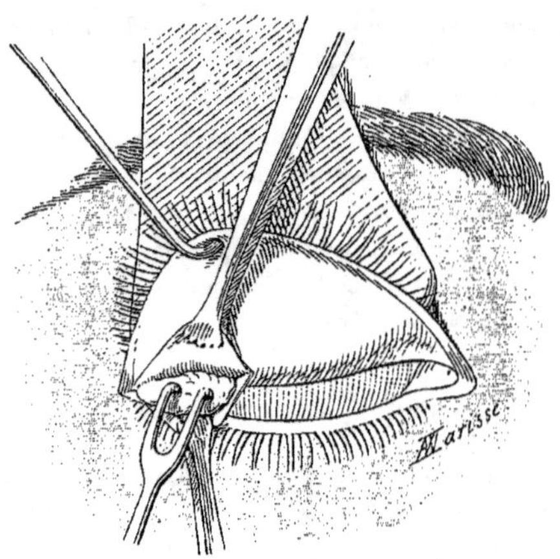

FIG. 232. — *Ablation de la glande palpébrale*.

La paupière ayant été fortement érignée en haut, la conjonctive a été incisée suivant le grand axe de la glande ; les deux lèvres de la muqueuse sont rabattues et la glande est saisie et attirée en avant.

l'extrémité externe qui s'enfonce latéralement jusque sous la commissure externe, derrière le ligament palpébral.

Pendant tout ce temps, l'aide chargé de l'hémostase doit tamponner sans cesse, car le sang gêne beaucoup l'opération. L'hémorrhagie apparaît surtout à la fin, au moment de la section de l'extrémité externe de la glande qui entraîne la section de deux petites artères ; des pinces hémostatiques sont rarement nécessaires, la compression suffit.

TROISIÈME TEMPS. — *Suture des lèvres de la plaie*. — Celles-ci sont rapprochées par un ou deux points de suture au catgut.

La suture, sans être indispensable, complète l'opération et permet de ne pas appliquer de pansement si l'hémorrhagie a cessé, ce qui est la règle. Le malade peut être congédié aussitôt. L'ecchymose qui survient d'ordinaire le lendemain de l'opération disparaît dans les jours qui suivent [1].

Résultats. — L'amélioration est toujours très réelle et souvent le larmoiement disparaît. L'opération est exempte de dangers et doit être pratiquée non seulement dans les affections propres de la glande (dacryops, fistules, tuberculose, etc...), mais dans tous les cas de larmoiement incoercible, que les voies lacrymales soient perméables ou non. Le succès est moins certain dans ce dernier cas (A. Terson); nous avons observé cependant plusieurs malades chez lesquels le larmoiement avait totalement disparu après l'ablation, en dépit de l'oblitération des voies lacrymales.

Les complications sont insignifiantes. La blessure du releveur n'est pas à craindre si on évite de prolonger l'incision et la dissection du côté interne. De même la blessure du droit externe avec diplopie homonyme consécutive ne pourrait résulter que d'une manœuvre maladroite en dehors. On a signalé à la suite de l'opération un léger catarrhe de la conjonctive (Panas, Terson) qui cède rapidement sous l'influence du traitement [2].

2° *Ablation de la portion orbitaire.*

Manuel opératoire. — (PROCÉDÉ DE LAURENCE.) PREMIER TEMPS. — Le malade étant chloroformisé et la région aseptisée, on fait une incision au niveau de la queue du sourcil, rasé au préalable, immédiatement au-dessous du rebord orbitaire et dans son tiers externe.

---

[1] Bettremieux préconise, au lieu de l'ablation, la destruction à l'aide du galvano-cautère des conduits excréteurs de la glande qui viennent déboucher dans le cul-de-sac. Il pratique à la surface de la glande une série de cautérisations superficielles, répétées à quelques jours d'intervalle. La rétraction cicatricielle aurait pour résultat l'oblitération des canaux excréteurs avec atrophie secondaire de la glande, comme cela s'observe après les rétractions cicatricielles consécutives aux brûlures, au trachome ou à la conjonctivite diphtérique (BETTREMIEUX. Traitement du larmoiement par la galvano-cautérisation des conduits excréteurs de la glande lacrymale à leur émergence dans le cul-de-sac conjonctival. *Journ. d'ocul. du Nord de la France*, 1893).

[2] Une complication qui n'a pas encore été signalée, croyons-nous, est l'apparition, sous une influence psychique, d'une conjonctivite hyperhémique fugace, avec injection et vascularisation abondante sans aucune sécrétion. Nous l'avons observée chez une fillette de huit ans, atteinte de larmoiement incoercible du côté droit, malgré la perméabilité des voies lacrymales, et que l'ablation de la portion palpébrale de la glande fit cesser complètement. Mais après l'opération, tandis que les larmes s'écoulaient abondamment à gauche à l'occasion du larmoiement psychique, l'œil droit restait alors entièrement sec; en même temps la conjonctive s'injectait, l'œil rougissait et l'enfant se plaignait de brûlures et de démangeaisons persistant pendant plusieurs heures. Cette petite complication, due sans doute à un défaut d'équilibre dans le fonctionnement de la glande (la vaso-dilatation périglandulaire continuant à se faire et n'étant plus suivie de sécrétion), est insignifiante chez les adultes; mais elle mérite de retenir l'attention chez les enfants, très enclins au larmoiement psychique. Elle a suffi, chez notre petite malade, à faire rejeter l'opération du côté gauche où le larmoiement existait aussi, bien que moins accentué. Cette observation viendrait à l'appui de l'opinion qui veut que le larmoiement psychique soit sous la dépendance de la glande palpébrale; à moins que l'absence de larmoiement après l'ablation de celle-ci ne résulte de l'oblitération des canaux de la portion orbitaire.

Cette incision, à concavité inféro-interne, longue de 2 centim. environ, intéresse successivement la peau, l'orbiculaire et le tissu cellulaire sous-jacent (fig. 233).

Les deux lèvres de la plaie sont écartées et le fascia tarso-orbitaire ainsi mis à nu est détaché à petits coups du rebord orbitaire et récliné en bas. On

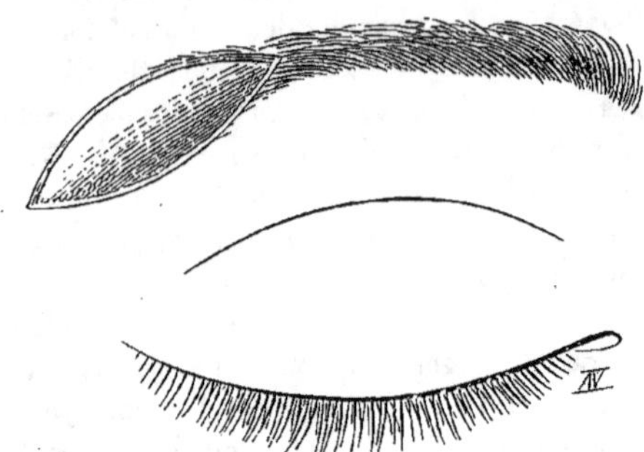

Fig. 233. — *Ablation de la glande orbitaire. Premier temps.*
Les deux lèvres de la plaie écartées laissent voir le fascia tarso-orbitaire.

doit éviter à ce moment de prolonger l'incision en dedans, de peur d'intéresser le releveur de la paupière.

La glande se présente alors et il est inutile pour la découvrir de pratiquer, comme le conseillait Velpeau, une nouvelle incision horizontale intéressant la commissure externe et rejoignant la première.

Deuxième temps. — La glande est solidement saisie avec une pince de ·

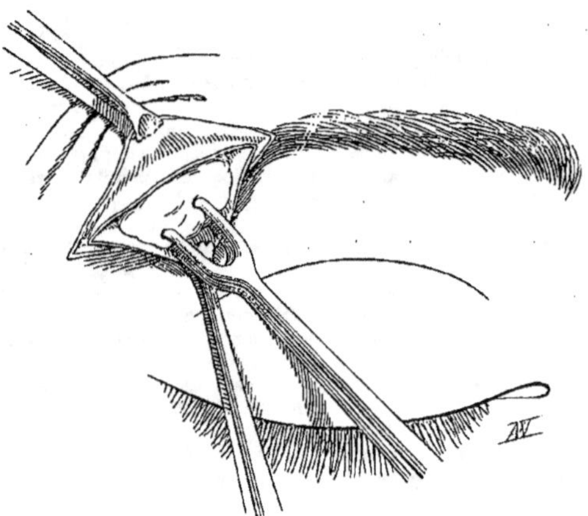

Fig. 234. — *Ablation de la glande orbitaire. Deuxième temps.*
Le fascia tarso-orbitaire a été incisé directement au-dessous du rebord orbitaire. La lèvre inférieure est réclinée avec la pince fixatrice et abandonnée ensuite, tandis que la glande est saisie et attirée au dehors.

Museux, attirée au dehors et libérée de ses adhérences à l'aide des ciseaux courbes et mousses (fig. 234).

La section de l'artère lacrymale à ce moment détermine une petite hémorrhagie qui sera facilement arrêtée par la compression digitale ou à l'aide d'une pince hémostatique [1].

TROISIÈME TEMPS. — Les lèvres de la plaie sont réunies par deux ou trois points de suture et la guérison survient sans complications.

L'infection avec ses dangereuses conséquences (cellulite orbitaire, phlegmon de l'orbite, etc.), ne pourrait résulter que d'une faute d'antisepsie et le ptosis consécutif à la blessure du releveur sera facilement évité. L'infiltration sanguine considérable de la paupière, mentionnée quelquefois, ne s'observe pas si on a soin de bien faire l'hémostase avant de réunir les lèvres de la plaie.

Résultats et indications. — Le larmoiement disparaît habituellement. Mais l'opération exige une antisepsie rigoureuse, puisqu'on pénètre dans l'orbite, et la recherche de la glande est quelquefois pénible au milieu du sang. Mieux vaut donc pratiquer toujours l'ablation de la portion palpébrale qui donne un résultat plus efficace.

L'extirpation de la portion orbitaire ne serait faite, hormis le cas d'affections propres de la glande (abcès, fistules [2], tumeurs, dacryops, etc.[3]), que si la pré-

---

[1] La section de la glande, faite aussitôt après l'ablation, montre une surface dense, brunâtre, avec la structure lobuleuse des glandes en grappe, ce qui permet de ne pas la confondre avec un peloton graisseux.

[2] FISTULE LACRYMALE. — La fistule lacrymale, complication fréquente de la dacryocystite chronique, ne nécessite pas de traitement spécial et se ferme souvent d'elle-même, une fois le cours des larmes rétabli. On peut, si on veut intervenir, cautériser l'orifice avec la pointe fine du thermo-cautère ou en aviver obliquement les bords et les réunir par un point de suture profond.

Les injections irritantes par l'orifice de la fistule ne sont plus de mise aujourd'hui, mais le procédé de Bowman mérite d'être rappelé : il consiste, comme le faisait déjà Rognetta, à convertir la fistule *borgne externe* en fistule *borgne interne*. La première aiguille d'un fil doublement armé pénètre, par l'orifice de la fistule, au-dessus du bord supérieur du cartilage tarse et vient ressortir, à travers la conjonctive, dans le cul-de-sac. La seconde aiguille suit d'abord le même trajet et ressort aussi par la conjonctive dans le cul-de-sac à 4 ou 5 millim. de distance de la première. Les deux chefs sont noués et le fil est laissé en place douze à quinze jours jusqu'à obtention d'une nouvelle fistule du côté du canal et venant déboucher dans le fornix. La première est alors fermée par avivement des bords et suture.

Enfin, si la guérison ne pouvait être obtenue, on pratiquerait l'ablation de la glande.

[3] DÉPLACEMENTS DE LA GLANDE LACRYMALE. — On en a signalé quelques cas et on a conseillé successivement pour y remédier la compression prolongée (Snell), l'extirpation (Noyes) ou la fixation (Golowine), véritable *dacryoadénopexie* (A. Terson). La technique de cette fixation est la suivante :

La glande, mise à nu comme tout à l'heure, est saisie avec une anse de soie doublement armée par le milieu de son bord inférieur. Puis, chacune des aiguilles de l'extrémité de l'anse chemine dans le tissu cellulaire sous-cutané et vient ressortir en haut vers le tiers externe du sourcil. Les deux chefs du fil sont noués et la glande attirée en haut. On peut, pour rendre la fixation plus parfaite, réséquer une partie du fascia tarso-orbitaire distendu, de la même manière qu'un sac herniaire, et même de la peau, et suturer

cédente opération a échoué. L'insuccès provient le plus souvent d'une ablation incomplète et on peut alors tenter l'extirpation de la portion orbitaire.

ensuite. (GOLOWINE. Déplacement des glandes lacrymales. Pathologie et traitement. *Arch. d'ophtalm.*, 1896, p. 104.)

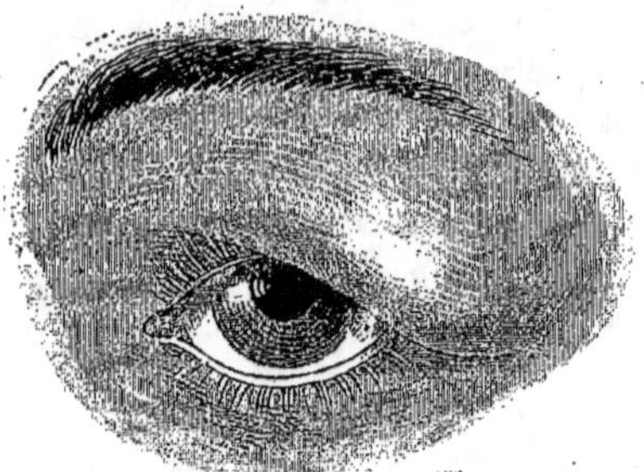

FIG. 235. — *Inflexion de la glande lacrymale.*

L'extirpation, beaucoup plus simple et qui peut être pratiquée sans danger, nous paraît devoir être préférée.

CHAPITRE V

OPÉRATIONS SUR LES PAUPIÈRES

<hr>

SOMMAIRE

§ 1. — **Opérations sur le bord libre et destinées à agrandir, à rétrécir, ou à fermer la fente palpébrale.** — AGRANDISSEMENT DE LA FENTE PALPÉBRALE ; CANTHOPLASTIE. — *Technique :* Section du canthus externe et suture ; celle-ci n'est pas indispensable (canthotomie). — *Indications.* — RÉTRÉCISSEMENT OU FERMETURE DE LA FENTE PALPÉBRALE. TARSORRHAPHIE. — *Objet et indications.* Deux variétés : partielle ou totale. — *Technique :* la même dans les deux cas : la lèvre meibomienne seule est avivée et la lèvre ciliaire respectée. — *Résultats.* — *Procédé de Fuchs.*

§ 2. — **Opérations destinées à redresser l'un ou les deux voiles membraneux incurvés en dedans ou en dehors (entropion et ectropion) ou à les relever (Ptosis).** — 1° **Entropion.** — A. ENTROPION ORGANIQUE OU CICATRICIEL. — OPÉRATION DU TRICHIASIS. *Procédé de Panas.* — *Technique :* surtout applicable à la paupière supérieure où il donne des résultats excellents. Différents temps de l'opération ; nécessité de fendre le tarse dans toute son épaisseur. *Procédé de Snellen.* — CAUTÉRISATION LINÉAIRE. C'est la méthode de choix dans l'entropion cicatriciel de la paupière inférieure et elle convient également à l'entropion spasmodique et sénile. — B. ENTROPION NON CICATRICIEL OU SPASMODIQUE. Sutures de Gaillard et de Snellen. Technique et résultats. — 2° **Ectropion.** — Différentes variétés d'ectropion. — A. ECTROPION SPASMODIQUE ET SÉNILE. — Sutures de Snellen ; procédés de Kuhnt, de Müller, de Szymanowski, ce dernier supérieur à tous les autres, de A. Terson, de Truc (Procédé en vanne), etc. — B. ECTROPION CICATRICIEL. — Différents procédés d'autoplastie par glissement : procédés de Wharton Jones, procédé en W. d'Alphonse Guérin, procédé de Dieffenbach. — **Ptosis.** — Deux procédés : le premier ayant pour but d'utiliser le muscle frontal pour suppléer à l'insuffisance du releveur (Pagenstecher, Panas), le second, déjà décrit, consistant à anastomoser le muscle droit supérieur au releveur (Motais, Parinaud). Ce dernier, qui n'est pas sans danger est insuffisant. Reste le procédé de Panas, le meilleur à l'heure actuelle. *Technique et résultats.*

§ 3. — **Ablation des tumeurs des paupières ou de voisinage et procédés d'autoplastie destinés à combler la perte de substance résultant de l'ablation.** — A. TUMEURS BÉNIGNES ET DE PETIT VOLUME. *Chalazion,* papillomes, verrues, molluscum contagiosum, kystes transparents. — B. TUMEURS MALIGNES. BLÉPHAROPLASTIE. — Deux grandes méthodes de blépharoplastie : la blépharoplastie au moyen de lambeaux pédiculés et l'hétéroplastie ou greffe cutanée. — *Blépharoplastie à pédicule :* Règles générales nécessaires quel que soit le procédé employé — Procédés de Dieffenbach, de Arlt, de Burrow. — Procédé de Fricke. — Autres procédés de Blasius, Hasner, Denonvilliers. — *Hérétoplastie ou greffe cutanée.* Cette méthode, inférieure à la précédente, ne sera employée que là où celle-ci n'est pas applicable. *Procédé de Le Fort.* Technique et résultats. Greffe en mosaïque. — *Procédé de Thiersch.*

<hr>

Les différentes opérations dirigées contre les affections multiples des paupières peuvent se ranger sous trois chefs :

A. — Opérations portant sur le bord libre et ayant pour but l'agrandisse-

ment ou, au contraire, le rétrécissement et même la fermeture de la fente palpébrale.

B. — Opérations destinées à redresser l'un ou les deux voiles membraneux incurvés en dedans ou en dehors (entropion et ectropion), ou à les relever
(ptosis).

C. — Ablation des tumeurs des paupières ou de voisinage, et procédés
d'autoplastie destinés à combler la perte de substance résultant de l'ablation.

§ 1. — Opérations sur le bord libre et destinées à agrandir, rétrécir ou fermer la fente palpébrale.

I. — AGRANDISSEMENT DE LA FENTE PALPÉBRALE. CANTHOPLASTIE (V. AMMON).

Manuel opératoire. — INSTRUMENTS : Une paire de ciseaux droits à
pointe mousse, une pince porte-aiguille et trois aiguilles courbes enfilées, une
pince à disséquer, une ou deux pinces à forcipressure.

TECHNIQUE. — PREMIER TEMPS. — *Section du canthus externe.* — Le malade

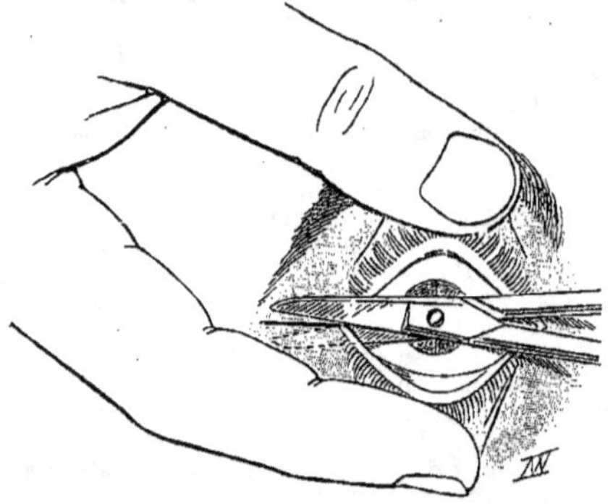

FIG. 236. — *Canthoplastie. Premier temps. Œil droit.*

L'opérateur, placé à la droite du malade, écarte les paupières entre le pouce et l'index gauches,
tandis qu'avec les ciseaux tenus de la main droite il va sectionner le canthus externe. La
ligne d'incision est représentée par le trait noir horizontal.

étant couché, l'opérateur écarte fortement les paupières entre le pouce et
l'index gauches de manière à tendre fortement la commissure externe, et
fait dans l'épaisseur de celle-ci une injection de quelques gouttes d'une solution de cocaïne à 1 p. 100. Puis, engageant les deux branches des ciseaux tenus
de la main droite profondément dans la commissure, il sectionne d'un seul coup
et bien perpendiculairement toute l'épaisseur de la commissure (peau, orbiculaire et conjonctive) jusqu'au voisinage du rebord orbitaire (fig. 236). Un

tampon appliqué aussitôt s'oppose à l'hémorrhagie, toujours assez abondante,
due à la section de la petite artère commissurale et des veinules du voisinage[1].

DEUXIÈME TEMPS. — *Suture muco-cutanée* [2]. — Tandis que l'aide écarte
fortement les paupières l'opérateur, saisissant avec une pince à disséquer la
lèvre conjonctivale, libère le feuillet muqueux des adhérences sous-jacentes en
donnant horizontalement un ou deux coups de ciseaux (Horner). Puis, il place
trois points de suture, l'un médian, les deux autres en haut et en bas (fig. 237),
et suture très exactement la conjonctive et la peau.

Mais, bien que la conjonctive ait été libérée comme nous venons de le dire,

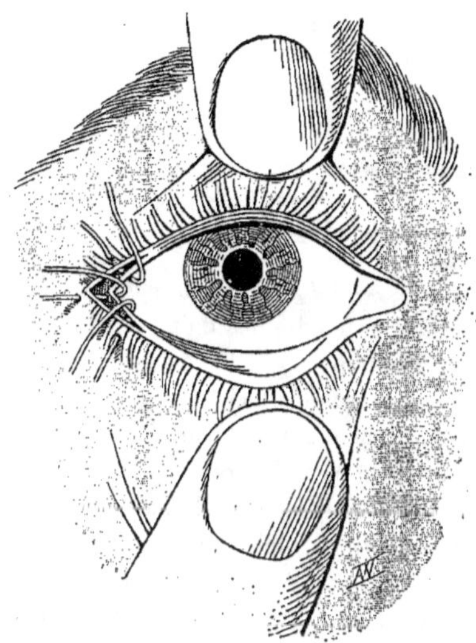

FIG. 237. — *Canthoplastie. Deuxième temps. Sutures.*

il n'est pas rare de voir celle-ci lâcher prise, surtout lorsqu'elle a été rendue
friable à la suite d'une inflammation prolongée [3].

[1] La canthoplastie ne s'exécute pour ainsi dire jamais du côté interne, le rétrécissement de
la fente se faisant toujours en dehors ; exceptionnellement, cependant, dans certains cas d'épicanthus n'ayant pas disparu avec la croissance ou dans certaines variétés congénitales d'ankyloblépharon (de Arlt) on peut être amené à pratiquer la section du canthus interne et l'opération
s'exécute de la même manière.

[2] Ce deuxième temps de l'opération peut être supprimé si on se propose de remédier par
une simple section temporaire à un blépharospasme excessif. (*Canthoplastie temporaire* ou
canthotomie; voy. aussi Appendice : *Canthoplastie*, procédé de Valude.)

[3] Lorsque le blépharophymosis est très accentué, on peut ajouter au débridement simple
la section verticale sous-cutanée de l'aponévrose orbito-tarsale et du muscle orbiculaire,
suivant le procédé d'Agnew : après la section du canthus jusqu'au rebord orbitaire, la paupière supérieure, saisie entre le pouce et l'index gauches ou entre les mors d'une forte pince,
est attirée en dedans et en bas. Puis l'opérateur introduit les branches de fins ciseaux pointus,
l'une sous la conjonctive, l'autre sous la peau et d'un coup sec sectionne verticalement le

Un pansement sec est appliqué, et les points de suture sont enlevés le troisième ou quatrième jour.

Indications. — L'opération est indiquée dans tous les cas de blépharospasme sévère (à la suite de kératites superficielles par exemple), ou lors d'inflammations chroniques de la conjonctive et des paupières (conjonctivite granuleuse, etc.) ayant entraîné un rétrécissement de la commissure externe (blépharophymosis).

La canthoplastie temporaire suffit dans le premier cas et cette dernière opération est encore indiquée dans la conjonctivite blennorrhagique avec gonflement énorme des paupières ou comme premier temps de l'exentération de l'orbite.

II. — RÉTRÉCISSEMENT OU FERMETURE DE LA FENTE PALPÉBRALE
TARSORRHAPHIE

Objet et indications. — La suture des paupières (*tarsorrhaphie*), qui peut être *partielle* ou *totale*, répond à des indications multiples :

a) Soit qu'il s'agisse de protéger la cornée insuffisamment recouverte à la suite de *lagophtalmos* (paralysie faciale ou maladie de Basedow).

b) Lorsque la membrane a perdu sa sensibilité (kératite neuro-paralytique) et que le réflexe palpébral ne se fait plus.

c) Pour remédier à un ectropion sénile ou paralytique peu accentué.

d) Enfin, la tarsorrhaphie doit être faite avant toutes les opérations plastiques (blépharoplasties, etc.), afin d'éviter la rétraction cicatricielle post-opératoire [1], ou après l'énucléation du globe oculaire lorsque, en raison de brides fibreuses étendues, la coque artificielle ne peut être supportée [2].

Totale dans ces deux derniers cas, l'opération sera le plus souvent partielle. On ne peut donner ici de règles précises, mais la suture médiane suffit presque toujours à protéger le globe [3].

---

septum orbitaire et les faisceaux musculaires. Il importe de faire la section bien verticale, exactement de bas en haut et sans incliner les ciseaux en dedans afin d'éviter le releveur de la paupière. (AGNEW. De la canthoplastie comme moyen à opposer à certaines maladies de l'œil. *Annales d'oculistique*, t. LXXIV, p. 180, 1875.)

[1] MIRAULT (d'Angers). Nouvelle méthode pour la cure de l'ectropion consécutif à la brûlure. *Annales d'oculistique*, t. XXV, p. 121.

[2] La ténotomie du droit interne détermine habituellement un agrandissement de la fente palpébrale qui, s'il était trop accentué, pourrait nécessiter une tarsorrhaphie partielle. (DE GRÆFE. Bemerkungen über Tarsorrhaphie. *Archiv f. Opht.*, IV, 2, p. 201).

[3] Dans le kératocone au début, on peut aussi recourir à la blépharorrhaphie temporaire. Elle peut remplacer la compression et a sur cette dernière l'avantage de ne pas irriter l'œil et de ne pas déterminer d'opacité cornéenne. KALT. Traitement du kératocone par la blépharorrhaphie temporaire. *Cong. d'opht.*, 1899.

A. — *Tarsorrhaphie totale.*

Manuel opératoire. — INSTRUMENTS : Une pince à disséquer, une paire de, ciseaux courbes pointus, des aiguilles courbes enfilées et une pince porte-aiguille.

TECHNIQUE. — L'opération est peu douloureuse et l'anesthésie est inutile.

PREMIER TEMPS. — *Avivement de la lèvre meibomienne des paupières.* — Se plaçant à droite ou à gauche du sujet suivant qu'il s'agit de l'œil droit ou de l'œil gauche, l'opérateur saisit, avec la pince à dents de souris tenue de la main gauche, la lèvre meibomienne de la paupière inférieure à l'une de ses extrémités, tandis que l'aide tend la commissure externe en dehors. Il excise sur le plat avec les ciseaux une lanière de peau large de 1 à 2 millim. et de la longueur du bord libre, à l'exception du point lacrymal et de la commissure interne, puis répète le même avivement à la paupière supérieure.

DEUXIÈME TEMPS. — *Suture des deux voiles membraneux.* Cinq ou six points de suture suffisent. La suture est placée directement en arrière de la surface cruentée et doit comprendre toute l'épaisseur de la paupière, si on ne veut pas s'exposer à voir les fils lâcher sous l'influence de la traction exercée à ce niveau (fig. 238).

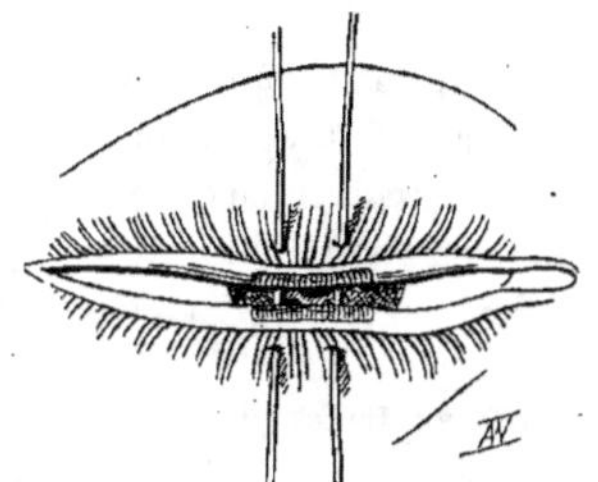

FIG. 238. — *Tarsorrhaphie médiane.*

Les lèvres meibomiennes des deux paupières ont été excisées à la partie médiane et les fils qui vont rapprocher les deux surfaces cruentées traversent toute l'épaisseur de la paupière.

Un pansement occlusif est appliqué et les fils sont enlevés le quatrième ou cinquième jour.

Résultats. — La difformité est nulle ; un simple coup de ciseaux transversal suffit à désunir plus tard les paupières dont les bords libres reprennent leur aspect normal, la lèvre ciliaire ayant été respectée. L'occlusion peut être maintenue très longtemps, suivant les indications qui l'ont nécessitée, et gêne peu le malade.

B. — *Tarsorrhaphie partielle.*

La précédente opération supprime l'usage de l'œil opéré. Pour éviter cet inconvénient, on a recours, si le cas le permet, à la tarsorrhaphie partielle qui peut être *médiane* ou *angulaire*.

1° **Tarsorrhaphie partielle médiane** (Panas) [1]. — Cette opération, proposée par M. Panas, consiste à former un pont jeté d'une paupière à l'autre au milieu de la fente palpébrale.

Le manuel opératoire est identique au précédent, mais l'avivement des deux lèvres meibomiennes reste limité à la partie moyenne de la fente et doit mesurer 4 à 5 millim. d'étendue (fig. 238).

Après l'opération, le sujet peut voir par les deux lucarnes latérales et le chirurgien peut inspecter à volonté l'état de l'œil et y appliquer les topiques voulus.

Plus tard, un simple coup de ciseaux suffit à fendre la petite bride centrale et il ne persiste aucune trace de l'opération.

2° **Tarsorrhaphie angulaire ou latérale.** — L'avivement des bords palpébraux se fait au niveau de l'angle externe, et l'opération est identique. Ce raccourcissement en dehors de la fente palpébrale peut suffire lorsque l'exophtalmie ou l'ectropion sont peu prononcés, mais la tarsorrhaphie médiane, qui protège mieux le globe, devra lui être préférée dans la majorité des cas [2].

---

[1] OLIVIER. Du lagophtalmos paralytique et de son traitement par la tarsorrhaphie centrale. Th. de Paris, 1883.

[2] L'ancien procédé, imaginé par Walther *(Journ. für Chirurg.*, 1826, IX, p. 86) consistait dans l'excision, au niveau de l'angle externe, du bord ciliaire des paupières supérieure et inférieure et suture de ces bords dans l'étendue de l'avivement. Mais la cicatrice était peu solide et pouvait se rompre.

Voici le *procédé de Fuchs :* La paupière inférieure étant soulevée à l'aide de la corne, on la divise par une incision intermarginale en deux feuillets dans sa partie externe (fig. 239). Au niveau de l'extrémité interne de l'incision, on en pratique une autre très courte, perpendiculaire à la première et n'intéressant que la peau. On répète la même opération à la paupière

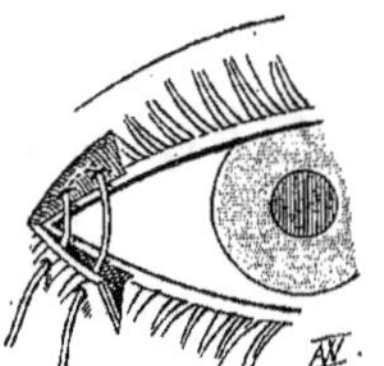

FIG. 239. — *Procédé de Fuchs. Avivement et placement des fils.*

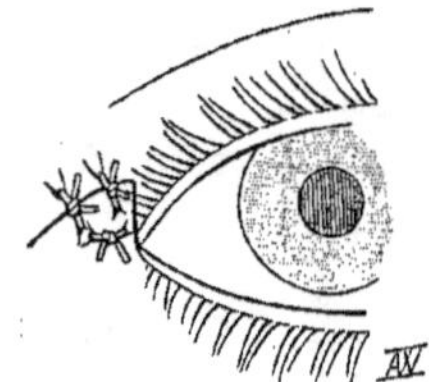

FIG. 240. — *Procédé de Fuchs. Sutures.*

supérieure, mais on excise le lambeau cutané triangulaire ainsi formé et sur cette surface avivée viendra s'adapter par sa face postérieure le lambeau cutané de la paupière inférieure.

Pour obtenir une réunion exacte des surfaces et non de leurs bords seulement, on applique ainsi les sutures : avec un fil armé de deux aiguilles on traverse, d'arrière en avant, la surface cruentée de la paupière supérieure près de son bord libre, de telle manière que l'anse du fil repose sur la conjonctive (fig. 239). Puis chacun des fils traverse la base du lambeau cutané inférieur et les deux chefs sont noués ensemble à la face antérieure de ce dernier (fig. 240). La face cruentée du lambeau inférieur se trouve ainsi appliquée sur le tarse avivé de la paupière supérieure et quelques sutures fines achèvent la coaptation des bords. « L'adhérence des paupières obtenue par cette méthode est tellement solide qu'elle est susceptible de résister à la plus forte tension ». (FUCHS.)

§ 2. — Opérations destinées à redresser l'un ou les deux voiles membraneux incurvés en dedans ou en dehors (entropion et ectropion), ou à les relever (ptosis).

1° Entropion.

L'entropion peut siéger à la paupière supérieure ou à la paupière inférieure : en bas, il est souvent *spasmodique*, l'enroulement du tarse résultant de la contraction de l'orbiculaire ; en haut, il est généralement *organique* et résulte de la transformation du tarse en tissu cicatriciel : de là deux modes opératoires différents, suivant qu'il s'agit d'entropion spasmodique ou d'entropion organique.

A. — Entropion organique ou cicatriciel

Tous les procédés de transplantation du sol ciliaire dirigés contre l'entropion (opérations de Flarer, de Joesche-Arlt, de Hotz, de Spencer Watson, etc.) donnent des résultats insuffisants et sont aujourd'hui presque complètement abandonnés [1].

Leur imperfection résulte de ce fait qu'ils laissent intact le squelette même de la paupière, le tarse, vicieusement incurvé. Snellen, le premier, eut l'idée de s'attaquer au tarse et, comme le dit M. Panas, tout procédé dirigé contre l'entropion cicatriciel ne saurait être jugé parfait que s'il réunit les trois conditions suivantes : redressement par section du tarse, fixation des sutures sur le squelette même de la paupière, production d'une nappe cicatricielle prétarsienne. Son procédé répond à ces trois desiderata et c'est celui que nous décrirons ici.

Opération du trichiasis (Panas) [2].

Manuel opératoire. — Instruments : Une plaque de Jäger en corne ou en métal, une pince à disséquer, une pince fixatrice, un bistouri, une pince porte-aiguille et cinq aiguilles courbes enfilées ; enfin, par mesure de précaution, deux ou trois pinces hémostatiques.

Technique. — Nous supposons l'opération faite à la *paupière supérieure*. Le sujet étant chloroformé, l'opérateur se place derrière la tête de celui-ci, et l'aide se tient à la droite ou à la gauche du patient, suivant qu'il s'agit de l'œil droit ou de l'œil gauche. La plaque de corne ou de métal, plus facilement aseptisable, est placée profondément dans le cul-de-sac correspondant et

---

[1] Nous les donnons néanmoins parce que certains, très ingénieux, sont intéressants à connaître et peuvent trouver leur indication dans des cas exceptionnels. (V. plus loin l'appendice annexé à ce chapitre.)

[2] Panas. D'une modification apportée au procédé dit de transplantation ciliaire. *Arch. d'Ophtalm.*, 1882, p. 208.

confiée à un aide. Le rôle de ce dernier, très important et quelque peu pénible,

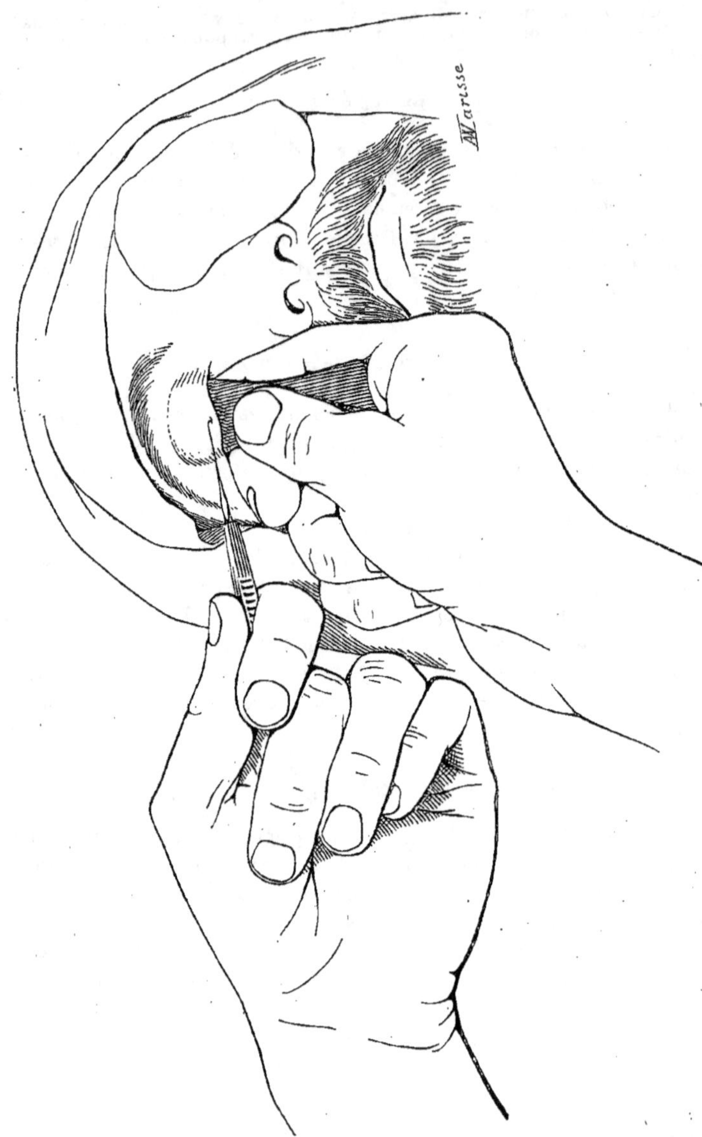

FIG. 241. — *Opération du trichiasis* (PANAS). *Œil droit.*

L'aide, placé à la droite du sujet, soulève fortement la paupière supérieure avec la corne tenue de la main droite, l'index droit glissé au-dessous d'elle, tandis que la main gauche qui tient l'érigne déplisse la paupière. L'opérateur devra se placer derrière la tête du sujet.

est de maintenir avec la main droite ou la main gauche suivant qu'il s'agit de l'œil droit ou de l'œil gauche, la plaque fortement appliquée contre la face profonde de la paupière supérieure qu'elle soulève pour prévenir l'hémorrhagie. De la main demeurée libre il épongera le sang au cours de l'opération, mais l'écoulement de ce dernier est très faible lorsque la corne est bien tenue. Un crochet pointu, indépendant ou faisant partie de la plaque, est enfoncé près du bord libre du tarse et sert à développer la paupière verticalement (fig. 241).

L'opération comprend trois temps :

Premier temps. — *Incision du plan musculo-cutané et dissection des deux feuillets.* — On fait, à 3 millim. au-dessus de la ligne des cils et parallèlement à elle, une incision occupant toute la largeur de la paupière, intéressant la peau et le muscle orbiculaire et mettant à nu la face antérieure du tarse, reconnaissable à sa couleur blanc jaunâtre.

La lèvre inférieure de l'incision, saisie avec la pince, est disséquée jusqu'à ce qu'on aperçoive nettement les racines des cils et en se gardant d'aller plus loin pour ne pas dédoubler le bord libre. Puis, on dissèque de même la lèvre supérieure jusqu'au bord supérieur du tarse afin de bien mettre à nu le cartilage.

Cette dissection, très importante, est destinée à produire un *plastron cicatriciel sous-cutané.* Celui-ci en comprimant sans cesse la voussure anormale du tarse, assurera le résultat définitif.

Deuxième temps. — *Section du tarse.* — Tandis que l'aide maintient la corne bien appliquée, le tarse est fendu horizontalement avec le bistouri, **dans toute son épaisseur,** y compris la conjonctive, et d'une extrémité à l'autre. La section est faite bien perpendiculairement aux deux faces du tarse et doit être un peu plus rapprochée du bord inférieur du cartilage que du bord supérieur [1].

Troisième temps. — *Sutures.* — Saisissant avec la pince la lèvre inférieure de l'incision, l'opérateur pénètre, avec l'aiguille montée sur le porte-aiguille, directement en arrière des cils et ressort à la face antérieure du cartilage. Le porte-aiguille est enlevé, l'aiguille est attirée de quelques centimètres, montée de nouveau sur le porte-aiguille, et tandis que l'aide récline en haut avec la pince la lèvre supérieure de l'incision cutanée, l'opérateur saisit avec la pince le lambeau supérieur du cartilage tarse qu'il attire en bas et pénètre avec l'aiguille dans la partie supérieure du tarse et dans le ligament suspenseur. On place quatre ou cinq points de suture, l'un médian, les autres latéraux (fig. 242).

Le schéma ci-contre (fig. 243) montre bien le trajet suivi par le fil. L'aiguille pénètre immédiatement en arrière des cils, ressort à la face antérieure du tarse, glisse au-devant de lui et de la boutonnière tarsienne et pénètre de

[1] Si le tarse est souple et peu incurvé, il peut être respecté, mais il est très épaissi le plus souvent et la section est nécessaire. Lorsque le cartilage est très fortement épaissi, nous en excisons volontiers quelques lamelles superficielles par de petites incisions pratiquées parallèlement à sa surface avec le couteau de Beer, avant de faire la section ; on évite ainsi plus sûrement l'épaississement pouvant résulter de l'opération.

nouveau dans la partie supérieure du tarse et du releveur. On comprend qu'il

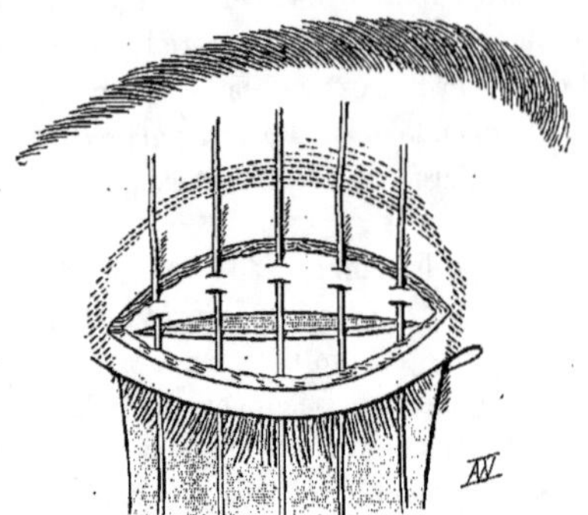

FIG. 242. — *Opération du trichiasis. Œil droit.*

La peau a été incisée parallèlement au bord libre, à 3 millim. au-dessus, et les lèvres de la
plaie bien disséquées. Le tarse est fendu complètement, laissant voir la plaque métallique
au-dessous de lui et les fils sont mis en place.

suffira de suturer les deux chefs pour redresser le cartilage tarse et même lui
faire décrire une courbe en sens inverse, à concavité antérieure.

La corne est enlevée et il ne reste plus qu'à nouer les chefs respectifs de

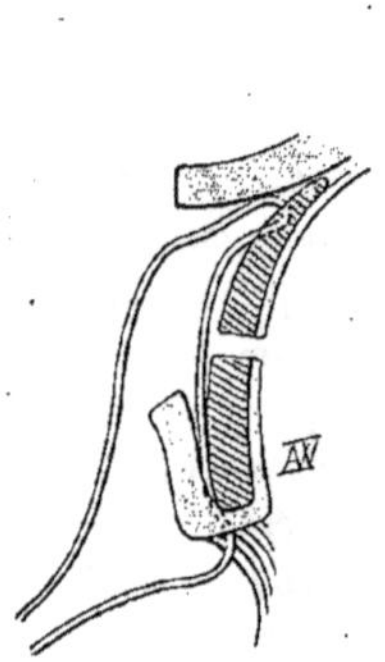

FIG. 243. — *Opération du trichiasis.*
Coupe schématique de la paupière, montrant
le trajet suivi par le fil.

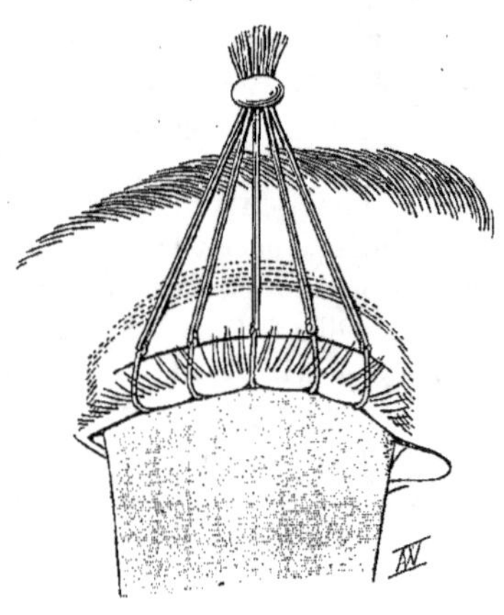

FIG. 214. — *Opération du trichiasis. Œil
droit. Résultat.*

chaque fil, sans trop serrer. Le redressement est d'autant plus marqué que la
striction est plus intense. Puis les fils sont coupés à 4 ou 5 centim. de

distance et fixés sur le front avec un peu de collodion (fig. 244). La lèvre supérieure de l'incision cutanée, laissée libre, se coapte d'elle-même à l'inférieure suturée au tarse.

Un pansement sec est appliqué, maintenu en place deux ou trois jours ; les sutures sont enlevées le quatrième ou cinquième jour et le pansement est remplacé par un bandeau flottant. La cicatrisation s'achève vers le septième jour ; les cils et le bord libre, d'abord légèrement éversés et gonflés, reprennent leur place normale ; la cicatrice, plus tard, est invisible et le résultat absolument parfait[1].

Si le trichiasis est partiel, la section du tarse est également partielle, bien que complète, et l'application des sutures se fait comme précédemment, mais en pareil cas il n'est pas nécessaire de recourir à une opération sanglante et on peut se contenter de détruire les cils déviés à l'électrolyse (voy. Appendice).

Opération à la paupière inférieure. — Le tarse et l'aponévrose peu développés ne pouvant fournir ici au lambeau transplanté une prise suffisante, M. Panas conseille le procédé suivant[2] : « Deux incisions verticales comprenant la peau et le muscle orbiculaire sont pratiquées en dehors et en dedans, et reliées entre elles par une troisième horizontale intéressant seulement la

---

[1] **Procédé de Snellen.** — La paupière supérieure étant saisie dans la pince de Snellen et la peau bien tendue, dans un PREMIER TEMPS, l'opérateur fait à 2 ou 3 millim. du bord libre de la paupière et parallèlement à lui une *incision linéaire* intéressant la peau et l'orbiculaire. Les deux lèvres de la plaie sont disséquées et la face antérieure du tarse est mise à nu.

DEUXIÈME TEMPS. — *Excision du tarse (Streatfield).* — Puis, avec le couteau de Beer, par deux incisions linéaires pratiquées dans l'épaisseur du tarse et obliquement dirigées, l'une de haut en bas, l'autre de bas en haut, le chirurgien *excise une portion prismatique du tarse* dont l'arête tranchante est dirigée vers la conjonctive. Ces deux incisions doivent être faites à petits coups et le tarse sera sectionné en plusieurs temps (fig. 245).

TROISIÈME TEMPS. — *Sutures.* — Les sutures sont au nombre de trois et chacune est faite avec un fil armé de deux aiguilles. L'aiguille pénètre dans l'épaisseur du releveur et du bord supérieur du tarse et ressort immédiatement au-dessous de la lèvre supérieure de l'incision tarsienne, puis elle glisse devant la face antérieure du cartilage, traverse d'arrière en avant la lèvre inférieure de l'incision cutanée et vient ressortir un peu au-dessus des cils. La seconde aiguille du même fil est enfoncée à 3 millim. de la première et la suture est identiquement placée (fig. 245).

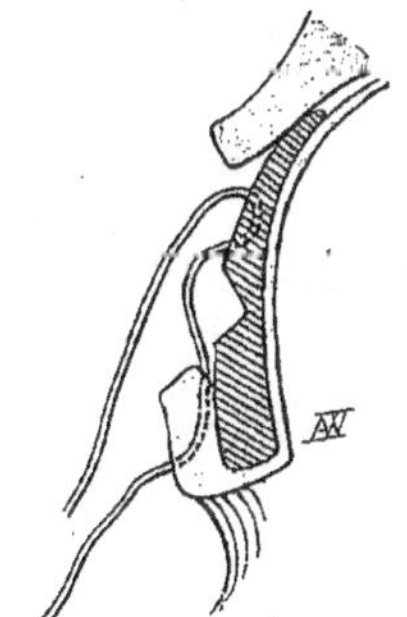

FIG. 245. — *Opération du trichiasis (Snellen).*

Coupe schématique montrant la section du tarse et le trajet suivi par le fil.

On fait de même pour les deux autres sutures en anse. Une perle est passée dans chaque fil pour empêcher celui-ci de couper la peau, puis les deux chefs de chaque anse de fil sont noués ensemble et les fils sont ramenés sur le front comme dans le procédé de Panas. Les sutures sont enlevées le troisième jour.

Cette méthode, sensiblement identique à la précédente, lui est cependant inférieure, car le tarse n'est pas intéressé en totalité et la correction est moins parfaite et surtout moins définitive. Elle convient aux cas où le trichiasis n'est pas très marqué.

[2] MENU. *De la transplantation du sol ciliaire comme méthode de traitement du trichiasis et de l'entropion chroniques.* Th. de Paris, 1873.

PANAS. *Traité d'ophtalmologie*, p. 155.

peau, de façon à constituer une H. Les deux lambeaux carrés sont disséqués, le *supérieur* jusqu'aux bulbes des cils, l'*inférieur* vers la base de la paupière. La portion pré-marginale de l'orbiculaire est alors excisée de façon à mettre à nu la face antérieure du tarse qu'on sectionne, s'il le faut, sur la plaque de corne. Après s'être rendu compte de combien la paupière mérite d'être raccourcie pour obtenir le redressement voulu, on retranche avec les ciseaux une partie du lambeau inférieur ou jugal, et l'on réunit horizontalement par quatre à cinq points de suture les deux lèvres cutanées entre elles en ayant soin de faire sortir les aiguilles en arrière de la rangée des cils. »

Le résultat est bien inférieur à celui obtenu à la paupière supérieure et, en pareil cas, l'opération la meilleure nous paraît être la cautérisation linéaire.

Cautérisation linéaire.

La cautérisation linéaire, déjà pratiquée par Abulcasis [1] et très employée par Cusco, convient aussi à l'entropion spasmodique, mais surtout à l'entropion cicatriciel de la paupière inférieure [2], dans lequel elle donne des résultats excellents et se montre supérieure à tous les autres procédés.

Manuel opératoire. — Le malade étant couché de préférence et une goutte de collyre à la cocaïne ayant été instillée, la corne est placée sous la paupière et confiée à un aide, tandis que l'opérateur de l'index gauche attire la paupière en bas, de manière à bien tendre la peau de la région, et pratique à ce niveau une injection sous-cutanée d'une solution de cocaïne à 1 p. 100 parallèlement au bord ciliaire [3].

Puis, avec le petit couteau plat et droit du thermocautère chauffé au rouge sombre, il fait une cautérisation linéaire à 4 millim. de distance environ du bord ciliaire et parallèlement à lui ; l'instrument intéresse successivement la peau, le muscle orbiculaire, la surface antérieure du tarse, et tranche à petits coups afin de ne pas aller trop profondément.

Cette cautérisation du tarse, nécessaire lors d'entropion cicatriciel, sera d'autant plus profonde que l'incurvation du cartilage est plus marquée. Elle ne doit jamais, cependant, intéresser toute l'épaisseur du tarse mais seulement les couches superficielles. Dans l'entropion spasmodique, la destruction du plan musculo-cutané peut suffire.

On se tiendra toujours à *4 millim. de distance* environ du bord palpébral afin de ménager les bulbes des cils et pour éviter la chute totale ou partielle de ces derniers.

---

[1] *La Chirurgie d'Abulcasis* (trad. L. LE CLERCQ). Chap. XV et XVI. Paris, 1861.
[2] ROUTIER et ARNOZAN. De la cautérisation linéaire des paupières contre le blépharospasme et l'entropion. (*France médicale*, mars 1878.)
[3] Nous supposons l'opération pratiquée à la paupière inférieure ; c'est le cas le plus habituel.

Résultats. — La correction est immédiate. Un pansement humide est appliqué, renouvelé dans les premières heures si la douleur est très vive et, vers le troisième jour, l'escarre tend à s'éliminer. La cicatrisation se fait peu à peu sans laisser de trace visible.

Cette opération très simple, d'une exécution facile et relativement peu douloureuse, donne des résultats durables ; elle peut être renouvelée si le succès n'est pas acquis après une première intervention.

B. — ENTROPION NON CICATRICIEL OU SPASMODIQUE

L'opération de choix nous paraît être la cautérisation linéaire, limitée à la peau et à l'orbiculaire ou intéressant les couches superficielles du tarse suivant les cas. Les autres procédés dirigés contre cette variété d'entropion ne s'adressent qu'au plan musculo-cutané et, de ce fait, leur action est passagère. Nous ne donnons ici que les principaux. Tous s'adressent pour la plupart à la paupière inférieure, siège habituel de l'entropion spasmodique.

Sutures de Gaillard [1].

L'opération consiste à passer trois ou quatre fils enfoncés sous la peau au

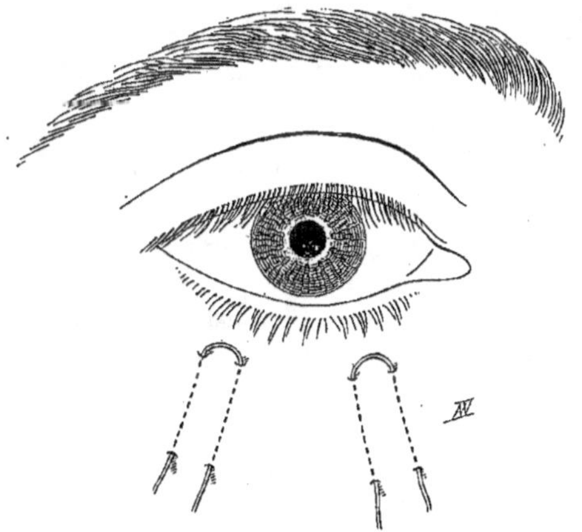

FIG. 246. — *Sutures de Gaillard.* — *Arlt.*

niveau du bord palpébral et venant ressortir plus ou moins loin vers la joue suivant l'effet que l'on veut obtenir. Les deux chefs étant serrés redressent la paupière inversée et empêchent l'entropion de se reproduire.

[1] GAILLARD. *Bulletin de la Société méd. de Poitiers*, 1844.

Manuel opératoire. — Le procédé, modifié par Arlt afin de rendre la cicatrice moins apparente, s'exécute ainsi : après avoir préparé deux ou trois fils armés d'une aiguille à chaque extrémité, l'opérateur enfonce l'une des aiguilles au niveau du tiers externe de la paupière, à 3 ou 4 millim. du bord libre, chemine sous la peau et l'orbiculaire et ressort à 1 cent. et demi plus bas environ dans la joue. La seconde aiguille du même fil est enfoncée près de la première à 2 millim. de distance (fig. 246). On fait de même au niveau du tiers interne de la paupière, plaçant au besoin une troisième suture à la partie moyenne ; puis les chefs respectifs de chaque anse de fil sont noués sur

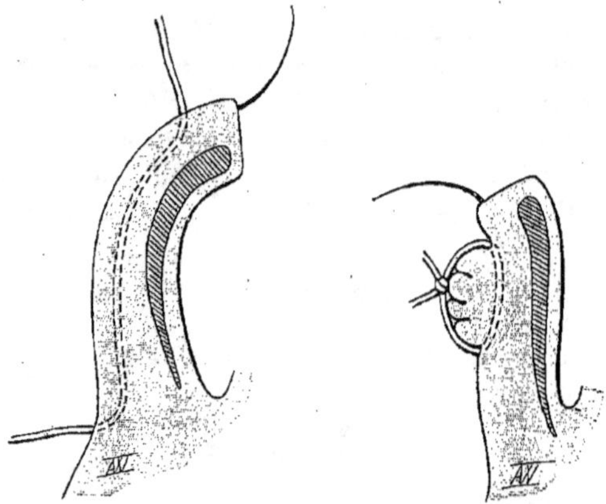

FIG. 247 et 248. — *Sutures de Gaillard.*
Schémas montrant le trajet suivi par le fil et le résultat obtenu après la striction.

un petit rouleau de gaze et la striction, en étranglant un pli horizontal de la paupière inférieure, fait disparaître l'entropion (fig. 246, 247 et 248).

Les fils sont enlevés le deuxième ou troisième jour sans qu'il soit besoin d'attendre la suppuration comme on le faisait autrefois ; mais le résultat opératoire est de courte durée.

Sutures de Snellen.

Le procédé de Snellen [1], adopté par Gillet de Grandmont sans grandes modifications [2], est sensiblement identique au précédent.

Les deux aiguilles de chaque fil sont enfoncées à 2 millim. d'écartement au point le plus profond du cul-de-sac conjonctival (fig. 249, a) et perforent

[1] SNELLEN. *Congrès internat. d'ophtalm.*, Paris, 1869.
[2] GILLET DE GRANDMONT. Opération de l'entropion fonctionnel. *Bull. de la Soc. d'ophtalm. de Paris*, I, 1, 1889.

toute l'épaisseur de la paupière pour ressortir à la face antérieure. Puis chaque
aiguille est introduite de nouveau dans l'orifice de
sortie (*b*), glisse sous la peau de l'orbiculaire au-
devant du tarse et ressort à quelques millimètres
du bord palpébral (*c*). Les deux chefs sont noués
et serrés sur un petit rouleau de gaze. On place
ainsi deux ou trois doubles sutures suivant le besoin.

Bien que l'anse du fil prenne ici point d'appui sur
le *septum orbitale*, le résultat opératoire n'est guère
plus durable ; la peau se relâche à la longue et
l'entropion reparaît[1]. Toutes ces sutures d'ailleurs ne
sont que des modifications de l'ancien procédé imaginé
par Celse et consistant dans l'excision d'un lambeau
de peau ovalaire à 4 ou 5 millim. du bord libre de la
paupière.

Carron du Villards, au lieu de faire une plaie
horizontale, enlevait deux ou trois plis verticaux et
rapprochait les lèvres de la plaie[2] ; de Graefe excisait
un lambeau triangulaire à base supérieure[3]. Tous
ces procédés sont aujourd'hui à peu près abandonnés.

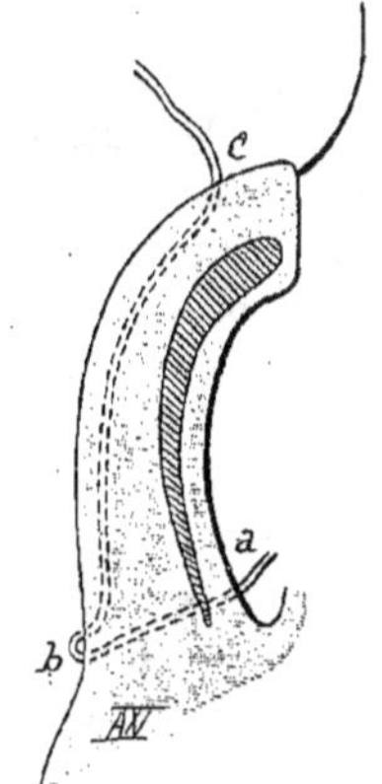

Fig. 249. — *Sutures de Snellen.*

Schéma montrant le trajet suivi par le fil.

[1] On pourrait en dire autant du procédé de Pagenstecher qui fait d'abord une canthoplastie avant de placer les sutures de Gaillard. PAGENSTECHER. *Klinische Beobachtungen aus der
Augenheilanstalt zu Wiesbaden*, 1861, et *Ann. d'oculist.*, mars et avril 1862.

[2] CARRON DU VILLARDS. *Guide pratique*, t. I, p. 326. Paris, 1838.

[3] Voici la technique du procédé employé par de Graefe :
On pratique à 3 millim. de distance du bord palpébral et, parallèlement à ce dernier, une

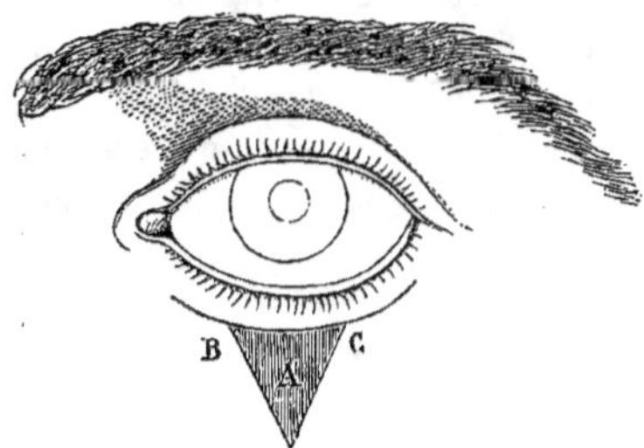

Fig. 250. — *Opération de l'entropion.* Procédé de DE GRAEFE.

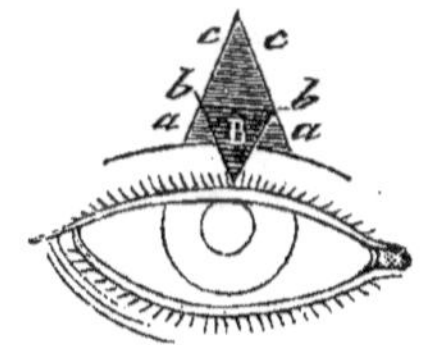

Fig. 251. — *Opération de l'entropion spasmodique avec excision partielle du tarse.* (DE GRAEFE.)

section s'avançant de chaque côté jusqu'à 3 ou 4 millim. de la commissure des paupières
(fig. 250). On excise alors un lambeau triangulaire A et l'on dégage légèrement les bords des
lambeaux B et C que l'on réunit par deux ou trois sutures.

La hauteur et la largeur du lambeau à exciser varient suivant le relâchement des parties
cutanées ; la base doit mesurer de 6 à 10 millim. Si la fente palpébrale est très diminuée, on
y ajoutera la canthotomie du canthus externe.

Lorsque l'entropion siège à la paupière supérieure, de Graefe y ajoutait l'excision partielle du

2° **Opérations dirigées contre l'ectropion.**

Lorsque la paupière est renversée en dehors de telle manière que la surface conjonctivale regarde en avant, on dit qu'il y a *ectropion*. Les causes de l'affection sont multiples : ectropions muqueux, sénile, lacrymal, paralytique, spasmodique, cicatriciel, etc.

L'ectropion paralytique sera traité par la tarsorrhaphie temporaire qui protégera la cornée jusqu'à ce que la paralysie faciale ait disparu et que l'orbiculaire ait repris sa tonicité (*tarsorrhaphie médiane*).

Restent trois variétés d'ectropion : l'*ectropion sénile*, dû à l'atonie des fibres de l'orbiculaire et au relâchement de la paupière inférieure entraînée par son poids ; l'*ectropion spasmodique*, dû à la contracture des faisceaux orbitaires de l'orbiculaire et consécutif à une irritation violente et prolongée de la cornée ; l'*ectropion cutané* ou *cicatriciel* (suite de brûlures, abcès, blessures, etc.).

Les procédés applicables à l'ectropion sénile le sont également à l'ectropion spasmodique ; l'ectropion cicatriciel, le plus grave de tous, exige des interventions plus compliquées. Nous pouvons donc ranger sous deux chefs les opérations dirigées contre l'affection suivant qu'elles s'adressent à l'ectropion sénile et spasmodique ou à l'ectropion cicatriciel.

A. — ECTROPIONS SPASMODIQUE ET SÉNILE

Les deux variétés offrent ceci de commun qu'elles nécessitent tout d'abord le traitement de l'affection causale : kérato-conjonctivite, lors d'ectropion spasmodique ; blépharite et épiphora, lors d'ectropion sénile. Dans le premier cas, on tentera de le faire disparaître en maintenant les paupières en place par un bandeau compressif ou des bandelettes agglutinatives ; on fera, dans le second, la canalisation et le lavage des voies lacrymales.

Puis, le traitement étant demeuré insuffisant, ce qui est la règle si l'affection est avancée, on se trouve amené à pratiquer diverses opérations.

---

tarse. Après avoir excisé un lambeau cutané comme précédemment, les lèvres de la plaie sont écartées et on incise horizontalement le muscle orbiculaire tout près du bord libre de manière à mettre à nu le cartilage tarse.

On excise alors un triangle B tourné en sens inverse du triangle cutané et dont la base occupe le bord orbitaire du tarse et mesure 5 à 6 millim., tandis que le sommet se rapproche du bord palpébral (fig. 251). Le tarse doit être excisé dans toute son épaisseur, en respectant seulement la conjonctive. Les sutures sont placées de telle manière que la moyenne (*b*) comprenne à la fois la peau et les couches superficielles du tarse. (DE GRAEFE. *Archiv für Ophtalmol.*, 1864, X, 2, p, 221.)

Ce procédé, dans les formes spasmodiques, peut quelquefois donner de bons résultats ; mais la cautérisation linéaire est plus simple et se montre plus efficace.

Sutures de Snellen.

Manuel opératoire. — Les sutures en anse faites avec un fil armé de deux
aiguilles sont placées l'une à la limite des tiers interne et moyen, l'autre à celle
des tiers moyen et externe de la paupière. On pénètre avec l'aiguille de haut
en bas (nous supposons l'opération pratiquée à la paupière inférieure, ce qui est
le cas habituel) sur le point le plus élevé de la conjonctive renversée, c'est-
à-dire près du bord postérieur du tarse (fig. 252, a); puis l'aiguille chemine
sous la peau et vient ressortir au dehors à 2 centim. plus bas, à la hauteur du
rebord orbitaire inférieur (b). La deuxième aiguille du même fil est enfoncée
à 3 millim. de la première, suit un trajet parallèle et ressort également à
8 millim. au dehors. La seconde suture est identiquement placée. Les
deux chefs respectifs de chaque anse de fil sont noués ensemble sur un petit

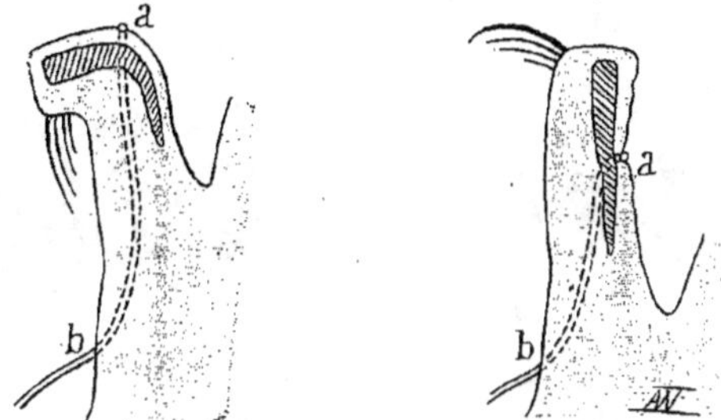

FIG. 252 et 253. — *Sutures de Snellen.*
Schémas montrant le trajet suivi par le fil et le résultat obtenu après la ligature.

rouleau de gaze aseptique et serrés suffisamment pour qu'il se produise un léger
degré d'entropion (fig. 253).

Résultats. — L'opération convient surtout à l'ectropion spasmodique ou aux
degrés très légers d'ectropion sénile, car là correction ne persiste pas, comme
cela est la règle avec tous ces procédés de suture. Peu à peu le trajet cicatriciel
se relâche et le résultat n'est que momentané.

Opération de Kuhnt [1].

Ce procédé, inspiré de celui d'Adams [2], mais plus avantageux en ce sens

[1] KUHNT. *Beiträge zur operativen Augenheilkunde*, 1883. Iéna.
[2] L'ancien procédé d'Adams, qui consistait à exciser au milieu de la paupière ectropionnée
un lambeau en V ouvert du côté libre et comprenant toute son épaisseur, puis à réunir les
lèvres de la plaie, n'est plus de mise aujourd'hui. (ADAMS. *Pract. obs. on ectr.*, 1812, p. 4).
Dans le procédé de Walther (*Syst. der Chir.*, t. VI, 1828) l'excision occupe la commissure et
intéresse la peau seule.

qu'il évite le danger de colobome de la paupière, a pour but le raccourcissement de celle-ci par l'excision d'un lambeau triangulaire tarso-muqueux [1].

Manuel opératoire. — Premier temps. — Après avoir retourné la paupière et saisi celle-ci entre les deux mors d'une pince, on pratique deux incisions obliques partant du bord libre pour se réunir au bord inférieur du tarse. Elles intéressent la conjonctive et le tarse et limitent le lambeau à exciser qui est ensuite enlevé par une section intermarginale faite avec le couteau lancéolaire,

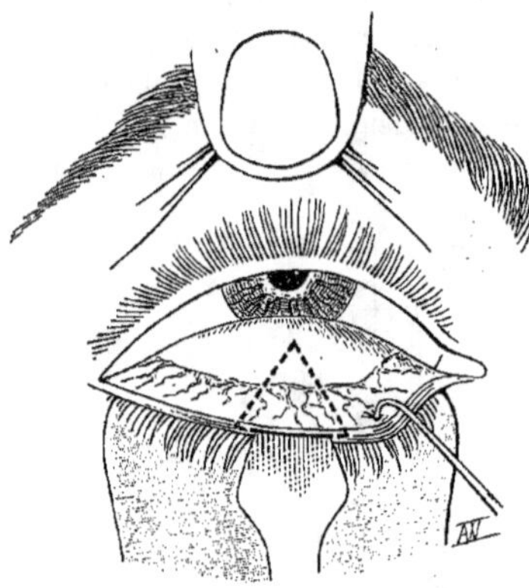

FIG. 254. — *Opération de Kuhnt. Premier temps.*

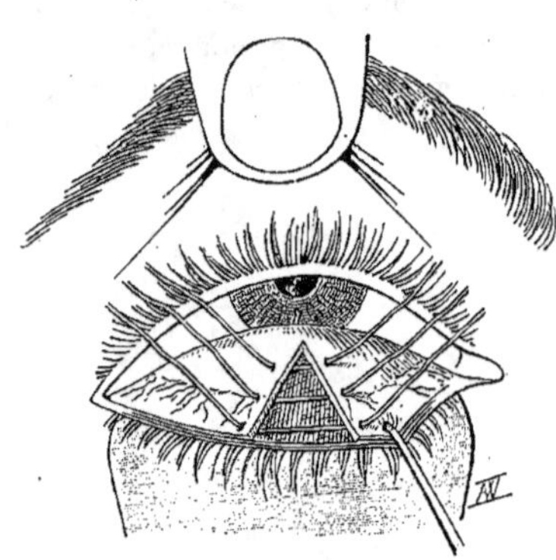

FIG. 255. — *Opération de Kuhnt. Deuxième temps.*

entre la peau et le tarse : il comprend le tarse et la conjonctive ; la peau reste intacte (fig. 254 et 255).

Deuxième temps. — Suture des lèvres de la plaie (fig. 255) et pansement occlusif ; les fils sont enlevés le troisième ou quatrième jour.

Résultats. — L'opération convient aux ectropions séniles anciens lorsque le tarse est très allongé et fortement éversé et, de ce chef, elle ne sera pratiquée qu'à la paupière inférieure.

Pour éviter que, le point de suture marginal venant à couper, il n'en résulte

---

[1] Récemment Dimmer a cherché à combiner les deux procédés, celui d'Adams et celui de Walther : il excise un triangle de peau au niveau de la commissure externe et un triangle de tarse dans la partie moyenne de la paupière, après avoir dédoublé toute la partie externe de la paupière en deux feuillets, l'un musculo-cutané, l'autre tarso-muqueux. Après l'excision du triangle tarsal, on fait glisser latéralement le feuillet cutané pour le suturer au bord externe du triangle cutané excisé ; le résultat serait parfait à tous points de vue fonctionnel et esthétique. (DIMMER. Zur Operation des Ektropium senile. *Zehender's Klinische Monatsblätter für Augenheilkunde*, janvier 1898.)

une encoche disgracieuse et la déviation des cils correspondants, L. Müller
a modifié ainsi le procédé [1] :

Procédé de Müller. — Le bord libre est dédoublé par une incision intermarginale dans une longueur deux fois plus grande que la base du V tarsal

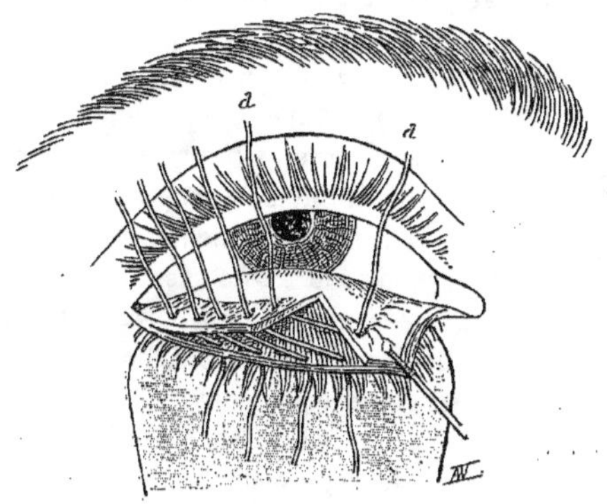

Fig. 256. — *Ectropion. Procédé de Müller.*

qu'on se propose d'exciser. Un point de suture est placé au sommet de la
perte de substance faite au tarse et comprend seulement le cartilage et le

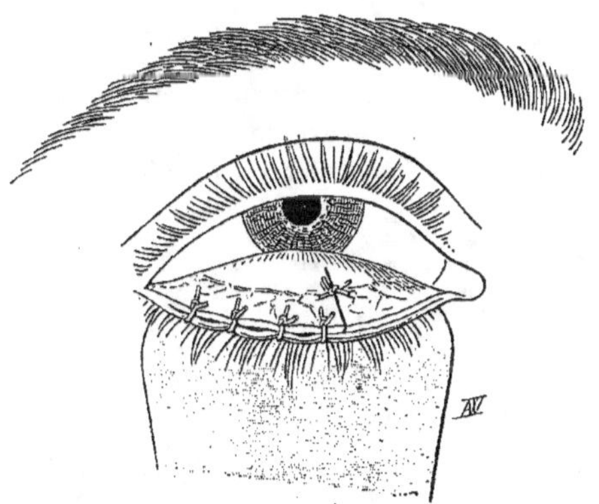

Fig. 257. — *Ectropion. Procédé de Müller.* Résultat.

tarse *(aa')* ; les quatre autres sont obliquement étagés et relient la lèvre
externe de l'incision tarsienne à la lèvre cutanée (fig. 256).

Après avoir fait les sutures, on obtient le résultat représenté dans la fig. 257.

[1] L. Müller. Eine modification der Kuhnt'schen Operation zur Behandlung des Ektropium
senile des untern Lides. *Klinis. Mbl. für Aug.* Bd XXXI. 1893, p. 113.

Procédé de Szymanowski.

Ce procédé n'est qu'une modification de celui imaginé tout d'abord par Dieffenbach, puis pratiqué par Desmarres. L'opération est réservée à l'ectropion sénile et ne sera pratiquée qu'à la paupière inférieure [1].

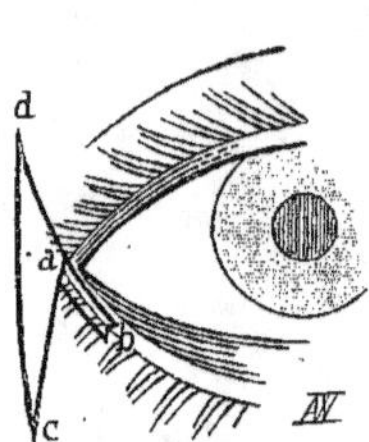

FIG. 258. — *Procédé de Szymanowski.*

Tracé des incisions.

Manuel opératoire. — Après avoir excisé la lèvre ciliaire de la paupière inférieure sur une étendue de 5 à 6 millim. à partir du canthus externe *(a b,* fig. 258), on enlève au bistouri un lambeau cutané triangulaire très allongé comprenant la peau et l'orbiculaire et ayant son sommet à 7 ou 8 millim. au-dessus du canthus externe *(a c d).*

Le lambeau inférieur *c a b* est mobilisé et attiré obliquement en haut et en dehors avec la pince de manière à amener le point *a* en *d.* Cinq ou six points de suture rapprochent les lèvres de la plaie et fixent le lambeau dans cette position. La partie externe de la paupière inférieure est remontée et l'ectropion disparaît.

Résultat. — Très satisfaisant. L'opération mérite d'être recommandée; c'est, croyons-nous, la meilleure à employer dans cette variété d'ectropion [2].

Procédé de A. Terson.

La cautérisation de la conjonctive tarsienne éversée avec le nitrate d'argent ou à l'aide du thermo-cautère et l'excision d'une bandelette de la muqueuse suivant toute la largeur de la paupière et parallèlement à son bord libre

---

[1] SZYMANOWSKI. *Græfe und Sæmisch Handbuch,* t. III, p. 466.

[2] Citons pour mémoire l'ancien procédé employé par de Græfe dans les cas prononcés d'ectropion sénile lacrymal de la paupière inférieure. On pratique une première incision intermarginale horizontale immédiatement derrière la base d'implantation des cils qu'il est quelquefois difficile de découvrir. Cette incision est étendue du point lacrymal inférieur à la commissure externe (fig. 259, D E). Puis, des extrémités de cette incision on fait descendre deux nouvelles incisions verticales (D B et E F mesurant 1 centim. et demi à 2 centim. de longueur.

Le lambeau musculo-cutané quadrangulaire ainsi obtenu est soigneusement disséqué dans toute son étendue, fortement attiré vers le front au moyen de deux pinces et suturé dans cette position. On commence par les sutures du bas et les extrémités du lambeau dépassant maintenant de beaucoup les angles des paupières sont raccourcies par deux sections B B se réunissant à angle obtus en C. Cet angle est fixé dans le point occupé précédemment par l'angle interne du lambeau.

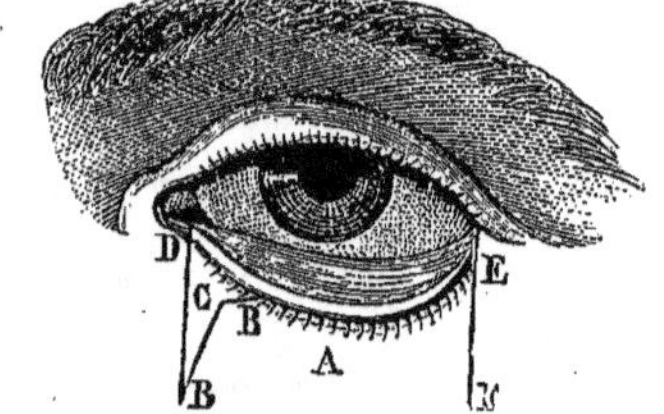

FIG. 259. — *Ectropion lacrymal.* Procédé de DE GRÆFE.

étaient autrefois très employées. Les opérations de Michel [1] et de Landolt [2] reposent sur ce principe, mais le redressement obtenu est insuffisant. M. A. Terson joint à l'excision d'une bandelette conjonctivale la résection d'un triangle cutané sans toucher à la commissure, suivant la méthode de Weber *(Annales d'oculist., t. LXXIV)* [3].

Manuel opératoire. — Premier temps. — Résection d'une large bandelette conjonctivale allant de la commissure externe à la commissure interne, en arrière du canalicule lacrymal, et n'intéressant pas le tarse. On se tiendra à 1 millim. et demi du bord palpébral et à 1 millim. et demi du cul-de-sac conjonctival.

Deuxième temps. — Excision à la région commissurale externe d'un triangle cutané comprenant la peau et l'orbiculaire et dont l'étendue est réglée par le degré d'ectropion. On peut approximativement se rendre compte des dimensions à donner au triangle en pinçant la peau à ce niveau de manière à corriger l'ectropion. La commissure externe doit être respectée.

Troisième temps. — Quatre ou cinq points de suture rapprochent les lèvres de la plaie cutanée. La suture de la plaie conjonctivale est inutile ; elle donne un plissement irrégulier et disgracieux [4].

[1] Michel. *Lehrbuch der Augenheilkunde*, 1884, p. 183.
[2] Landolt. De quelques opérations pratiquées sur les paupières. *Arch. d'ophtalm.*, 1885.
[3] A. Terson. Traitement de l'ectropion sénile. *Archives d'ophtalm.*, 1896.
[4] Dans l'ectropion consécutif à l'énucléation du globe oculaire et développé à la suite du port de l'œil artificiel, *ectropion ex vacuo*, M. Truc conseille le procédé suivant *(procédé en vanne)*. L'opération comprend trois temps :
Premier temps. — Dédoublement vertical de la paupière en deux lames par une incision

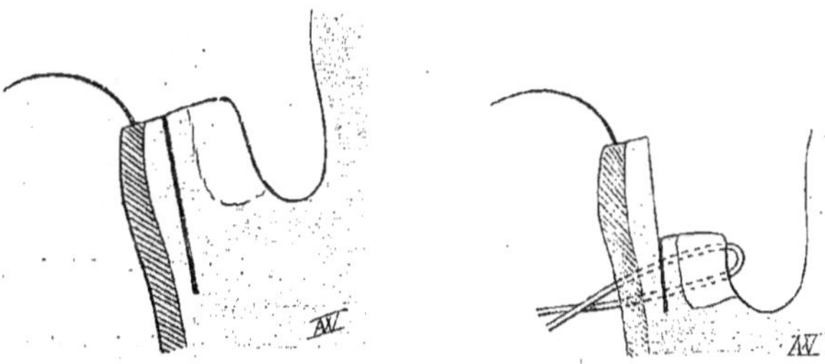

Fig. 260 et 261. — *Procédé en vanne.*
La ligne noire verticale représente la ligne d'incision intermarginale.

intermarginale profonde pratiquée en arrière des cils et s'étendant d'une commissure à l'autre. Le dédoublement doit être d'autant plus profond que l'inversion marginale et la réduction de la cavité conjonctivale sont plus accentuées (fig. 260).
Deuxième temps. — *Relèvement en vanne de la lame antérieure.* Avec des pinces à griffes ou avec trois anses de fil passées à travers la lame antérieure musculo-cutanée, on relève celle-ci par glissement au-dessus de la lame postérieure à hauteur voulue ; puis les deux lames sont fixées dans cette position par transfixion muquo-cutanée (fig. 261).
Troisième temps. — Taille d'un lambeau autoplastique temporal pris horizontalement dans

B. — Ectropion cicatriciel

Si l'ectropion est léger, on peut se contenter des anciens procédés par glissement de Wharton Jones, d'Alphonse Guérin, de Dieffenbach et autres auteurs dans lesquels on utilise plus ou moins le tissu de cicatrice. Il faut, pour réussir, deux conditions : la nutrition du tissu doit être bonne et la déviation palpébrale peu marquée. Dans le cas contraire, comme cela arrive à la suite de brûlures étendues ou lorsqu'il s'agit de combler la perte de substance résultant de l'ablation de tumeurs de voisinage (cancroïde des paupières ou de la région malaire), il faut de toute nécessité faire un emprunt aux téguments voisins demeurés sains et recourir à des opérations plus complètes *(blépharoplastie)*. Nous décrirons donc en même temps ces différents procédés de blépharoplastie (v. p. 397 et suiv.) et n'étudierons ici que les procédés d'autoplastie par glissement réservés aux ectropions peu accentués.

Procédés de Wharton Jones et d'Alphonse Guérin.

Tous les deux sont réservés à l'ectropion de la paupière inférieure.

Procédé de Wharton Jones. — La cicatrice est circonscrite par deux

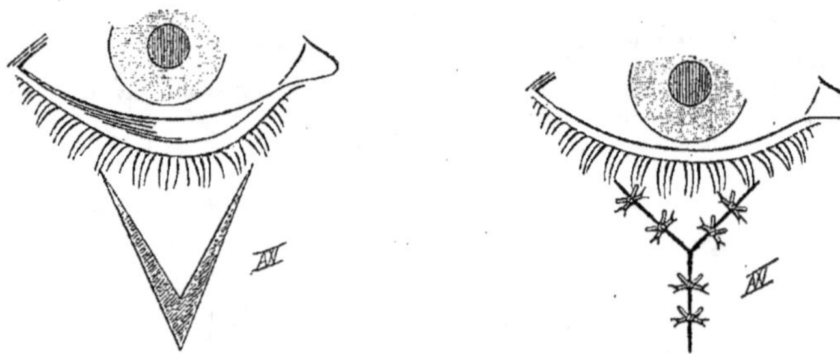

Procédé de Wharton Jones.

FIG. 262. — *Tracé des incisions.*   FIG. 263. — *Résultat.*

incisions en V ouvert en haut et le lambeau est disséqué de la pointe à la base

la direction des plis commissuraux et comprenant la peau et un peu de tissu cellulaire. Il est détaché du sommet externe jusqu'à sa base interne laissée adhérente, puis on le fait passer sous un pont commissural de manière à l'appliquer contre la lame antérieure et il est suturé dans cette position. Ce dernier temps n'est pas indispensable si l'ectropion est peu accentué (TRUC. Nouvelle opération autoplastique de l'ectropion de la paupière inférieure consécutif à l'énucléation de l'œil. *Archiv. d'ophtalm.*, 1897, p. 592).

Ce procédé, expérimenté par M. le professeur Panas et par nous, donne un résultat momentané mais qui ne s'est pas maintenu dans nos deux observations.

D'ailleurs, les procédés précédemment décrits sont loin d'être les seuls qui ont été proposés pour remédier à ces différentes variétés d'ectropion. Nous avons mentionné les principaux ; ils peuvent être modifiés au gré de l'opérateur suivant les indications.

pour détruire les adhérences (fig. 262). Les lèvres de la plaie cutanée sont affrontées très haut de manière à remonter le lambeau qui est suturé de chaque côté (fig. 263).

Procédé en W d'A. Guérin. — Si l'ectropion est assez marqué, on pratique par une incision en W deux lambeaux triangulaires latéraux (fig. 264). Les deux lambeaux sont disséqués et réunis entre eux (fig. 265) et on laisse

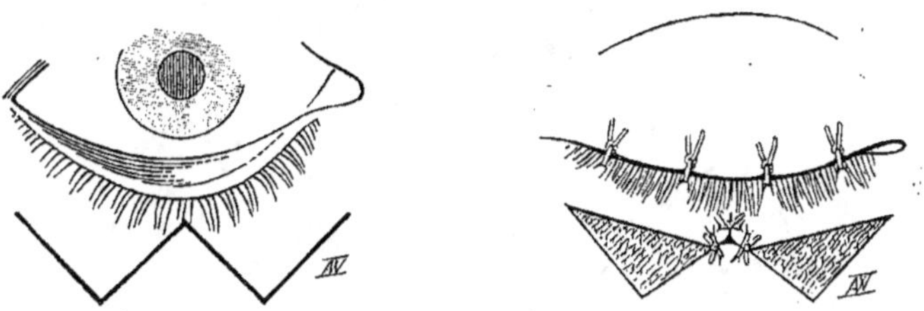

Procédé d'Alphonse Guérin.

FIG. 264. — *Tracé des incisions.*　　　FIG. 265. — *Résultat.*

les deux plaies se cicatriser par bourgeonnement, à moins qu'on n'ait recours à la greffe. Le procédé peut être combiné à la tarsorrhaphie totale, afin d'empêcher la reproduction de l'ectropion[1].

Procédé de Dieffenbach. — Il se rapproche du précédent : cet auteur circonscrit la cicatrice adhérente à l'os par trois incisions et l'extirpe, puis la

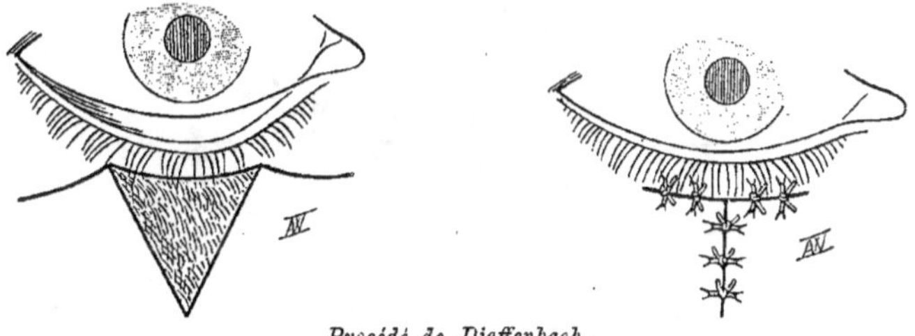

Procédé de Dieffenbach.

FIG. 266. — *Tracé des incisions.*　　　FIG. 267. — *Résultat.*

base du triangle est prolongée obliquement de chaque côté par deux nouvelles incisions (fig. 266). Les deux lambeaux latéraux sont mobilisés et suturés entre eux et à la peau de la paupière redressée (fig. 267).

[1] Si la cicatrice est adhérente à l'os, on peut employer le *procédé d'Ammon :* après avoir circonscrit la cicatrice, on l'abrase superficiellement, puis la peau saine environnante est mobilisée et suturée par-dessus.

Procédé de Richet. — Ce procédé s'adresse à l'ectropion de la commissure externe.

Premier temps. — Le chirurgien pratique une première incision concen-

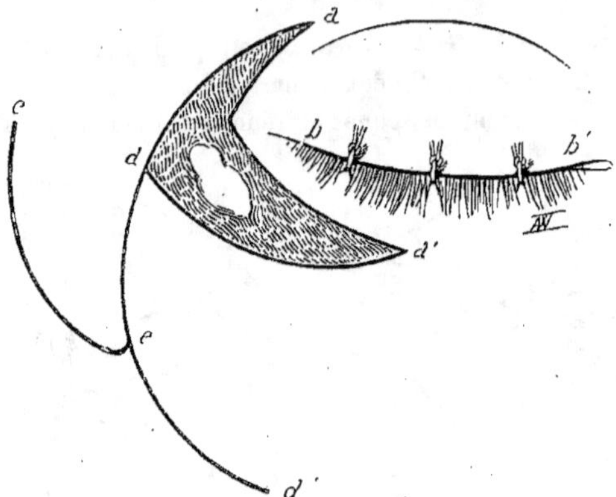

FIG. 268. — *Procédé de Richet*. Tracé des incisions.

trique *(aa')* afin de mobiliser la commissure externe et de la libérer de l'adhérence à l'os (fig. 268).

Deuxième temps. — Tarsorrhaphie des deux paupières dont le bord libre a

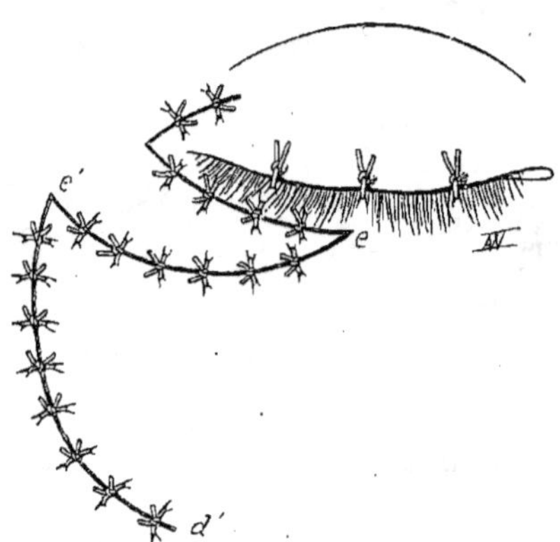

FIG. 269. — *Procédé de Richet*. Résultat.

été avivé (*bb'*). Toute la surface autrefois adhérente est ainsi laissée à découvert et l'os est ruginé à ce niveau.

Troisième temps. — Du milieu du bord externe convexe de la surface cruentée on fait partir une seconde incision courbe *(dd')* aboutissant à la joue, et du milieu de cette seconde incision une troisième également courbe *(ee')* remontant vers la queue du sourcil (fig. 268).

QUATRIÈME TEMPS. — Les deux lambeaux ainsi formés sont disséqués, mobilisés, puis transposés et suturés dans cette position, l'inférieur devenant le supérieur et vice versa (fig. 269).

Les fils sont enlevés le sixième ou septième jour, mais les paupières sont maintenues fermées longtemps (un an à dix-huit mois) en raison de la rétraction du tissu cicatriciel de nouvelle formation. Cet espace de temps peut être abrégé aujourd'hui, grâce aux procédés de Thiersch et de Reverdin (v. plus loin)[1].

Tous ces procédés, dont nous n'avons mentionné que les principaux, s'adressent tout d'abord à la cicatrice qui est mobilisée ; tels sont encore ceux de Dianoux[2], de Jæger[3], etc. Ils ne s'appliquent qu'à des variétés d'ectropion peu accentué ; si la déformation est très marquée, on aura recours aux procédés de blépharoplastie décrits plus loin.

Ptosis.

Abstraction faite des différents moyens palliatifs dirigés contre le ptosis (bandelettes agglutinatives, pinces à ptosis, etc...), les procédés chirurgicaux employés en pareil cas se réduisent à deux : excision d'un lambeau cutané ovalaire destiné à raccourcir la paupière et relèvement de la paupière au moyen de sutures la rattachant au muscle orbito-frontal.

Le premier procédé expose à la fermeture incomplète de la fente palpébrale si l'excision est trop considérable ; le résultat obtenu est peu satisfaisant et l'opération est abandonnée aujourd'hui. On peut en dire autant de l'excision d'une portion de l'orbiculaire préconisée par de Græfe afin de diminuer l'action du muscle et partant la résistance rencontrée par le releveur[4]. Reste le second procédé, très ingénieux, dont l'idée première revient à Pagenstecher[5]

---

[1] Lors de cicatrices siégeant à la partie moyenne de la paupière inférieure, Richet procède de la façon suivante :

1° Avivement de la lèvre meibomienne des deux paupières, puis, à 2 millim. du bord ciliaire de celle ectropionnée, incision horizontale qui libère cette dernière et tarsorrhaphie.

2° A 1 centim. plus bas, seconde incision parallèle à la première : le pont ainsi délimité est mobilisé ; s'il est trop long, la partie moyenne est excisée et les deux lèvres sont suturées.

3° La suture des lèvres de la plaie a pour effet de remonter la bandelette cutanée et de faire disparaître l'ectropion. L'hiatus triangulaire qui en résulte à la partie moyenne est suturé suivant le procédé de Wharton Jones.

[2] G. GUILLOU. *De la blépharosplastie à pont.* Th. de Paris, 1889.

[3] F. JÆGER. *Novo blephar. methodus*, 1831, p. 28.

[4] DE GRÆFE. *Archiv für Ophthalmol.*, 1863, IX, 2.

[5] PAGENSTECHER. Eine neue Operation zur Heilung der Ptosis. *Congrès internat. de Londres*, 1881.

TECHNIQUE. — Une aiguille d'un fil doublement armé pénètre au-dessus du sourcil, glisse sous la peau et vient ressortir au niveau du bord libre de la paupière. La seconde aiguille

et à Dransart [1], et qui a été profondément modifié par M. Panas [2].

Tout récemment, M. Motais (d'Angers), se fondant sur la synergie d'action et les rapports anatomiques des deux muscles droit supérieur et releveur de la paupière, eut l'idée très séduisante de les substituer l'un à l'autre ; M. Parinaud imagina un procédé analogue. La tentative est intéressante et nous avons donné plus haut le détail de ces deux opérations (v. page 284).

Le résultat, nous l'avons vu, est très médiocre ; l'un des deux procédés tout au moins n'est pas sans danger et, à l'heure actuelle, le seul procédé à employer nous paraît être le procédé de Panas qu'il nous faut maintenant décrire.

Opération de Panas.

Manuel opératoire. — PREMIER TEMPS. — *Taille d'un lambeau pédiculé.* La paupière étant bien tendue sur la plaque de corne, on fait une première incision horizontale au niveau du pli orbito-palpébral supérieur, et des extrémités de celle-ci partent deux incisions divergentes. Le lambeau trapézoïde ainsi formé comprenant la peau et l'orbiculaire est disséqué de haut en bas et le squelette fibreux de la paupière et mis à nu (fig. 271).

parcourt le même trajet à 2 ou 3 millim. de distance (fig. 270) et les deux chefs de chaque anse de fil sont noués et serrés sur un petit rouleau de gaze. On place ainsi deux ou trois sutures

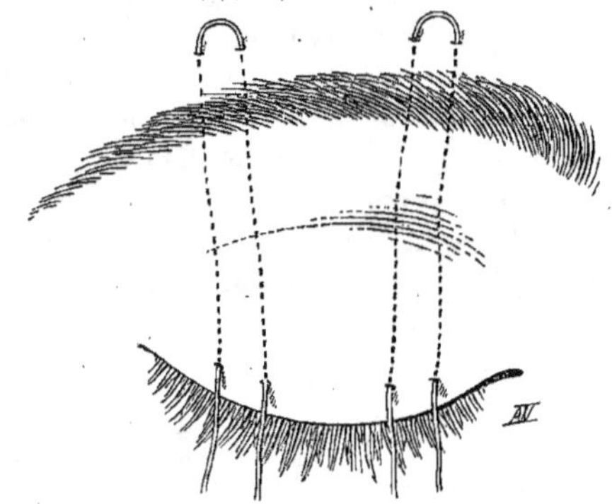

FIG. 270. — *Opération du ptosis. Procédé de Pagenstecher.*

et les fils ne sont enlevés que lorsque la suppuration commence à se produire, afin d'obtenir une nappe cicatricielle sous-cutanée.

[1] Dransart emploie la même méthode, mais l'anse de fil est dirigée en sens inverse. (DRANSART. Un cas de blépharoptose opéré par un procédé spécial à l'auteur. *Bulletin méd. du nord de la France*, juin 1880.)

[2] PANAS. D'un nouveau procédé opératoire applicable au ptosis congénital et au ptosis paralytique. *Arch. d'opht.*, VI, 1886, p. 1.

DEUXIÈME TEMPS. — *Incision semi-circulaire* le long du bord supérieur du sourcil, intéressant la peau et la couche musculaire, et située en regard de la première incision. Saisissant alors avec une pince le pont cutané compris entre les deux incisions, on le mobilise par transfixion à l'aide du bistouri passé au-dessous et rejoignant les deux incisions.

TROISIÈME TEMPS. — *Sutures.* Deux ou trois fils armés de deux aiguilles sont passés au sommet du lambeau pédiculé. Une pince à disséquer est introduite fermée sous le pont cutané et vient saisir les deux chefs de chaque fil qui glissent au-dessous et entraînent avec eux le lambeau jusqu'à la boutonnière frontale où il est suturé.

Si l'effet obtenu est insuffisant, il suffit d'exciser le sommet du lambeau

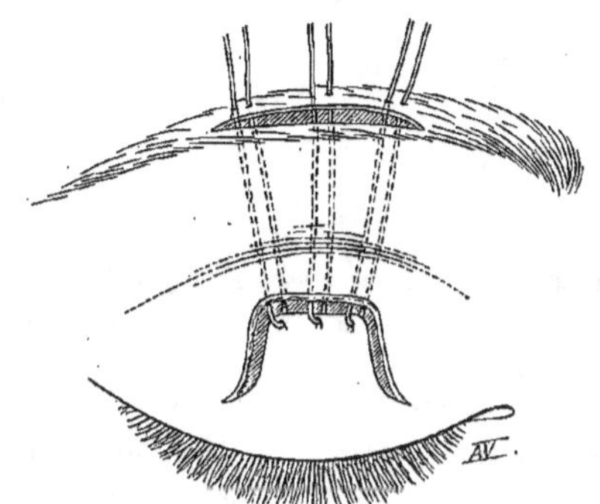

FIG. 271. — *Opération du ptosis. Procédé de Panas.*

dans l'étendue qu'on juge nécessaire et de le suturer de nouveau en évitant tout tiraillement des fils pour ne pas compromettre la réunion primitive. Si au contraire l'effet obtenu est trop considérable, on fixe le pédicule en un point un peu moins élevé [1].

Résultats. — Ce procédé est le seul à l'heure actuelle qui donne des résultats satisfaisants. Ceux de Boucheron [2], Snellen [3], Nicati [4], Gillet de Grandmont [5], tous basés sur l'avancement du releveur préconisé par

---

[1] Afin de diminuer le plissement de la peau après l'intervention, M. Panas a coutume d'exciser, à la fin de l'opération, les deux petits replis latéraux dont il suture ensuite les deux lèvres cutanées. Dans ces conditions la cicatrice est à peine visible.

[2] BOUCHERON. Opération du ptosis. *Archiv. d'opht.*, 1888, p. 228.

[3] SNELLEN. A new operation for ptosis. *Ophtalm. Review*, 1889.

[4] NICATI. Opération du ptosis par avancement du releveur palpébral. *Arch. d'ophtalm.*, X, 1890.

[5] GILLET DE GRANDMONT. Nouvelle opération du ptosis congénital. *Rec. d'opht.*, 1891.

Eversbuch [1], et combinés ou non avec l'excision d'une portion du tarse, n'ont pas une action suffisamment énergique. (Voy. Appendice; procédé d'Angelucci.)

§ 1. — Ablation des tumeurs des paupières ou de voisinage et procédés d'autoplastie destinés à combler la perte de substance résultant de l'ablation.

Parmi les tumeurs des paupières, les unes bénignes et de peu de volume sont enlevées sans laisser de traces (chalazion, kystes, papillomes du bord libre). D'autres, plus étendues (cancroïdes, etc.), laissent après l'ablation une perte de substance qui doit être comblée si on veut éviter l'ectropion consécutif. Nous décrirons successivement le manuel opératoire convenant à chacune d'elles.

A. — Tumeurs bénignes et de petit volume

Chalazion.

Manuel opératoire. — Instruments : Pinces de Desmarres, de Snellen ou de Druault, un bistouri, deux pinces fixatrices, une pince à disséquer et une petite curette tranchante.

Technique. — Le malade étant couché et la région aseptisée, on fait au niveau de la ligne d'incision une injection sous-cutanée de quelques gouttes d'une solution de cocaïne à 1 p. 100 [2]. La pince de Desmarres est appliquée et bien serrée afin d'éviter l'hémorrhagie au cours de l'opération [3]. Dans un premier temps, l'opérateur fait au niveau du point le plus saillant une incision parallèle au bord libre de 8 à 10 millim. d'étendue suivant la grosseur du granulome, et intéressant la peau et les fibres musculaires de l'orbiculaire (fig. 272). Une pince fixatrice est appliquée sur la lèvre inférieure de la

---

[1] Eversbuch. Zur Operation der congenitalen Blepharoptosis. *Klinisch Monatsblätter für Aug.*, Bd XXI, 1883.

Voici le procédé d'Eversbuch: une incision courbe intéressant la peau et l'orbiculaire est pratiquée à égale distance du sourcil et du bord libre de la paupière. Le tarse et le tendon du releveur sont mis à nu et on passe à travers le tendon trois anses de fil dont les chefs viennent ressortir dans l'espace intermarginal du bord libre. Il suffit de les serrer pour attirer en bas le muscle de la quantité voulue.

[2] L'injection de cocaïne, par l'œdème qu'elle détermine, a l'inconvénient de masquer la tumeur. Si celle-ci est petite, on peut s'en passer, car avec la pince de Desmarres, l'incision n'est guère perçue.

[3] L'application de la pince est très douloureuse et entraîne dans les jours qui suivent une ecchymose assez marquée. Aussi M. Panas conseille-t-il de lui substituer la plaque de corne confiée à un aide, comme pour l'opération du trichiasis. Cette pratique est bien préférable, mais elle exige la présence d'une tierce personne, condition quelquefois difficile à réaliser en clientèle pour une opération aussi bénigne. En appliquant comme nous le faisons sur chacune des lèvres de la plaie une pince fixatrice qui est ensuite abandonnée, l'excision peut être exécutée facilement sans la présence d'aucun aide.

plaie, une autre sur la lèvre supérieure, de manière à rabattre les lèvres de l'incision et à mettre à nu la tumeur. Les deux pinces sont abandonnées (fig. 273) et celle-ci, saisie avec une pince à griffes, est extirpée en totalité ; deux ou trois coups de curette tranchante complètent l'opération et excisent les débris demeurés adhérents au tarse.

La suture des lèvres de la plaie est inutile et plutôt nuisible. Un pansement sec aseptique est laissé en place vingt-quatre heures. On peut même se contenter d'appliquer, dès que l'écoulement de sang a cessé, une

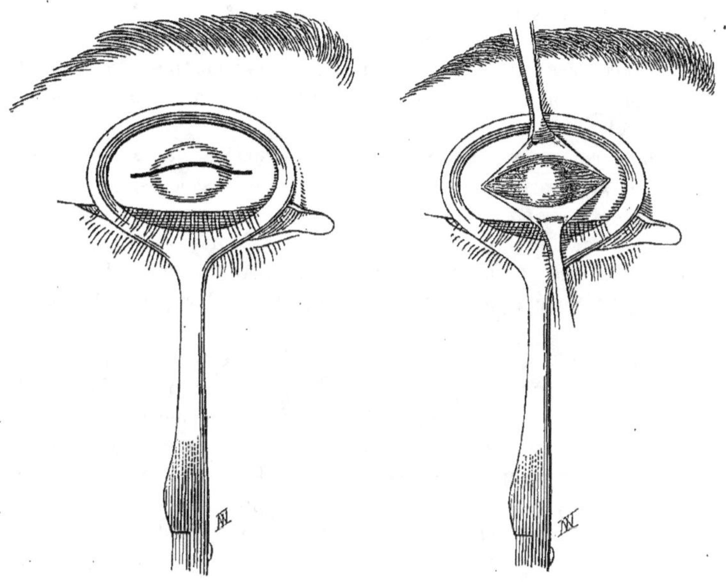

Opération du chalazion.

Fig. 272. — *Incision.*   Fig. 273. — *Dissection de la tumeur.*

petite bandelette de taffetas d'Angleterre trempée au préalable dans l'eau bouillie.

La cicatrice linéaire résultant de l'opération se confond avec les plis de la peau à ce niveau et ne laisse pas de traces. C'est pourquoi l'extirpation du côté de la peau, telle que nous l'avons décrite, est préférable, car elle expose moins aux récidives. Néanmoins, si le chalazion proémine fortement à la face conjonctivale, si surtout la tumeur est ramollie et suppurée, mieux vaut l'enlever par la muqueuse : l'incision est faite sur la conjonctive tarsienne parallèlement au bord libre ; puis, la curette tranchante est introduite et enlève la totalité de la tumeur. Le pansement est inutile.

Papillomes. Verrues. Molluscum contagiosum. Kystes transparents.

Toutes ces petites tumeurs seront facilement excisées : on peut, après l'excision, appliquer sur la petite surface cruentée la pointe rougie du thermo-cautère afin d'arrêter l'hémorrhagie et d'en empêcher la reproduction. Une simple incision suffit pour les orgelets et un pansement humide est appliqué.

B. — TUMEURS MALIGNES. — BLÉPHAROPLASTIE

. . L'ablation de ces tumeurs, dont la plus fréquente est l'épithélioma, ne présente rien de spécial. Il faut, bien entendu, intervenir avant l'apparition de l'adénopathie correspondante. Heureusement les cancroïdes de la face ont une marche particulièrement lente et le malade vient généralement consulter en temps utile.

Le point important est de combler la perte de substance après l'extirpation afin d'éviter la rétraction cicatricielle et l'ectropion consécutifs.

Les procédés que nous allons décrire s'appliquent également à l'ectropion cicatriciel lorsqu'il est très accentué ; c'est pourquoi nous les réunissons dans un même chapitre [1]. Ceux de Wharton Jones, d'A. Guérin, de Dieffenbach, de Richet, mentionnés plus haut, ne conviennent que lorsque l'ectropion est peu marqué.

Le lambeau destiné à combler la perte de substance est pris sur les parties voisines de la face auxquelles il est laissé rattaché par un étroit pédicule qui en assure la nutrition ; ou bien il est entièrement détaché d'une partie du corps éloignée (bras, cuisse) et transporté à la face lorsque les téguments voisins ne se prêtent pas à un emprunt de ce genre. De là deux grands procédés opératoires : la *blépharoplastie à pédicule* et l'*hétéroplastie* ou *greffe cutanée*.

La blépharoplastie à pédicule est le procédé de choix : elle sera donc pratiquée toutes les fois que les tissus voisins sont demeurés sains ou ont conservé une vitalité suffisante pour fournir un bon lambeau. Si, au contraire, le tissu est mince, peu vasculaire, intimement adhérent au squelette, force est de recourir à la greffe cutanée qui devient alors un procédé de nécessité.

Blépharoplastie à pédicule.

Règles générales. — Quel que soit le procédé employé, il est certaines règles générales applicables à toute intervention [2].

---

[1] Dans un cas d'ectropion sténodermique, M. Panas eut recours à l'autoplastie palpébrale à pédicule avec un plein succès. (PANAS. *Clin. opht.*, 1899.)

[2] Les reproches adressés à la blépharoplastie par lambeau pris à la face (difficultés de l'opération, difformité consécutive résultant d'incisions et de sutures nombreuses ou de la nécrose du lambeau) ne sont pas sérieux. La nécrose sera facilement évitée en se conformant aux règles d'antisepsie habituelle et les sutures laissent peu de traces, surtout si on a soin de recourir aux sutures intra-dermiques dont nous donnons plus loin la technique et qui nous ont toujours fourni d'excellents résultats.

1° La **suture des paupières** (tarsorrhaphie totale) sera toujours faite aussitôt que les brides cicatricielles auront été suffisamment libérées pour permettre le rapprochement des deux paupières, avant même de procéder à la taille du lambeau. Elle sera maintenue longtemps après l'opération (un an, dix-huit mois, quelquefois deux ans).

2° Le lambeau sera toujours **plus grand** que la brèche à combler (un tiers environ) en raison de la rétraction cutanée qui suit immédiatement la taille du lambeau (*rétraction primaire*) et de celle qui se produit au cours de la cicatrisation (*rétraction secondaire*) [1].

3° Afin d'assurer la nutrition du lambeau, celui-ci sera disséqué avec le tissu cellulaire sous-cutané et les vaisseaux qu'il contient ; il faut se garder d'enlever ce dernier. Le pédicule ne doit pas non plus être trop étroit ni tordu sur lui-même, ce qui gênerait la circulation, et le lambeau ne doit pas être trop tiraillé.

4° L'emplacement du pédicule est ainsi réglé : le pédicule est en haut, à la tempe, pour la paupière inférieure et en bas, vers la joue, pour la paupière supérieure ; car la traction ultérieure est exercée dans la direction du pédicule qui vient ainsi apporter un appoint à l'effet de la restauration palpébrale. Il n'y a pas là d'ailleurs de règle fixe ; on recherchera avant tout une bonne coaptation.

5° On ménagera tout ce qui reste de l'ancienne paupière, principalement le bord libre, les muscles et la conjonctive, toutes les fois que cela est possible.

6° L'hémostase doit être parfaite et on s'assurera qu'aucune artériole ne donne avant d'appliquer le lambeau. Les artères sont pincées au fur et à mesure et la torsion suffit d'ordinaire pour arrêter l'hémorrhagie ; si celle-ci persiste, la solution stérilisée de gélatine à 5 p. 100 peut être utilement employée.

A. — **Procédé de Dieffenbach**. — Ce procédé s'applique à la paupière inférieure lorsque la perte de substance siège à la partie moyenne et affecte une forme triangulaire. La tumeur ayant été enlevée, le lambeau est taillé du côté temporal, c'est-à-dire dans la joue (fig. 274).

On pratique dans le prolongement de la base du triangle une incision dirigée du côté de la tempe et du point externe de cette incision on en fait une seconde parallèle au côté externe du triangle. Le lambeau est disséqué avec le tissu cellulaire, l'hémostase soigneusement faite, et il est appliqué sur la perte de substance où il est fixé au moyen de sutures à la soie (fig. 275).

Les lèvres du triangle laissé à découvert sont rapprochées en partie par des sutures et la surface laissée libre est livrée à la cicatrisation par bourgeonne-

[1] Si on ne se sent pas suffisamment exercé, on appliquera sur la région un patron découpé dans une rondelle de gaze stérilisée et de mêmes dimensions que le lambeau à exciser.

ment; ou mieux on y greffe des lambeaux dermo-épidermiques pris au bras

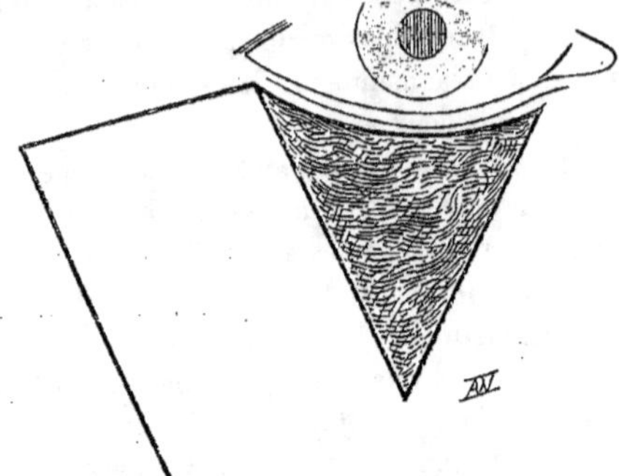

FIG. 274. — *Procédé de Dieffenbach. Taille du lambeau.*

ou à la cuisse. Un pansement sec est appliqué et les sutures sont enlevées le cinquième ou sixième jour [1].

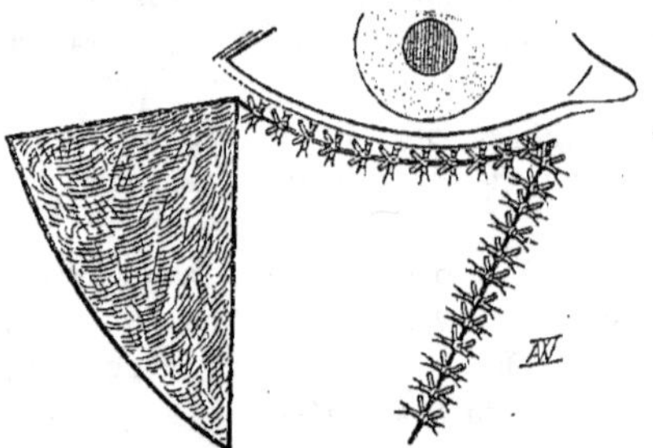

FIG. 275. — *Résultats.*

Les procédés de Arlt, de Knapp, de Burrow reposent sur le même principe.

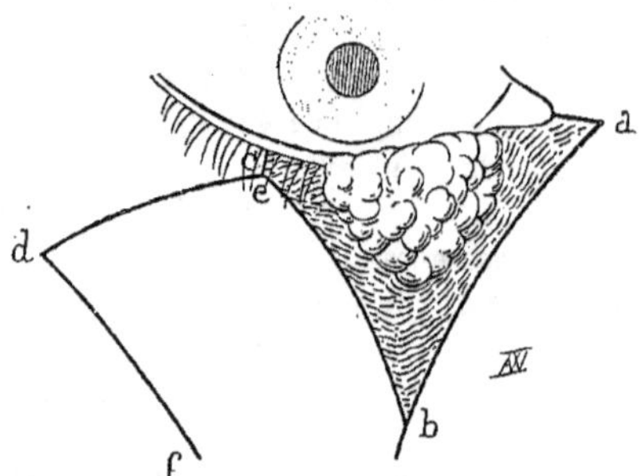

FIG. 276. — *Procédé de Arlt.*

Dans le procédé de Arlt, la tumeur ayant été enlevée, la perte de substance abe est comblée à l'aide d'un lambeau rectangulaire $bedf$ disséqué au

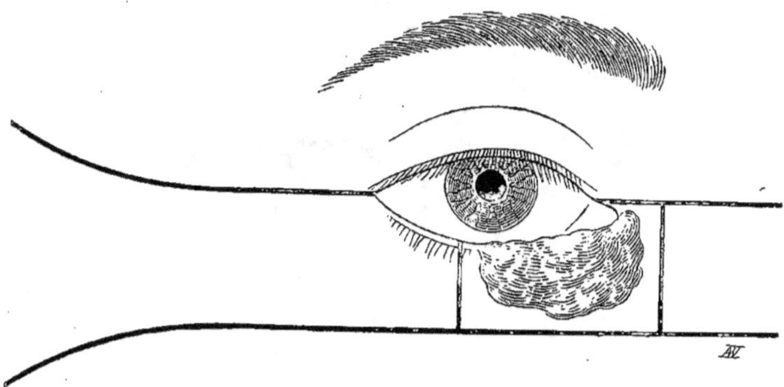

FIG. 277. — *Procédé de Knapp. Taille des lambeaux.*

préalable et qu'on fait glisser de dehors en dedans (fig. 276). Ceux de

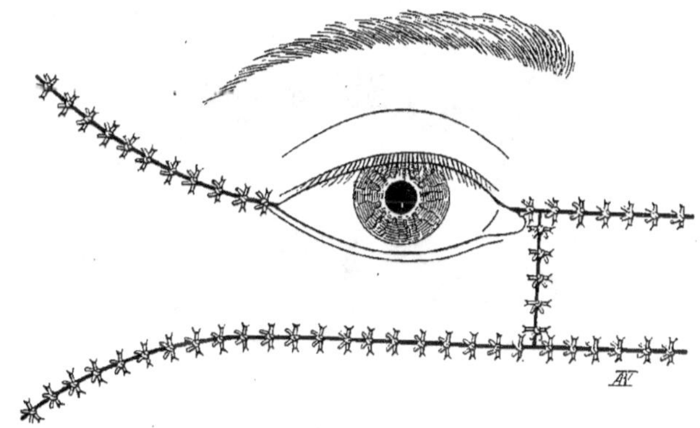

FIG. 278. — *Procédé de Knapp.* Résultat.

La tumeur une fois enlevée, la perte de substance est comblée par deux lambeaux horizon-
taux de même largeur, l'un taillé en dedans, l'autre en dehors, rapprochés par glissement et
suturés par leurs bords.

Knapp (fig. 277 et 278) et de Burrow (fig. 279 et 280) sont sensiblement
identiques.

Tous se rattachent à la méthode par glissement des lambeaux, dite

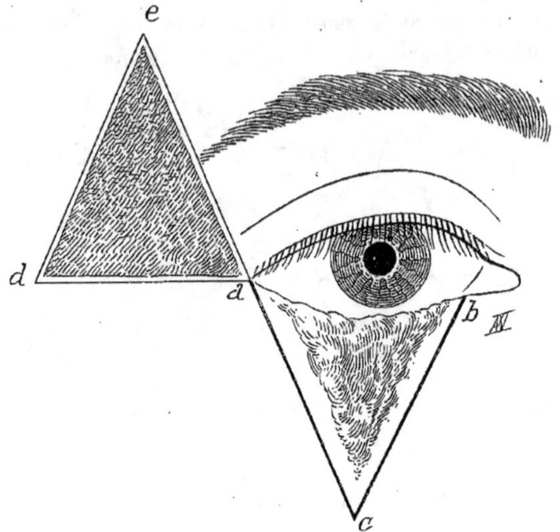

Fig. 279. — *Procédé de Burrow. Taille des lambeaux.*

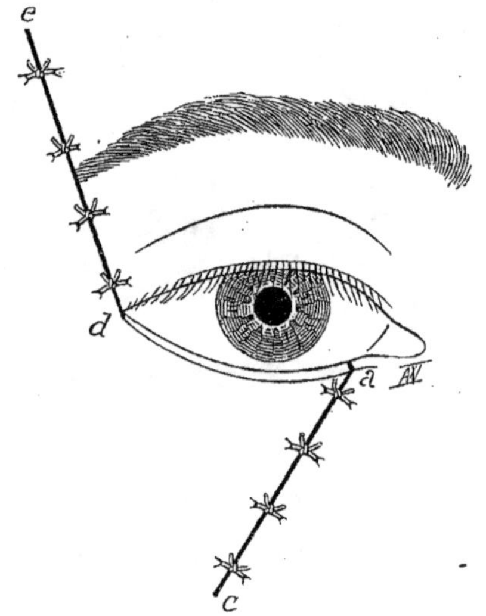

Fig. 280. — *Résultat.*

La tumeur est excisée en triangle (*a b c*). Un triangle de peau saine (*a e d*) est également excisé
en dehors. Le lambeau cutané (*c a d*) est disséqué et suturé de telle manière que *a c* vienne
se coapter avec *b c*.

méthode française, de même que le procédé de Richet précédemment décrit [1].

L'inconvénient est la traction exercée sur les lambeaux, en particulier dans le procédé de Knapp et surtout dans celui de Burrow qui est mauvais en ce sens qu'on excise inutilement un triangle de peau saine. Mieux vaut, pour l'éviter, recourir à la *méthode indienne* dans laquelle le lambeau est emprunté aux parties voisines par rotation ou torsion du pédicule. Le plus ancien procédé est celui de Fricke, d'où dérivent tous les autres.

B. — Procédé de Fricke[2]. — Il convient à la fois à la paupière supérieure et à la paupière inférieure. La tumeur enlevée et *la tarsorrhaphie étant faite*, on taille dans la région de la tempe pour la paupière supérieure et dans celle de la joue pour la paupière inférieure un lambeau de même forme que la perte de substance à combler et d'un tiers plus grand, avec un large pédicule

[1] Dans un cas où le cancroïde intéressait la partie nasale de la paupière supérieure, Landolt imagina le procédé suivant : presque toute la moitié interne de la paupière fut enlevée avec la tumeur; puis la partie demeurée saine fut séparée en ses deux feuillets par une incision intermarginale profonde allant jusqu'au rebord orbitaire. Le feuillet superficiel fut ensuite séparé du feuillet profond par une incision verticale commençant à l'angle palpébral et

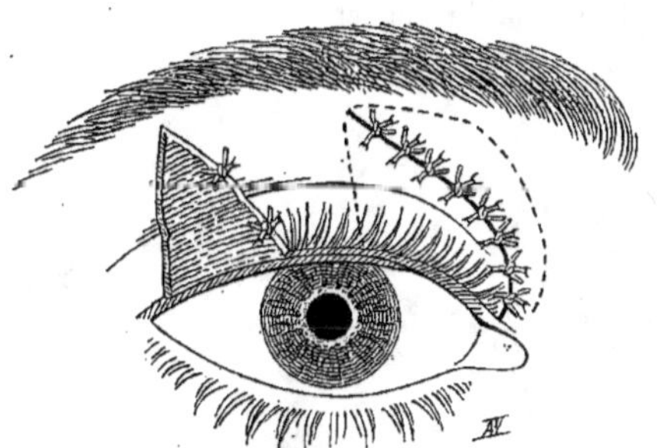

FIG. 281. — *Procédé de Landolt.*

La ligne pointillée représente la surface d'implantation de la tumeur qui a été enlevée avec toute l'épaisseur de la paupière. Puis celle-ci a été dédoublée et le feuillet antérieur attiré en dedans et suturé. On voit en dehors le feuillet profond formé par la couche tarso-muqueuse.

remontant jusqu'au sourcil. Le feuillet antérieur mobilisé fut alors attiré en dedans et suturé au bord correspondant de la plaie nasale et deux ou trois points de suture maintinrent en dehors le feuillet superficiel contre le feuillet profond. La paupière ainsi formée se composait : en dedans, du feuillet antérieur musculo-cutané; à la partie moyenne, des deux feuillets et en dehors du feuillet fibro-muqueux (fig. 281). On laisse bourgeonner ce dernier et on peut en activer la cicatrisation par l'application de greffes dermo-épidermiques. (LANDOLT. De quelques opérations pratiquées sur les paupières. *Arch. d'opht.*, 1885, p. 490.)

[2] FRICKE. *Bildung neuer Augenlider nach Zerstörung und dadurch hervorgebrachter Auswärtswendung derselben.* Hamburg, 1829.

(fig. 282). Le lambeau est disséqué avec le tissu cellulaire sous-cutané, infléchi et fixé dans la plaie par des points de suture. Les lèvres de la

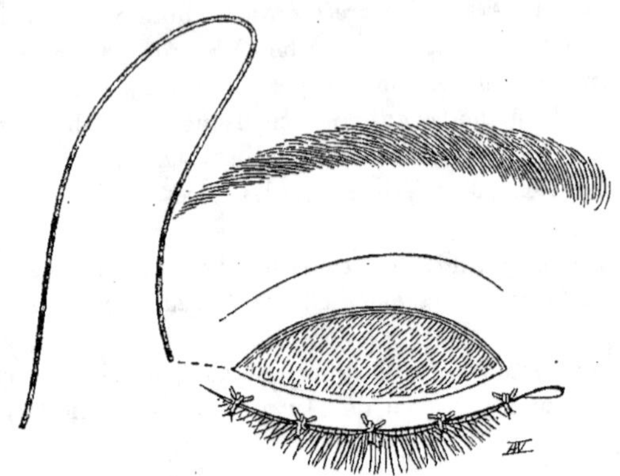

FIG. 282. — *Procédé de Fricke.*

Taille du lambeau à la tempe. La paupière supérieure a tout d'abord été libérée, puis les deux lèvres meibomiennes des paupières avivées et suturées au préalable.

plaie résultant de l'ablation du lambeau sont suturées à leur tour (fig. 283). La forme et l'emplacement du lambeau varient suivant le siège de la

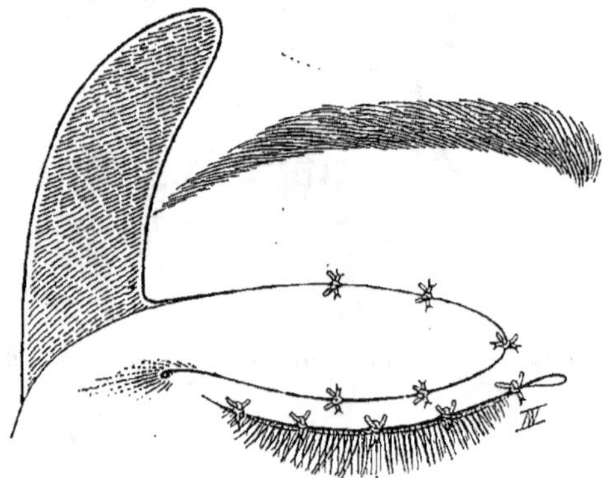

FIG. 283. — *Procédé de Fricke.*

Le lambeau disséqué est infléchi dans la plaie palpébrale et suturé dans cette position.

tumeur ou le degré d'ectropion (procédés de Blasius, de Hasner, de Denonvilliers). L'examen des figures ci-jointes tient lieu de toute description (fig. 286 à 293).

Dans tous les cas où les tissus voisins, plus ou moins cicatriciels, n'ont pas

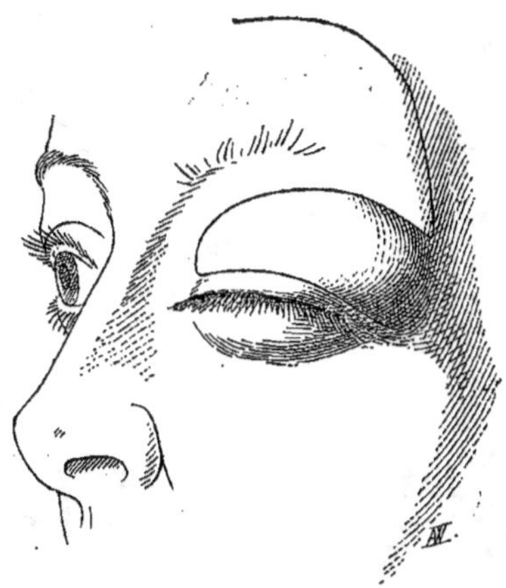

Fig. 284. — Autoplastie palpébrale avec lambeau pédiculé pris à la tempe, chez une malade atteinte d'ectropion cicatriciel à la suite d'une brûlure de la paupière supérieure. Sutures intra-dermiques. — Résultat trois semaines après l'opération (dessiné d'après nature).

conservé une vitalité suffisante, force est de recourir à la greffe cutanée, à moins de prendre un lambeau à distance suivant le procédé de Tagliacozzi

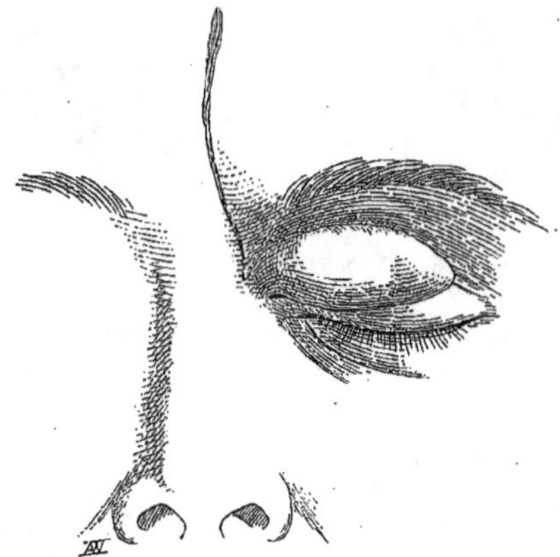

Fig. 285. — Autoplastie palpébrale pour ectropion cicatriciel de la paupière supérieure. Lambeau pris au front. Sutures intra-dermiques. — Résultat trois semaines après l'opération (dessiné d'après nature).

(méthode italienne) repris avec succès par le professeur Berger. Nous décri-

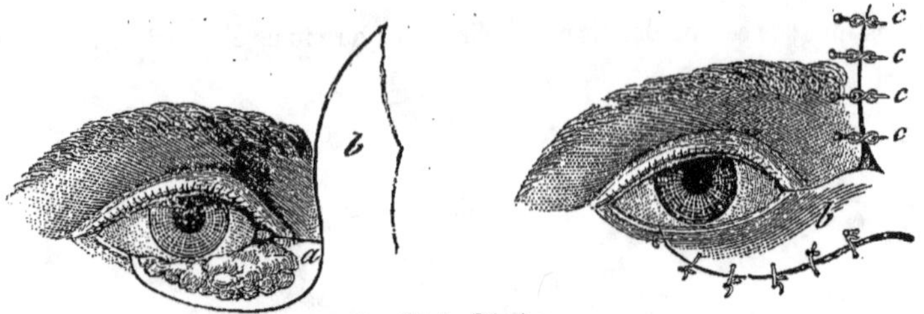

Procédé de Blasius.

FIG. 286. — *Lambeau pris dans la peau du nez et du front.*

FIG. 287. — *Résultat.*

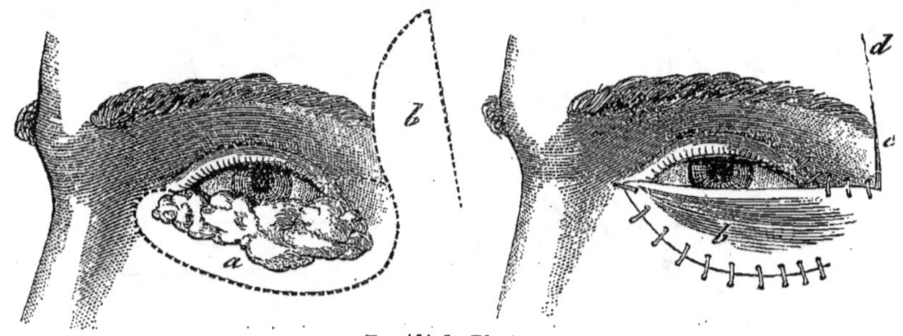

Procédé de Blasius.

FIG. 288. — *Lambeau pris à la tempe.*

FIG. 289. — *Résultat.*

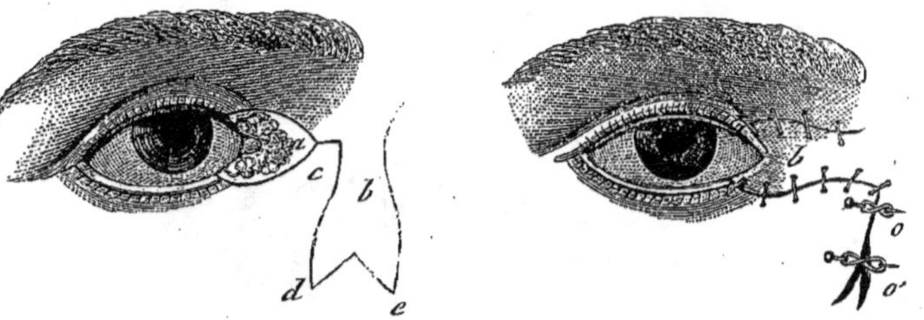

Procédé de Hasner. Lambeau en fourche.

FIG. 290. — *Réparation de l'angle interne.*

FIG. 291. — *Résultat.*

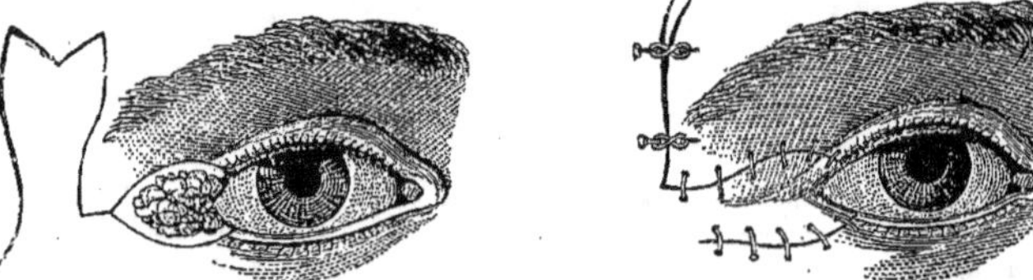

Procédé de Hasner. Lambeau en fourche.

FIG. 292. — *Réparation de l'angle externe.*

FIG. 293. — *Résultat.*

rons plus loin cette méthode d'une exécution difficile et exigeant une préparation minutieuse et un outillage tout particulier (v. Appendice p. 417) [1].

Hétéroplastie ou greffe cutanée.

Cette méthode, imaginée par Reverdin [2], est bien inférieure à la précédente au point de vue des résultats; elle sera réservé aux cas où celle-ci est inapplicable.

Le lambeau cutané transplanté peut comprendre toute l'épaisseur de la

[1] Les sutures intra-dermiques, quel que soit le procédé d'autoplastie employé, nous ont donné d'excellents résultats et nous conseillons d'y recourir toutes les fois que cela est possible, c'est-à-dire que la traction exercée sur les lambeaux n'est pas trop considérable.

Ce mode de sutures, imaginé par le chirurgien irlandais Kendal Franks [1] et perfectionné par M. Pozzi, ne laisse pour ainsi dire pas de traces, avantage considérable lorsqu'il s'agit d'une région découverte comme la face. M. Pozzi se sert de petites aiguilles courbes de Hagedorn et de fil de soie très fin ou mieux de crin de Florence : une seule aiguille munie d'un très long fil suffit, la suture étant continue [2].

Technique. — L'aiguille montée sur le porte-aiguille pénètre d'abord à un demi-centimètre en dehors de l'angle de la plaie, traverse toute la peau et ressort dans la plaie, entraînant après elle le fil jusqu'à l'extrémité du nœud qui y est fait (fig. *a*). L'aiguille pénètre alors dans l'épaisseur de l'une des lèvres de la plaie où elle suit un trajet intra-dermique de 3 à 4 millim., puis ressort à l'extérieur entraînant le fil avec elle (*b. c*); elle est ensuite portée du côté opposé, pique l'épaisseur de cette seconde lèvre exactement en regard du point de sortie du fil sur l'autre lèvre, suit de même un trajet intra-dermique et ressort au dehors (*d e*).

On continue ainsi à traverser alternativement l'épaisseur du derme à droite et à gauche (*f g, h i, j k, l m, n o*, etc.), et quand on est arrivé à l'autre extrémité de la plaie, on fait ressortir l'aiguille à un centimètre au-dessous de cet angle en traversant l'épaisseur de la peau de dedans en dehors (*t*).

Il ne reste plus qu'à resserrer de haut en bas la suture, soit en tirant successivement avec un crochet sur chacune des anses du surjet ou mieux en serrant chaque point à mesure qu'il est placé. La plaie se trouve alors réduite à la ligne d'incision; les deux lèvres sont très régulièrement coaptées et le fil est complètement caché, sauf aux deux extrémités.

Pour terminer la suture, on fait à la base du fil relevé par un aide, en *t*, un nœud avec un autre crin de Florence et les deux chefs de ce crin et le fil terminal sont noués ensemble par un double nœud.

Pour enlever le fil de la suture (ce qui se fait généralement vers le septième ou huitième jour), on attire un peu le nœud (*a*) que l'on coupe, puis il suffit de tirer sur le chef supérieur (*t*) pour enlever le fil en totalité.

[2] REVERDIN. *Bull. de la Soc. de chirurgie*, 1869.

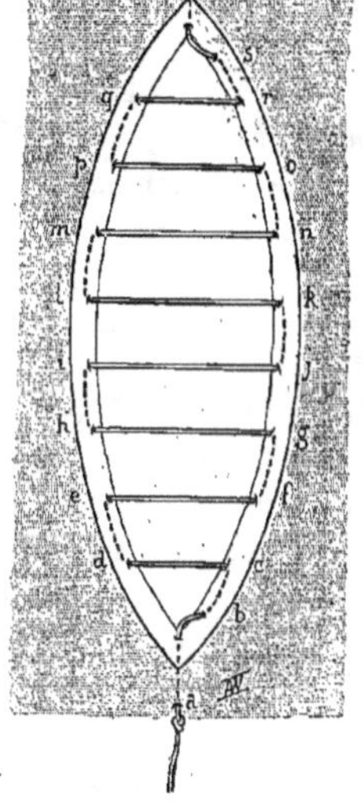

FIG. 294. — *Suture intra-dermique*. Trajet suivi par le fil.

[1] KENDAL FRANKS. On subtuticular suture. *British medical Journal*, 1890, t. I, p. 414.

[2] POZZI. Suture intra-dermique, nouveau procédé de suture de la peau. *Bull. et mém. de la Soc. de chirurgie de Paris*, février 1894.

peau à l'exception du pannicule adipeux (Le Fort [1]), ou seulement l'épithélium et les parties les plus superficielles du derme (Ollier [2], Thiersch [3]). De là deux procédés différents.

Procédé de Le Fort. — TECHNIQUE. — La tumeur ayant été enlevée et les paupières suturées, on taille sur la peau du bras ou de la cuisse préalablement aseptisée un lambeau cutané *d'un tiers plus grand* que la perte de substance à combler.

Celui-ci est débarrassé du tissu cellulaire sous-cutané, soigneusement étalé et fixé aux lèvres de la plaie par quelques points de suture.

Un pansement sec, compressif, est appliqué, modérément serré et laissé en place trois jours. Il est important, au moment du renouvellement du pansement, de procéder avec la plus grande douceur afin de ne pas déchirer le lambeau encore peu adhérent.

L'opération doit être conduite avec l'asepsie la plus rigoureuse et en se gardant de l'emploi des antiseptiques qui compromettraient la vitalité des tissus [4].

RÉSULTATS. — La réunion immédiate s'observe souvent, mais diverses complications peuvent survenir telles que le sphacèle, la suppuration ou la résorption du lambeau.

La suppuration sera évitée avec une rigoureuse antisepsie. Le sphacèle se reconnaît à la teinte rouge vineux puis violacée présentée par le lambeau ; s'il est limité seulement aux couches superficielles, la résorption n'est pas totale, le lambeau persiste et le bénéfice retiré de l'intervention est réel. Enfin quelquefois, on voit apparaître au bout de huit à dix jours, au centre de la surface transplantée, un petit ulcère qui s'étend peu à peu, gagne les parties périphériques et bientôt le lambeau est résorbé en totalité. Enfin, au point de vue de l'avenir, on constate souvent que de « pareils lambeaux, bien que vivants et vascularisés, subissent peu à peu une résorption moléculaire profonde qui, au bout d'un an ou deux, les réduit au simple chorion et à la couche épidermique » (Panas).

Procédé de Thiersch. — Thiersch découpe au rasoir ou au couteau à amputation sur la peau de la cuisse bien tendue de très minces languettes

---

[1] LE FORT. Blépharoplastie par un lambeau complètement détaché du bras et reporté à la face. *Bull. de la Soc. de chirurgie*, 1872.

[2] OLLIER. Les greffes cutanées. *Comptes rendus de l'Académie des sciences*, 1872.

[3] THIERSCH. Ueber die feineren anatomischen Veränderungen bei Aufheilung von Haut auf Granulationen. *Berl. klin. Wochenschr.*, 1874.

[4] La greffe en mosaïque de M. de Wecker n'est qu'une modification de ce procédé : le lambeau cutané, après avoir été enlevé, est découpé en petits carrés d'un demi à un centimètre de côté qui sont appliqués sur la surface à combler. Mais ces petits lambeaux ont aussi tendance à se recroqueviller et la méthode n'a pas d'avantage marqué sur la précédente. (DE WECKER. *Ann. d'oculist.*, 1872.)

dermo-épidermiques longues de 4 à 6 centim. et larges d'un centimètre et demi environ. La minceur doit être telle que la peau se plisse sur le couteau au moment de la section sous l'influence des mouvements de scie et que les bords ne présentent aucune tendance à l'enroulement. Ces languettes sont appliquées exactement sur la perte de substance à combler et exactement imbriquées de manière à ce qu'aucune partie ne reste à découvert.

Le procédé, souvent employé pour les ulcères de jambe [1], convient surtout à la *greffe secondaire*, lorsque la surface de la perte de substance à combler est déjà recouverte de bourgeons charnus, à condition de racler au préalable tous ces bourgeons charnus avant l'application de la greffe.

Le procédé d'Eversbusch est sensiblement identique : il enlève des lambeaux intéressant l'épiderme et le sommet des papilles du derme [2]. Enfin les essais de greffe animale déjà pratiqués autrefois et renoulevés dans ces dernières années ne donnent pas de résultats satisfaisants [3].

---

[1] E. TERRIEN. Traitement de l'ulcère de jambe et du lupus par les greffes dermo-épidermiques. *Bull. de la Soc. de dermatologie*, mars 1896.

[2] EVERSBUCH. Ueber die Verwendung von Epidermis Transplantationen bei den plastichen Operationen an der Lidern und an der Conjunctiva. *Münch. med. Wchschr.*, 1887, n°s 1 et 2.

[3] GILLET DE GRANDMONT. Brûlure des paupières. Restauration par la greffe de peau de grenouille. *Soc. d'opht. de Paris*, 1890.

APPENDICE

OPÉRATIONS SUR LES PAUPIÈRES

SOMMAIRE

---

§ 1. — Opérations dirigées contre l'entropion.

I. — ABLATION DU SOL CILIAIRE

L'ablation du sol ciliaire, imaginée par Flarer [1] et très en faveur autrefois, est aujourd'hui totalement abandonnée en raison de la difformité qu'elle entraîne. Nous décrivons cependant l'opération, car c'est d'elle que dérivent les autres procédés de transplantation du sol ciliaire.

Manuel opératoire. — PREMIER TEMPS. — Après avoir placé la plaque de corne sous la paupière, on enfonce un couteau lancéolaire ou un bistouri au niveau du liséré

---

[1] FLARER. *Riflexioni sulla trichiasi.* Milan, 1828.

intermarginal séparant les orifices des glandes de Meibomius de la racine des cils et la paupière est dédoublée en deux feuillets, l'un antérieur musculo-cutané, l'autre, postérieur, fibro-muqueux. Le dédoublement est pratiqué sur toute la longueur du bord palpébral et jusqu'à une profondeur de 3 millim. environ, de manière à dépasser la racine des cils.

DEUXIÈME TEMPS. — On fait alors à 3 millim. du bord libre une incision linéaire occupant toute la largeur de la paupière et allant jusqu'au cartilage. Le sol ciliaire n'adhère plus à ce moment à la paupière que par ses deux extrémités qu'il suffit de sectionner pour détacher entièrement le lambeau. Le tarse se trouve mis à nu; un pansement est appliqué et au bout de quelques jours la plaie se cicatrise par bourgeonnement (fig. 295).

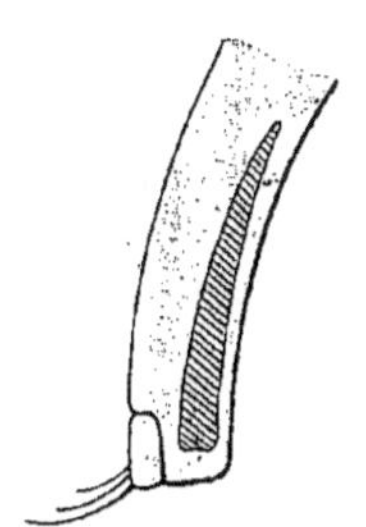

FIG. 295. — *Procédé de Flarer. Schéma de l'incision.*

Résultats. — En raison de la difformité résultant de la disparition des cils, l'opération, dans les cas très rares où elle sera pratiquée (trichiasis partiel où il suffit d'enlever un court lambeau), ne doit être faite qu'à la paupière inférieure. Les cils, moins nombreux et moins forts, ont ici un rôle protecteur moins immédiat.

II. — RENVERSEMENT DU SOL CILIAIRE

Stellwag[1] a eu l'heureuse idée de réappliquer le lambeau cutané excisé. Après avoir enlevé le champ d'implantation des bulbes pileux, il retourne complètement le lambeau de manière que le bord qui porte les cils soit dirigé en haut, le bord incisé en bas et applique l'une contre l'autre les deux surfaces cruentées. Pansement occlusif renouvelé tous les deux jours.

La greffe cutanée, si elle réussit, rend la cicatrice moins apparente; les cils, anormalement dirigés, tombent généralement d'eux-mêmes.

III. — TRANSPLANTATION DU SOL CILIAIRE

A. — *Procédé de Jœsche-Arlt.*

Manuel opératoire. — L'opération, déjà pratiquée par Aétius et Paul d'Égine, s'exécute de la manière suivante :

PREMIER TEMPS. — *Section intermarginale* comme pour l'opération précédente (fig. 296).

DEUXIÈME TEMPS. — *Excision d'un lambeau cutané semi-lunaire.* La paupière étant soulevée par la plaque de corne, l'opérateur pratique à 3 millim. environ du bord palpébral une incision parallèle à ce bord et intéressant seulement la peau. Puis, la peau étant bien tendue, il pratique une nouvelle incision semi-lunaire à 4 ou 5 millim. de la première et allant la rejoindre à chaque extrémité. Le lambeau cutané ainsi formé est excisé,

---

[1] STELLWAG. Ein neues Verfahren gegen einwärts gekehrte Wimpern. *Allgem. Wr. med. Zeitung*, 1883, n° 49.

en ayant soin de ne pas comprendre les fibres de l'orbiculaire dans la section (fig. 296).

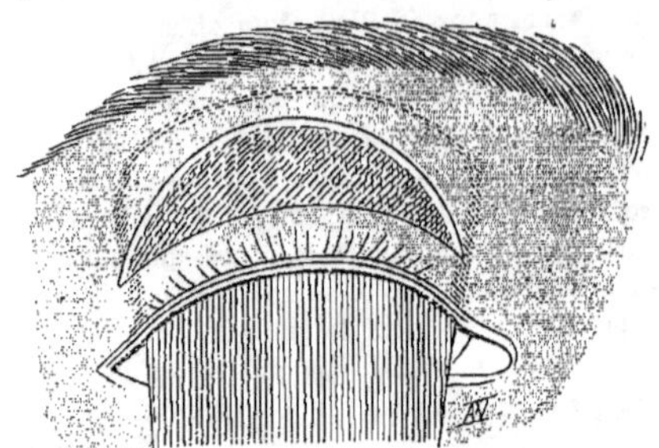

FIG. 296. — *Procédé de Jæsche-Arlt. Premier et deuxième temps.*

TROISIÈME TEMPS. — *Sutures.* Cinq à six sutures rapprochent les deux lèvres de la plaie. La lèvre ciliaire est ainsi fortement remontée et une partie du tarse se trouve mise à nu.

QUATRIÈME TEMPS. — *Greffe du lambeau cutané* (Waldhauer).

Afin de rendre la cicatrice moins apparente et le résultat plus parfait, Waldhauer complète l'opération en transplantant sur la plaie le lambeau semi-lunaire excisé. Celui-

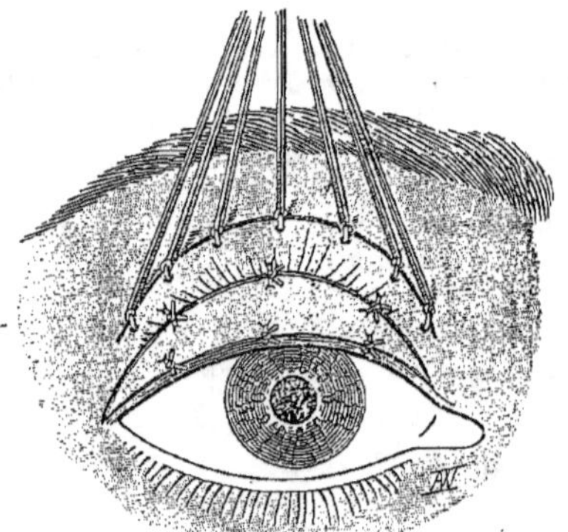

FIG. 297. — *Procédé de Jæsche-Arlt.*
Résultat.

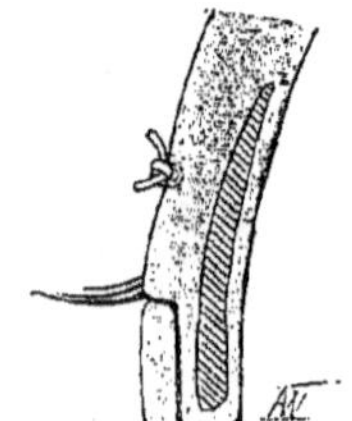

FIG. 298.— *Procédé de Jæsche-*
Arlt. Coupe schématique.

ci est étalé à l'aide d'une spatule, de manière que les bords soient bien coaptés, et fixé au besoin par une ou deux sutures (fig. 297).

Mais souvent le lambeau se nécrose ou, dans tous les cas, se rétracte fortement et l'avantage est peu considérable. Il en est de même des lambeaux de muqueuse empruntés à la lèvre du sujet lui-même ou à la conjonctive d'un lapin (van Millingen) [1]. Le procédé de Spencer Watson a pour but de remédier à cet inconvénient. (Voir plus bas.)

[1] VAN MILLINGEN. De la guérison radicale du trichiasis par la tarso-cheiloplastie. *Arch. d'opht.*, VIII, 1888, p. 60.

Modifications du procédé. — DE GRAEFE. La transplantation a quelquefois peu d'effet sur les cils situés vers les angles des paupières. Afin d'agir en même temps sur les angles, de Graefe a modifié ainsi le procédé *(Archiv für Ophthal.*, t. X, 2, p. 226) :

On pratique deux incisions verticales longues de 9 millim. qui partent du bord libre,

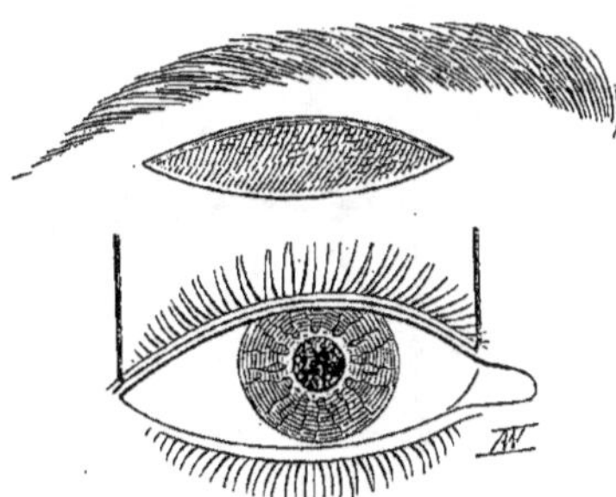

FIG. 299. — *Procédé de de Græfe.*

intéressent la peau et l'orbiculaire et délimitent latéralement la partie destinée à être transplantée (fig. 299).

La section intermarginale est identique ; puis le feuillet cutané médian, ainsi libéré, est suturé latéralement de manière à remonter le bord ciliaire de 2 millim. environ. On peut même, pour augmenter l'effet de l'opération, exciser un pli ovale de la peau ou se contenter de comprendre, sans excision préalable, un pli analogue de la peau entre deux ou trois sutures.

DE WECKER. — M. de Wecker pratique l'opération de la manière suivante :

Premier temps : Canthoplastie allant du canthus externe au rebord orbitaire.

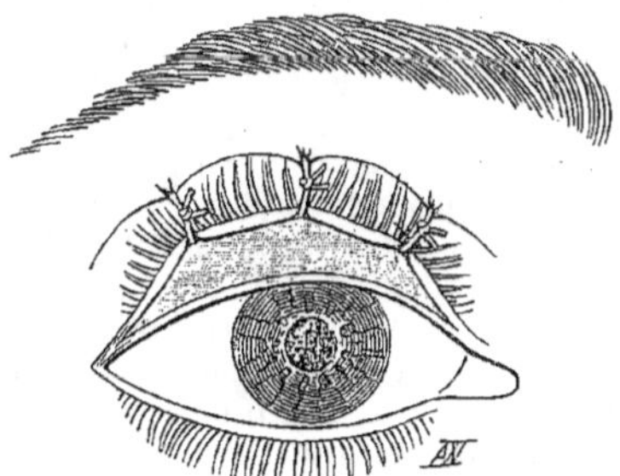

FIG. 300. — *Procédé de de Wecker.*

Deuxième temps : Section intermarginale profonde et occupant toute la largeur de la paupière.

Dans un *troisième temps*, on place trois sutures de Gaillard comprenant la peau et le muscle orbiculaire et glissant sur la face antérieure du tarse (fig. 300).

Les trois ou quatre sutures ainsi placées produisent une déviation plus accusée que celle obtenue avec le procédé de Jœsche-Arlt (de Wecker, *Chirurgie oculaire*, 1879, p. 377).

Landolt. — *Premier temps* : Section intermarginale identique à la précédente et occupant toute la hauteur de la paupière.

Deuxième temps : Incision linéaire du feuillet cutané parallèle au bord libre, située à 3 millim. de celui-ci et allant de l'angle externe à l'angle interne (*a b*, fig. 301).

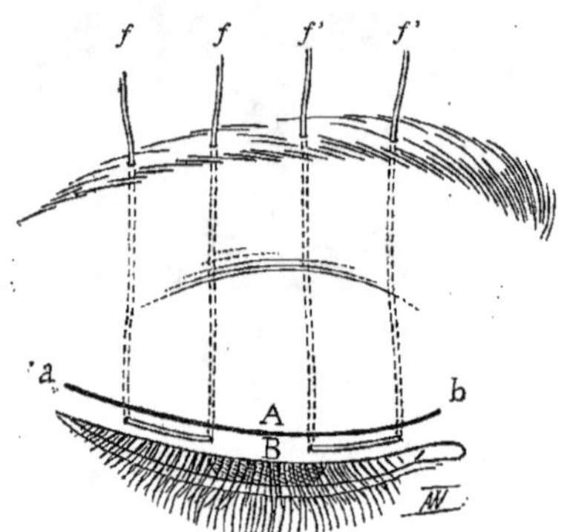

FIG. 301. — *Procédé de Landolt*.

Troisième temps : Les cils ayant été coupés aussi ras que possible, le lambeau ciliaire est traversé par deux fils munis chacun de deux aiguilles et placés en anse, l'un en dehors, l'autre en dedans. Chaque fil pénètre à 1 millim. du bord libre et est conduit dans le dédoublement des deux feuillets cutanés jusqu'au niveau des sourcils (*ff, f'f'*).

Il suffit de serrer les fils, qui sont noués sur une petite rondelle de gaze, pour faire glisser le lambeau inférieur B derrière le supérieur A et le fixer dans cette position. Le lambeau supérieur recouvre alors le lambeau ciliaire et son bord A devient le nouveau bord palpébral.

Quatrième temps : Au bout de quelques jours, une fois la coaptation entre les deux feuillets effectuée, on fait à 1 millim. environ du nouveau bord palpébral une incision qui met à nu les cils cachés derrière le feuillet antérieur et leur permet de pousser en toute liberté.

Il se forme ainsi une nouvelle rangée de cils régulièrement implantés, parallèle au bord palpébral et séparée de ce dernier par une mince bandelette d'épiderme. Le procédé sera surtout employé avec avantage dans le distichiasis total (E. Landolt. Un nouveau procédé d'opération dans le distichiasis. *Archiv. d'ophtalm.*, 1890, t. X, p. 1).

B. — *Procédé de Spencer Watson*.

Manuel opératoire. — L'opération est pratiquée seulement à la paupière supérieure.

Premier temps. — Incision intermarginale au niveau de la moitié externe de la paupière si le trichiasis siège en dehors, ou de la moitié interne s'il siège en dedans.

Deuxième temps. — Taille de deux lambeaux cutanés triangulaires très allongés, l'inférieur à base interne *(b)*, le supérieur à base externe *(a)* (fig. 302).

Troisième temps. — On achève la dissection des deux lambeaux s'il reste quelques

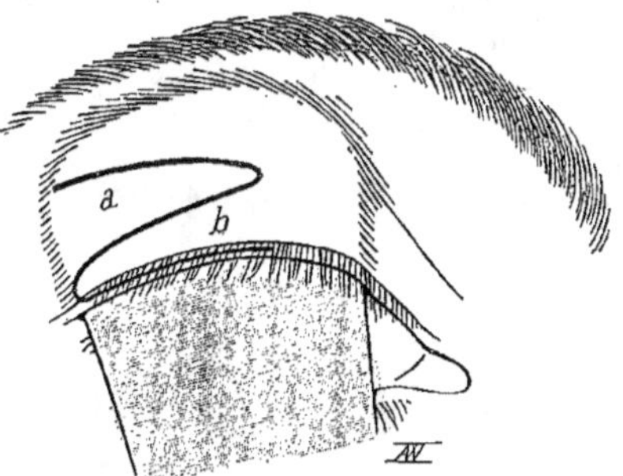

Fig. 302. — *Procédé de Spencer Watson.*
Incision intermarginale et taille des lambeaux.

fibres conjonctives les retenant au tarse, et on les intervertit de manière que celui qui porte les cils devienne le supérieur et l'autre l'inférieur ; puis chacun des lambeaux est fixé par des sutures (fig. 303).

Indications. — Les lambeaux ne doivent pas être trop longs, en raison de l'étroitesse du pédicule, si l'on veut éviter la nécrose consécutive ; c'est pourquoi l'opération

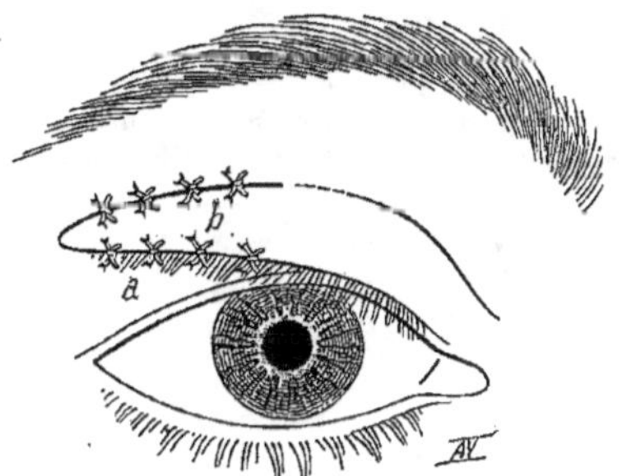

Fig. 303. — *Procédé de Spencer Watson. Résultat.*

sera réservée au trichiasis partiel localisé à l'une ou l'autre extrémité de la région ciliaire[1]. Si le trichiasis est plus développé à la partie moyenne, on pourra se contenter de la méthode de Jœsche-Arlt[2].

[1] Spencer Watson. On the treatment of trichiasis and distichiasis by a plastic operation. *Med. Times and Gaz.*, vol. 49, 1874.
[2] Les procédés de Gayet, Jacobson, Dianoux, Dor, Nicati, reposent sur le même principe : formation d'un lambeau pédiculé avec relèvement du sol ciliaire.

C. — *Opération de Hotz* [1].

Manuel opératoire. — PREMIER TEMPS. — La paupière étant soulevée à l'aide de la corne, on pratique une incision linéaire à 4 millim. du bord libre, intéressant la peau et le muscle orbiculaire et occupant toute la largeur du tarse. Celui-ci est mis à nu et les faisceaux de l'orbiculaire qui le recouvrent sont excisés, afin de diminuer la puissance du muscle qui favorise l'entropion.

DEUXIÈME TEMPS. — On place alors trois ou quatre sutures: l'aiguille traverse d'abord

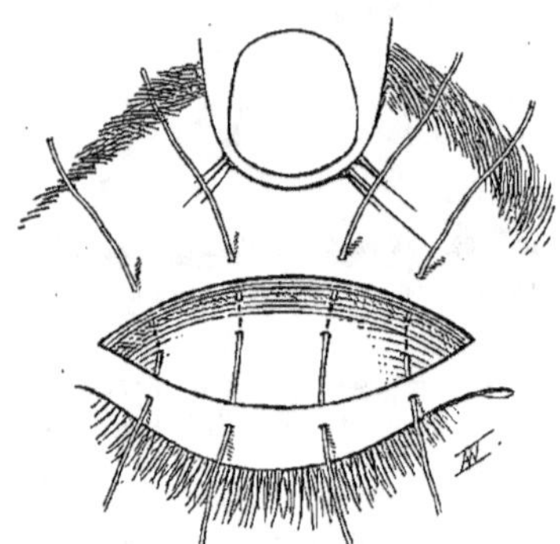

FIG. 304. — *Opération de Hotz.*

le bord supérieur de la plaie cutanée, puis la partie terminale du releveur et le bord supérieur du tarse, et enfin le bord inférieur de la plaie cutanée (fig. 304).

Les deux chefs de chaque fil sont noués et les fils sont enlevés le troisième jour.

Résultat. — Le sol ciliaire est relevé et le résultat est plus durable en raison du point d'appui solide formé par le tarse. L'opération sera surtout pratiquée à la paupière supérieure; elle convient à l'entropion spasmodique et même à l'entropion cicatriciel si le trichiasis est léger.

IV. — TRAITEMENT ÉLECTROLYTIQUE DES CILS DÉVIÉS

Lors de trichiasis partiel si le nombre des cils déviés est très peu considérable, on peut encore recourir à l'électrolyse pratiquée tout d'abord par Michel et qui a remplacé l'aiguille rougie à blanc introduite dans le bulbe du poil.

Le procédé est identique à celui de Brocq dans le traitement de l'hypertrichose ordinaire [2] : on se sert d'aiguilles en platine longues de 2 à 3 centim. et reliées au pôle négatif de la pile, tandis que le pôle positif est placé dans la main du malade.

---

[1] HOTZ. Eine neue Operation für Entropium und Trichiasis. *Arch. für Augenheil.*, IX, 1880.
[2] BROCQ. De la destruction des poils par l'électrolyse. *Soc. méd. des hôpitaux de Paris,* 1887.

Le bord ciliaire est anesthésié avec la préparation suivante recommandée par Hayes [1] :

Chlorhydrate de cocaïne...............................	0,25 centigr.
Menthol..	
Hydrate de chloral....................................	ââ 3 gr. 50
Lanoline..	10 gr.

Puis on fait passer le courant (4 à 5 milliampères) et on pénètre le long du poil dans la logette du derme où il est enchâssé, en faisant en quelque sorte le cathétérisme du follicule pileux. L'aiguille est enfoncée jusqu'à une profondeur de 3 millim. environ afin de détruire le bulbe pileux et on augmente progressivement la force du courant jusqu'à 10 à 12 milliampères pendant une vingtaine de secondes. Au moment de retirer l'aiguille, on diminue graduellement d'intensité sans cesser brusquement afin d'éviter toute secousse et on se borne à détruire quatre ou cinq cils par séance. On voit tout autour de la piqûre une petite tache brunâtre entourée d'une aréole érythémateuse périphérique et il persiste après l'opération une sensation de cuisson assez vive qui disparaît rapidement.

V. — CANTHOPLASTIE. *(Procédé de Valude)*[2].

Indications. — Ce procédé nouveau de canthoplastie est particulièrement applicable aux cas d'ankyloblépharon avec rétraction cicatricielle ¡de la conjonctive, ainsi qu'on l'observe à la période ultime du trachome. Chez ces malades, l'approche de la conjonctive

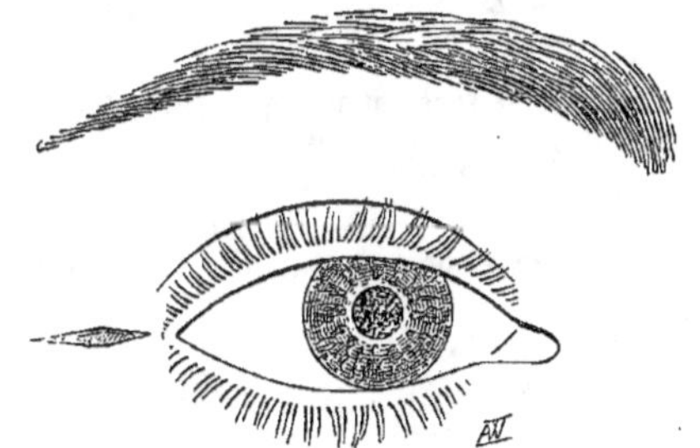

FIG. 305. — *Canthoplastie. Procédé de Valude. Premier temps.*

et de l'angle cutané de l'incision est difficile, parfois impossible à réaliser et c'est pour eux que Cusco avait imaginé un lambeau cutané, Richet un lambeau conjonctival. On peut remarquer dans ces cas-là une déformation fréquente du canthus externe qui se caractérise par un pli cutané vertical, rappelant en quelque sorte l'épicanthus interne ; cette déformation est la conséquence de la rétraction conjonctivale.

Technique. — PREMIER TEMPS. — *Incision.* Le chirurgien déplissant l'angle externe des paupières incise la peau par transfixion, suivant une ligne horizontale et dans le

---

[1] S. HAYES. Technique pratique de l'épilation par l'électricité. *Arch. d'électricité médicale,* 1893 et 1894.

[2] VALUDE. *Société franç. d'ophtalmologie,* 6 au 9 mai 1901.

prolongement du canthus, mais sans fendre celui-ci ; l'incision aura une étendue de
1 centim. et demi (fig. 305).

Deuxième temps. — Saisissant alors les deux lèvres de l'angle palpébral, il débridera
profondément en deux coups de ciseaux, d'abord du côté de la conjonctive bulbaire,
puis dans l'épaisseur de la paupière. On dirigera les ciseaux comme dans le procédé

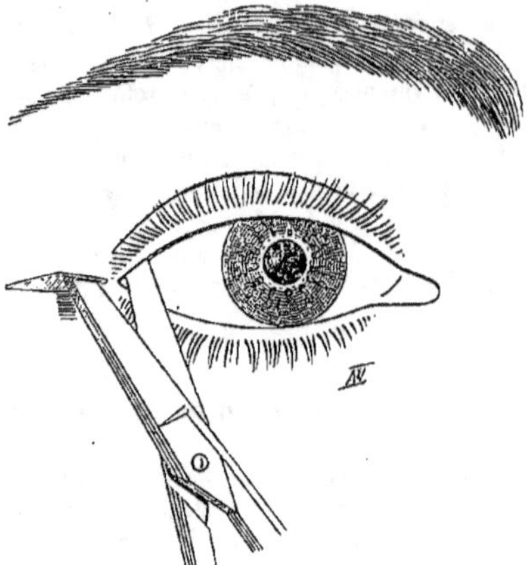

Fig. 306. — *Canthoplastie. Deuxième temps.*

d'Agnew, qui opère le débridement sous-cutané d'une partie du sphincter palpébral,
mais en allant moins profondément que dans cette opération ; les ciseaux ne seront pas
enfoncés à plus d'un centimètre (fig. 306).

Troisième temps. — Ce débridement palpébro-conjonctival exécuté, on renversera
alors en dehors chacune des deux pointes de ces triangles, de façon à replier la lèvre

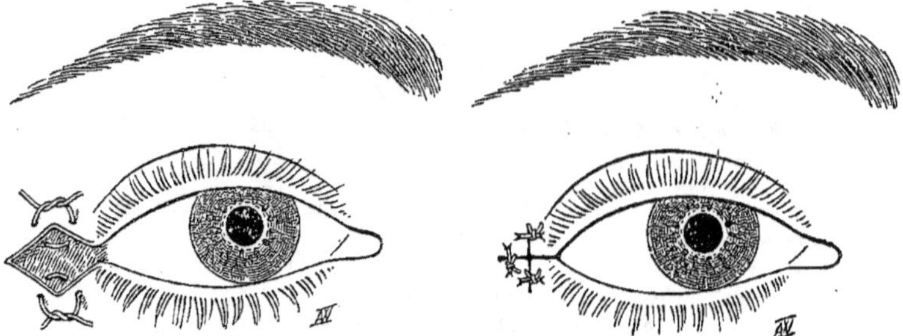

Fig. 307 et 308. — *Canthoplastie. Troisième temps. Sutures.*

cutanée sur elle-même en dehors et en arrière, et à coapter les bords de la peau ainsi
repliée. Puis, les sutures sont appliquées (fig. 307 et 308).

Il est inutile de fixer la muqueuse à la peau et c'est ce qui constitue l'avantage du
procédé. Le replacement de l'angle palpébral en arrière suffit à l'élargissement de la
fente palpébrale.

§ 2. — Opération de l'ectropion.

BLÉPHAROPLASTIE AVEC LAMBEAU PÉDICULÉ PRIS A DISTANCE.
MÉTHODE ITALIENNE.

Cette méthode, d'une exécution difficile, a été reprise avec succès dans ces dernières années par P. Berger [1] et voici la technique par lui adoptée :

Le malade sera habitué, par le port d'un appareil spécial appliqué plusieurs jours avant l'intervention, à la position pénible qu'il aura à conserver dans les deux dernières semaines qui suivront l'opération (v. fig. 309).

On rapproche le bras de la commissure externe : le point du membre où le contact se fait naturellement est marqué à l'encre et formera le pédicule. Le lambeau est alors

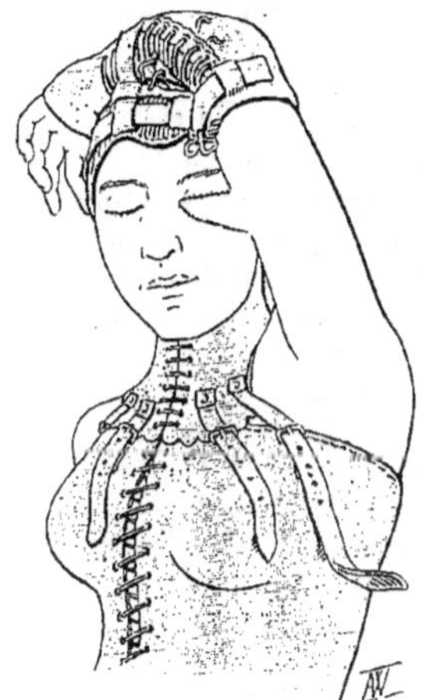

FIG. 309.— *Autoplastie par la méthode italienne. Procédé de Paul Berger.*

dessiné à ce niveau au moyen d'un patron de gaze ou de taffetas de mêmes dimensions que la perte de substance à réparer et en se conformant aux règles prescrites pour la taille des lambeaux.

Puis celui-ci est disséqué, appliqué sur la plaie, suturé à l'aide de crins de Florence et maintenu en bonne position au moyen de l'appareil précédemment indiqué.

Le malade est très soigneusement surveillé et le pédicule est détaché vers la fin du second septénaire au ras de son point d'implantation au membre. Mais l'attitude douloureuse imposée au malade est difficilement supportée et on est quelquefois obligé de sectionner le pédicule avant ce laps de temps.

[1] PAUL BERGER. *Congrès fr. de chirurgie*, séance du 9 octobre 1899, 4e session, p. 361.

§ 3. — Opération du ptosis *(Procédé d'Angelucci)*[1].

Contrairement aux procédés décrits plus haut de Panas, Dransart, Pagenstecher, qui se proposent de remédier au ptosis par l'anastomose de la peau de la paupière au muscle frontal, M. Angelucci a imaginé de s'attaquer directement au muscle releveur, et voici le procédé adopté par lui :

Technique. — PREMIER TEMPS. — *Incision de la peau.* — Après les pratiques ordinaires d'antisepsie et après avoir chloroformé le malade, on commence par inciser la peau à 2 ou 4 millimètres au-dessous du bord supérieur du sourcil, suivant une ligne courbe longue à peu près de 2 centimètres 1/2. La peau est disséquée en descendant jusqu'au niveau du bord supérieur du tarse.

DEUXIÈME TEMPS. — *Section du releveur.* — A 2 ou 3 millimètres au-dessus de ce bord, on coupe suivant une ligne horizontale les fibres du muscle orbiculaire, en mettant à nu le tendon du muscle releveur. Il devient ainsi très facile de saisir ce tendon avec un crochet à strabisme, pour pouvoir le sectionner à 4 millimètres au-dessus du bord supérieur du tarse.

TROISIÈME TEMPS. — *Sutures.* — Le tendon est traversé avec deux anses de fil d'avant en arrière et on noue les anses à la face postérieure du tendon, pour empêcher les fils de s'échapper entre les fibres tendineuses, ce qui pourrait compromettre le résultat de l'opération. Après avoir séparé le périoste des masses musculaires, on le traverse avec les quatre aiguilles, que l'on fait sortir à 2 ou 3 millimètres au-dessus du sourcil. L'on passe ensuite de nouveau le fil de l'une des deux anses dans le trou par lequel il était sorti, et en le laissant passèr aussi au-dessous de la peau, on lui fait rejoindre l'autre fil, auquel on le noue en nœud de cravate. Il en sera de même pour l'autre anse.

Les deux anses seront enfin serrées de manière que la paupière supérieure laisse à découvert la pupille. Les lèvres de la plaie cutanée, après cette suture, se trouvent tellement rapprochées que l'on n'a pas besoin, à proprement parler, d'une nouvelle suture. Toutefois, par excès de prudence, l'on pourrait placer deux ou trois points de suture intéressant seulement la peau.

Dans quelques cas, si la peau est par trop abondante, on peut en exciser un petit lambeau. Au bout de vingt-quatre heures l'on se rend compte de la situation de la paupière et si le cas l'exige, on peut la modifier en serrant ou en relâchant la suture. Enfin, celle-ci est définitivement fixée en remplaçant le nœud de cravate par un double nœud que l'on enfonce dans la peau. Cet enfoncement produit un léger déplacement de l'anse et il faut, en serrant les fils, exagérer la correction d'un millimètre environ.

Quand le muscle releveur de la paupière n'est pas totalement paralysé, on peut utiliser la fonction qui reste au muscle, en suturant le bout central de son tendon au bord supérieur du tarse.

Résultats. — L'opération permettrait, d'après son auteur, de redonner à la paupière exactement le degré d'élévation que l'on désire. La meilleure correction, cependant, est obtenue en serrant les anses de façon à porter le bord de la paupière supérieure au niveau du bord supérieur de la pupille. La paupière étant ainsi fixée,

---

[1] ANGELUCCI. Nouveau procédé opératoire pour le ptosis paralytique de la paupière supérieure. *(XIIIᵉ Congrès internat. de méd. et de chirurg.* Section d'ophtalm., Paris, 2-9 août 1900.)

un petit effort de la part du muscle frontal et un léger soulèvement du sourcil suffisent à l'amener jusqu'à l'ouverture normale. L'action de l'orbiculaire, qui est un peu plus puissant, arrive à fermer parfaitement la fente palpébrale, même pendant le sommeil.

Grâce à cette méthode opératoire, l'élévation de la paupière corrigée ne s'exercerait pas suivant une ligne verticale, mais en même temps en haut et en arrière, suivant un parcours représentant la fonction normale. Ce résultat est dû à plusieurs facteurs : le tendon transplanté va se fixer assez en arrière, noué comme il l'est sur la face postérieure des muscles du sourcil, et, en outre, ce tendon étant attaché aussi à la surface antérieure du tarse, la traction sur ce dernier portera la paupière en même temps en arrière.

Ce procédé, que nous n'avons pas essayé, repose sur une base rationnelle et mérite d'être expérimenté.

§ 4. — Découverte et élongation de quelques nerfs de l'orbite.

I. — Première branche du trijumeau ou branche ophtalmique

La branche ophtalmique, après avoir suivi la paroi externe du sinus caverneux, pénètre dans l'orbite par la fente sphénoïdale et se divise en trois nerfs : un interne ou nasal, un moyen ou frontal et un externe ou lacrymal. Les deux premiers seuls nous intéressent au point de vue chirurgical.

1° *Élongation du nerf nasal interne.*

Notions anatomiques. — Ce nerf suit la paroi interne de la cavité de l'orbite, fournit dans ce trajet la racine sensitive du ganglion ophtalmique et plusieurs nerfs ciliaires et se divise en deux rameaux : rameau nasal interne et rameau nasal externe.

a) *Le rameau nasal interne* pénètre dans le trou orbitaire interne et antérieur, pour arriver sur la lame criblée de l'ethmoïde qu'il traverse et descendre dans la fosse nasale correspondante, fournissant des rameaux internes pour la cloison et des rameaux externes pour la muqueuse des cornets et la peau du lobule du nez (nerf naso-lobaire).

b) *Le rameau nasal externe*, après s'être séparé du nasal interne, suit la paroi interne de l'orbite, le long du bord inférieur du muscle grand oblique, puis se bifurque avant de sortir de l'orbite en deux et souvent trois branches situées à la partie supéro-interne de l'orbite.

Manuel opératoire. — On arrivera facilement jusqu'à lui, avant son entrée dans le trou orbitaire interne antérieur, par une incision qui part de l'angle interne de la paupière supérieure, à 3 millim. au-dessus de son bord libre et remonte verticalement vers le bord interne de l'arcade orbitaire (Letiévant) (fig. 310, aa').

Le bistouri, tenu perpendiculairement à la surface de l'apophyse orbitaire interne du frontal, doit diviser d'un seul coup tous les tissus jusqu'à la surface osseuse elle-même de cette apophyse.

On décolle alors le périoste de la surface osseuse d'avant en arrière dans l'étendue de 2 centim. environ. Au fond de la plaie on aperçoit le rameau nasal interne sous la forme d'un petit cordon blanc, tendu entre le trou orbitaire interne et le périoste refoulé par la sonde cannelée. On charge le nerf sur un crochet et on le divise d'un coup de ciseaux.

Zeissl, pour atteindre le nerf, conseille l'incision suivante : on fait, en dedans du trou sus-orbitaire, une incision semi-lunaire qui se prolonge, en suivant le bord interne de l'orbite, jusqu'au trou sous-orbitaire (fig. 310, *bb'*). On refoule le globe oculaire et on dissèque les parties molles, en ménageant le sac lacrymal. On arrive ainsi sur le rameau nasal interne qu'on sectionne au ciseau et dont on cautérise au thermo-cautère

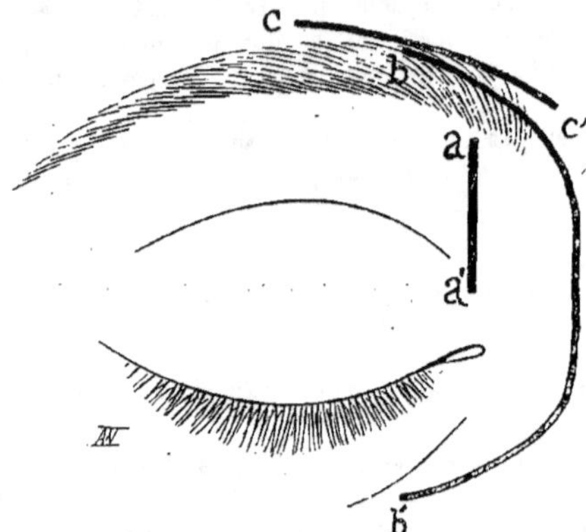

FIG. 310. — *Tracé des différentes incisions pour la découverte des rameaux de la branche ophtalmique.*

a a'. Incision de Letiévant pour la découverte du nasal interne. — L'incision part de l'angle interne de la paupière, à 3 millim. au-dessus de son bord libre, et remonte verticalement vers le bord interne de l'arcade orbitaire. — *b b'.* Incision de Zeissl pour le même nerf, étendue du trou sus-orbitaire au trou sous-orbitaire en suivant le bord interne de l'orbite. — *c c'.* Incision de Villar pour la résection du nerf sus-orbitaire à la fente sphénoïdale.

le bout central, précaution qui arrête, en outre, l'hémorrhagie pouvant résulter de la section de l'artère satellite du nerf.

Ce dernier procédé donne plus de jour mais crée des délabrements plus considérables, et mieux vaut se contenter de l'incision de Letiévant.

2° Arrachement du nerf nasal externe.

Indications. — Cette opération, encore appelée opération de BADAL[1], du nom de son inventeur, a été conseillée dans les douleurs ciliaires, dans la névralgie du trijumeau et dans quelques cas de glaucome. Son action pourrait s'expliquer par les relations du nerf nasal externe avec le ganglion ophtalmique d'où partent les nerfs sensibles du globe. L'arrachement agirait ou bien par action réflexe, ou bien par une véritable solution de continuité produite, au moment de l'effort opératoire, entre le tronc du nerf nasal et la racine sensitive de l'ophtalmique, mais ceci est tout hypothétique.

[1] BADAL. De l'élongation des nerfs et de ses applications au traitement des névralgies du trijumeau. *Gaz. hebd. des sc. méd. de Bordeaux*, 1880-81, t. I, p. 974, 994, 1019.

Manuel opératoire. — Voici le point de repère donné par Badal : le doigt indicateur est appliqué sur le globe, immédiatement au-dessous du rebord orbitaire supérieur, la face palmaire en avant, et l'extrémité du doigt reposant sur le côté du nez. Le point d'émergence du nerf se trouve assez exactement sur le milieu de l'ongle.

Premier temps. — On fait, guidé par l'extrémité du doigt, une incision courbe, longue de 2 centim. environ, étendue de l'angle interne de l'œil à la poulie de réflexion du grand oblique et correspondant à la partie supérieure et interne du rebord orbitaire (fig. 311).

Deuxième temps. — Il consiste à diviser les fibres musculaires situées immédiatement sous la peau. On se trouve à ce moment dans le plan même des filets nerveux, c'est-à-dire dans le tissu cellulaire recouvrant le périoste de la région. A ce moment apparaissent les *deux ou trois branches* du nasal externe au milieu des vaisseaux (veines et artères venues des nasales ou des frontales), faciles à reconnaître à leur volume et à leur couleur. Il ne reste plus qu'à isoler les filets nerveux.

Troisième temps. — Pour cela, les vaisseaux et nerfs sont chargés sur le crochet à

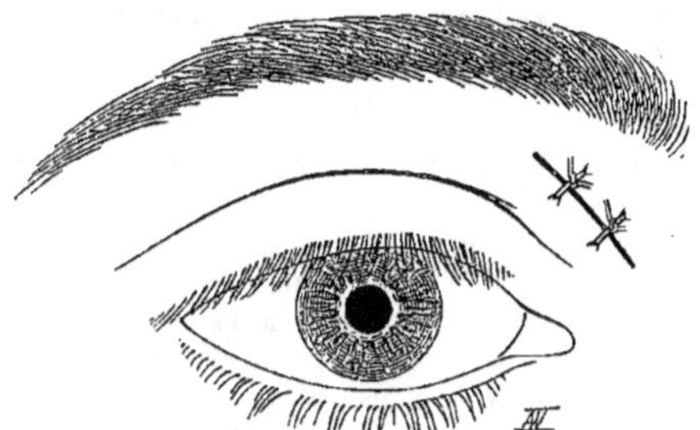

Fig. 311. — *Arrachement du nerf nasal externe.*
Siège de l'incision.

strabisme et isolés. Si un seul rameau a été chargé, il faut, après l'avoir arraché, charger de nouveau les autres, noyés dans le tissu cellulaire. On doit en trouver deux au moins, d'habitude trois, rarement davantage (Lagrange).

Quatrième temps. — L'hémorrhagie résultant de la section des vaisseaux est arrêtée, la plaie cutanée est suturée et un pansement occlusif est appliqué.

Complications et résultats. — L'opération est inoffensive et on n'a pas à craindre d'ébranlement nerveux dû à un retentissement du traumatisme sur les centres, comme cela s'observe à la suite de l'élongation des gros nerfs, car les filets nerveux, toujours très grêles ici, cèdent facilement.

Une complication fréquemment signalée est la présence de petits abcès phlegmoneux au niveau de la plaie, comme cela s'observe après l'élongation des gros troncs nerveux ou même du nerf sous-orbitaire. Mais bien que l'arrachement prédispose à la suppuration, on ne peut le regarder comme la cause unique de celle-ci et elle peut être évitée avec une rigoureuse antisepsie.

L'opération peut surtout être tentée dans les douleurs ciliaires aiguës et chroniques, que celles-ci aient leur point de départ ou leur siège dans le globe oculaire ou bien qu'elles soient dues à une inflammation des membranes ou à un état pathologique quelconque de l'organe de la vision (irido-cyclite, choroïdite, décollement de la rétine, etc.). En pareil cas l'intervention a souvent donné de bons résultats. Conseillée aussi dans le glaucome et dans les névralgies du trijumeau, elle s'est montrée moins efficace.

3° *Élongation et arrachement du nerf frontal.*

Notions anatomiques. — Second nerf de la branche ophtalmique du trijumeau, il pénètre dans l'orbite par la fente sphénoïdale en dehors du nerf nasal et se porte directement en avant, entre le périoste et le releveur de la paupière supérieure. Après un trajet d'étendue variable, il se divise en trois rameaux : un interne, inconstant, rameau sus-trochléaire d'Arnold, qui passe immédiatement au-dessus de la poulie du grand oblique et va ordinairement s'anastomoser avec les filets les plus externes du nasal externe ; un moyen, qui sort de l'orbite entre le trou sus-orbitaire et la poulie du grand oblique, pour donner des filets ascendants, des filets descendants et des nerfs nasaux, pour la peau de la région intersourcilière ; enfin, un rameau externe qui sort de l'orbite par le trou ou l'échancrure sus-orbitaire, puis se divise en filets ascendants pour le front, filets descendants pour la paupière et filets osseux.

Le dernier surtout nous intéresse ; on pourrait, pour les deux autres, se contenter de l'incision de Badal pour le nasal externe prolongée un peu en dehors (De Lapersonne). Elle est rarement nécessaire, car seul le rameau externe est le siège le plus habituel des névralgies de la première branche du trijumeau.

Manuel opératoire[1]. — Deux procédés méritent d'être retenus, celui de Letiévant et celui de Villar.

PROCÉDÉ DE LETIÉVANT. — Le sourcil étant relevé de la main gauche tandis que la paupière est abaissée, on fait une incision longue de 3 centim., partant de l'apophyse orbitaire interne et suivant la direction du bord de l'arcade à 3 ou 4 millim. au-dessous de ce bord. L'incision intéresse la peau et le muscle orbiculaire et s'arrête dans le tissu cellulaire sous-jacent où le doigt indicateur gauche va reconnaître l'échancrure sus-orbitaire. Une petite incision du ligament palpébral au-dessous de cette échancrure met à nu le nerf lui-même au moment où il s'engage dans son canal.

Le nerf est disséqué sur une longueur d'un centimètre environ, dissection qui met à nu la branche frontale interne et la branche sus-trochléaire quand elle existe et permet d'atteindre toutes les branches frontales qui entretiennent la sensibilité de la région frontale du côté où l'on opère.

PROCÉDÉ DE VILLAR. — Ce procédé, plus sûr et plus complet, permet de réséquer avec certitude le nerf frontal lui-même au niveau de la fente sphénoïdale.

Incision longue de 2 centim. et demi immédiatement au-dessus de la ligne des poils du sourcil et dont la partie moyenne répond à l'échancrure sus-orbitaire (fig. 310, *cc'*).

Après avoir découvert le frontal externe, on pratique avec une spatule le décollement du globe oculaire d'avec la voûte de la cavité orbitaire et le globe est fortement abaissé. Le rameau frontal externe étant saisi, on le suit en s'efforçant, avec les plus grandes précautions, de séparer avec la pince et la sonde cannelée l'artère accompagnant le rameau frontal externe d'abord, puis le nerf frontal dans tout son trajet intra-orbitaire. Ce dernier bien mis à nu, on sectionne avec de fins ciseaux courbes le nerf frontal au fond de l'orbite, au niveau de la fente sphénoïdale.

II. — DEUXIÈME BRANCHE DU TRIJUMEAU OU NERF MAXILLAIRE SUPÉRIEUR

Notions anatomiques. — La deuxième branche du trijumeau, siège beaucoup plus fréquent de névralgies que la première, sort du crâne par le trou grand rond, traverse

---

[1] Nous laissons bien entendu de côté les procédés sous-cutanés qui n'ont plus qu'un intérêt historique ; l'élongation sera toujours faite aujourd'hui à ciel ouvert.

d'arrière en avant la fosse ptérygo-maxillaire, s'engage dans la gouttière, puis dans le canal sous-orbitaire, passe sous le rebord de l'orbite et vient, par le trou sous-orbitaire, s'épanouir dans la joue, fournissant dans ce trajet des rameaux inférieurs dentaires, un rameau supérieur orbitaire qui donne quelques filets sensitifs à la glande lacrymale et à la paupière supérieure et le bouquet terminal des rameaux ascendants qui s'épanouissent dans la peau et la muqueuse de la paupière inférieure en donnant des filets ascendants et des filets nasaux internes.

Manuel opératoire. — Le nerf peut donc être attaqué au niveau de son bouquet terminal si la névralgie est limitée à ces filets ou plus loin, peu après son origine.

a) *Au niveau du bouquet terminal.*— Le trou sous-orbitaire, qui sert de point de repère, est souvent appréciable au palper à travers les parties molles. On se rappellera qu'il est placé à l'union du tiers interne et des deux tiers externes du rebord orbitaire inférieur, à 1/2 centim. au-dessous de lui.

Parmi les nombreux procédés imaginés pour le découvrir, nous ne retiendrons que celui de BRUNS (1859) :

1° Incision commençant à 1 centim. au-dessous du rebord orbitaire, à environ 1 centim. 1/2 en dedans du trou sous-orbitaire et s'étendant obliquement en bas et en dehors. L'incision, longue de 2 à 3 centim., intéresse la peau et le tissu cellulaire sous-cutané.

2° Les lèvres de la plaie sont écartées, l'hémostase faite et on se dirige à petits coups de bistouri dans la profondeur jusqu'au bord supérieur du trou sous-orbitaire. On évitera de blesser la veine faciale qui se trouve à la limite de l'extrémité interne de l'incision.

3° On arrive ainsi sur le faisceau nerveux sortant du trou qui est soigneusement disséqué et soulevé sur un crochet recourbé. On attire avec une pince le faisceau nerveux hors du trou pour le couper de ce côté le plus loin possible et on fait ensuite de même du côté des parties molles, ce qui revient à exciser environ 1 centim. du nerf.

b) *Au niveau du tronc.* — On peut atteindre le tronc du nerf par la voie orbitaire, par la voie du sinus maxillaire ou par la voie rétro-orbitaire. La première voie, bien qu'elle permette d'atteindre le tronc dunerf moins loin que les deux autres, est la plus simple et c'est elle que nous décrirons. Ici encore la méthode sous-cutanée, proposée par Malgaigne et Langenbeck, doit être rejetée. La méthode à ciel ouvert seule est admissible et nous prendrons comme type la description de Letiévant qui paraît la plus satisfaisante [1].

INSTRUMENTS. — Une cuiller à café de métal, excavée assez profondément pour que dans sa concavité on puisse loger le globe oculaire et les parties molles qui le recouvrent ; un crochet petit, mousse, large de 2 millim., modérément recourbé, destiné à glisser au-dessous du nerf pour le soulever et l'attirer hors de la gouttière sous-orbitaire ; un bistouri ordinaire, des ciseaux et deux pinces à mors plats.

TECHNIQUE. — *Premier temps.* — Incision au niveau du bord antérieur du plancher de l'orbite. Cette incision, à concavité supérieure, longue de 25 millim., commence à 15 millim. de l'angle interne de la paupière et de la racine du nez, afin d'éviter la veine angulaire et suit le rebord orbitaire inférieur. Le bistouri est enfoncé jusqu'à l'os, de manière à intéresser en même temps le périoste du rebord orbitaire.

Les lèvres de la plaie sont écartées et on décolle facilement avec la rugine le périoste recouvrant le plancher de l'orbite. La cuiller, glissée entre le périoste et la surface osseuse dénudée, reçoit dans sa concavité tournée en haut toutes les parties molles de l'orbite et soulève le globe oculaire sans le comprimer, laissant voir le plancher de l'orbite avec la paroi supérieure du canal sous-orbitaire, oblique d'arrière en avant et de dehors en dedans.

A. CHIPAULT. *Chirurgie opératoire du système nerveux*, t. II, 1895, p. 425.

Deuxième temps. — Cette paroi du canal est enlevée à petits coups avec une petite gouge ou avec le bec d'une sonde cannelée et le nerf est mis à nu.

Troisième temps. — Il est chargé avec le crochet et soulevé ; si l'artère est chargée en même temps, elle serait dégagée. Puis le nerf est sectionné le plus loin possible en arrière du crochet.

La perforation de la paroi inférieure du canal et l'ouverture du sinus maxillaire a peu d'importance. La blessure de l'artère sous-orbitaire entraîne une hémorrhagie facile à arrêter, mais qui gêne la recherche du nerf [1].

III. — Découverte et élongation du rameau du petit oblique

Notions anatomiques et points de repère. — Le rameau nerveux destiné au muscle petit oblique, branche de la troisième paire, après s'être détaché du tronc commun du moteur oculaire commun au niveau de la fente sphénoïdale, se dirige obliquement en bas et en dehors, le long de la paroi inférieure de l'orbite. Dans ce trajet, il abandonne un rameau ascendant au ganglion ophtalmique, fournissant la racine motrice de ce ganglion, poursuit son trajet accolé au bord externe du muscle droit inférieur et vient s'épuiser à la face postéro-externe du muscle petit oblique, près de son bord postérieur.

Pour le découvrir, on se rappellera que la distance du point de pénétration du nerf dans le muscle au rebord orbitaire inférieur est de *15 millimètres* environ.

Découverte. — Voici le procédé que nous conseillons : on commence par inciser là peau et le tissu cellulaire sous-cutané jusqu'à l'os, au niveau du rebord orbitaire inférieur et sur une étendue de 2 centim. environ au niveau de la partie moyenne du rebord.

Les lèvres de l'incision sont écartées et, après avoir décollé les parties molles du plancher de l'orbite, une rugine mousse et courbe est glissée au-dessous de ces parties molles qu'elle récline en haut, de manière à laisser voir le plancher de l'orbite.

Cette manœuvre met à découvert le plancher de l'orbite et la paroi supérieure du canal sous-orbitaire qui apparaît comme une ligne grisâtre, oblique d'arrière en avant et de dehors en dedans et plus rapprochée du côté externe que du côté interne du plancher.

On se rappellera que le rameau nerveux du petit oblique vient se terminer à 15 millim. du rebord orbitaire et se trouve *au niveau du canal sous-orbitaire*, un peu en dehors de lui et *à 2 millim. au-dessus*. Un autre point de repère important nous est encore fourni par la ligne verticale passant à l'union du tiers externe avec les deux tiers internes de la cornée et tombant sur le rebord orbitaire inférieur. Le nerf se trouve sur le même plan, en regard de cette ligne.

Après avoir fait avec les ciseaux une boutonnière dans les parties molles de l'orbite, on va avec l'extrémité des ciseaux mousses et une pince à disséquer à la recherche du nerf, dans cette direction, en ayant soin de ne pas s'écarter et de rester toujours près du plancher de l'orbite. Le nerf, qui apparaît sous forme d'un cordonnet blanc qui tranche sur la coloration jaunâtre du tissu graisseux environnant, est mis à nu et chargé sur le crochet.

Indications. — L'opération peut remplacer la ténotomie du muscle petit oblique.

---

[1] Nous renvoyons, pour la description des procédés sinusaux et rétro-maxillaires, d'une exécution plus difficile et qui sortent un peu du cadre que nous nous sommes tracé, aux excellents traités de FARABEUF (*Manuel de médecine opératoire*, Paris, 1895) et de CHIPAULT (*Chirurgie opératoire du système nerveux*, t. II, 1895).

TABLE DES MATIÈRES

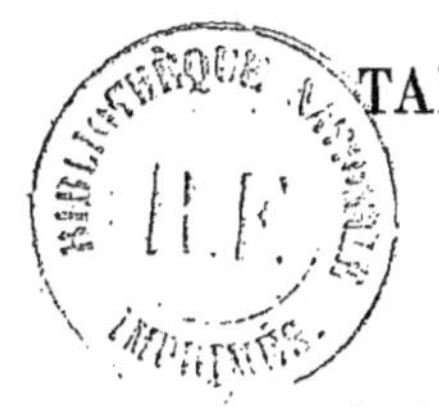

NOTIONS PRÉLIMINAIRES

PREMIÈRE PARTIE

OPÉRATIONS SUR LE GLOBE OCULAIRE

CHAPITRE PREMIER. — Cornée et sclérotique

DEUXIÈME PARTIE

CHAPITRE PREMIER. — Opérations sur la totalité du globe oculaire et sur l'orbite

APPENDICE

CHAPITRE III. — Conjonctive

APPENDICE

CHAPITRE IV. — Opérations sur l'appareil lacrymal

CHAPITRE V. — Opérations sur les paupières

TABLE DES MATIÈRES

PAR ORDRE ALPHABÉTIQUE

ERRATA

Page 57, ligne 18.

Au lieu de   Violet de méthyle.................. 10 gr.

                Eau distillée bouillie .... 0.01 cent.

Lisez.....   Violet de méthyle.................. 0.01 cent.

                Eau distillée bouillie .... 10 gr.

Page 119, note, ligne 8.

Au lieu de *c f, e g.* .... **Lire** *e f, e g.*

Page 146, ligne 18.

Au lieu de   En solution huileuse à .... 2 p. 100

Lisez .....   En solution huileuse à .... 1 p. 100

Par suite d'un changement dans la division de l'ouvrage pratiqué en cours d'impression, les chapitres qui devaient être numérotés primitivement: Chapitres VI, VII, VIII, IX et X forment une *Deuxième partie*, et ont pris les numéros I, II, III, IV et V de cette deuxième partie. — Il faut donc rectifier les indications de renvoi qui se trouvent pages 23, 36, 58, 60, 62, 66 et 73.

IMPRIMERIE A.-G. LEMALE, HAVRE

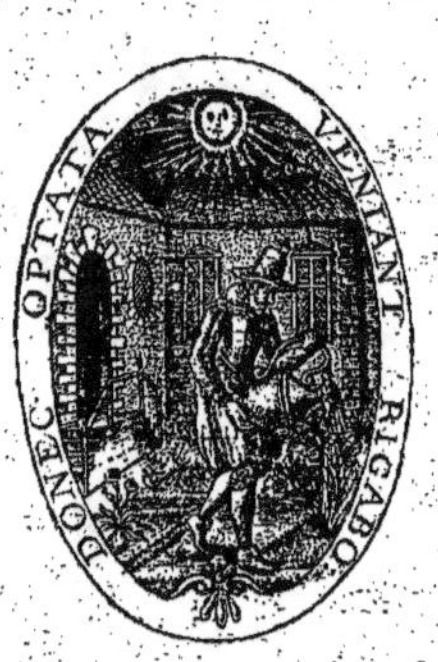

DONEC OPTATA VENIANT RIGABO

www.ingramcontent.com/pod-product-compliance
Lightning Source LLC
LaVergne TN
LVHW020941050726
842519LV00001B/105